·经方薪传之方剂详解丛书·

丛书总主编　杨建宇

主编　李刚　马建鑫　张伟

葛根汤

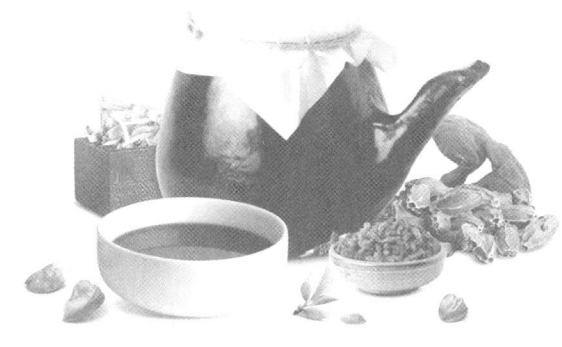

学苑出版社

图书在版编目（CIP）数据

葛根汤/李刚，马建鑫，张伟主编. —北京：学苑出版社，2018.10

（经方薪传之方剂详解丛书）

ISBN 978-7-5077-5534-3

Ⅰ.①葛… Ⅱ.①李…②马…③张… Ⅲ.①葛根黄芩黄连汤-研究 Ⅳ.①R286

中国版本图书馆 CIP 数据核字（2018）第 187679 号

责任编辑：黄小龙
出版发行：学苑出版社
社　　址：北京市丰台区南方庄 2 号院 1 号楼
邮政编码：100079
网　　址：www.book001.com
电子邮箱：xueyuanpress@163.com
销售电话：010-67601101（销售部）67603091（总编室）
印　刷　厂：北京画中画印刷有限公司
开本尺寸：880×1230　1/16
印　　张：25
字　　数：395 千字
版　　次：2018 年 10 月第 1 版
印　　次：2018 年 10 月第 1 次印刷
定　　价：88.00 元

总　序

中医药学是打开中华文明宝库的钥匙。

这是习近平主席对中医药学的高度评价和赞誉！而中医药大厦的核心支撑就是仲景医学，仲景医学的核心骨架就是"经方"的理法方药体系。经方理法方药体系的重要内涵之一，是对"经药"的正确认知与合理应用，经方理法方药体系的完善和系统，就是著名经方大家黄煌教授最早提出的"经方医学"。经方医学的推广应用提高，就是仲景医学传承、弘扬和发展，仲景医学的大发展，就是中医药学振兴复兴之梦的实践，而中医药学大发展大繁荣，就是落实习近平主席的"继承好、发展好、应用好"的指示和期望，也是中医药学新时代新征程的新目标。

近几年，全国延至东南亚乃至全球的中医药界，广泛兴起了中医"经方热"，学经方、用经方成为了一种中医药学界的热潮。在"经方热"的基础上，在中医临床药学的助力下，中药泰斗祝之友老教授传承团队提出了"经药"的概念。"经药"即"经典之药"之简称，是中医临床药学的基础概念，是以中医药经典理论为指导，专门研究中医药传统精确用药的知识体系。它以《神农本草经》为基础探讨总结经方乃至时方用药的合理与精准，彻底改善"病准方对药不灵"之尴尬局面。《医圣仲景经方临证薪传系列丛书》，就是在"经方热""经药热"的潮流中应运而生的。

丛书的每一分册针对张仲景《伤寒杂病论》的一个方子，汇编了历代文献研究和现代实验研究的资料，分为经方及类方概述、经方及组成药物的药理研究、经方的临床运用三部分进行阐述，旨在为广大中医临床医生、中医院校师生提供更为详实完备的理论参考和临床借鉴。

本系列丛书以循序渐进之方法，首批推出《葛根汤》《小柴胡汤》《酸枣仁汤》《白虎汤》《小建中汤》共5册，以期广大读者在体例上、内容上提出建设性意见，便于我们修订和在以后分册编写中遵旨行事，给大家提供更实用更有价值的理论和临床研修之经方用书。

事实上，本系列丛书的编写人员都是临床一线的专家学者，平时临床、教学、科研十分繁忙，能在百忙之中挤时间、爬格子、盯电脑编写书籍，艰辛程度不难想象，让我们为这些默默奉献的专家老师们点赞！

杨建宇
2018 年 4 月

张仲景简介

张仲景，名机，南阳郡涅阳（今河南省邓市穰东镇张寨村，另说河南南阳市）人，生于东汉桓帝元嘉、永兴年间（约公元150~154年），死于建安最后几年（约公元215~219年）。相传曾举孝廉，做过长沙太守。张仲景从小嗜好医学，年轻时曾跟随同郡张伯祖学医。据《太平御览》卷722引《何颙别传》曰："同郡张仲景总角造颙，谓曰：君用思精而韵不高，后将为良医，卒如其言。"

经过多年的刻苦钻研和临床实践，医名大振，成为中国医学史上一位杰出的医学家。张仲景广泛收集医方，写出了传世巨著《伤寒杂病论》。它确立的辨证论治原则，是中医临床的基本原则，是中医的灵魂所在。在方剂学方面，《伤寒杂病论》也做出了巨大贡献，创造了很多剂型，记载了大量有效的方剂。其所确立的六经辨证的治疗原则，受到历代医学家的推崇。这是中国第一部从理论到实践、确立辨证论治法则的医学专著，是中国医学史上影响最大的著作之一，是后学者研习中医必备的经典著作，深受广大医学生和临床大夫的重视。

一、张仲景生活的年代

张仲景与大家所熟知的历史人物曹操、刘备、华佗是同时代的人。张仲景的生平事迹，范晔《后汉书》和陈寿《三国志》皆未记述。《伤寒卒病论》（汉代张仲景）、《针灸甲乙经序》（晋代皇甫谧）、《史通·人物志》（唐代刘知己）、《伤寒论序》（宋代林亿等）、《医说》（宋代张杲）虽涉其人其事，也只是只言片语。至明代李濂《医史》才有《张仲景补传》，清代陆九芝有《补后汉书张机传》。

宋臣林亿等在《伤寒论·序》引唐代甘伯宗《名医录》云：张仲景"南阳人，名机，仲景乃其字也。举孝廉，官至长沙太守。始受术于同郡张伯祖。时人言，识用精微，过其师"。

二、张仲景祖籍

张仲景祖居南阳,据考为东汉南阳郡涅阳人。古涅阳在今河南省邓州市穰东镇西北1~5公里昀张寨村,光绪末年(1908年)张寨村北城门尚存,城门上有"古涅阳县"石刻铭文碑额。这个地方,属于中国古代楚国的北部,因此可以说张仲景为楚人,在他的著作中,不可避免地带有楚国方言的特征,如"桂枝不中与之也","不中"犹言不可,至今仍为河南方言。又如"熬"的含义是"炒",这也是古代楚国的方言。

三、张仲景的行医范围

据李濂《医史·张仲景补传》和一些地方志的记载,仲景行医于荆州、襄阳、长安、许都一带,医术精于张伯祖,"大有时誉","为名医","为上手",为"一世之神医"。

四、张仲景的学生

宋代张杲《医说》有如下记载:"杜度,不知何许人也,仲景弟子,识见宏敏,器宇冲深,淡于骄矜,尚于救济,事仲景,多获禁方,遂为名医。""卫汛,不知何郡人也,仲景弟子,知书疏,有小才,撰《四逆三部厥经》及《妇人胎脏经》、《小儿颅囟经方》3卷,皆其所制,知名当代。"余嘉锡《四库提要辨证》卷12子部,在《注解伤寒论》书名下案云:"以余考之,王叔和似是仲景亲授业弟子,故编定其师之书。"

五、张仲景的主要著作

《伤寒杂病论》(已经失传,中医四大经典著作之一)书中全面阐述了中医理论和治病原则,是我国最早的理论联系实际的临床诊疗专书。

《伤寒论》为晋代太医王叔和根据自己搜寻到《伤寒杂病论》的伤寒部分的轶文整理而成。

《金匮要略》为宋代王洙、林亿、孙奇等人在偶然的机会发现《伤寒杂病论》残简,将关于杂病的部分整理成册,更名为《金匮要略》刊行于世。

张仲景的著述除《伤寒杂病论》外,还有《辨伤寒》10卷,《评病药方》1卷,《疗妇人方》2卷,《五藏论》1卷,《口齿论》1卷,可惜都早已散失不存。然而仅此一部《伤寒杂病论》的杰出贡献,也足以使张仲景成为海内外景仰的世界医学伟人。

六、张仲景逸事

汉代从汉武帝开始实行举"孝廉""良才"的选官制度，东汉末期多举世家子弟，仲景承袭家门，在灵帝时（约168—188年），被州郡举为孝廉，进入官场。在建安年间（196—219），被朝廷指派为长沙太守（长沙郡，秦置，下辖湘、罗、益阳、阴山、零陵、衡山、宋、桂阳等9县，治所湘县（今长沙市）。长沙太守，类似今天湖南省省长，肯定政务繁忙，但他仍用自己的医术为百姓解除病痛。在封建时代，做官的不能随便进入民宅，接近百姓。可是不接触百姓，就不能为他们治疗，自己的医术也就不能长进。于是张仲景想了一个办法，择定每月初一和十五两天，大开衙门，不问政事，专为百姓治病。他端端正正地坐在大堂上，挨个地仔细为群众诊治。他让衙役贴出安民告示，告诉老百姓这一消息。他的举动在当地产生了强烈的反响，老百姓无不拍手称快，对张仲景更加拥戴。时间久了便形成了惯例，每逢农历初一和十五的日子，他的衙门前便聚集了来自各方求医看病的群众，甚至有些人带着行李远道而来。后来人们就把坐在药铺里给人看病的医生，通称为"坐堂医生"，用来纪念张仲景。张仲景看到百姓对他非常信任，在医术上更加精益求精，不断探索。他大量收集民间验方，进行认真研究。有时甚至不畏路途遥远，拜师取经。有一次他听说襄阳城里同济堂有个绰号"王神仙"的名医，对治疗扼背疮很有经验。他立即带着行李，长途跋涉几百里，去拜"王神仙"为师。对"王神仙"在药性、医道各方面的独到之处都用心学习研究，获益很大。

正是因为张仲景时刻关心百姓疾苦以及对医术的日益精进，使其终成一代名医，被后人尊称为"医圣"，他所著的《伤寒杂病论》被尊为"方书之祖"。

目 录

第一章 概述 ... 1
第一节 出处、方名释义及组成 ... 1
一、出处 ... 1
二、方名释义 ... 1
三、药物组成 ... 2
四、使用方法 ... 3
五、医圣论方 ... 3
六、类方简析 ... 4
第二节 源流与方论 ... 6
一、源流 ... 6
二、古代医家方论 ... 7
三、现代医家方论 ... 9

第二章 药理研究 ... 12
第一节 葛根汤全方的药理研究 ... 12
一、阴继爱、戴岳、安树庞等对葛根汤的药理研究 ... 12
二、秦增祥对葛根汤药理与应用的研究 ... 19
三、刘媛、杨文革、赵秀芳、陈昭文、包意康等葛根汤的药理研究及临床应用 ... 22
四、张绍杰、王孝先等对葛根汤的实验研究及临床应用 ... 24
五、葛根汤颗粒的实验研究及临床应用 ... 30
第二节 药证与方证 ... 33
第三节 主要组成药物的药理研究 ... 37

一、葛根 ………………………………………………… 37
　　二、桂枝 ………………………………………………… 47
　　三、麻黄 ………………………………………………… 52
　　四、芍药 ………………………………………………… 59
　　五、甘草 ………………………………………………… 67
　　六、大枣 ………………………………………………… 75
　第四节　功效与主治 ………………………………………… 84
　　一、葛根汤的基本功效 ………………………………… 84

第三章　临床运用 …………………………………………… 87
　第一节　葛根汤方临证概论 ………………………………… 87
　　一、古代临证回顾 ……………………………………… 87
　　二、现代临证概述 ……………………………………… 94
　　二、多方合用 …………………………………………… 96
　第二节　葛根汤方临证思维 ………………………………… 100
　　一、临证要点 …………………………………………… 100
　　二、与类方的鉴别要点 ………………………………… 101
　　三、临证思路与加减 …………………………………… 102
　　四、临证应用调护与预后 ……………………………… 103
　第三节　临床各论 …………………………………………… 103
　　一、上呼吸道感染 ……………………………………… 103
　　二、高血压 ……………………………………………… 107
　　三、骨质疏松 …………………………………………… 112
　　四、冠心病 ……………………………………………… 121
　　五、急性肠炎 …………………………………………… 131
　　六、肩周炎 ……………………………………………… 143
　　七、紧张性头痛 ………………………………………… 159
　　八、颈椎半脱位 ………………………………………… 172
　　九、颈椎病 ……………………………………………… 179
　　十、局限性系统性硬化病 ……………………………… 190
　　十一、痢疾 ……………………………………………… 196

十二、流行性感冒	207
十三、落枕	215
十四、慢性鼻窦炎	219
十五、尿路感染	226
十六、梅尼埃病	235
十七、面神经麻痹	239
十八、慢性胃炎	249
十九、脑梗塞	256
二十、强直性脊柱炎	264
二十一、糖尿病	271
二十二、项背肌筋膜炎	283
二十三、小儿腹泻	290
二十四、小儿遗尿	299
二十五、椎—基底动脉供血不足	307
二十六、急性乳腺炎	312
二十七、痉挛性斜颈	320
二十八、流行性腮腺炎	325
二十九、突发性耳聋	334
三十、荨麻疹	346
三十一、药疹	351

参考文献 …… 358

第一章 概　述

第一节　出处、方名释义及组成

一、出处

葛根汤是仲景解表的代表方，原文如下：

太阳病，项背强几几，无汗恶风，葛根汤主之。

葛根汤方：

葛根 四两　麻黄 三两（去节）　桂枝 二两（去皮）　生姜 三两（切）　甘草 二两（炙）　芍药 二两　大枣 十二枚（擘）

上七味，以水一斗，先煮麻黄、葛根，减二升，去白沫，内诸药，煮取三升，去滓，温服一升。覆取微似汗，余如桂枝法将息及禁忌。诸汤皆仿此。

（《伤寒论·辨太阳病脉证并治中》，第31条）

其他相关的伤寒、金匮条文：

（1）《伤寒论·辨太阳病脉证并治中》，第32条"太阳与阳明合病者，必自下利，葛根汤主之"；

（2）《金匮要略·痉湿暍病脉证第二》，"太阳病，无汗而小便反少，气上冲胸，口噤不得语，欲作刚痉，葛根汤主之"。

二、方名释义

本方是桂枝汤加入葛根、麻黄所组成。本方所治的恶寒发热、无汗、头项强痛等症，是表邪壅阻，阳明肌表有热，津液受劫所致；而干呕下利，是胃失和调。所以在桂枝汤中加入葛根，以解阳明肌表之热，生津液，治疗项背强痛，加麻黄协助桂枝、生姜发汗解表。麻桂同用，本来为发汗的峻药，可在本方中，白芍酸敛，其辛散发汗的作用就要比原来缓和得多了，同时，白芍配甘草、姜、枣又能和里，止呕治下利。葛根汤所以用葛根为君而名其方，是侧重阳明，为阳明表证之主方。以一方之君药冠名此方，该法也为仲景先师常用命名之法。

三、药物组成

葛根汤方：

葛根四两　麻黄三两（去节）　桂枝二两（去皮）　生姜三两　甘草二两（炙）　芍药二两　大枣十二枚（擘）

其中主要药物的剂量比值为葛根：麻黄：桂枝：芍药为 4∶3∶2∶2，但葛根汤的处方剂量存在争议：

根据《伤寒论》中，药量一两相当现代药用市称（十六两为一斤）约 2.25 钱，由此换算该方药量应该是：葛根九钱，麻黄六钱八分，桂枝四钱半，芍药四钱半，生姜六钱八分，甘草四钱半，大枣十二枚。根据现代药用市称一钱等于 3.125 克，由此换算该方量公制应该是：葛根 28 克，麻黄 21 克，桂枝 14 克，芍药 14 克，生姜 21 克，甘草 14 克，大枣 12 个。现行葛根汤方通用量：由广东中医学院主编的现行中医学院试用教材《方剂学》（上海人民出版社，1974.10）一书中未载此方。中山医学院中药临床应用编写组编的《中药临床应用》（广东人民出版社，1975.3）一书中葛根汤方和剂量如下：葛根二钱，麻黄一钱半，白芍三钱，桂枝一钱半，生姜三钱一，甘草一钱，大枣四枚。上方换算为公制应该是：葛根 6.3 克，麻黄 4.5 克，白芍 9.4 克，桂技 4.5 克，生姜 9.4 克，甘草 3 克，大枣 4 个。我们应用葛根汤的剂量：

葛根 15～20 克，麻黄 10 克～13 克，桂枝 10～12 克，白芍 10～15 克，生姜 6～9 克，甘草 6 克，大枣五个。

四、使用方法

煎服方法是仲景《伤寒杂病论》中论治过程的重要环节,为后世许多医家所推崇和重视。如陆清洁曰"煎药法极为重要,煎药得法,病势易瘥;不得其法,善既未见,祸反现焉";清代徐灵胎于《医学源流论》中说:"病之愈不愈,不但方必中病,方虽中病,而服之不得法,则非特无功,而反有害,此不可不知也。"

本方使用方法:上七味,以水一斗,先煮麻黄、葛根,减二升,去沫,内诸药,煮取三升,去滓,温服一升,覆取微似汗,不须啜粥。馀如桂枝汤法将息及禁忌。煎煮时所需水量及时间基本与桂枝汤辈相同,且服药后不需饮粥。《伤寒来苏集》曰:"麻黄、葛根俱有沫,沫者浊气也","故仲景皆以水煮去其沫,而后入诸药,取其清阳发腠理之意"。意为葛根先煎去上沫能够增强其升发之性,对于其他葛根先煎两方葛根芩连汤,葛根汤中葛根先煎的意义与之同理。从另一方面分析,仲景葛根入药需先煎是因为葛根系根块入药,其质地较密,必须久煎才能使其有效成分充分煎出,正如柯韵伯所云:"葛根秉性轻清,赋体厚重,轻可去实,重可镇动,厚可固里,一物而三美备。"服药后不需饮粥是因本方病机为太阳经疏不利,表虚自汗,方中葛根有升发之性,若再饮热粥恐不能制其"自汗出",而方不能尽调和营卫之效。

现代煎服法:上七味,以水 1 升,先煮麻黄、葛根,减至 800 毫升,去上沫,纳诸药,再煮取 300 毫升,去滓,每次温服 150 毫升,覆取微似汗。

五、医圣论方

太阳病,项背强几几,无汗恶风,葛根汤主之。(31)

方有执:"故但用葛根汤散经中之寒邪,而以不治治利。以不治治利者,麻黄散太阳之表,葛根解阳明之肌,桂枝主荣卫之和,姜枣健脾胃之弱,甘草者,和中之国老,芍药者,缓中之佐使,夫如是而经中之邪散,则胃中之正回,不分清者自分清,不显治者而治在其中矣。"(《伤寒论条辨》)

沈明宗："此无汗，即寒伤营证也。故以桂枝汤，调和营卫，加麻黄，以驱太阳之寒，加葛根，而解阳明之表。然桂枝汤、麻黄汤分主太阳之表，葛根汤主阳明之表，小柴胡汤主少阳之表，皆天然不易之法。"沈明宗则从三阳论治，认为葛根汤由桂枝汤加葛根、麻黄，从阳明经论葛根汤归经。（《伤寒六经辨证治法》）

成无己："以太阳感受风寒，则经脉不利……伤寒颈项强急者，太阳表证也。（《伤寒明理论》）"

太阳与阳明合病者，必自下利，葛根汤主之。（32）

吴谦："是方即桂枝汤加麻黄、葛根也。麻黄佐桂枝，发太阳荣卫之汗；葛根君桂枝，解阳明肌表之邪。……其意重在阳明，以呕利多属阳明也。二阳表急，非温服复而取汗，其表未易解也。"（《医宗金鉴》）

成无己："寒邪气甚，客于二阳，二阳方外实则不主里，与葛根汤，以散经中甚邪。"《注解伤寒论》

张卿子："伤寒有合病，有并病。本太阳病不解，并于阳明者，谓之并病，二经俱受邪。相合病者，谓之合病，合病者，邪气甚也。太阳阳明合病者，与太阳少阳合病。阳明少阳合病，皆言必自下利者，以邪气并于阴，则阴实而阳虚。邪气并于阳，则阳实而阴虚，寒邪气甚，客于二阳。二阳方外实而不主里，则里气虚，故必下利。与葛根汤，以散经中甚邪。"（《张卿子伤寒论》）

柯琴："凡风伤卫分，则皮毛闭，故无汗……此恶风不恶寒者，是感三时鼓动之阳风，风胜而无寒……太阳主表，则不合下利。下利而曰必，必阳并于表、表实而里虚耳。"（《伤寒来苏集》）

太阳病，无汗而小便反少，气上冲胸，口噤不得语，欲作刚痉，葛根汤主之。

时振声："风寒外束，邪入太阳经输……而见项背强几几的紧张拘急感，为阴虚风动的前兆。"（《伤寒论串解》）

六、类方简析

类方的概念始见于唐代孙思邈所提出的"方证同条，比类相附"。近代有清代徐大椿著有《伤寒类方》，此书成于 1759 年。徐大椿研究《伤寒论》不以六经分类，他认为"方之治病有定，而病之变迁无定"，遂将《伤寒论》中 113 方分为桂枝汤类（19 方）、麻黄汤类（6 方）、葛根汤类（3 方）、柴胡汤类（6 方）、栀子汤类（7 方）、承气汤类（12 方）、泻心汤类（11 方）、白虎汤类（3 方）、五苓散类（4 方）、四逆汤类（11 方）、理中汤类（9 方）及杂方类（22 方）共十二大类，每类先论主方条文，次以同类方条文附述于后，再次附注文并方药加减。末载六经脉证及别证变证，条理比较清楚。《伤寒类方》中葛根汤类 3 方包括了葛根汤、葛根加半夏汤及葛根黄芩黄连汤。

1. 葛根加半夏汤

原文：太阳与阳明合病，不下利，但呕者，葛根加半夏汤主之。

歌诀：太阳证备兼呕逆，外寒未解迫胃气，二阳下利葛根夸，不利但呕邪欲发。

葛根汤中加半夏，降逆止呕解表里，葛根原方量不变，十五克夏方中加。

功效：发汗解表，降逆止呕。

主治：太阳伤寒兼胃寒证。

临床运用：本方可治疗急性胃肠炎、慢性非特异性溃疡性肠炎、肠胃型感冒、继发性流感等疾病。

葛根加半夏汤是《伤寒论》治疗太阳阳明合病的主方之一。原文言"太阳与阳明合病，不下利，但呕者，葛根加半夏汤主之"。方剂组成：葛根四两；麻黄三两，去节；甘草二两，炙；芍药二两；桂枝二两，去皮；生姜二两，切；半夏半升，洗；大枣十二枚，擘。上八味，以水一斗，先煮葛根、麻黄，减二升，去白沫，内诸药，煮取三升，去滓，温服一升，覆取微似汗。其功效发汗解表，降逆止呕。主治二阳合病，表邪不解，不下利但呕逆的证候。仲景将此方作为表邪不解、里气不和之二阳合病但呕逆的主方。

2. 葛根黄芩黄连汤

原文：太阳病，桂枝证，医反下之，利遂不止，脉促者，表未解也。喘而汗出者，葛根黄芩黄连汤主之。

歌诀：葛根芩连治热痢，再加甘草共成剂；身热下痢肛灼热，解表清里功效奇。

功效：解表清里。

主治：协热下利。

临床运用：本方可加减治疗胃肠型感冒、急性肠炎、细菌性痢疾、小儿腹泻、幼儿急性菌痢等疾病。

葛根黄芩黄连汤是《伤寒论》中的一首名方，该方在《伤寒论》中的条文不多，但其在临床的应用却极其广泛，后世医家将其运用于各种内科杂病当中。同时，张仲景创制葛根黄芩黄连汤的思路也给予了后世很大启发。该方让"肺与大肠相表里"这一理论在经方中有了具体体现，也启发后世医家对肺肠关系和湿热病治疗、方药选择有了更多研究，进而拓宽了葛根黄芩黄连汤的临床应用。

参考文献：

1. 逄紫千，杨泽信．甘草在《伤寒论》中的运用［J］．长春中医药大学学报，1999（4）：61—61.

2. 原静崴．《伤寒杂病论》方药煎服方法的研究［D］．云南中医学院，2014.

第二节 源流与方论

一、源流

葛根汤为桂枝汤中加葛根麻黄组成。源于《伤寒论》，病机为寒邪壅于体表，且有化热趋势。伤于太阳肌表之间，故本证有无汗、恶风，项背强等症，寒邪入里化热干及阳明之表，太阳阳明合病可见下利、呕逆等症。本方权衡于麻桂二方之间，独任葛根之宣达经脉郁邪，兼升阴清热而止拘急。本方主桂枝汤以调和营卫，加麻黄以发无汗之表实，《本经》谓葛根"气味甘辛平，主消渴、大热、呕吐、诸痹起阴气，解诸毒"。藤引蔓延，能通经脉，味甘兼辛，又擅发散之长，功能引阴气而升津液，滋经脉而舒牵引，得麻黄桂枝为佐，以祛经脉之邪而收治无汗、恶风、项背强痛之效，得芍药大枣之佐，滋阳明之热而收生津止泻之功。柯韵伯谓：

"葛根秉性轻清,赋体厚重,轻可去实,重可镇动,厚可固里,一物而三美备。"故本方主治,着重在解散太阳阳明之表实而舒经脉之拘急。

葛根汤为太阳阳明达表之药,大异乎血燥筋枯之治法。陈修园谓葛根汤为太阳之治法,确有见地。仍取葛根汤表邪解而里气和,津液升而经输畅,故病自愈。

葛根汤变方有以下二条。

1. "太阳与阳明合病,不下利但呕者,葛根加半夏汤主之。"盖太阳阳明表气凝聚,里气不下溜而上逆,故仍取葛根汤透达两阳之表,宣通里气,只加半夏一味以降逆止呕,此辨证论治、随证立方之定法。

2. "太阳病,桂枝证,医反下之,利遂不止,脉促者,表未解也;喘而汗出者,葛根黄芩黄连汤主之。"当太阳肌腠之邪未解,医误下之,虚其肠胃,表邪内陷,结于阳明而化热,热邪下陷,中气不升,故利遂不止。邪热横逆,冲于肺而为喘,冲于肌肉而发热汗出,冲于脉道故数时一止而为促,本《内经》"陷者举之,热者清之",君葛根升达宣通之品,一以升提内陷之邪,升津液而清表热,一以协芩连之苦寒清热,厚肠胃而止热利,甘草合表里而并和之,此变葛根解表之法而为辛凉解表、苦寒清里、表里双解之剂矣。此方虽误下肠胃受伤,非肠胃真虚,因邪热内陷而现下利喘汗,故无取乎四逆理中也。虽胃中热邪横逆,亦是客邪内困,而非本经阴液不足、燥火太过,故虽汗出身热而喘,亦不取乎白虎、竹叶石膏等剂也。仲景辨证细微,用药精当,于此等论文处最宜熟玩而深思也。

葛根汤以经言,为邪集于太阳阳明之表,以部位言,肌表俱病、邪着于经。故本方以桂枝加麻黄两解太阳阳明之表邪而收发汗解肌之效,专任葛根,气味辛甘平,升津退热,宣通经脉,解肌透表,前人谓太阳之邪已入阳明之经者设也。如《肘后》葛根葱白汤,《伤寒六书》节庵柴葛解肌汤,《局方》柴葛升麻汤,升麻葛根汤等方,皆从此方化裁而来。

二、古代医家方论

其他医家关于葛根汤的见解也是众说纷纭、各持己见,以下简要总结几位主要医家对葛根汤的认识。

明代许宏:葛根性平,能祛风,行于阳明之经,用之为君;麻黄为臣，辅之发汗解表；桂枝、芍药为佐，通行于荣卫之间；甘草、大枣之甘，生姜之辛，以通脾胃津为使。此方乃治其表实，而兼治其合病、并病者也。（《金镜内台方议》）

明代方有执：麻黄散太阳之表，葛根解阳明之肌，桂枝主营卫之和，姜、枣健脾胃之弱，甘草者，和中之国老，芍药者，缓中而佐使。夫如是而经中之邪散，则胃中之正回，不分清者自分清，不显治者而治在其中矣。（《伤寒论条辨》）

清代柯琴：此开表逐邪之轻剂也。其证身不疼，腰不痛，骨节不痛，是骨不受寒矣；头项强痛，下连于背，牵引不宁，是筋伤于风矣；不喘，不烦躁，不干呕，是无内症；无汗而恶风，病只在表，若表病而兼下利，是表实里虚矣，此麻黄、青龙之剂较轻，然几几更甚于项强，而无汗不失为表实；脉浮不紧数，是中于鼓动之阳风，故以桂枝汤为主，而加麻、葛以攻其表实也。葛根味甘气凉，能起阴气而生津液，滋筋脉而舒其牵引，故以为君；麻黄、生姜，能开玄府腠理之闭塞，祛风而出汗，故以为臣；寒热俱轻，故少佐桂、芍，同甘、枣以和里，此与麻、桂二方之间，衡其轻重，而为调和表里之剂也。故用之以治表实，而外邪自解，不必治里虚，而下利自瘥，与大青龙治表里俱实者异矣。要知葛根秉性轻清，赋体厚重，轻可去实，重可镇动，厚可固里，一物而三美备，然惟表实里虚者宜之。胃家实者，非所宜也。故仲景于阳明经中不用葛根，东垣用药分经不列于太阳而列于阳明，易老云未入阳明者不可服，皆未知此义。喻氏谓仲景不用于阳明，恐亡津液，与《本草》生津之说左；又谓能开肌肉，又与仲景治汗出恶风桂枝汤中加葛根者左矣。盖桂枝、葛根俱是解肌和里之剂，故有汗无汗、下利不下利皆可用，与麻黄专于治表者不同。麻黄、葛根俱有沫，沫者浊气也，故仲景皆以水煮去其沫，而后入诸药，此取其清扬发腠理之义。（《伤寒来苏集·伤寒附翼》）

清代魏念庭：葛根，阳明发汗之药也，何以用之于刚痉？盖痉病多在太阳、阳明之交也，颈项强急，所以连身体皆强也。且风湿之邪中于太阳，不过在卫，故以桂枝之力可胜驱驰之任。如再兼寒邪，则凝滞又在营分矣。营卫合病而湿入隧道，非葛根发肌肉中之邪者，不足为君主之品矣。且非兼用麻黄，亦不足治兼感之寒邪矣。而太阳、阳明并感并治，又为法中用法也。其用桂去皮，又不同于柔痉之用桂枝，意在温中助阳以除内湿，因有小便反少，气上冲胸二证故耳。若无此二证，则亦桂枝是用，又何必用桂去皮乎？去皮者，治表者半，而治里者半也。芍药等四物，其意不出前条所论。服法亦悉以桂枝汤为程式，意在微汗而无取于发汗过多也，何非前条申戒之旨乎？此乃仲景为太阳中风湿兼寒之刚痉立治法也。（《金匮要略方论本义》）

清代王子接：葛根汤即桂枝汤加麻黄、倍葛根，以去营实，小变麻、桂之法也。独是葛根、麻黄治营卫实，芍药、桂枝治营卫虚，方中虚实互复者，其微妙在法。先煮麻黄、葛根减二升，后内诸药，则是发营卫之汗为先，而固表收阴袭于后，不使热邪传入阳明也，故仲景治太阳病未入阳明者，用以驱邪，断入阳明之路。若阳明正病中，未尝有葛根之方。东垣、易老谓葛根是阳明经主药，误矣。（《绛雪园古方选注》）

清代章楠：先煎麻、葛者，杀其轻浮升散之性，使与诸药融和，以入肌肉营卫而疏通之，则邪自可外解矣。岂有一方而发汗固表互用，以自相悖之理？（《医门棒喝·伤寒论本旨》）

三、现代医家方论

刘渡舟：本方专治太阳病而兼项背强，这是风寒客入太阳经输，而津液又不得濡润所致。用桂枝汤加麻黄发汗散邪，又不致汗出太多而伤津液，加葛根利筋脉之凝结，使津液敷布以解除项背强急的症候。本方无桂枝加葛根汤相比，彼为表虚自汗，故减麻黄；此为表实无汗，故加麻黄。本方用桂枝汤而不用麻黄汤，有调和血脉之意在内。服本方后，脊背可发生热感，继而汗出，这是药力走于经输，使经气通达，邪气外出的表现。（《新编伤寒论类方》）

胡希恕：《金匮要略》曰："病者，身热足寒，颈项强急、恶寒、时头热、面赤目赤、独头动摇、卒口噤、背反张者，痉病也。"又曰："太阳病，发热、无汗、反恶寒者，名曰刚痉。"本条即述刚痉的证治。葛根汤本治项背强几几，实即项肌肉失和因致痉挛的证候。若此证严重时，则致背反张的痉病，故太阳病发热恶寒无汗而痉者，当然须以本方主之。不过本方的应用，并不限于以上所论。由于葛根汤清凉解肌，而且解毒，故疹痘诸疾于初期太阳病时，概以本方治之。依据经验，外感咳喘须发汗者，以用本方的机会为多。尤其发热无汗而恶寒剧甚者，不问项背急与否多属本方证。他如腰肌劳损，本无表证的明征，与本方治之屡验。《神农本草经》谓葛根治诸痹、痉与痛，皆得之肌不和或均指为痹之属亦未太阳中风兼项背强几几证用桂枝汤加葛根治疗，太阳伤寒兼项背强几几证为何不用麻黄？

　　葛根汤这个方剂，也属于一个解表方剂。在临床应用呢，你看它特别提出恶风、恶寒的特别历害，而且葛根这个药它是解肌，这个肌肉，尤其在这个颈背部发痉挛，这个葛根是有特效。这个肌肉痉挛就是肌不和了，肌不和原因有很多，有的由于热，这个热伤津液嘛，津液枯燥，这个组织营养失调发痉挛，也有由于这个热。那么葛根这个药呢，它是一个专务解肌（的药），它治那个肌肉痉挛。那么张仲景这个方剂啊，它（肌不和）是由于停湿停水的关系，这个湿也能够使肌肉发痉挛。因为他用的是麻黄汤，这个麻黄他就能够使之发汗驱水气，那么配合葛根呢，它又能够解肌，所以这个"项背强几几"啊他是可以好的，他是从这个方剂讲。

　　李培生：太阳中风兼项背强几几证用桂枝汤加葛根治疗，太阳伤寒兼项背强几几证为何不用麻黄汤加葛根反而用桂枝汤加麻黄、葛根？这是因为麻黄汤为发汗峻剂，过汗更伤其阴，有碍于升津液、濡经脉，故用桂枝汤加麻黄，有散有收，以免过汗伤阴之弊。同时，本证以风寒束表、太阳经气不舒为主证，不若麻黄汤证以风寒束表而肺气不宣为主，故不须麻黄、杏仁相配。（《伤寒论讲义》）

　　郝万山：麻黄汤在发表之中兼有宣肺平喘的功效，这是麻黄汤的特点；桂枝汤在发汗解表之中兼有养阴敛营的作用，而葛根汤在发表之中兼有升津舒经的效果，升是升起来的升，升津液，舒是舒通的舒，舒经，升津舒经，这是葛根汤在发表之中兼有升津舒经的效果。大青龙汤在发表之中兼有清热除烦的作用，小青龙汤在发表之中兼有温化水饮的功效。

　　张仲景用的葛根汤，是不是麻黄汤加葛根组成的呢？我们现在看看葛根汤的药物组成，它有葛根，有麻黄，有桂枝，接着往下看怎么没有杏仁啊，麻黄汤有杏仁啊，它却有生姜、甘草，更有意思的是它有芍药，还有大枣，这不是桂枝汤为底方吗？又加了一味葛根，是桂枝加葛根汤，但毕竟是寒邪在表，所以必须用麻黄。它是桂枝加葛根汤，再加麻黄所组成的，而不是麻黄汤加葛根。这是因为凡是经脉痉挛的证候，都有津液不能滋润的因素，因此是在治疗这类病证的时候，在用药上一定要防止它伤津液，而麻黄汤是一张纯辛温的容易耗散阴液的一张方子，所以仲景不用它做底方，而用了养正力大、发汗力弱，又有养血护营功能的桂枝汤做底方。邪在经，当然要用葛根，但是毕竟是寒邪，所以要用麻黄，这就是葛根汤的方义。看葛根汤方后这段话，"上七味，以水一斗，先煮麻黄、葛根，减二升。"为什么要先煮呢，也是要减少它的辛温燥烈，容易伤阴耗阳的副作用。"减二升，去白沫，内诸药，煮取三升，去滓，温服一升。"因此，上述的方药剂量，是三次治疗量，"覆取微似汗"，仍然要盖被子，保温发汗。"余如桂枝法将息及禁忌，诸汤皆仿此。"他这就说了，以后我的方子的后面，就不那么多说了，所以其他的方子，都按照桂枝汤方后那种调养方法，那种饮食禁忌的方法来处理，可见桂枝汤后的那段护理和饮食禁忌是具有普遍指导意义的。

冯世纶：若脉浮紧无汗，则宜葛根汤，不可与桂枝汤。葛根汤条谓太阳阳明合病，而此谓太阴病脉浮者，以葛根汤证为表实，桂枝汤证为表虚，异其称呼以示虚实不同也。不过二方均属太阳病的发汗剂，其主治下利，当均为太阳阳明的合病。若真是里虚寒的太阴病，即有表证，亦不可与桂枝汤先攻表，当与四逆汤先救里也。

太阳病，项背强几几、汗出恶风者，是桂枝加葛根汤方证，在桂枝加葛根汤方证已说明，今因见无汗恶风，故用有麻黄的本方主之。下利而现太阳证，则病欲自表解，故发汗则愈，无汗表实者宜本方，自汗表虚者宜桂枝汤，此证常见，宜注意。又太阳与阳明合病者，必自下利，宜读作太阳与阳明合病必自下利者。意思是说：太阳与阳明合病必须有自下利者，才可用葛根汤主之，而不是说太阳与阳明合病者必定自下利。（《经方传真》）

第二章 药理研究

第一节 葛根汤全方的药理研究

一、阴继爱、戴岳、安树庞等对葛根汤的药理研究

葛根汤出自《伤寒论》，由葛根、麻黄、桂枝、白芍、甘草、生姜和大枣等7味药组成，是治疗外感病的代表方之一，原用于项背强、无汗、恶风、脉浮的太阳病。中日学者对葛根汤的药理作用、临床用途和不良反应已开展了大量的研究工作，阴继爱等对此进行综述。

1. 药理作用

葛根汤的药理活性主要包括抗炎、镇痛、抗流感、抗血栓和抗过敏等几个方面。

1.1 抗炎镇痛作用 周军等发现葛根汤对佐剂关节炎大鼠的原发性和继发性关节肿胀均有抑制作用，其作用可能与下调足关节组织炎性因子$TNF-\alpha$和PGE_2的含量有关。za-ki等报道，葛根1.3g/kg灌胃给药，呈剂量依赖性显著抑制醋酸所致小鼠腹腔毛细血管通透性的升高，其作用与阳性对照药吲哚美辛相当，3g/kg抑制棉球肉芽肿干重增加百分率，但对角义菜胶引起的大鼠足肿胀作用不明显。刘梅等用不同方法对葛根汤水煎液进行萃取，并将所得组分两两组合，用于筛选抗炎（二甲苯致小鼠耳肿胀）和止痛（热板法）有效部位，发现未经萃取水煎剂的抗炎作用略优于其他组。乙醚、正丁醇部位和水层混合液的作用略强于单一部位，认为乙醚和正丁醇部位为该方抗炎、镇痛的有效部位。此外，在颈椎病模型大

鼠，葛根汤下调退变椎间盘组织中 PGE_2 含量，降低 COX 和 PLA2 活性，提示下调 PLA2 活性，抑制多种炎性介质的合成是葛根汤治疗颈椎病的机制之一，在风寒湿型颈椎病模型家兔，葛根汤下调颈椎间盘组织中 Fas 表达，上调 bcl-2 表达，发挥延缓椎间盘退变的作用。

1.2 抗流感作用

葛根汤作为抗感冒药物，在日本医疗机构每年处方量达 2000 万件，在民间亦广泛使用，其机制涉及抗病毒、解热和免疫调节等。

1.2.1 抗流感病毒作用

对发热反应最敏感的 DBA/2 小鼠感染流感病毒后，对照组小鼠全部死亡，而葛根汤灌胃给药组小鼠则存活或生存时间延长。感染病毒小鼠的死因均系肺炎，肺组织病理检查发现，葛根汤组小鼠肺炎轻微、肺部炎症面积明显减小，而对照组小鼠肺炎严重，即葛根汤具有减轻流感肺炎的功效。

1.2.2 解热作用

机体感染流感病毒后，IFN 和 IL-1（白介素1）产生增加，作用于丘脑下部的 COX 合成 PGE_2，引起发热。葛根汤明显降低流感病毒感染小鼠的体温，其机制不同于阿司匹林等 COX 抑制剂，是通过抑制 IL-1 产生而减轻发热。

1.2.3 免疫调节作用

Muraoka 等检测了健康雌性犬给予葛根汤和生理盐水后体温、巨噬细胞吞噬颗粒数和吞噬率，发现给予生理盐水前后犬体温无明显变化，而葛根汤组在给药后 5h，体温明显升高（最高达 0.6℃），持续 5h 以上，其后逐渐下降。同时，给予生理盐水前后犬巨噬细胞的吞噬颗粒数和吞噬率无显著改变，而葛根汤使两项指标显著升高。发热是机体针对病毒感染的防御措施之一，提示葛根汤可提高机体的天然防御能力。

IL-12 对天然免疫具有促进和活化作用，可抑制流感病毒感染早期阶段病毒的复制。在流感病毒感染小鼠，呼吸道给予 IL-12 补充物使小鼠支气管肺泡灌洗液中病毒含量明显降低。流感病毒感染小鼠灌胃给予葛根汤，连续 8 天，小鼠肺泡灌洗液中 IL-12 含量明显增加，表明升高 IL-12 含量、促进天然免疫应答是葛根汤减轻流感症状和延长感染小鼠存活期的关键机制之一。

1.3 对心血管系统的影响

Sugiyama 等运用犬离体心脏灌流标本研究

葛根汤对心脏的影响，发现冠状动脉内注射葛根汤呈剂量依赖性使窦性心率和乳头肌张力增加，这一作用可被 p 受体阻断剂阻断。同时，葛根汤呈剂量依赖性增加腺苷酸环化酶活性，但强度不及异丙肾上腺素，表明葛根汤的正性频率和正性肌力作用是通过直接刺激心脏 p 受体和（或）节后神经末梢释放去甲肾上腺素而产生。

大鼠静脉注射葛根汤或生理盐水后，颈总动脉和颈外静脉搭桥循环，循环硅橡胶管中置一丝线，血小板黏附后形成血栓葛根汤（2g/kg）呈现显著的抗血栓形成作用，抑制率为 47.7%。体外试验中，葛根汤明显抑制二磷酸腺苷（ADP）诱导的血小板凝集，给药组血小板聚集率及血小板聚集曲线下面积均明显低于对照组，说明葛根汤能显著抑制血小板聚集，具有抗凝血作用。

1.4 抗过敏作用

志贺隆等报道，致炎前 1 周开始给予葛根汤 1g/d，连续 7 天，可抑制绵羊红细胞引起的小鼠迟发型足肿胀。在 2 次免疫前 7 天或第 1 次免疫后立即连续给予葛根汤（2g/kg）可抑制绵羊红细胞引起的小鼠实验性局部过敏反应 Arthus 反应。赵雅娟等报道，葛根汤显著抑制小鼠耳异种及同种被动性皮肤过敏反应（PCA），阻滞大鼠腹腔和颅骨骨膜肥大细胞脱颗粒，拮抗组胺所致离体豚鼠回肠收缩，说明葛根汤通过抑制抗原与钠离子的结合，阻止肥大细胞脱颗粒及释放过敏介质，从而减轻或消除过敏症状。

1.5 抑制并发性

白内障术后房水闪光升高，部分学者对双侧白内障病人施行人工屏、状体乳化手术，右眼手术中不给药作为对照，其术后第 1 天房水闪光值为 99.1 脉冲 m/s，其后逐渐减弱。左眼术前 3 天、当天及术后 7 天给予葛根汤胶囊，术后第 1、3、5 天左眼的闪光强度显著低于右眼，其有效成分可能为生姜中的姜辣素（抑制前列腺素合成）和甘草中的甘草酸（抗炎作用），葛根、麻黄、芍药亦可能发挥有益的作用。但在其后的家兔试验中，以 PGE_2 造成眼房水闪光升高，造模前 30、60min 局部滴入葛根汤并无明显抑制作用。

2. 临床应用

2.1 在内科的应用

2.1.1 感冒

宋华妮等对葛根汤合剂治疗感冒进行了随机双盲对照实验以 240 例西

医诊断为上呼吸道感染，中医诊断为外感风寒型感冒患者为对象，进行多中心、随机、双盲、阳性药平行对照研究，显示葛根汤合剂能安全有效地治疗感冒。

2.1.2 颈椎病

颈椎病属于"痹证"范围，葛根汤能疏通太阳经脉之气，而重用葛根能增强其辛甘凉润之力，更增强其解肌、舒筋、解痉之功，使颈项肩背强硬疼痛等症明显缓解，对消除神经根炎性水肿、缓解肌肉痉挛、增强肌肉张力、改善小关节功能确有明显作用。任云用葛根汤原方重用葛根治疗颈椎病收到良好的效果。

2.1.3 肩周炎

以健康成人 9 例与肩周炎患者 19 例作为研究对象，给予葛根汤提取剂 5 对肩周炎稍有效以上达 78.9%。且服药后有效者侧颈部的皮肤温度明显上升，而无效者的皮肤温度无明显变化，提示给药后皮肤温度上升与其疗效具有相关性。

2.1.4 头痛、肩凝症

以头痛、肩凝症患者 88 例，葛根汤提取物 25g 顿服，68% 头痛患者和 50% 肩凝患者在药后 30min 左右出现疗效，有效率分别为 93% 和 91%，且均未见副作用。紧张性头痛患者应用葛根汤提取物 7.5g/天，每日 3 次，显著改善和稍改善总百分率高于 80%。

2.1.5 面瘫

卫又峰用葛根汤每日 1 剂，6 日为 1 疗程，治疗面瘫，12 例面瘫患者全部痊愈。对于体重指数在 25 以上、基础代谢率低于 10% 的肥胖妇女给予葛根汤 7.5g/天，分 2 次在两餐之间及睡前服用，连续服用 8 周，使基础代谢率上升，体重减少。

2.2 在妇科的应用

2.2.1 促进乳汁分泌

石野尚吾等报道，妇女产后第 1 天开始服用葛根汤提取剂 7.5g/d，第 5 天的乳汁分泌量较对照组明显增加，泌乳素值较产前增加 2.24 倍，而对照组仅为产前的 0.98 倍，表明葛根汤可能影响丘脑垂体系统，其有效成分可能是具有血管平滑肌松弛作用的葛根素及麻黄碱等。

2.2.2 更年期综合征

更年期综合征常出现肩酸痛、头痛等症状,与肌肉收缩导致乳酸等代谢物蓄积、局部 PH 值改变,肌紧张亢进引起肌纤维收缩、痉挛,致使肌内压升高、局部循环不良有关。汉方医学认为,皮肤、肌肉分属表、半表半里,葛根汤正是以该部位为作用目标的方剂。其中葛根中除含有大豆素等黄酮类化合物外,还含有淀粉及甘露醇等,具有松弛肌肉、缓解痉挛的作用,因此对肩酸痛、头痛有效。

2.2.3 老年妇女尿失禁

被尿失禁困扰的老年妇女人数在不断增加,一般多为压力性尿失禁。葛根汤中麻黄所含的麻黄碱作用于尿道内括约肌上的 α 肾上腺素受体,使尿道内括约肌收缩。芍药中芍药甙可松弛膀胱平滑肌和尿道外括约肌,麻黄与芍药的相畏作用可有效改善尿失禁。

2.3 在儿科的应用

春季小儿病毒性肠炎,常发生于 3~4 月间,多见于 3 个月至 1 岁的小儿。患者太阳表证与阳明病症两者同时并存,辨证为太阳阳明合病。《伤寒论》云:"太阳阳明合病者,必自下利,葛根汤主之。"周延秋以葛根汤治疗病毒性肠炎患儿 46 例,治愈率达 100%,且随访两个月均未见复发。

2.4 在皮肤科的应用

2.4.1 局限性硬皮病

局限性硬皮病是一种以皮肤变硬为特征的结缔组织病,中医认为本病多属于寒,是因素有阳虚气亏,复因风寒湿邪所侵,致使气血不畅、寒凝血滞、脉络不通,以致肌肤失濡,发硬成痹。顾仲明运用葛根汤治疗硬皮病患者 28 例,15 例基本痊愈,9 例显效,无效 4 例,痊愈率 54%,有效率 86%。

2.4.2 荨麻疹

荨麻疹属于"风痧"、"风疹"之范畴,是临床常见的一种全身瘙痒性疾病,由于长期瘙痒可发展成弥漫性神经性皮炎,或可造成全身感染性疾病,反复发作,治疗较棘手。王秀荣运用葛根汤治疗荨麻疹 51 例,有效率达 98%。

3. 不良反应

3.1 损伤胃黏膜

在日本,葛根汤或麻黄汤常与解热镇痛剂联合用药,用于治疗感冒。

Cho 等评价了麻黄（葛根汤和麻黄汤的主要成分）合用非体抗炎药洛索洛芬的不良反应，发现联合治疗组小鼠体重明显减轻，胃黏膜损伤程度显著高于麻黄或洛索洛芬单独治疗组和对照组，提示这种联合疗法应该避免。

3.2 固定性药疹

2003 年《美国皮肤病学》杂志报道了首例因葛根汤引起的固定性药疹，患者为 48 岁的日本妇女，有 15 年的非典型精神病，曾服用澳呱利多、比哌立登、澳西泮和氟硝西泮等药物，感冒后服用葛根汤 400mg 服药 6h 后，患者出现大面积直径在 2~20cm 的红色、紫色的圆包和具有中等水泡状向大泡状发展或糜烂倾向的斑块。这些损害始发于右足的后面，后延伸至足末端。Patch 和 Scratch - patch 试验中，葛根汤各组分均为阴性但以 1/4 剂量（100mg）的葛根汤进行口服，数小时后在前述部位又发生红斑，并伴有针刺灼烧感，停服葛根汤后药疹得到迅速改善，说明病人的固定性药疹是葛根汤引发的。

3.3 抑制肝药酶

Takahashi 等报道，葛根汤可以抑制 CYP3A4、CYP2C9 和 CYP1A2 等 P450 酶的活性，其抑制强度顺序为：CYP2C9 > CYP1A2 > CYP3A4。因此，葛根汤在与由这些酶代谢的药物联用时应十分谨慎。

参考文献：

1. 周军，方素萍，齐云，等．葛根汤对佐剂性关节炎大鼠关节液炎症介质的影响［J］．中国实验方剂学杂志，2001，7（3）：29—31.

2. 周军，方素萍，齐云，等．葛根汤对佐剂性关节炎大鼠关节液炎症介质的影响［C］．2002 中药研究论文集．2002：29—31.

3. 刘梅，王拥军，施杞，等．葛根汤抗炎、止痛有效部位的研究［J］．上海中医药杂志，2004，38（3）：45—47.

4. 周军，方素萍，霍海如，等．葛根汤对大鼠退变颈椎间盘组织前列腺素 E - 2 及环氧合酶的影响［J］．中国骨伤，2002，15（12）：724—726.

5. 周军，方素萍，霍海如，等．葛根汤对退变颈椎间盘组织磷脂酶 A2 的影响［J］．中国中医骨伤科杂志，2002，10（4）：12—14.

6. 刘梅，王拥军，施杞，等．葛根汤和桂枝汤调节椎间盘组织 Fas、bcl - 2 蛋白表达的实验研究［J］．中国骨伤，2004，17（4）：198—200.

7. 王淑娟，庄严．中药葛根汤治疗流感的作用机制研究［J］．日本医学介绍，2003，24（5）：237—237.

8. Goel V, Lovlin R, Barton R, et al. Efficacy of a standardized echinacea preparation (Echinilin) for the treatment of the common cold: a randomized, double – blind, placebo – controlled trial. [J]. Journal of Clinical Pharmacy and Therapeutics, 2004, 29 (1): 75—83.

9. Yale S H, Liu K. Echinacea purpurea therapy for the treatment of the common cold: a randomized, double – blind, placebo – controlled clinical trial. [J]. Archives of Internal Medicine, 2004, 164 (11): 1237—41.

10. Gabrielian E S, Shukarian A K, Goukasova G I, et al. A double blind, placebo – controlled study of Andrographis paniculata fixed combination Kan Jang in the treatment of acute upper respiratory tract infections including sinusitis. [J]. Phytomedicine: international journal of phytotherapy and phytopharmacology, 2002, 9 (7): 589—97.

11. 张绍杰，王孝先. 葛根汤的实验研究及临床应用［J］. 河南中医，1992（6）：290—293.

12. 刘媛，杨文革. 葛根汤的药理研究及临床应用［J］. 中成药，1996（9）：38—39.

13. 么雅娟，张秀娟. 葛根汤抗过敏药理作用的实验研究［J］. 沈阳药科大学学报，1995（4）：283—286.

14. Kiss L, Szabó C. The pathogenesis of diabetic complications: the role of DNA injury and poly (ADP – ribose) polymerase activation in peroxynitrite – mediated cytotoxicity. [J]. Memórias Do Instituto Oswaldo Cruz, 2005, 100 Suppl 1 (1): 29—37.

15. Asghar O, Al – Sunni A, Khavandi K, et al. Diabetic cardiomyopathy. Clinical Science Lond. 2009

16. 宋华妮，毛宗福，韩定芬，等. 葛根汤（合剂）治疗感冒（外感风寒证）的随机双盲对照研究［J］. 临床荟萃，2005，20（6）：313—315.

17. 任云. 葛根汤治疗颈椎病［J］. 贵阳中医学院学报，2002，24（1）：39—40.

18. 崔昕. 葛根汤对于肩周炎的效果及热描记器的探讨［J］. 国际中医中药杂志，1996（3）.

19. 阴继爱，戴岳，安树庞．葛根汤的药理和临床研究概况［J］．中华中医药学刊，2007，25（6）：1275—1278.

二、秦增祥对葛根汤药理与应用的研究

葛根汤原载于《伤寒论》，由葛根、麻黄、桂枝、白芍、甘草、生姜、大枣七药组成。近年来，关于葛根汤的药理研究和临床应用有较大的进展。秦增祥对葛根汤的综述如下。

1. 药理

1.1 抗病原微生物作用

葛根汤提取物颗粒的水溶液能明显抑制唾液酸酶，其抑制率达64%，其方剂中麻黄、桂皮抑制率分别为58%、54%。而唾液酸酶是病毒，细菌等微生物感染、增殖有关的酶之一。葛根汤提取物颗粒剂对老年人上呼吸道炎症反应性蛋白有降低作用，并对淋巴细胞有增加作用。

1.2 抗炎作用

葛根汤对羊红细胞诱发的小鼠迟发型足肿胀反应（SRI3C-DTH）有明显抑制作用，对老年人上呼吸道感染炎症反应性蛋白有降低作用。

1.3 抗变态反应

葛根汤提取剂水溶液能明显提高各类颗粒细胞内CAMP的水平而达到对抗I型变态反应。葛根汤提取物连续经口给小鼠按2g/kg用药，能明显抑制羊红细胞引起的Arthur反应而对抗l型变态反应，明显抑制羊红细胞引起小鼠迟发型足肿胀等变态反应，以及明显抑制羊红细胞引起的小鼠IgM抗体形成系统及刀豆素A引起的小鼠迟发型变态反应，从而对I、III、IV型变态反应有明显抑制作用。

1.4 对免疫调节作用

葛根汤提取物连续给药能使免疫功能正常的小鼠肝脾巨噬细胞吞噬功能增强，使免疫功能低下的小鼠细胞性免疫反应性恢复，而对免疫功能亢进的小鼠又具有免疫抑制作用。

1.5 解热作用

葛根汤水提物对实验性动物有明显的解热作用（$P<0.05$）。

1.6 毒副作用

葛根汤用量安全范围较大，小鼠 2.5g/kg 经口连续用药也未发现毒副作用，所给小鼠用药量相当于成人用量 17 倍，可见葛根汤口服的安全范围较大。但也有人报道服用葛根汤提取剂 7.5g/d 出现轻微一过性恶心、呕吐、疲劳、便秘等症，甚则有因服葛根汤提取剂治疗感冒而出现急性胃黏膜病变的病例报道。

2. 临床应用

2.1 上呼吸道感染

石冈在应用常规西药基础上，并用葛根汤提取颗粒 6g/kg，治疗老年人上呼吸道感染 10 例，总有效率 90%，较常规西药治疗对照组有明显差别（$P<0.05$），且可使炎症反应性蛋白明显降低。矢数用葛根汤提取剂合小柴胡汤提取剂治愈 1 例扁桃体炎并增生。渡边氏应用葛根汤加辛夷、川芎，并用抗菌素等治疗小儿鼻副窦炎 100 例，经 6~8 周治疗，全部病例 X 线表现均有改善。

2.2 面神经麻痹

陈氏用葛根汤合牵正散加减，日 1 剂，水煎服。儿童酌减，后期可用十全大补汤，共治周围性面神经麻痹 86 例，痊愈 79 例，好转 5 例，无效 2 例，总有效率 97.67%。

2.3 缺血性脑栓塞

王氏等用葛根汤加丹参、当归、川芎、红花为基础方加减，日 1 剂，水煎服，治疗缺血性脑栓塞 58 例，痊愈 43 例，好转 14 例，无效 1 例，总有效率为 98.28%。

2.4 紧张性头痛

桥本用葛根汤提取剂 7.5g/d，分 3 次口服治疗紧张性头痛，经对患者自觉症状、触诊及体表肌电图的观察，葛根汤对紧张性头痛总有效率达 80%。

2.5 颞颌关节炎

佐野用葛根汤提取剂 7.5g/d，分 3 次服，连用 2 周治疗颞颌关节炎 30 例，显效 6 例，有效 7 例，微效 9 例，不变 6 例，不能判定 2 例，有效率 46.4%，总有效率 78.6%。

2.6 颈椎病

周氏用葛根汤加减（葛根、桂枝、白芍、丹参、全蝎、僵蚕、山甲、地龙）研末为散，每包 10g，每次 1 包，每日 3 次，15 天为 1 疗程，连用 1~3 个疗程治疗颈椎病 92 例，治愈 48 例，显效 25 例，好转 14 例，无效 5 例，总有效率 94.1%。

姚氏在葛根汤加补肾活血药物基础上加减，并局部用 YL-3 音频电疗机治疗，7 天为 1 疗程，连用 1~3 个疗程治疗颈肩痛及颈椎病 116 例，临床治愈 68 例，有效 38 例，无效 4 例，手术 6 例，总有效率 83.1%。

2.7 类风湿性关节炎

李氏等在葛根汤基础上，初期重剂加辛温发汗之品，气血精津亏虚期宜加养血益气滋阴之品，后期因长期用激素导致肾阴阳俱虚（以阳虚为主）宜加补肾坚骨壮阳之品。服汤剂 10 余剂后改丸剂，连服 1 年，并逐渐减少激素用量，治疗类风湿性关节炎激素撤减过程，使全部病例获得顺利减药至停用。

2.8 急性腰扭伤

郑氏用葛根汤合活血效灵丹加减。日 1 剂，水煎，分 2 次服，药渣乘热装入事先备用布袋内熨敷患处。每次 20 分钟，每天敷 2 次，3 天为 1 疗程。治疗急性腰扭伤 76 例，痊愈 54 例，显效 16 例，好转 4 例，无效 2 例，总有效率 97.37%。

参考文献：

1. 秦增祥. 葛根汤药理与应用 [J]. 中成药，1996（4）：43—44.
2. 久保道德，贺玉琢. 葛根的药理 [J]. 国际中医中药杂志，1993（3）：23—25.
3. 冯维希，吴玉珍. 与"中药汤剂改革的新设想"一文作者的商榷 [J]. 中药材，1990（3）：45R.
4. 陈立富. 葛根牵正汤治疗周围性面瘫 86 例 [J]. 吉林中医药，1995（1）：18—18.
5. 周世杰. 葛根四虫散治疗颈椎病 92 例疗效观察 [J]. 黑龙江中医药，1993（4）：24—25.
6. 姚玲华. 颈肩痛与颈椎病——附 116 例颈肩痛的诊断与治疗小结 [J]. 上海中医药杂志，1994（12）：32—32.

7. 李义德，宋跃飞．类风湿性关节炎应用激素撤减过程中的中药三梯级治疗［J］．山西中医，1993（3）：24—26.

8. 郑跃进．葛根汤合活络效灵丹治疗腰扭伤［J］．中国骨伤，1992：5（4）：33.

三、刘媛、杨文革、赵秀芳、陈昭文、包意康等葛根汤的药理研究及临床应用

葛根汤始载于《伤寒论》，由葛根、麻黄、桂枝、生姜、甘草、芍药、大枣组成。葛根汤具有发汗解表、生津液、濡经脉之功效，仲景用治风寒表实兼太阳经脉失于濡养之"项背强几几"证及表邪不解、内陷阳明之"下利"证。刘媛、杨文革、赵秀芳、陈昭文、包意康等对葛根汤的现代药理研究及临床应用做了介绍。

1. 药理研究

1.1 提高颗粒细胞内环化腺苷酸 CAMP 的功能：葛根汤的抗 I 型过敏反应是通过血中嗜碱细胞、肥大细胞内 CAMP 浓度上升，抑制这些细胞释放过敏性化学介质所致。

1.2 对动物体内血栓形成及体外血小板聚集性的影响：体内实验证明，葛根汤能显著对抗血栓形成；体外实验证明，葛根汤可显著抑制 ADP 诱导的家兔血小板聚集，这可能是它治疗早期血栓形成及脑动脉硬化的机理之一。

1.3 对 Arthur 反应及迟发型变态反应的抑制作用，证明了葛根汤的抗过敏作用，其抗过敏作用及免疫抑制作用于致敏阶段，使抑制性细胞（Ts 细胞）活化。

1.4 对动物血脂的影响：葛根汤按 5g～10g/kg 给予小鼠，可使异常升高的小鼠血清胆固醇含量降低 20% 以上，结果证实将其用于心、脑血管疾病，其降低异常升高的血清胆固醇含量可能是其作用机理之一。

1.5 对唾液酶的阻碍作用：葛根汤的水提液阻碍活性为 64.4%，其组成药味中的麻黄、桂皮、芍药、大枣的阻碍活性分别为 57.8%、54.1%、28.0%、54.0%，而葛根未见阻碍活性。

1.6 对免疫作用的影响：葛根汤使巨噬细胞（hip）的异物吞噬功能活

化，而使初期感染状态下的异物排除功能增强，同时，通过活化的 Mcp 对细胞性免疫施以影响，即葛根汤主要与 Mcp 活化有关，而与细胞性免疫系统无直接关系。

2. 临床应用

2.1 治疗小儿外感风寒表实证发热 110 例，服 1 剂体温降至正常者 66 例，占 60%；服 2 剂体温降至正常者 43 例，占 39%；服 3 剂降至正常者 1 例，占 0.9%。

2.2 加味治跌打损伤 20 例，全部治愈。

2.3 治疗坐骨神经痛 22 例，处方：葛根、大枣各 15～20g，麻黄、桂枝各 10～12g，白芍 15～24g，生姜 5g。随症加减，结果痊愈 19 例，好转 3 例。

2.4 治疗面神经麻痹 43 例，疗法：葛根 15～25g，桂枝、生姜各 6g，麻黄、炙甘草各 3g，白芍 5g，大枣 12 枚。结果痊愈 41 例，好转 2 例，总有效率为 100%。

2.5 治疗梨状肌综合征 25 例，方药：葛根 15～30g，白芍 30～60g，桂枝 6～9g，麻黄 3～6g，甘草 9～15g，大枣 10g，生姜 2 片。结果治愈 24 例，好转 1 例。

2.6 葛根汤加减方治疗缺血性脑梗死 58 例，总有效率为 98.28%。

2.7 治疗小儿秋季腹泻 33 例，以葛根汤为主方。加减法：呕吐者加半夏，腹胀者加厚朴，咳嗽者加陈皮，表热者加薄荷，里热甚者加黄连。结果：治愈 22 例，显效 5 例，好转 4 例，无效 2 例，总有效率为 93.28%

2.8 治疗急性多发性睑腺疾患 25 例。方药组成：菊花、黄芩、桂枝、红花、白芍各 16g，葛根、川芎各 12g，麻黄 5g，大黄 8g，甘草 6g，生姜三片，大枣三枚。眼睑脓肿重者加银花 15g，夏季去麻黄，经治疗，24 例治愈，1 例好转。

2.9 临床用于常规治疗无效的某些眩晕病例，如：（1）慢性鼻炎、眩晕；（2）低血压、眩晕；（3）颈椎病、眩晕，获良好效果。

以上是葛根汤的现代药理研究和临床应用，目前葛根汤的制剂方面已有报道。日本新生药品和山之内制药厂生产的葛根汤颗粒制剂，已于 1989 年 8 月批准，同年 11 月上市。其组成为：3 包（6g）中含葛根汤浸膏 2.78g。主治：感冒、鼻塞、头痛、肩背痛、肌肉痛、手和肩痛。

参考文献：

1. 西泽芳男．葛根汤提高颗粒细胞内 CAMP 的功能［J］．西药与临床，1983，32（9）：136—136.

2. 谢人明，马存谱，左惠芳，等．葛根汤对动物体内血栓形成及体外血小板聚集性的影响［J］．陕西中医，1988（9）：423.

3. 志贺隆，等．国外医学，中医中药分册．1989.11（2）：30.

4. 谢人明，冯英菊，马树德，等．葛根汤对动物脑循环的作用［J］．中药药理与临床，1987（4）14—17.

5. 久保道德，贺玉琢．葛根的药理［J］．国际中医中药杂志，1993（3）：23—25.

6. 陈菊仙，吴荣祖．葛根汤治疗小儿发热 110 例［J］．云南中医中药杂志，1987（2）35+31.

7. 丘万兴．葛根汤加味治跌打损伤 20 例［J］．浙江中医杂志，1993（12）548.

8. 卢自昌．葛根汤治疗坐骨神经痛 22 例［J］．广西中医药，1991（2）：57—57.

9. 张和平．葛根汤治疗面神经麻痹 43 例［J］．陕西中医，1990（11）515.

10. 郑跃进．葛根汤治疗梨状肌综合征［J］．四川中医，1988，6（9）：3811.

11. 刘媛，杨文革，赵秀芬，等．葛根汤的药理研究及临床应用［J］．中成药，1996（9）：38—39.

12. 李水文．葛根汤治疗小儿秋季腹泻 33 例［J］．福建中医药，1988（2）：1513.

13. 马山．加味葛根汤治疗急性多发性睑晚疾患 25 例［J］．新中医，1986，18（7）：3014.

14. 虞成英．葛根汤治验与体会——学习日本汉方治疗经验举例［J］．河南中医，1986（6）：2115.

四、张绍杰、王孝先等对葛根汤的实验研究及临床应用

葛根汤见于《伤寒论》31 条："太阳病，项背强几几，无汗，恶风，

葛根汤主之。"由葛根、麻黄、桂枝、芍药、生姜、大枣、甘草组成，具有解表发汗、升津液、舒经脉、止下利的功能，用于治疗太阳伤寒兼项背强几几证及太阳阳明合病下利证。近年来国内外实验研究证明葛根汤具有抗凝血作用、免疫调节作用、减轻抗癌剂副作用等药理功效，被广泛应用于治疗内、外、妇、儿、五官、皮肤科疾患，取得了明显疗效。张绍杰、王孝先等将葛根汤的实验研究及临床应用进展综述如下。

1. 实验研究

1.1 抗凝血作用 谢人明等根据徐淑云主编的《药理实验方法学》用28kg葛根汤及等量的生理盐水，对体重为200~250g SD大鼠进行颈总动脉和颈外静脉搭桥循环，以循环的硅橡胶管中血小板黏附于丝线上所形成的血栓重量进行统计计算。结果：对照组血栓重 25.45 ± 8.35 mg，葛根汤组血栓重 13.42 ± 18.08 mg，与对照组相比，抑制47.27%，$P<0.01$，说明葛根汤静脉注射有显著的抗血栓形成的作用。

谢人明等又用2~2.5kg家兔颈总动脉放血，以3.8%枸橼酸钠抗凝，分离富含血小板的血浆、贫血小板的血浆，以二磷酸腺苷诱导的血小板凝集测定按徐淑云《药理实验方法学》介绍的方法进行。结果：对照组聚集百分率为 (60.6 ± 15.4)%，40%葛根汤30ml组的聚集百分率为 (14.2 ± 14.9)%，两组相比，$P<0.001$；血小板聚集曲线下面积，对照组为 1012.5 ± 225.79，实验组为 136.40 ± 211.28，两组相比，$P<0.001$，实验组抑制血小板聚集百分率为 (76.96 ± 18.59)%，从而说明葛根汤对二磷酸腺苷诱导的家兔血小板聚集有明显的抑制作用。上述二项实验说明，葛根汤具有抗凝血作用。

1.2 免疫调整作用 森泽成司等报道，葛根汤是具有免疫增强作用的汉方方剂，其对抗体产生的增强作用，主要是葛根、甘草、芍药、生姜中的某些物质对巨噬细胞的作用。

志贺隆在小鼠尾静脉注射羊红细胞（SRBC）2×10^5个，致敏后第4天，于小鼠左足皮下注射羊红细胞 10^8 个抗原攻击，24小时测定足肿胀度与反应前比较，计算肿胀率，观察葛根汤对迟发型变态反应的作用。结果：在致敏前1周，开始连续经口投与葛根汤1g/kg，每日1次的实验组抑制率为36%，而在致敏后立即开始用，或在致敏后2天用葛根汤的实验组对迟发型变态反应未见明显抑制作用。

志贺隆又按安倍方法，在抗原攻击前 19 天、5 天经小鼠尾静脉注射羊红细胞 $5×10^8$ 个致敏，左足肠皮下注射羊红细胞 $2×10^8$ 个诱发 Arthur 反应，3 小时后测定肿胀度，以观察葛根汤对 Arthur 型变态反应的作用。结果：在二次免疫前 7 天，开始连续经口服葛根汤 2g/kg 剂量，每天 1 次，共 12 天的实验组呈现 30% 的抑制率；于一次致敏后立即灌胃葛根汤，连续 19 天，也有明显的抑制作用。

志贺隆的实验说明，葛根汤能抑制小鼠抗体形成系统，抑制 Arthur 反应及迟发型变态反应。

西泽芳男将葛根汤浸膏 10g 用无菌蒸馏热水 300ml 提取，通过 100 目不锈钢孔过滤后离心，取上清液通过 $0.45\mu l$ 直径的滤膜，作为原液，用 20mL 磷酸盐缓冲液加生理盐水稀释成各种浓度，与分离所得的白细胞中各类颗粒细胞 $1×10^8$ 个，一起置于含二氧化碳的 37℃ 恒温箱中培养，以磷酸盐缓冲液作为对照，培养 5 分钟后，于 4℃ 下使白细胞中各类颗粒细胞内反应停止，测定各类颗粒细胞内的 CAMP 浓度，以磷酸盐缓冲液刺激的各类颗粒细胞中 CAMP 浓度为 100%，与葛根汤浸膏刺激的 CAMP 浓度比较，结果葛根汤组各类颗粒细胞中 CAMP 的含量呈浓度依赖性上升，而磷酸盐缓冲液对照组没有变化，说明葛根汤有抗 I 型过敏反应作用。上述实验均说明，葛根汤对免疫有调整作用。

1.3 减轻抗癌剂副作用

谷清等给小鼠口服溶于生理盐水的葛根汤，每日 1 次，每次 100mg/kg，连续 7 天。在投药后第 3 天皮下注入抗癌剂顺铂 $15\mu mol/kg$，测投顺铂后第 8 天的小鼠生存率。结果：单独皮下注入顺铂的小鼠均死亡，而顺铂与葛根汤联用组有 10% 小鼠生存，说明葛根汤可减轻抗癌剂顺铂的副作用，增加其给药量。

2. 临床应用

2.1 内科

张长思用葛根汤原方治疗感冒兼项强患者 9 例，均服药 2 剂而愈；又用原方治疗 1 例太阳阳明合病，头痛、无汗、腹泻患者，亦服药 2 剂而愈。张寿民用本方去生姜、大枣加石膏、黄芩，林世忻用本方合犀黄丸 2g，各治疗 1 例太阳阳明合病患者，均服药 2 剂而热退，腹泻止而告痊愈。卜平用本方加白术、黄芪、当归，治疗胃肠型感冒患者 1 例，用药 5 剂病告霍然。童传辉用葛根汤原方治疗急性胃肠炎患儿1例,服后1剂见效,2剂竟然痊愈。许氏用葛根汤为主,随症加减,辨证施治,治疗流行性脑脊髓膜炎患者13例,经服药2～11天,平均5天,全部治愈出院,无后遗症。

李华安用本方加贝母、黄芪、茯苓,治疗支气管哮喘合并心脏病患者1例,服药1剂,诸症皆轻,继续加减调理月余,痊愈出院。

曾述文用本方去麻黄、桂枝、生姜,加莪术、瓦楞、大黄,治疗食道痉挛患者1例,连服21剂病愈。李笔怡用本方加砂仁、丁香,治疗胃切除术后呃逆症患者1例,服药8剂,吐呃逆未再发作。

朱洪淦用本方去生姜、大枣,加杏仁、防风、桔梗、茯苓、苏叶,治疗遗尿证患者1例,服药5剂愈,继以补中益气汤善后,随访2年未复发。李笔怡用本方加桔梗、车前子,治疗癃闭患者1例,服药5剂后能自行排尿。

谢柳青用本方加天花粉,治疗头痛项强患者1例,服药5剂而愈。王翠巧用本方加川芎、白芷、细辛、蔓荆子,治疗前额头痛患者1例,3剂而愈;加羌活、防风、川芎。治疗后枕部连及项背疼痛拘急患者1例,服药6剂诸症悉除;加川芎、当归、桃仁、红花、丝瓜络,治疗脑震荡后遗症头痛患者1例,服药10剂愈。山文隆等用本方治疗三叉神经痛患者12例,服药2周后显效者4例,3周后显效者6例,无效2例,总有效率为83.33%。

张法运用本方加丝瓜络,治疗副作用患者15例,全部治愈。其中12例单服中药,2例加服苯巴比妥、安定,1例配用注射剂。

2.2 外科

焦方义用本方加防风、桑枝、当归,曾述文用本方加黄芪、当归、地龙,各治疗面神经麻痹患者1例,分别服药6或23剂而愈。张和平用本方为主,辨证加减,治疗面神经麻痹患者13例,痊愈11例,好转2例,总有效率为100%。仇志轩用本方去芍药加杏仁,治疗贝尔氏面瘫78例,结果服3剂痊愈者36例,占16.2%,服5剂痊愈者2例,占53.8%。

杨德明等用本方内服,配合药渣热敷患处治疗咀嚼肌痉挛症患者1例,服药9剂即张口自如,诸症消失,随访3年未见复发。涂孝先用本方辨证加减,治疗颈肌风湿十余例,均获得满意效果。虞成英用本方治疗颈椎病兼眩晕患者1例,服药1月后眩晕止,仅手指偶有麻木,随访半年未再发。

杨六中用本方去生姜、大枣为基本方的白芍葛根汤，随症加减，治疗痹证型颈椎病患者一例，经过5~8疗程（5剂为1疗程）。显效26例，有效14例，无效2例，总有效率为95.2%。

赵大贵用本方为主辨证加减，配合推拿手法，治疗肩周炎患者100例，痊愈94例，好转5例，无效1例，在治愈病例中，1~4次治愈者49例，5~6次治愈者11例，10~15次治愈者4例。李知自用本方为主，辨证加减，治疗斜颈、颈汗、肩凝、肩胛间疼痛综合征各1例，服药5~10剂而分别痊愈。

郑跃进用本方为主，随证加减，治疗梨状肌综合征25例，经服药3~21剂，平均6剂，治愈24例，好转1例，总有效率为100%。裴绍用本方加白术、附子、牛膝、木瓜，治疗腓总神经痛患者1例，服药3剂，基本痊愈。雷陵用本方治疗软组织损伤患者32例，痊愈10例，显效12例，无效1例，总有效率为96.88%。

李华安用本方加牛膝、蜈蚣、苍术，治疗痹症患者1例，服药7剂告愈。加牛膝、附片、僵蚕、丹参，治疗痿证患者1例，服药7剂能站立，调理月余而愈。裴绍犀用本方加白术、附子、牛膝、薏苡仁、鸡血藤，治疗寒痹患者1例，服药3剂愈。去麻黄加苍术、茯苓、黄柏、丹皮、钩藤、菊花，治疗湿痹化热患者1例，服3剂肿消而屈伸自如，后以和营通络除湿养阴之方调理而愈。

2.3 妇科 李华安用本方加附片、丹参、当归、川楝子，治疗妇科痛经患者1例，3剂痛止，继4剂善后，随访一年未再复发。

2.4 儿科 陈菊仙用本方为主，辨证辅以二陈汤、平胃散，治疗小儿发热患者110例，结果服1剂体温降至正常者66例，服2剂者13例，服3剂者1例，平均服药1.1剂。

石宜明用本方治疗，外感腹泻患者1例，服药2剂而愈。李水文用本方为主，辨证加减，治疗小儿秋季腹泻患者33例，服药3剂后治愈22例，显效5例，好转4例，无效2例，总有效率为93.99%。曾安来用本方加木香、陈皮、谷麦芽，治疗小儿感冒夹食滞患者1例，服7剂而愈；用本方治疗腹泻1个月患儿1例，服药2剂告愈。加上茯苓、车前子、连翘、泽泻、大黄，治疗小儿湿疹患者1例，服药7剂痊愈；加茯苓、薏苡仁、金银花、升麻，治疗水痘患儿1例，服药4剂水痘消失而愈。

2.5 五官科 马山用本方加黄芪、红花、川芎、大黄、菊花，治疗急性多发性睑腺炎患者 25 例，服药 3~10 剂，痊愈 24 例，好转 1 例，总有效率为 100%。曾述文用本方加黄芪，治疗眼睑下垂患者 1 例，服药 15 剂愈，后以补中益气汤调理善后。

张法运用本方加细辛，王翠巧用本方加连翘、菊花、辛夷花、蔓荆子、白芷，裴绍犀用本方加川芎、银花、辛夷、黄芩，各治疗鼻窦炎患者 1 例，服药 3~7 剂，分别痊愈。叶秉仁用本方加桔梗、川芎、黄芪、苍耳、辛夷、薏苡仁、玉泉散，治疗慢性副鼻窦炎患者 1 例，共服药 46 剂，始告痊愈。虞成英用本方治疗慢性过敏性鼻炎患者 1 例，先后服药 25 剂，诸症消失。

李笔怡用本方加蝉衣治疗失音患者 1 例，9 剂后声音恢复正常，继以胖大海泡茶饮之以善其后。

2.6 皮肤科 刘洪清用本方为主，随症加减。治疗荨麻疹患者 51 例，其中急性者 46 例，服药 1~7 剂治愈。慢性者 5 例，服药 5~10 剂治愈，总有效率为 100%，随访半年未复发；焦方义用本方加荆芥、丹皮，治疗荨麻疹患者 1 例，服药 6 剂告愈；李笔怡用本方加白鲜皮、地肤子，治疗荨麻疹患者 1 例，服药 10 剂疹消，改为每月服 7 剂，连进 3 月，一年后随访未复发；曾述文用本方加防风、蝉蜕、僵蚕，治疗周身肌肤瘙痒症患者 1 例，连服 13 剂而愈。

3. 结语

目前葛根汤的实验和临床研究有一定的局限性，如葛根汤在临床上广泛用于治疗感冒、胃肠炎等传染病，但迄今未见其解热、抗炎、镇痛、抗菌等方面的实验报道，而实验研究证明葛根汤有减轻镇痛剂副作用药理功能，但未引起临床医务工作者的注意。类似问题有待今后在实验与临床工作中进一步研究和探讨。

参考文献：

1. 张绍杰，王孝先．葛根汤的实验研究及临床应用［J］．河南中医，1992（6）：290—293．

2. 谢人明，马存谱，左惠芳，等．葛根汤对动物体内血栓形成及体外血小板聚集性的影响［J］．陕西中医，1988（9）423+426．

3. 森泽成司，蒋明方．免疫与汉方［J］．国际中医中药杂志，1990

(3): 13—15.

五、葛根汤颗粒的实验研究及临床应用

1. 葛根汤颗粒的实验研究

1.1. 抗病毒作用：通过体外抗病毒研究发现，葛根汤颗粒可以明显减少或抑制大剂量（100TCID50）流感病毒所致非洲绿猴肾细胞的细胞病变作用，50%抑制浓度为0.212mg/ml（生药计），可以明显减少或抑制大剂量（100TCID50）柯萨奇病毒B所致的致细胞病变效应（CPE），50%抑制浓度为0.510mg/ml（生药计），对腺病毒3型所致的海拉（Hela）细胞的CPE的抑制作用不明显。

1.2 抗菌作用：体外抗菌实验研究发现，葛根汤颗粒对呼吸道感染相关的金黄色葡萄球菌、乙型溶血性链球菌、肺炎双球菌、流感杆菌、脑膜炎双球菌有显著抑制和消灭作用。体内抗菌实验发现葛根汤颗粒对感染致死性金黄色葡萄球菌的小鼠有较好的预防保护作用，葛根汤颗粒组存活率明显高于对照组。

1.3 抗过敏作用：通过小鼠被动皮肤过敏（PCA）试验研究表明，葛根汤对小鼠同种PCA有显著的抑制作用，同时研究表明葛根汤能对抗小鼠异种、同种抗血清所致的PCA。在大鼠实验中，对主动、被动肥大细胞脱颗粒也有抑制作用，可以减轻或消除过敏症状。在抗组胺试验中，葛根汤能够竞争组胺受体，达到抗组胺作用。

1.4 清热作用：以36g/kg剂量的葛根汤颗粒对正常大鼠进行灌胃给药，大鼠体温无明显变化（$P>0.05$）；分别以9、18、36g/kg剂量的葛根汤颗粒对酵母致发热模型大鼠进行灌胃给药，发现其有显著的清热作用（$P<0.05$）；以36g/kg剂量对伤寒、副伤寒甲乙三联菌苗致发热模型家兔进行灌胃给药，治疗发现葛根汤颗粒有一定清热作用。

1.5 抗炎作用：研究发现9、18、36g/kg剂量的葛根汤颗粒对巴豆油致小鼠耳肿胀模型的抑制率分别为10.43%、25.13%、32.5%，在剂量为18和36g/kg时有统计学差异（$P<0.05$），说明葛根汤颗粒能抑制巴豆油致小鼠耳肿胀。

2. 临床应用

2.1 外感风寒证：宋华妮等对240例外感风寒证患者给予葛根汤进行

治疗，对照组使用荆防合剂，葛根汤组的愈显率为80.0%（对照组为68.7%），总有效率为95.7%（对照组为91.3%），实验室检查无异常（$P>0.05$），说明了葛根汤治疗外感风寒证感冒的有效性和安全性。

2.2 上呼吸道感染：周敏等观察葛根汤颗粒对67例白细胞计数下降的急性上呼吸道感染的患者的疗效，采用葛根汤颗粒治疗组和利巴韦林注射液对照组进行治疗，得出2组患者治愈率、有效率无统计学意义（$P>0.05$）；但与对照组比较，葛根汤颗粒减少治疗组体温下降的时间明显。

2.3 病毒性腹泻：闫仲超等对60例轮状病毒性腹泻的小儿给予葛根汤治疗，病例来自该校附属医院儿科门诊和收入院患儿，治疗期间不进行其他干预治疗措施，用药1周后，疗效观察参照国家卫生部药政局《新药（中药治疗）治疗小儿腹泻疗效评定标准》得出，痊愈8例，显效27例，有效21例，无效4例，总有效率为93.3%。

2.4 颈椎病：李绪松等观察葛根汤加减配合手法治疗颈椎病，疗效评判依据《中医病症诊断疗效标准》，对80例颈椎病患者采用葛根汤加减内服同时配合手法治疗，有效率为95%。

2.5 神经性头痛：孙立亭研究发现，采用桂枝加葛根治疗三叉神经痛以及冠心病和高血压动脉粥样硬化引起的后脑部、颈部疼痛有明显疗效。杜玉采用葛根汤加味治疗110例紧张性头痛的患者，治疗组总有效率为90%，比采用葛根汤加味去麻黄的对照组高出了10%，说明葛根汤加味在改善血液循环、缓解肌肉痉挛方面有明显的疗效。

2.6 其他：张永全等研究发现葛根汤对治疗阳明经的各种杂症有满意疗效，对前额部黄水疮、膝关节外侧肿胀和面神经麻痹的病例均有较好效果。

3. 葛根汤颗粒的安全性

3.1 急性毒性试验

按照《中药新药研究指南》进行葛根汤颗粒对小鼠灌胃和腹腔注射2种给药途径的急性毒性试验，结果表明灌胃给药途径对小鼠毒性较低，最大耐受量（MTD）为生药200g/kg；腹腔注射后小鼠半数致死量的生药剂量为16.419g/kg，95% CI = 13.87~19.32单位。

3.2 长期毒性试验

通过对葛根汤颗粒采取灌胃给药途径对大鼠进行长期毒性试验。按照临床常用剂量的 15、30、60 倍剂量设定低（20g/kg）、中（40g/kg）、高（80g/kg）3 个剂量组和空白对照组。连续给药 1 个月后，发现各给药组和空白组大鼠均未出现死亡，各组大鼠的行为、活动、毛发和粪便均未出现异常，高剂量组大鼠进食有所减少、体重减轻。血液检查仅有高剂量组大鼠血红蛋白显著低于空白对照组（$P<0.05$），血液生化测定值用药组与空白对照组无明显差异（$P>0.05$）。大鼠系统尸检各脏器无明显病变，脏器质量及系数与空白对照组无明显差异（$P>0.05$）。试验结果为葛根汤颗粒高剂量（80g/kg）可引起大鼠食量减少、体重减轻和血红蛋白降低等轻微毒性反应，中、低剂量均未出现毒性反应。

参考文献：

1. 阴继爱，戴岳，安树庞．葛根汤的药理和临床研究概况［J］．中华中医药学刊，2007，25（6）：1275—1278.

2. 宋华妮，毛宗福，韩定芬，等．葛根汤（合剂）治疗感冒（外感风寒证）的随机双盲对照研究［J］．临床荟萃，2005，20（6）：313—15.

3. 周敏，高书荣，李万义．葛根汤颗粒治疗伴白细胞下降的上呼吸道感染患者的疗效［J］．医学临床研究，2009，26（2）：308—309.

4. 闫仲超，闫建堂，姜文雁，等．葛根汤治疗小儿轮状病毒性腹泻 60 例疗效观察［J］．中国医药导报，2009，6（25）：70—71.

5. 李绪松，张远军．葛根汤加减结合手法治疗颈椎病疗效观察［J］．四川中医，2011，29（9）：91—92。

6. 孙立亭．桂枝加葛根汤治疗三叉神经痛［J］．光明中医，2011，26（2）：199—200.

7. 杜玉．葛根汤加味治疗紧张性头痛临床观察［J］．中医学报，2010，25（5）：952—953.

8. 张永全．葛根汤新用［J］．新中医，2003，35（6）：15.

9. 张胜，秦竹，熊洪艳，等．葛根在治消渴方中的配伍应用浅析［J］．吉林中医药，2009，29（2）：164—165.

10. 张钟，吴茂东．大枣多糖对小鼠化学性肝损伤的保护作用和抗疲劳作用［J］．南京农业大学学报，2006，29（1）：94—97.

3.3 葛根汤颗粒抗急性酒精性肝损伤机制的初步探讨

方慧、郑英等为探讨葛根汤颗粒对急性酒精性肝损伤的保护作用，并初步探讨其作用机制。将正常 ICR 小鼠随机分为 4 组，即正常组、模型组、阳性组（联苯双酯滴丸）、葛根汤颗粒组，除正常组，其余各组小鼠均按体重 0.1ml/10g 灌胃给予经稀释的 52°红星二锅头酒，每天 2 次，连续灌胃 9 天，造急性酒精性肝损伤模型。造模同时，灌胃给予受试药，体积为 0.1ml/10g。末次给药后各组禁食不禁水，后摘眼球取血，分离血清。测定血清中谷草转氨酶（ALT）、谷丙转氨酶（AST）以及肝组织中超氧化物歧化酶、丙二醛含量。结果：葛根汤可以缓解急性酒精肝小鼠体重减轻，能明显降低肝组织中含量、血清中 ALT、AST 水平及肝脏系数，提高肝组织中活性。结论：葛根汤颗粒对急性酒精性肝损伤具有一定的保护作用其机制可能是葛根汤的抗氧化作用相关。

参考文献：

方慧，郑英，江源等．葛根汤颗粒抗急性酒精性肝损伤机制的初步探讨［C］．全国中药学术研讨会．2014．

第二节　药证与方证

葛根证——葛根主治项背强痛而下利者。

葛根主治项背强痛而下利者。项背强痛，指后头部至后背部的肌肉拘急强痛，有时范围可达到腰部，同时多伴头痛头昏头晕等证。患者有主诉头项强痛者，有诉腰背酸痛者，也有但诉头昏头痛者。医生可用手指沿其风池穴往下向脊柱两侧用力按压，两夹脊肌肉可触及凝结挛急，同时病者诉说疼痛，这个特征笔者称之为"葛根背"。下利有轻重之分，轻者，仅大便溏薄，或时干时溏；重者，为泄泻不止。

项背强痛一证，非葛根证所独有。栝蒌桂枝汤证为"身体强几几然"，麻黄汤证为"身疼腰痛"，桂枝去桂加术等白术汤证为"头项强痛"，然皆无"下利"。下利一证，更非葛根证所独有，然而下利而项背强痛者，为葛根证所独有。笔者临床观察，葛根证多见于体型较胖，面色黄黯、四肢肌肉松软而项背部肌肉厚实拘紧的患者。如体型瘦长，肤色柔白、胸背扁平者，则应慎用。

葛根证的舌质多暗，如暗淡者，配黄芪、桂枝、麻黄、赤芍药，方如葛根汤等；如暗红者，则配黄芩、黄连、甘草，方如葛根黄芩黄连汤。如舌质红绛者，葛根就不适宜了。正如近代名医浑铁樵在谈其治疗麻疹的经验时说："无论麻痧，舌绛且干者，为热入营血，非犀角地黄不可，误用葛根，即变证百出，是不可不知也。"仲景配伍葛根芍药甘草主治项背强痛，头痛，下利。如恶寒无汗，身体疼痛，合麻黄桂枝，如汗出恶风，气上冲胸，合桂枝。

麻黄证——麻黄主治无汗而肿，兼治喘、身痛、身黄。

有人将无汗而肿称为黄肿，指面色黄黯而浮肿者。临床所见浮肿的程度不一，有一身悉肿者，有晨起眼睑肿，下午下肢肿者，也有无明显水肿，而是面色黄黯，如浮肿貌者。黄肿，是仲景使用麻黄的重要客观指征。

咳喘，是咳嗽加上呼吸困难，张仲景所谓的"咳逆上气"、"肺胀"。咳喘的临床特征是咳喘相关，或咳而喘，或因咳而喘。因临床多见咳喘而多痰，又称为痰喘。咳喘多伴有喉中痰声，或有哮鸣音，张仲景所谓"喉中水鸡声"无汗而肿兼有咳喘，用麻黄最为适宜。

恶寒无汗而身疼痛者，是一组症状。恶寒，是不当风而有寒冷感；无汗，指皮肤干燥；身疼痛，是指全身性的疼痛感、困重感、拘紧感。临床有恶寒而体痛气喘者；有恶寒而体倦，息微而脉沉迟无力；有始虽恶寒，后必肌肤发热者，有无汗而面目黄肿、精神困顿者。由于恶寒与身疼痛均为自觉症状，所以，无汗一症的鉴别很重要。患者多无汗或少汗，并且平素不易出汗，故皮肤多干燥而粗糙，或如粟粒，或如鱼鳞。肤色多黄黯，缺乏光泽。张仲景判定用药的效果，也常常以有无出汗作为标准。

桂枝证——桂枝主治气上冲而脉浮缓虚。

桂枝主治气上冲而脉浮缓虚。所谓气上冲，是一种患者的自我感觉，其组成有二：①上冲感。气从少腹上冲胸，病人的咽喉、胸膺、腹部有气窒感、胀痛感甚至气喘，咳逆倚息不得卧；②搏动感，自觉心胸动悸，按压后舒适；或病人全身出现搏动感或感觉到明显的脐腹部的跳动感，即所谓脐筑，心律可见异常。脉浮缓虚，指脉形较大，但缺乏底力，患者常感心动悸，但脉不数或有结代，有时相反较慢。有些患者可伴见自汗、恶风，天气并不热，也未服用发汗药物，但尚微微汗出，而汗出又恶风畏寒，关节疼痛、烦躁。

芍药证——芍药主治急痛，尤以脚挛急、腹中急痛、身疼痛为多。

芍药主治急痛，尤以脚挛急、腹中急痛、身疼痛为多。其急痛，是指疼痛呈痉挛性，有紧缩感，并有阵发性（即仲景所谓的时痛）的特点，胃痉挛、肠痉挛、腓肠肌痉挛、面肌痉挛、膈肌痉挛、脏器平滑肌痉挛等均属于这种疼痛。脚挛急，为脚曲伸不利，或经常出现下肢肌肉痉挛，特别是腓肠肌痉挛。患者常诉说下肢肌肉疼痛，步履困难，或下肢深部肌肉的酸胀不适，对这一特征，笔者称之为"芍药足"。腹中急痛，为腹痛呈痉挛性、阵发性，其部位有在上腹部者，有脐周者，也有下腹部者，或腹痛连及腰背者，或腹痛连及阴部者。身疼痛，多为腰背四肢疼痛，也表现为痉挛性。芍药证多见于体型偏瘦、肌肉坚紧、舌质不淡胖者。若肌肉松柔、一身黄肿、舌胖而有齿痕者，就应慎用芍药。

甘草证——单味甘草主治咽痛，复方主治气液不足诸证，主治杂病的躁、急、痛、逆诸证。

甘草用于瘦人，古时候就有这个经验。《神农本草经》记载甘草能"长肌肉"。《伤寒论》中凡治疗大汗、大下、大吐以及大病以后的许多病症的方剂，大多配合甘草。吐下汗后，气液不足，必形瘦肤枯、羸瘦，可以看作是使用甘草的客观指征之一。以羸瘦为主要特征的疾病，如肺结核、慢性肾上腺皮质功能减退症、慢性肝炎、肝硬化、艾滋病等，可大量使用甘草。

咽痛，张仲景多用甘草。《伤寒论》、《金匮要略》中治咽痛有8张处方，其中7张方含有甘草。尤其是《伤寒论》明确提出："少阴病二三日，咽痛者，可与甘草汤。"提示咽痛是甘草主治。这种咽喉的疼痛感，多伴有干燥感、热灼感，局部多充血、红肿。《伤寒论》有"咽喉干燥者，不可发汗"（83条）的记载，可知咽喉干燥疼痛者，必无作汗之资，由此可以推测其人与麻黄证不同，必定体形瘦削，身热易汗、肌肉坚紧、舌质红者。以咽喉、口舌疼痛为特征的疾病，如急性咽喉炎、喉头水肿、口腔黏膜溃疡、白塞氏病等。

甘草可治口腔黏膜病。《金匮要略》甘草泻心汤，是治疗"蚀于喉为惑，蚀于阴为狐"的狐惑病的专方，现在用于治疗复发性口腔溃疡、白塞氏病。

咳嗽，也是黏膜刺激症状，甘草同样适用。《金匮要略》"大气上逆，咽喉不利，麦门冬汤主之"；"咳而胸满……时出浊唾腥臭，久久吐脓如米粥者，为肺痈，桔梗汤主之"。现代制剂甘草浸膏以及小儿止咳冲剂，包括川贝枇杷膏等市售止咳成药，都含有甘草。所以，以咳嗽为主诉的疾病，如急慢性支气管炎、咽喉炎、肺结核等，甘草可配伍桔梗、柴胡、黄芩、麦冬等，方如桔梗汤、小柴胡汤、麦门冬汤。

单味甘草治疗心悸，在《本草纲目》上就有记载。《伤寒论》中以甘草配合桂枝，治疗发汗过多以后，患者出现的心悸。所谓"发汗过多，其人叉手自冒心，心下悸，欲得按者（64条）"，是使用大量发汗药物以后，患者汗出过多出现的心悸。对"脉结代，心动悸"者，用甘草配伍桂枝、地黄、麦冬、阿胶等，方如炙甘草汤。以心动悸为主诉的疾病，如早搏、心动过缓、窦房结综合征、心肌炎、心脏瓣膜病、心房纤颤等，常配桂枝、茯苓、人参等，代表方是炙甘草汤。其中甘草的用量有达90g者［治疗奎尼丁中毒. 天津中医，1996，13（1）：42］。由于麻黄常导致心悸，所以甘草常配伍麻黄。《伤寒论》中麻黄方14方次，麻黄甘草同用者13方次；《金匮要略》麻黄方23方次，麻黄甘草同用者18方次，比例很高。另外，龙骨、石膏可多用于心动悸，所以，甘草与其配伍的机会也相当多。

杂病多见躁、急、痛、逆诸证。此躁，为情绪不安定、变化无常、烦躁、多动，如甘麦大枣汤证的脏躁。此急，为急迫、挛急、拘急之证，如芍药甘草汤证的脚挛急。此痛，为一种挛急性、绞窄样、紧缩性的疼痛，如茯苓杏仁甘草汤证的胸痹、甘草粉蜜汤证的心痛等。此逆，为吐逆、冲逆、气逆，如橘皮竹茹汤证的哕逆、桂枝甘草汤的气上冲等。以上证候的发生，多见于形瘦肤枯、舌淡脉细者。如体胖浮肿、舌苔厚腻者，甘草应慎用，尤其不可过量，否则易于出现胸满、浮肿加重、头晕等。

甘草还是古代救治食物中毒或药物中毒者的主要药物。唐代名医孙思邈说："大豆解百药毒，尝试之不效，乃加甘草，为甘豆汤，其验更速。"传统认为甘草能解乌头、附子、南星、半夏、马钱子以及一支蒿的毒。实验证明，甘草对组胺、水合氯醛、升汞、河豚毒、蛇毒、白喉毒素、破伤风毒，均有解毒作用。从张仲景用药来看，使用麻黄、附子、乌头等有毒中药，经常配伍甘草，这无疑是有道理的。

另外，后世还将甘草用于外科感染性疾病。《证治准绳》中国老膏：甘草2斤，浓煎1夜，成膏，开水调服，主治痈疽丹毒。清代名医王孟英治疗一例腹股沟疮毒病例，患者发热、呕吐，胯间痛不可当，用王甘草一两，金银花六两，皂角刺五钱，水煎和酒服之，一剂减其势，再剂病若失（王孟英医案）。另外科常用的治疗脱疽的四妙勇安汤，即为甘草30g，当归30g，玄参90g，金银花90g。对于外科的应用，张仲景没有述及。

综上所述，甘草证以体形赢瘦为客观指征，主治病症以干枯性（赢瘦）、痉挛性（肌肉痉挛、绞痛）、刺激性（咽痛、黏膜溃疡）、躁动性（心悸、脏躁）、突发性（中毒、外科感染）为特点。

大枣证——大枣配甘草主治动悸、脏躁，配生姜主治呕吐、咳逆，配泻下药可保护胃气。

大枣配甘草主治动悸、脏躁，配生姜主治呕吐、咳逆，配泻下药可保护胃气。所谓动悸，指胸腹部的搏动感，即有心悸动，也有脐下动悸。脏躁是《金匮要略》上的病名，与癔病相似，表现为无故悲哭而不能自制。临床所见，凡动悸者，脏躁者，多形体瘦弱，舌淡脉细，故使用大枣、甘草为主药的方剂，要注意辨清脉舌。而大枣生姜所治者甚广，不必拘泥于形瘦舌淡，只要有呕吐、咳逆者，食欲不振者，均可使用。至于用葶苈、大戟、甘遂等猛烈的泻下药时，必配大剂量的大枣。

生姜证——生姜主治恶心呕吐。

生姜主治恶心呕吐。生姜所治之恶心呕吐为脾胃虚寒所引起，脾胃为气机升降之枢纽，脾主升清，胃主降浊，两者协调，气机如常。脾胃虚寒，气机不畅，胃气反逆，上于口咽发为本症。生姜，辛、温，入肺、脾胃经，为治疗虚寒型呕吐之常用药，亦被后世称为"呕家圣药"。但临床上生姜所治者也有主诉口渴者，但其渴不多饮，舌质不红而舌苔腻。

第三节　主要组成药物的药理研究

葛根汤出自《伤寒论》，由葛根、麻黄、桂枝、白芍、甘草、生姜和大枣7味药组成，是治疗外感病的代表方之一，各味药的药物作用如下：

一、葛根

1. 古代医籍选读

"葛根，味甘，平。主消渴，身大热，呕吐，诸痹，起阴气，解诸毒。

葛谷，主下痢，十岁以上。"可见葛根既有发散表邪、解肌退热之功，可以用于外感发热，头痛项强，又可以生津止渴，用于热病伤津烦渴，内热消渴等。同时又有止泻、透疹之效。

【性味】甘辛，平。

①《本经》：味甘，平。

②《别录》：无毒。生根汁，大寒。

③《纲目》：甘辛，平，毒。

【归经】入脾、胃经。

①张元素：通行足阳明经。

②《本草新编》：入胃，又入肺。

③《本草求真》：入胃，兼入脾。

④《要药分剂》：入胃、膀胱二经，兼入脾经。

【功用主治】

[1]《神农本草经本经》：主消渴，身大热，呕吐，诸痹，起阴气，解诸毒。

[2]《名医别录》：疗伤寒中风头痛，解肌，发表，出汗，开腠理。疗金疮，止痛，胁风痛。生根汁，疗消渴，伤寒壮热。

[3]《本草经集注》：杀野葛、巴豆、百毒。

[4]《药性论》：治天行上气，呕逆，开胃下食，主解酒毒，止烦渴。熬屑治金疮，治时疾解热。

[5]《本草拾遗》：生者破血，合疮，堕胎，解酒毒，身热赤，酒黄，小便赤涩。

[6]《日华子本草》：治胸膈热，心烦闷热狂，止血痢，通小肠，排脓破血，敷蛇虫啮。

[7]《开宝本草》：小儿热疮，以葛根浸捣汁饮之。

[8]《医学启原》：除脾胃虚热而渴。

[9]《本草纲目》：散郁火。

【用法与用量】内服：煎汤，1.5~3钱；或捣汁。外用：敷。

【临证选方】

（1）治太阳病，项背强几几，无汗恶风：葛根200克，麻黄150克（去节），桂枝100克（去皮），生姜150克（切），甘草100克（炙），芍药100克，大枣十二枚（擘）。上七味，以水一斗，先煮麻黄、葛根，减二升，去白沫，纳诸药，煮取三升，去渣，温服一升，覆取微似汗。(《伤寒论》葛根汤)

（2）治太阳病，桂枝证，医反下之，利遂不止，脉促（表未解也），喘而汗出：葛根250克，甘草100克（炙），黄芩150克，黄连150克。上四味，以水八升，先煮葛根，减二升，纳诸药，煮取二升，去滓，分温再服。(《伤寒论》葛根黄芩黄连汤)

（3）治伤寒瘟疫，风热壮热，头痛、肢体痛，疮疹已发未发：升麻、干葛（细剉）、芍药、甘草（剉，炙）各等分。同为粗末，每服20克，水一盏半，煎至一盏，量大小与之，温服无时。(《阎氏小儿方》升麻葛根汤)

（4）治斑疹初发，壮热，点粒未透：葛根、升麻、桔梗、前胡、防风各5克，甘草2.5克。水煎服。(《全幼心鉴》)

（5）治热毒下血，或因吃热物发动：生葛根1000克，捣取汁一升，并藕汁一升，相和服。(《梅师集验方》)

（6）治心热吐血不止：生葛根汁半大升，顿服。(《广利方》)

（7）治鼻衄，终日不止，心神烦闷：生葛根，捣取汁，每服一小盏。(《圣惠方》)

（8）治妊娠热病心闷：葛根汁二升，分作三服。(《伤寒类要》)

（9）治卒干呕不息：捣葛根，绞取汁，服一升差。(《补缺肘后方》)

（10）治酒醉不醒：葛根汁一斗二升，饮之，取醒，止。(《千金方》)

（11）治食诸菜中毒，发狂烦闷；吐下欲死：煮葛根饮汁。(《补缺肘后方》)

（12）治服药失度，心中苦烦：饮生葛根汁大良。无生者，干葛为末，水服五合，亦可煮服之。(《补缺肘后方》)

（13）治急性肠梗阻：葛根、皂角各1斤，加水4000毫升，煎煮40分钟，去渣，置药汁锅于火炉上保持适当温度（以不致烫伤为度）。另以1市尺见方之10层纱布垫4块，浸以药液后，稍稍除去水分，交替置腹部作持续热敷，每次1小时，每天2至3次。〔《河南医学院学报》9（4）：203，1965〕

（14）治金疮中风，痉欲死：捣生葛根500克，细切，以水一斗，煮

取五升，去滓，取一升服，若干者，捣末，温酒调三指撮，若口噤不开，但多服竹沥，又多服生葛根自愈，食亦妙。（《肘后方》）

【宜忌】

①张元素：不可多服，恐损胃气。

②《本草正》：其性凉，易于动呕，胃寒者所当慎用。

③《本草从新》：夏日表虚汗多尤忌。

【名家论述】

（1）张元素：用此（葛根）以断太阳入阳明之路，即非太阳药也，故仲景治太阳阳明合病，桂枝汤加麻黄、葛根也。又有葛根黄芩黄连解肌汤，是知葛根非太阳药，即阳明药。太阳初病，未入阳明，头痛者，不可便服葛根发之，若服之是引贼破家也，若头颅痛者可服之。

（2）李杲：干葛，其气轻浮，鼓舞胃气上行，生津液，又解肌热，治脾胃虚弱泄泻圣药也。

（3）《本草纲目》：本草十剂云，轻可去实，麻黄、葛根之属。盖麻黄乃太阳经药，兼入肺经，肺主皮毛；葛根乃阳明经药，兼入脾经，脾主肌肉。所以二味药皆轻扬发散，而所入迥然不同也。

（4）《本草经疏》：葛根，解散阳明温病热邪主要药也，故主消渴，身大热，热壅胸膈作呕吐。发散而升，风药之性也，故主诸痹。伤寒头痛兼项强腰脊痛，及遍身骨疼者，足太阳也，邪犹未入阳明，故无渴证，不宜服。

（5）《本草汇言》：葛根，清风寒，净表邪，解肌热，止烦渴。泻胃火之药也。尝观发表散邪之药，其品亦多，如麻黄拔太阳营分之寒，桂枝解太阳卫分之风，防风、紫苏散太阳在表之风寒，藁本、羌活散太阳在表之寒湿，均称发散药也，而葛根之发散，亦入太阳，亦散风寒，又不同矣，非若麻、桂、苏、防，辛香温燥，发散而又有损中气之误也；非若藁本、羌活，发散而又有耗营血之虞也。《神农经》谓起阴气，除消渴，身大热，明属三阳表热无寒之邪，能散之清之之意也，如伤风伤寒，温病热病，寒邪已去，表阳已炽，邪热伏于肌腠之间，非表非里，又非半表半里，口燥烦渴，仍头痛发热者，必用葛根之甘寒，清肌退热可也，否则舍葛根而用辛温（如麻、桂、苏、防之类），不惟疏表过甚，而元气虚，必致多汗亡阳矣。然而葛根之性专在解肌，解肌而热自退，渴自止，汗自收。而本草诸书又言能发汗者，非发三阳寒邪在表之汗也，又非发风温在经之汗也，实乃发三阳寒郁不解，郁极成热之汗也。又如太阳汗出不彻、阳气怫郁，其人面色缘缘正赤，躁烦不知痛之所在，短气，更发汗以愈，宜葛根汤治之，郁解热除，汗出而邪自退，此所以本草诸书言发汗者此也。

（6）《本草正》：葛根，用此者，用其凉散，虽善达诸阳经，而阳明为最，以其气轻，故善解表发汗。凡解散之药多辛热，此独凉而甘，故解温热时行疫疠，凡热而兼渴者，此为最良，当以为君，而佐以柴、防、甘、桔。

（7）《药品化义》：葛根，根主上升，甘主散表，若多用二三钱，能理肌肉之邪，开发腠理而出汗，属足阳明胃经药，治伤寒发热，鼻干口燥，目痛不眠，疟疾热重。盖麻黄、紫苏专能攻表，而葛根独能解肌耳。因其性味甘凉，能鼓舞胃气，若少用五六分，治胃虚热渴，酒毒呕吐，胃中郁火，牙疼口臭。或佐健脾药，有醒脾之力。且脾主肌肉，又主四肢，如阳气郁遏于脾胃之中，状非表证，饮食如常，但肌表及四肢发热如火，以此同升麻、柴胡、防风、羌活，升阳散火，清肌退热，薛立斋常用剂也。若金疮、若中风、若痉病以致口噤者，捣生葛根汁，同竹沥灌下即醒，干者为末，酒调服亦可。痘疮难出，以此发之甚捷。

（8）《本经逢原》：葛根轻浮，生用则升阳生津，熟用则鼓舞胃气，故治胃虚作渴，七味白术散用之。又清暑益气汤兼黄柏用者，以暑伤阳明，额颅必胀，非此不能开发也。

（9）《本草正义》：葛根，气味皆薄，最能升发脾胃清阳之气，《伤寒论》以为阳明主药，正惟表寒过郁于外，胃家阳气不能散布，故以此轻扬升举之药，捷动清阳，捍御外寒，斯表邪解而胃阳舒展，所以葛根汤中仍有麻黄，明为阳明表寒之主药，非阳明里热之专司，若已内传而为阳明热证，则仲景自有白虎诸法，非葛根汤之所宜用。其葛根黄芩黄连汤方，则主阳明协热下利，貌视之，颇似专为里有实热而设，故任用芩、连之苦寒，则葛根似亦为清里之品；抑知本条为太阳病桂枝证医反下之之变，邪热因误下而入里，里虽宜清，而利遂不止，即以脾胃清阳下陷之症候，葛根只以升陷下之气，并非为清里而设，此皆仲师选用葛根之真旨。由此推之，而知《本经》之主消渴者，亦以燥令太过，降气迅速，故虽饮多而渴不解，此药治之，非特润燥，亦以升清。又主呕吐者，亦以胃气不能敷布，致令食不得入，非可概治胃火上逆之呕吐。而仅知为清胃生津、甘润退热之普通药剂，则似是实非，宁独毫厘之差，真是千里之谬矣。

2. 主要化学成分

2.1 异黄酮类

本类包括：大豆苷元（又名大豆素）、黄素、黄豆苷元）、大豆苷（又名黄豆、葛根素（又名葛根黄素）、大豆素4'，二葡糖糖苷、金雀异黄素8-c芹糖葡糖糖苷、金雀异黄素、大豆黄素8-糖基-葡糖糖苷、金雀异黄素苷、拟雌、异甘草素、芒柄黄花素、PG-1、PG-根黄素木糖苷、葛根素7-木糖苷、6-二乙酰基葛根素、尿囊素、6-牡牛、7，12-二羟基香豆素、7-甲基、4-羟黄酮、紫檀烷等。

2.2 葛根苷类

本类包括：葛根苷A、葛根苷B、葛根苷C，这些被认为是二氢查耳酮的衍生物。

2.3 三萜皂苷

以葛根皂醇A、B、C命名的七种皂苷是：皂草精醇、槐二醇、Cantoniensistro、大豆苷醇A、Kundz apogenol B、Kundzsa—pogenolC。其皂苷元为齐墩果烷，其C2羟基上有鼠李糖基、半乳糖基、葡糖醛酸基的糖链，在C21或C22羟基上有葡萄糖基的双糖链，C28位是甲基，在E环上有氧基。

3. 现代药理研究

3.1 心血管系统作用

3.1.1 降低血压，减缓心率，降低心肌耗氧量

葛根对正常和高血压的动物均有一定的降压作用，葛根浸膏能对抗异丙肾上腺素引起的升压，减弱甚至完全抵消肾上腺素的升压，增强其降压作用，对抗异丙肾上腺素引起的心率加快。葛根素是β受体阻断剂，通过阻断β受体起到降压作用。给高血压患者静脉注射葛根素后，在血压降低和心率变慢的同时，可使血浆儿茶酚胺含量减少。葛根素能对抗异丙肾上腺素引起的升压，减弱甚至完全抵消肾上腺素的升压作用，增强其降压作用，对抗异丙肾上腺素引起的麻醉狗、猫、兔的心率加快。研究发现，葛根素能完全抑制肾上腺素对腺苷酸环化酶的激活作用，葛根素是β受体阻滞剂，可增强心肌收缩力、保护心肌细胞；扩张血管，降低血压，减慢心率，降低心肌耗氧量。

3.1.2 扩张冠状血管，改善心肌的代谢

葛根总黄酮和葛根素可以明显地扩张正常和痉挛的冠状血管，从而改善缺血区的心肌血供，而且随着剂量的增加而加强。两者均可对抗垂体后叶素引起的大鼠急性心肌缺血，很有可能是扩张冠状动脉的结果。此外，葛根素还可以明显减少因缺血引起的心肌乳酸的产生。葛根在心力衰竭、冠心病等治疗中对心肌具有保护作用，葛根素还对心肌细胞离子通道有所影响。在500ms去极化的实验条件下，葛根素使不同去极化水平时的IKI瞬间电流及稳态电流均明显下降。

3.1.3 抑制动脉硬化，改善微循环

葛根素有防治动脉硬化和促使血管软化的作用。葛根素还能降低糖尿病大鼠的甘油三酯、胆固醇、低密度脂蛋白、糖化血红蛋白和糖化低密度脂蛋白，升高高密度脂蛋白，降低主动脉基膜粘连蛋白Bl mRNA表达，具有确切的主动脉保护作用。葛根素有防治动脉硬化和促使血管软化的作用。葛根素可促进正常金黄地鼠脑循环和改善造模引起的局部微循环障碍，其作用机理是增加微血管运动的振幅，提高局部血流量。此外，葛根素对于正常鼠脑循环和去甲肾上腺素引起的微循环障碍都有明显的改善作用，葛根素能改善异丙肾上腺素引起的小鼠微循环障碍，可使毛细血管前小动脉的冠径增加，流速加快。有实验表明，葛根素可促进正常金黄地鼠脑循环和改善造模引起的局部微循环障碍，其作用机理是增加微血管运动的，主要表现为增加微血管运动的振幅，提高局部血流量。此外，葛根素还具有改善红细胞变形能力的作用。

3.1.4 对血液流变学的影响

葛根素可以用于治疗视网膜动脉阻塞，其对血管和血液只起物理作用，对血液的化学性质无影响。治疗后，病人的全血比黏度、红细胞电泳、血球压积和纤维蛋白原均见明显降低，而对全血还原黏度、血浆比黏度、血沉几乎无影响。

3.2 抗氧自由基及解酒作用

葛根能通过清除氧自由基和抗脂质过氧化而使酒精导致的血清黏度异常变化恢复到正常状态。葛根异黄酮类化合物可显著抑制氧化损伤引起的红细胞溶血、微粒体活性氧类（—OH，O_2）造成的过氧化反应的发生发展，并提高体内SOD活性强度。葛根中的葛根素、大豆甙元及大豆甙均可

抑制嗜酒大鼠的酒精消耗，大豆甙与酒精溶液同时胃内给药，乙醇血浓度（blood alcohol concentration，BAC）峰值降低且延后，并可以缩短由酒精摄入诱发的睡眠时间，进一步实验表明大豆甙对BAc的抑制作用主要是通过延缓胃排空达到的。给药期间大鼠的饮食和体重不受影响。

3.3 抗肿瘤

细胞色素P450是药物代谢酶系统中重要组成部分，参与药物或毒物的代谢。葛根可减少细胞色素P450催化的药物代谢。给Wistar大鼠灌喂葛根总黄酮，其细胞色素P450的活性明显增强，表明葛根总黄酮可明显诱导P450的作用，对解释本品抗致突变、抗致畸、抗致癌作用的部分机制提供了可能的依据。实验表明，葛根素在动物体内能激活腹腔巨噬细胞的吞噬功能，可启动溶链菌（oK432）或脂多糖（LPS）在动物血清中产生TNF，对食管鳞状细胞癌（Esc）、S180肉瘤及Lewis肺癌有一定抑制作用。葛根提取物与环磷酰胺或OK432合用，对肿瘤生长的抑制有相加作用。

3.4 神经组织保护作用

葛根素具有抑制D-半乳糖诱导的蛋白糖基化反应，并对糖基化状态并发的脑神经细胞损害具有保护作用。在脑损伤大鼠的研究中，葛根素明显降低模型组大鼠红细胞醛糖还原酶活性，抑制糖化产物的形成，降低脑组织中AGEs及脑细胞内钙的含量，保护海马神经细胞线粒体结构的完整性，同时还可以保护神经细胞。葛根素能减少突触体钙超载和神经元阳性凋亡细胞出现率，当细胞缺氧缺糖时，葛根素能明显减小细胞体积，减少乳酸脱氢酶（LDH）的潺出。

葛根素是葛根中含量较多的有效成分之一，其在自然界中广泛存在，其具有多种药理活性，药效明确，尤其在心脑血管系统疾病的治疗中发挥重要作用。其毒副作用小，安全有效，临床应用前景广阔，是很有发展前途的药物。利用离体血管，现已明确葛根素血管舒张作用为非内皮依赖性，今后应在分子水平考察葛根素对平滑肌细胞中离子通道的影响，确定其作用途径和靶点，建立药物作用网络，完善葛根素药效作用模块。利用前药、电子等排、生物转化等原理对葛根素的结构进行修饰改造，改善其水溶性和脂溶性，增强药物与血红蛋白结合的能力，降低药物极性，提高其口服生物利用度及药物的靶向作用，改善剂型缺陷，使其能充分发挥药理活性,减少不良反应的发生率,也是日后葛根素研究的重点。

参考文献:

尹丽红,李艳枫,孟繁琳. 葛根的化学成分、药理作用和临床应用[J]. 黑龙江医药,2010,23(3):371—373.

附1:葛根食用价值:

【野葛与女性】葛根中含有丰富的黄酮类物质和葛根素,目前异黄酮主要从大豆中提取。随着人们对野葛研究的不断深入,发现野葛中异黄酮的含量和活性远远超过大豆中的,当今在欧美以及日本的女性保健领域受到广泛重视。

a. 姿容养颜。经常吃野葛食品能促进皮肤白皙、光润、细腻,使女性焕发青春光彩。人们经常食用的大豆中含有微量的异黄酮,所以经常喝豆浆也可滋养肌肤,经研究发现异黄酮在野葛中的含量跟活性远高于大豆中的。野葛食品对妇女产后带来的多种疾病有抑制功能。

b. 调理更年期综合征。随着年龄增长,体内下丘脑—垂体性腺轴的平衡被打破,出现失眠、多梦、头晕、目眩、烦躁、不安、猜疑、忧郁等症状,这就是医学上说的"更年期综合征"。

经常食用野葛制品对更年期综合征有调理作用。随着年龄增长,身体对钙的吸收减少,钙降低,骨骼脱钙,容易发生骨质疏松症,经常食用野葛制品可预防骨质疏松。

研究结果显示,野葛具有很好的丰胸功效,内含异黄酮相当可观(葛根异黄酮又叫植物雌激素),它不仅具有使乳腺丰满坚挺和乳房组织重构的作用,而且对子宫、卵巢和皮肤也有作用。野葛根中的异黄酮成分,不仅具有有效的抗乳腺癌作用,而且还有预防心血管疾病的功能。

【野葛与男性】在这充满竞争的社会,男人承受着巨大的压力,时刻保持一个清醒、敏捷的头脑至关重要。野葛食品不仅有丰富的营养成分,还能改善脑部血液循环,起到解压的作用。其对循环系统有积极作用:从野葛根中提炼出来的黄酮类物质能增加脑及冠状血管的血液流量,主要表现在增加微血管运动的振幅。野葛中的葛根素可使冠状血管阻力下降,冠脉流量增加,有利于改善缺血心肌氧的供需平衡,亦有明显的抗心律失常作用。

【野葛与儿童】野葛中含有丰富的氨基酸，其中人体不能自己合成的必需氨基酸（以 100g 干物质计）。苯丙氨酸（>9.65mg）、苏氨酸（>9.63mg）、异亮氨酸（>7.45mg）、亮氨酸（>11.54mg）、缬氨酸（>11.24mg），被认为儿童必需的氨基酸—组氨酸含量亦高达6.74mg。丰富的微量元素如铁、硒、锌、钙等，能促进儿童的体格、智力的发育。

【野葛与老人】临床医学证明：野葛对高血压、高血脂、高血糖、老年骨质疏松症有非常好的疗效。据报道现在老年人血压偏高非常普遍，一般人会选择药物治疗，由于药物的副作用和抗药性，停服后血压很快反弹。野葛食品，首先是作为食品，没有任何副作用，可以在充饥的同时起到调理的目的，而且可以长期食用。野葛中还含有丰富的微量元素和氨基酸，是种不可多得的绿色保健食品，具有极高的营养价值。

附：食材制作

1. 桂花葛粉羹

桂花糖5克，葛根50克。先用凉开水适量调葛粉，再用沸水冲化葛粉，使之成晶莹透明状，加入桂花糖调拌均匀即成。此羹甘甜润口，气味芬芳，具有发热生津，解肌发表的功效，适用于发热、口渴、心烦、口舌溃疡等病症。

2. 葛根粉粥

葛粉200克，粟米300克。用清水浸粟米一晚，第二天与葛粉同拌均匀，按常法煮粥，粥成后酌加调味品。此粥软滑适口，清香沁脾，具有营养机体、升举阳气的功效，适用于防治心脑血管病症、高血压病、糖尿病、腹泻、痢疾患者宜常食之。

3. 葛粉饭

葛粉200克，米饭500克。先用滚开水将饭淋湿，加入葛粉拌匀，放入豆豉汁水适量，在旺火上煮熟，适当拌以调味品即可食。此饭具有清心醒脾、促进智力的作用，适用于狂症、心神恍惚、言语失常、记忆衰退等病症。

4. 葛粉猪胰汤

葛粉50克，猪胰半具。将猪胰洗净切薄片，煎水，待猪胰熟后，加入葛粉调匀，酌加五味调料，即可食用。此汤鲜香适口，具有生津止渴、降糖的功效，适用于治疗消渴、多尿等病症。

饮酒时，葛根中多种维生素和矿物质可以让你的冠状血管更加通畅，心肌更加充满活力，还能舒缓你的血压，更让你的心脏远离心悸和心律失常这些酒后容易出现的危险状况，最明显的是当时就能摆脱口干舌燥的感觉。

二、桂枝

1. 古代医籍选读

"牡桂，味辛，温。主上气咳逆，结气喉痹，吐吸，利关节，补中益气。久服，通神，轻身不老。"牡桂者，即今之桂枝、桂皮也，菌根也。桂枝发汗解肌、温经通脉，常用于治疗外感风寒表虚证，以及寒凝血滞的痹证，如脘腹冷痛、痛经、经闭等。另外桂枝温通心阳、化气行水，可用于治疗心阳不振、瘀血痹阻的胸痹。

【性味】辛甘，温。

①《医学启源》：气热，味辛甘。

②《本经逢原》：辛，甘，微温，无毒。

【归经】入膀胱、心、肺经。

①《汤液本草》：入足太阳经。

②《雷公炮制药性解》：入肺经。

③《药品化义》：入肝、肾、膀胱三经。

④《本草求真》：入肌表，兼入心、肝。

【功能主治】

①成无己：泄奔豚，和肌表，散下焦蓄血，利肺气。

②《医学启源》：《主治秘诀》：去伤风头痛，开腠理，解表，去皮风湿（末二字据《本草发挥》补）。

③《本草经疏》：实表祛邪，主利肝肺气，头痛，风痹骨节挛痛。

④《药品化义》：专行上部肩臂，能领药至痛处，以除肢节间痰凝血滞。

⑤《本草备要》：温经通脉，发汗解肌。

⑥《本草再新》：温中行血，健脾燥胃，消肿利湿。治手足发冷作麻、

筋抽疼痛，并外感寒凉等症。

【用法用量】内服：煎汤，0.5~2钱，或入丸、散。

【临证选方】

（1）治太阳中风，阳浮而阴弱，阳浮者，热自发，阴弱者，汗自出，啬啬恶寒，淅淅恶风，翕翕发热，鼻鸣干呕者：桂枝三两（去皮），芍药三两，甘草二两（炙），生姜三两（切），大枣十二枚（擘）。上五味，细切三味，以水七升，微火煮取三升，去滓，适寒温，服一升；服已须臾，啜热稀粥一升余，以助药力，温覆令一时许，遍身漐漐微似有汗者益佳。（《伤寒论》桂枝汤）

（2）治伤寒八九日，风湿相搏，身体疼烦，不能自转侧，不呕不渴，脉浮虚而涩者：桂枝四两（去皮），附子三枚（炮，去皮，破），生姜三两（切），大枣十二枚（擘），甘草二两（炙）。上五味，以水六升，煮取二升，去滓，分温三服。（《伤寒论》桂枝附子汤）

（3）治诸肢节疼痛，身体尪羸，脚肿如脱，头眩短气，温温欲吐：桂枝四两，芍药三两，甘草二两，麻黄二两，生姜五两，白术五两，知母四两，防风四两，附子一枚（炮）。上九味，以水七升，煮取二升，温服七合，日三服。（《金匮要略》桂枝芍药知母汤）

（4）治心中痞，诸逆，心悬痛：桂枝、生姜各三两，枳实五枚。上三味，以水六升，煮取三升，分温三服。（《金匮要略》桂枝生姜枳实汤）

（5）治伤寒发汗后，其人脐下悸者，欲作奔豚：茯苓半斤，桂枝四两（去皮），甘草二两（炙），大枣十五枚（擘）。上四味，以甘澜水一斗，先煮茯苓，减二升；纳诸药，煮取三升，去滓，温服一升，日三服。（《伤寒论》茯苓桂枝甘草大枣汤）

（6）治血痹阴阳俱微，寸口关上微，尺中小紧，外证身体不仁，如风痹状：黄芪三两，芍药三两，桂枝三两，生姜六两，大枣十二枚。上五味，以水六升，煮取二升，温服七合，日三服。（《金匮要略》黄芪桂枝五物汤）

（7）治失精家少腹弦急，阴头寒，目眩，发落，脉极虚、芤迟，为清谷亡血失精，脉得诸芤动微紧：桂枝、芍药、生姜各三两，甘草二两，大枣十二枚，龙骨、牡蛎各三两。上七味，以水七升，煮取三升，分温三服。（《金匮要略》桂枝龙骨牡蛎汤）

（8）治虚劳里急悸衄，腹中痛，梦失精，四肢酸疼，手足烦热，咽干口燥：桂枝三两（去皮），甘草二两（炙），大枣十二枚，芍药六两，生姜三两，胶饴一升。上六味，以水七升，煮取三升，去滓，内胶饴，更上微火消解，温服一升，日三服。（《金匮要略》小建中汤）

（9）治妇人宿有癥病，经断未及三月而得漏下不止，胎动在脐上者，为癥痼害，妊娠六月动者，前三月经水利时，胎也。下血者，后断三月，衃也。所以血不止者，其癥不去故也，当下其癥：桂枝、茯苓、牡丹（去心）、桃仁（去皮、尖，熬）、芍药各等分。上五味，末之，炼蜜和丸如兔屎大。每日食前服一丸，不知，加至三丸。（桂枝茯苓丸，《金匮要略》）

【注意】温热病及阴虚阳盛之证、血证、孕妇忌服。

①《本草从新》：阴虚之人，一切血证，不可误投。

②《得配本草》：阴虚血乏，素有血证，外无寒邪，阳气内盛，四者禁用。

【各家论述】

（1）《用药心法》：桂枝气味俱轻，故能上行发散于表。

（2）王好古：或问《本草》言桂能止烦出汗，而张仲景治伤寒有当发汗，凡数处，皆用桂枝汤；又云，无汗不得服桂枝，汗家不得重发汗，若用桂枝是重发其汗，汗多者用桂枝甘草汤，此又用桂枝闭汗也。一药二用，与《本草》之义相通否乎？曰，《本草》言桂辛甘大热，能宣导百药，通血脉，止烦出汗，是调其血而汗自出也。仲景云，太阳中风，阴弱者汗自出，卫实营虚故发热汗出。又云，太阳病发热汗出者，此为营弱卫强。阴虚阳必凑之，故皆用桂枝发其汗。此乃调其营气，则卫气自和，风邪无所容，遂自汗而解，非桂枝能开腠理，发出其汗也。汗多用桂枝者，以之调和营卫，则邪从汗出而汗自止，非桂枝能闭汗孔也。昧者不知出汗、闭汗之意，遇伤寒无汗者亦用桂枝，误之甚矣。桂枝汤下发汗字，当认作出字，汗自然发出，非若麻黄能开腠理发出其汗也。其治虚汗，亦当逆察其意。

（3）《本草衍义补遗》：仲景治表用桂枝，非表有虚以桂补之；卫有风邪，故病自汗，以桂枝发其邪，卫和则表密汗自止，非桂枝能收汗而治之。

（4）《本草纲目》：麻黄遍彻皮毛，故专于发汗而寒邪散，肺主皮毛，辛走肺也。桂枝进达营卫，故能解肌而风邪去，脾主营，肺主卫，甘走脾，辛走肺也。

（5）《本草汇言》：桂枝，散风寒，逐表邪，发邪汗，止咳嗽，去肢节间风痛之药也，气味虽不离乎辛热，但体属枝条，仅可发散皮毛肌腠之间，游行臂膝肢节之处。

（6）《本草述》：桂枝与薄桂，虽皆属细枝条，但薄桂尤其皮之薄者，故和营之力似不及枝也。又肉桂治奔豚而桂枝亦用之者，以奔豚属肾气，肾气出之膀胱，桂枝入足太阳故也。世医不悟桂枝实表之精义，似以此味能补卫而密腠理。若然，何以不用参、芪耶？盖四时之风，因于四时之气，冬月寒风伤卫，卫为寒风所并，则不为营气之并而与之和，故汗出也。唯桂枝辛甘能散肌表寒风，又通血脉，故合于白芍，由卫之固以达营，使其相和而肌解汗止也。"

（7）《本经逢原》：麻黄外发而祛寒，遍彻皮毛，故专于发汗；桂枝上行而散表，透达营卫，故能解肌。世俗以伤寒无汗不得用桂枝者，非也。桂枝辛甘发散为阳，寒伤营血，亦不可少之药，麻黄汤、葛根汤未尝缺此。但不可用桂枝汤，以中有芍药酸寒，收敛表腠为禁耳。

（8）《长沙药解》：桂枝，入肝家而行血分，走经络而达荣郁。善解风邪，最调木气。升清阳之脱陷，降浊阴之冲逆，舒筋脉之急挛，利关节之壅阻。入肝胆而散遏抑，极止痛楚，通经络而开痹涩，甚去湿寒。能止奔豚，更安惊悸。

（9）《本经疏证》：凡药须究其体用，桂枝能利关节，温经通脉，此其体也。《素问·阴阳应象大论》曰，味厚则泄，气厚则发热，辛以散结，甘可补虚。故能调和腠理，下气散逆，止痛除烦，此其用也。盖其用之之道有六：曰和营，曰通阳，曰利水，曰下气，曰行瘀，曰补中。其功之最大，施之最广，无如桂枝汤，则和营其首功也。

（10）张寿颐：桂枝轻用三五分至七八分，重用一钱至钱半，若营血素虚，而卫阳亦微，外有凛寒，则用一二分与白芍合炒，其舌滑无苔者，且必桂、芍同炒，而拣去桂枝不用，仅取其气，不食其味，此虽吴下近时新法，而不可谓其无深意者也。桂枝即肉桂之枝，柔嫩细条，芬芳馥郁，轻扬升散，味辛气温。祛营卫之风寒，主太阳中风而头痛。立中州之阳气，疗脾胃虚馁而腹疼。宣通经络，上达肩臂。温辛胜水，则抑降肾气，下定奔豚，开肾家之痹着，若是阳微溲短，斯为通溺良材。惟在燥咳气升，妄用即教血溢，抑或阴亏液耗，误投必致病加。其效在皮，而仲景书反去其皮，可悟传抄之谬，无皮为木，而晚近来或用其木，毋乃嗜好之偏。

（11）曹家达：寒湿凝滞于肌肉，阳气不达于外，仲师因立桂枝汤方，以扶脾阳而达营分之郁。盖孙络满布腠理，寒郁于肌，孙络为之不通，非得阳气以通之，营分中余液必不能蒸化而成汗，桂枝之开发脾阳其本能也。但失此不治，湿邪内窜关节，则病历节；或窜入孙络而为痛，按之不知其处，俗名寒湿流筋。其郁塞牵涉肝脏，二证皆宜桂枝。

（12）《本草经疏》：实表祛邪，主利肝肺气，头痛，风痹，骨节挛痛。

（13）《本草再新》：治手足发冷作麻、筋抽疼痛，并外感寒凉等症。

2. 主要化学成分

现代研究发现其内含有挥发油 0.69%，挥发油的主要成分为桂皮醛 64.75%，还含有甲酸苄酯、乙酸肉酯、香豆精、菖蒲烯等。

3. 现代药理研究

3.1 抗病毒作用

使用人胚肾原代单层上皮细胞组织培养，桂枝煎剂对抑制流感亚洲京科 68-1 株和孤儿病毒（ECHO11）有显著效果，在鸡胚中，对流感病毒也有显著抑制作用，使用 70% 醇浸剂作用较好。

3.2 抗菌作用

桂枝醇的提取物能在体外抑制枯草杆菌、大肠杆菌和金黄色葡萄球菌，有效浓度为 25mg/ml 以下，对于白色葡萄球菌、伤寒、志贺氏痢疾杆菌、肺炎球菌、变形杆菌、产气杆菌、炭疽杆菌、霍乱杆菌、肠炎沙门氏杆菌、霍乱弧菌均有抑制作用。

3.3 解热镇痛

桂枝内的桂皮醛、桂皮酸钠可以扩张皮肤血管，增加散热，提高痛阈值促进发汗。桂枝内的桂皮醛可以扩张血管使散热增加调节血液循环，并使血液流向体表，加强麻黄的发汗作用。

3.4 利尿作用

使用桂枝的五苓散给麻醉犬注射，能使麻醉犬的尿量明显增加，单用桂枝静注时利尿作用比其他四种药品单用效果显著，因此认为桂枝是五苓散的主要利尿成分，其作用方式可能似汞撒利。

3.5 抗炎、抗过敏作用

桂枝内的挥发油可以抑制 IgE 所导致的肥大细胞颗粒反应，并降低补体活性，有抗过敏的作用。

参考文献：

①赵菊宏，刘书苑．桂枝的药理作用和临床应用［J］．医学信息旬刊，2011，24（4）：1575—1575.

②吴美娟，吴慧平．柴胡桂枝汤对 D-半乳糖亚急性中毒小鼠拟衰老的实验研究［J］．南京中医药大学学报自然科学版，2000，16（3）：164—165.

三、麻黄

1. 古代医籍选读

"麻黄，味苦，温。主中风伤寒头痛，温疟，发表出汗，去邪热气，止咳逆上气，除寒热，破坚积聚。"麻黄除了有发汗解表，可治外感风寒、腠理闭塞所致的发热恶寒、无汗、头痛等风寒表实证，还有宣肺平喘、利水消肿之功。发汗解表宜生用，止咳平喘宜炙用。

【性味】辛苦，温。

①《神农本草经本经》：味苦，温。

②《药性论》：味甘，平。

③《医学启原》：《主治秘要》云，性温，味甘辛。

【归经】入肺、膀胱经。

①《珍珠囊》：入手太阴。

②《汤液本草》：入足太阳经，走手少阴。

③《药品化义》：入肺、大肠、包络、膀胱四经。

【功能主治】

①《神农本草经本经》：主中风、伤寒头痛，温疟。发表出汗，去邪热气，止咳逆上气，除寒热，破癥坚积聚。

②《名医别录》：主五脏邪气缓急，风胁痛，字乳余疾。止好唾，通腠理，解肌；泄邪恶气，消赤黑斑毒。

③《药性论》：治身上毒风顽痹，皮肉不仁。
④《日华子本草》：通九窍，调血脉，御山岚瘴气。
⑤《珍珠囊》：泄卫中实，去营中寒，发太阳、少阴之汗。
⑥《滇南本草》：治鼻窍闭塞不通、香臭不闻，肺寒咳嗽。
⑦《本草纲目》：散赤目肿痛，水肿，风肿，产后血滞。

【用法用量】内服：煎汤（宜先煎，去水面浮沫），0.5~2钱，或入丸、散。

【临证选方】

（1）治天行热病，初起一二日者：麻黄一大两（去节）。以水四升煮，去沫，取二升，去滓，着米一匙及豉，为稀粥。先以汤浴后，乃食粥，浓覆取汗，即愈。（孟诜《必效方》）

（2）麻黄十斤（去节），杏仁四升（去皮，熬），大黄一斤十三两。先以雪水五石四斗，渍麻黄于东向灶釜中。三宿后，纳大黄搅匀，桑薪煮至二石，去滓。纳杏仁同煮至六七斗，绞去滓，置铜器中。更以雪水三斗，合煎令得二斗四升，药成，丸如弹子大。有病者以沸白汤五合，研一丸服之，立汗出。不愈，再服一丸。封药勿令泄气。（《千金方》）

（3）黄醇酒汤主之：麻黄一把（去节绵裹）。美酒五升，煮取半升，顿服取小汗。春月用水煮。（《千金方》）

（4）治风痹冷痛：麻黄（去根）五两，桂心二两，为末，酒二升，慢火熬如饧。每服一匙，热酒调下，至汗出为度。避风。（《圣惠方》）小儿慢脾风，因吐泄后而成：麻黄（长五寸）十个（去节），白术（指面大）二块，全蝎二个（生薄荷叶包煨）。为末。二岁以下一字，三岁以上半钱，薄荷汤下。（《圣惠方》）

（5）治尸咽痛痹，语声不出：麻黄以青布裹，烧烟筒中熏之。（《圣惠方》）

（6）治产后腹痛及血下不尽：麻黄去节，为末。酒服方寸匕，一日二三服，血下尽，即止。（《子母秘录》）

【注意】凡素体虚弱而自汗、盗汗、气喘者，均忌服。

①《本草经集注》：厚朴为之使，恶辛夷、石韦。
②《名医别录》：不可多服，令人虚。
③《蜀本草》：白薇为之使。

④《医学入门》：伤风有汗及阴虚伤食者禁用。

⑤《本草经疏》：表虚自汗，阴虚盗汗；肺虚有热，多痰咳嗽以致鼻塞；疮疡热甚，不因寒邪所郁而自倒靥；虚人伤风，气虚发喘；阴虚火炎，以致眩晕头痛；南方中风瘫痪，及平日阳虚腠理不密之人皆禁用。

【名家论述】

（1）李杲：轻可去实，麻黄、葛根之属是也，六淫有余之邪，客于阳分皮毛之间，腠理闭拒，营卫气血不行，故谓之实，二药轻清，故可去之。

（2）《汤液本草》：夫麻黄治卫实之药，桂枝治卫虚之药。桂枝、麻黄，虽为太阳证药，其实荣卫药也。肺主卫（为气），心主荣（为血），故麻黄为手太阴之剂，桂枝为手少阴之剂。故伤寒伤风而嗽者，用麻黄桂枝，即汤液之源也。

（3）《本草经疏》：麻黄，轻可去实，故疗伤寒，为解肌第一。专主中风伤寒头痛，温疟，发表出汗，去邪气者，盖以风寒湿之外邪，客于阳分皮毛之间，则腠理闭拒，荣卫气血不能行，故谓之实，此药轻清，故能去其壅实，使邪从表散也；咳逆上气者，风寒郁于手太阴也；寒热者，邪在表也；五脏邪气缓急者，五缓六急也；风胁痛者，风邪客于胁下也，斯皆卫实之病也。卫中风寒之邪既散，则上来诸证自除矣。其曰消赤黑斑毒者，若在春夏，非所宜也。破坚积聚，亦非发表所能。洁古云：去荣中寒邪，泄卫中风热，乃确论也。多服令人虚，走散真元之气故也。

（4）《本草通玄》：麻黄轻可去实，为发表第一药，惟当冬令在表真有寒邪者，始为相宜。虽发热恶寒，苟不头疼、身痛、拘急、脉不浮紧者，不可用也。虽可汗之症，亦当察病之重轻，人之虚实，不得多服。盖汗乃心之液，若不可汗而误汗，虽可汗而过汗，则心血为之动摇，或亡阳，或血溢而成坏症，可不兢兢致谨哉。

（5）《本草正》：麻黄以轻扬之味，而兼辛温之性，故善达肌表，走经络，大能表散风邪，祛除寒毒。一应温疫、疟疾、瘴气、山岚，凡足三阳表实之证，必宜用之。若寒邪深入少阴、厥阴筋骨之间，非用麻黄、官桂不能逐也。但用此之法，自有微妙，则在佐使之间，或兼气药以助力，可得卫中之汗；或兼血药以助液，可得营中之汗；或兼温药以助阳，可逐阴凝之寒毒；或兼寒药以助阴，可解炎热之瘟邪；此实伤寒阴疟家第一要药，故仲景诸方，以此为首，实千古之独得者也。今见后人多有畏主力毒药而不敢用，又有谓夏月不宜用麻黄者，皆不达。虽在李氏有云，若过发汗则汗多亡阳，若自汗表虚之人，用之则脱人元气，是皆过用及误用而然，若阴邪深入，则无论冬夏，皆所最宜，又何过之有。此外如手太阴之风寒咳嗽，手少阴之风热斑疹，足少阴之风水肿胀，足厥阴之风痛、目痛，凡宜用散者，惟斯为最。然柴胡、麻黄俱为散邪要药，但阳邪宜柴胡，阴邪宜麻黄，不可不察也。

（6）《药品化义》：麻黄，为发表散邪之药也，但元气虚及劳力感寒或表虚者，断不可用。至若春分前后，元府易开，如患足太阳经症，彼时寒变为温病，量力减用，如六神通解散，通解表里之邪，则荣卫和畅。若夏至前后，阳气浮于外，肤膜开泄，人皆气虚，如患足太阳经症，寒又变热症，不可太发汗，使其元气先泄，故少用四五分双解散，微解肌表，大清其里。此二者乃刘河间《元机》之法，卓越千古。若四时感暴风寒，闭塞肺气，咳嗽声哑，或鼻塞胸满，或喘急痰多，用三拗汤以发散肺邪，奏功甚捷。

（7）《医学衷中参西录》：受风水肿之症，《金匮》治以越婢汤，其方以麻黄为主，取其能祛风兼能利小便也。愚平素临证用其方，服药后果能得汗，其小便即顿能利下，而肿亦遂消。东人三浦博士，用麻黄十瓦，煎成水一百瓦，为一日之量，分三次服下，治慢性肾炎小便不利及肾脏萎缩小便不利，用之有效有不效，以其症之凉热虚实不同，不知用他药佐之以尽麻黄之长也。试观《金匮》水气门越婢汤，麻黄辅以石膏，因其脉浮有热也（脉浮固系有风，实亦有热）；麻黄附子汤辅以附子，因其脉沉而寒也；通变化裁，息息与病机相符，是真善用麻黄者矣。古方中用麻黄，皆先将麻黄煮数沸吹去浮沫，然后纳他药，盖以其所浮之沫发性过烈，去之所以使其性归和平也。麻黄带节发汗之力稍弱，去节则发汗之力较强，今时用者，大抵皆不去节。至其根则纯系止汗之品，本是一物，而其根茎之性若是迥殊，非经细心实验，何以知之陆九芝谓：麻黄用数分，即可发汗。此以治南方之人则可，非所论于北方也。

（8）《本草正义》：麻黄轻清上浮，专疏肺郁，宣泄气机，是为治感第一要药，虽曰解表，实为开肺，虽曰散寒，实为泄邪，风寒固得之而外散，即温热亦无不赖之以宣通。观于《本草》主中风伤寒，去邪热气，除寒热之说，及后人并治风热斑疹，热痹不仁，温疟岚瘴，其旨可见。且仲景麻黄汤之专主太阳病寒伤营者，以麻黄与桂枝并行，乃为散寒之用，若不与桂枝同行，即不专主散寒发汗矣。抑麻黄之泄肺，亦不独疏散外来之邪也，苟为肺气郁窒，治节无权，即当借其轻扬，以开痹着，如仲景甘草麻黄汤之治里水黄肿，《千金》麻黄醇酒汤之治表热黄肿，后人以麻黄治水肿气喘，小便不利诸法，虽曰皆取解表，然以开在内之闭塞，非以逐在外之感邪也。麻黄性质最轻，气味又淡，《本草》虽曰苦温，亦因其功用而悬拟之，不过言其温和升发之义耳。乃流俗畏之，几以为大温大热之药，则李濒湖《纲目》性热一言误之也。而缪氏《经疏》更为过甚之词，竟有味大辛、气大热之说。不知麻黄发汗，必热服温覆，乃始得汗，不加温覆，并不作汗，此则治验以来，凿凿可据者。且亦惟寒邪在表，乃宜少少取汗，以解表邪之寒热。若用以泄肺开喑，亦且无取乎得汗，而奏效甚捷，何况轻扬之性，一过无余，亦必不能大汗频仍，留恋药力，酿为巨患。

2. 主要化学成分

麻黄主要含有生物碱，成分随种而异。草麻黄茎中生物碱含量约为 1.3%，其中 1-麻黄碱占 60% 以上，其次为 d-伪麻黄碱及微量的 1-N-伪麻黄碱、麻黄次碱等。挥发油含量为 0.25%，主要有 2, 3, 5, 6 四甲基吡嗪、1-2-萜品烯醇、萜品烯醇-4、月桂烯、二氢葛缕醇等。其中四甲基吡嗪和萜品烯醇的含量为 2.26% 和 1.92%。黄酮类主要含芹菜素、小麦黄素、山奈酚等。有机酸类含有对羟基苯甲酸、香草酸、肉桂酸、对香豆素、原儿茶酸；麻黄还含有麻黄多糖 A、B、C、D、E，儿茶酚鞣质，无机元素 se 及 Mo 等。麻黄生物碱含量约为 1.1%，其中 1-麻黄碱占 30%~40%，麻黄碱占原生药 1.31%。木贼麻黄生物碱含量约为 1.7%，其中 1-麻黄碱占 85%~90%，另含有有机酸、鞣质、黄酮苷、糊精、淀粉、果胶、纤维素、葡萄糖及少量挥发油等。GC.MS 法分析麻黄挥发油的化学成分，并测定各成分的百分含量，结果共鉴定 127 个化学成分，1-α-松油醇、1, 4-桉叶素、十六烷酸，分别是草麻黄、中麻黄、木贼麻黄挥发油中的主要成分。采用超临界 CO_2 萃取技术从麻黄中提取挥发油，并用 GC.MS 技术分离鉴定其化学组成，从中鉴定出 47 个成分。

3. 现代药理研究

麻黄药理作用广泛，已经有报道的作用有发汗、利尿、镇咳、平喘、抗过敏、升高血压、兴奋中枢神经系统、解热、抗病毒及影响神经肌肉传递等作用，近年来又发现麻黄具有对抗急性血瘀症形成的作用。给大鼠皮下注射肾上腺素外加冰浴刺激，造成寒凝气滞的急性血瘀模型，再以麻黄水煎液灌胃，观察麻黄水煎液对模型大鼠的 PT、ELT 及血液流变性的影响，结果表明麻黄能明显延长模型大鼠的血液黏度，改善其血液流变性。研究表明麻黄还具有改善慢性肾功能衰竭的作用，经口投入麻黄干浸膏及其单宁成分，观察其对实验性慢性肾衰大鼠的治疗作用，结果发现同期投药即诱发后投药，麻黄干浸膏能使肾衰竭大鼠血中尿素氮下降37%，肌酐下降35%，甲基胍下降76%，胍基琥珀酸下降83%，血磷下降39%，血钙升高28%，尿中甲基胍排泄量平均降低49%～65%，表明麻黄干浸膏可明显改善慢性。肾衰竭大鼠的肾功能，纠正高磷低钙血症，明显抑制甲基胍的产生。其作用机制是抑制了肌酐和羟自由基（-OH）的产生，从而使甲基胍的产生量减少，但是麻黄的单宁成分 Fraotion2 和 Fraction3 则无改善慢性肾衰的作用。麻黄还具有促进脂肪细胞脂肪合成的作用，用正常大鼠附睾处脂肪细胞，分别观察麻黄对^{14}C标记的葡萄糖转化的脂肪合成及由去甲肾上腺素（NE）促进的脂肪分解的作用，结果表明，麻黄可促进由葡萄糖转化的脂肪合成，并且这种作用与基质溶解的 pH 值有关。麻黄尚可抑制由 NE 促进的脂肪分解作用，即中药麻黄在脂肪细胞的脂质代谢中显示了胰岛素样的活性。研究发现该活性不是由麻黄碱引起的，这就使麻黄在糖尿病的预防和治疗领域的开发利用又有一个有意义的起点。在影响细胞免疫方面也有新的报道，已接触性超敏反应，胸腺和脾脏的脏器指数，血液中 T 淋巴细胞亚群（CD4，CD8）为主要观察指标，研究麻黄的不同提取物对细胞免疫的抑制作用，结果表明所分离出的麻黄 - 9905 能减轻二硝基氯苯所致的小鼠耳廓肿胀，使胸腺萎缩，调整二硝基氯苯所致的血液中 CD4/CD8 的失调。说明麻黄 - 9905 对细胞免疫有抑制作用，其作用机理是一方面使胸腺萎缩，导致 T 淋巴细胞的形成减少，另一方面可能与调整辅助性 T 细胞和抑制性 T 细胞的比例有关。麻黄还具有清除氧自由基的作用，采用热水提取法，从麻黄中提取到水溶性多糖，再经过处理得到较纯的麻黄多糖样品，再采用邻苯二酚氧化法，结果表明麻黄多糖可清除氧自由基，具有抗氧化作用。

3.1 对中枢神经系统的作用

麻黄碱的中枢神经兴奋作用远较肾上腺素为强。能兴奋大脑皮层及皮层下中枢，使精神振奋；可缩短巴比妥类催眠时间，亦能兴奋中脑、延髓呼吸中枢和血管运动中枢。

3.2 对心血管系统的作用

①对心脏的作用：麻黄碱对心脏有兴奋作用，麻黄碱使心肌收缩力增强，心输出量增加。

②对血管的作用：麻黄碱使冠脉、脑、肌肉血管扩张，流量增加；使肾、脾等内脏和皮肤、黏膜血管收缩，血流量降低。

③对血压的影响：麻黄碱常引起收缩压和舒张压上升，脉压增大，其升压作用缓慢而持久。

3.3 对平滑肌的影响

①对支气管平滑肌的影响：麻黄碱对支气管平滑肌的松弛作用较肾上腺素弱而持久。

②对膀胱三角肌和括约肌的影响：麻黄碱能使膀胱三角肌和括约肌的张力增加。可使排尿次数减少，足够量产生尿潴留，用于儿童遗尿症有效。

③对代谢的影响：麻黄碱有增加代谢的作用。

3.4 解热、抗病毒作用

麻黄碱对人能诱发出汗。

3.5 其他作用

麻黄碱对骨骼肌有抗疲劳作用，能促进箭毒所抑制的神经肌肉间的传导，可用于重症肌无力的治疗。麻黄碱还有升高血糖、收缩脾脏、增加红细胞等作用，麻黄碱对胃肠道分泌通常表现抑制，还可使疲劳的骨骼肌紧张度显著且持久地升高。为拟肾上腺素药，兼具 α 与 β 受体兴奋作用，作用类似肾上腺素，但较温和，有松弛支气管平滑肌、收缩血管、兴奋中枢等作用。本品的升压作用较弱，但较持久，使血管收缩，但无后扩张作用。临床用其盐酸盐治疗支气管哮喘和各种原因引起的低血压状态，尤其蛛网膜下麻醉及硬脊膜外麻醉引起的低血压。亦用于滴鼻消除黏膜充血。小鼠口服的 LD50 为 400mg/kg。

麻黄不仅有很高的药用价值，又是治理沙漠和防止沙化及草场退化的优选植物，具有显著的防风固沙和水土保持作用。随着药理分析的进一步深入，麻黄药用也进一步从品种上开始细分，国外已经开发的有麻黄系列药品有200多种。美国是现今开发生产麻黄系列药物品种最多的国家，其中仅伪麻黄碱的单方品种及复方品种就多达90多种。国外开发出的麻黄系列药物剂型包括普通片、嚼片、胶囊、水剂、糖浆、滴剂等10余种，并且，国外在麻黄系列药物开发中，也将麻黄所含部分成分的特殊药效发挥的比较充分。

参考文献：

[1] 吴雪荣. 麻黄药理作用研究进展 [J]. 中国中医药现代远程教育，2010，08（5）：173—173.

[2] 陈晓城. 麻黄的药理作用研究进展 [J]. 实用中医药杂志，2005，21（1）：58—59.

[3] 吉力，徐植灵. 草麻黄中麻黄和木贼麻黄挥发油化学成分的GC-MS分析 [J]. 中国中药杂志，1997，22（8）：489—492.

[4] 桧必达，陈康，林文津。等. 麻黄超临界CO_2萃取物的GC-MS分析 [J]. 中药材，2003，26（10）：722—723.

四、芍药

1. 古代医籍选读

"芍药，味苦，平。主邪气腹痛，除血痹，破坚积，寒热，疝瘕，止痛，利小便，益气。"芍药有养血柔肝，调经止痛之效，用于血虚或阴虚有热的月经不调，崩漏等证，或用于肝阴不足，肝气不舒的头痛、眩晕胁肋疼痛。芍药更有敛阴、和营、止汗之效，与桂枝配伍调和营卫。白芍有敛阴益营之力，赤芍有散邪行血之功。

【性味】苦酸，凉。

①《本经》：味苦，平。

②《吴普本草》：桐君：甘，无毒。岐伯：咸。李氏：小寒。雷公：酸。

③《别录》：酸，平微寒，有小毒。

【归经】入肝、脾经。

①《品汇精要》：行手太阴、足太阴经。

②《本草经疏》：手足太阴引经药，入肝、脾血分。

【功能主治】养血柔肝，缓中止痛，敛阴收汗。治胸腹胁肋疼痛，泻痢腹痛，自汗盗汗，阴虚发热，月经不调，崩漏，带下。

①《本经》：主邪气腹痛，除血痹，破坚积，治寒热疝瘕，止痛，利小便，益气。

②《别录》：通顺血脉，缓中，散恶血，逐贼血，去水气，利膀胱、大小肠，消痈肿，（治）时行寒热，中恶腹痛，腰痛。

③《药性论》：治肺邪气，腹中疠痛，血气积聚，通宣脏腑壅气，治邪痛败血，主时疾骨热，强五脏，补肾气，治心腹坚胀，妇人血闭不通，消瘀血，能蚀脓。

④《唐本草》：益女子血。

⑤《日华子本草》："治风补痨，主女人一切病，并产前后诸疾，通月水，退热除烦，益气，治天行热疾，瘟瘴惊狂，妇人血运，及肠风泻血，痔瘘发背，疮疥，头痛，明目，目赤，胬肉。

⑥《医学启源》：安脾经，治腹痛，收胃气，止泻利，和血，固腠理，泻肝，补脾胃。

⑦王好古：理中气，治脾虚中满，心下痞，胁下痛，善噫，肺急胀逆喘咳，太阳鼽衄，目涩，肝血不足，阳维病苦寒热，带脉病苦腹痛满，腰溶溶如坐水中。

⑧《滇南本草》：泻脾热，止腹疼，止水泻，收肝气逆疼，调养心肝脾经血，舒经降气，止肝气疼痛。

【用法用量】内服：煎汤，2～4钱，或入丸散。

【临证选方】

（1）治妇人胁痛：香附子四两（黄子醋二碗，盐一两，煮干为度），肉桂、延胡索（炒）、白芍药。为细末，每服二钱，沸汤调，无时服。（《朱氏集验医方》芍药汤）

（2）治下痢便脓血，里急后重，下血调气：芍药一两，当归半两，黄连半两，槟榔、木香各二钱；甘草二钱（炒），大黄三钱，黄芩半两，官桂二钱半。上细切，每服半两，水二盏，煎至一盏，食后温服。（《素问病

机保命集》芍药汤)

(3) 治妇人妊娠腹中疼痛：当归三两,芍药一斤,茯苓四两,白术四两,泽泻半斤,川芎半斤(一作三两)。上六味,杵为散。取方寸匕,酒和,日三服。(《金匮要略》当归芍药散)

(4) 治产后血气攻心腹痛：芍药二两,桂(去粗皮)、甘草(炙)各一两。上三味,粗捣筛,每服三钱匕,水一盏,煎七分,去滓,温服,不拘时候。(《圣济总录》芍药汤)

(5) 治痛经：白芍二两,干姜八钱。共为细末,分成八包,月经来时,每日服一包,黄酒为引,连服三个星期。(内蒙古《中草药新医疗法资料选编》)

(6) 治妇女赤白下,年月深久不瘥者：白芍药三大两,干姜半大两。细剉,熬令黄,捣下筛,空肚和饮汁服二钱匕,日再。(《广利方》)

(7) 治金创血不止,痛：白芍药一两,熬令黄,杵令细为散。酒或米次下二钱,并得。初三服,渐加。(《广利方》)

(8) 治脚气肿痛：白芍药六两,甘草一两。为末,白汤点服。(《岁时广记》)

(9) 治风毒骨髓疼痛：芍药二分,虎骨一两(炙)。为末,夹绢袋盛,酒三升,渍五日。每服三合,日三服。(《经验后方》)

【注意】虚寒腹痛泄泻者慎服。

① 《本草经集注》：须(一作雷)丸为之使,恶石斛、芒硝,畏硝石、鳖甲、小蓟,反藜芦。

② 《本草经疏》：凡中寒腹痛,中寒作泄,腹中冷痛,肠胃中觉冷等证忌之。

③ 《药品化义》：痧子忌之。

④ 《得配本草》：脾气虚寒,下痢纯血禁用。

【各家论述】

(1) 《本草图经》：芍药,根亦有赤白二色。崔豹《古今注》云：芍药有二种,有草芍药、木芍药。木者花大而色深,俗呼为牡丹,非也。古人亦有单服食者。法云芍药二种,一者金芍药,二者木芍药。救病用金芍药,色白多脂肉,木芍药色紫瘦多脉,若取审看勿令差错。若欲服饵,采得净刮去皮,以东流水煮百沸,出阴干,停三日,又于木臼内蒸之,上覆以净黄土，一日夜熟，出阴干。

（2）《本草别说》：谨按《本经》芍药生丘陵川谷，今出所用者多是人家种植。欲其花叶肥大，必加粪壤，每岁八九月取其根分削，因利以为药，遂暴干货卖。今淮南真阳尤多，药家见其肥大，而不知香味绝不佳，故入药不可责其效。今考用宜依《本经》所说，川谷丘陵有生者为胜尔。

（3）《本草经疏》：芍药全用根，其品亦多须用花红而单叶，山中者为佳。花叶多即根虚，然其根多赤色，其味涩，若或有色白粗肥者益好，如经然，血虚寒人禁此一物，古人有言曰减芍药以避中寒，诚不可忽。理中气。脾虚则中满，实则满自消，治中则心下不痞，泻肝则胁下不痛。善噫者，脾病也，脾健则不噫，肝脾之火上炎，则肺急胀逆喘咳，酸寒收敛，以泻肝补脾，则肺自宁，肺急胀逆喘咳之证自除。凉血补血，则太阳鼽衄自愈。脾虚则目涩，得补则涩除。肝家无火，则肝血自足；阳维病苦寒热，及带脉病苦腹痛满，腰溶溶如坐水中，皆血虚阴不足之候也；肝脾和，阴血旺，则前证自瘳矣。

（4）《本草崇原》：张隐庵：芍药，气味苦平。风木之邪，伤其中土，致脾络不能从经脉而外行，则腹痛；芍药疏通经脉，则邪气在腹而痛者可治也。心主血，肝藏血；芍药禀木气而治肝，禀火气而治心，故除血痹；除血痹则坚积亦破矣。血痹为病，则身发寒热；坚积为病，则或疝或瘕；芍药能调血中之气，故皆治之。止痛者，止疝瘕之痛也。肝主疏泄，故利小便。益气者，益血中之气也，益气则血亦行矣。

（5）贾所学：白芍药微苦能补阴，略酸能收敛。因酸走肝，暂用之生肝。肝性欲散恶敛，又取酸以抑肝。故谓白芍能补复能泻，专行血海，女人调经胎产，男子一切肝病，悉宜用之调和血气。其味苦酸性寒，本非脾经药，炒用制去其性，脾气散能收之，胃气热能敛之。主平热呕，止泄泻，除脾虚腹痛，肠胃湿热。以此泻肝之邪，而缓中焦脾气，《难经》所谓损其肝者缓其中。同炙甘草为酸甘相合，成甲乙化土之义，调补脾阴神妙良法，若久嗽者借此以收肺。又治痢疾腹痛，为肺金之气，郁在大肠，酸以收缓，苦以去垢，故丹溪治痢，每剂用至三四钱，大有功效。若纯下血痢，又非其所宜也。其力不能通行渗泄，然主利水道者取其酸敛能收诸湿而溢津液，使血脉顺而小便自行，利水必用益阴也。若痘疮血不归附者，用以敛血归根。

（6）《本草求真》黄宫绣：血之盛者，必赖辛为之散，故川芎号为补肝之气；气之盛者，必赖酸为之收，故白芍号为敛肝之液，收肝之气，而令气不妄行也。至于书载功能益气除烦，敛汗安胎（同桂枝则敛风汗，同黄芪、人参则敛虚汗），补痨退热，及治泻痢后重，痞胀胁痛，肺胀咳逆，痈肿疝瘕，鼻衄目涩，溺闭，何一不由肝气之过盛，而致阴液之不敛耳？是以书言能理脾、肺者，因其肝气既收，则木不克土，土安则金亦得所养，故脾、肺自尔安和之意。

（7）张山雷：仲圣之法，实即秦、汉以前历圣相传之法。说者每谓酸痛是肝木凌脾，芍能助脾土而克肝木，故为腹痛之主药。要知肝秉刚强之性，非借阴液以涵濡之，则暴戾恣睢，一发而不可制，当其冲者，实惟脾土先蒙其害，凡心胃痛、腹满痛、胸胁刺痛、支撑胀闷，无一非刚木凌脾之病。宋、元以来，治此者多尚香燥气药，以刚济刚，气行而通则不痛。非不暂图目前之效，然愈燥而阴愈耗，肝愈横，频发加剧，卒至肝脾之阴两竭，而燥药且不可复施，此行气伐肝，适以变本加厉，非徒无益，而又害之矣。仲圣以芍药治腹痛，一以益脾阴而摄纳至阴耗散之气，一以养肝阴而柔刚木桀骜之威，与行气之药，直折肝家悍气者，截然两途，此泻肝与柔肝之辨。而芍药所以能治腹痛胀满、心胃刺痛、胸胁胀痛者，其全体大用，即此是法，必不可与伐肝之剂作一例观也。"（《本草正义》）

2. 主要化学成分

2.1 芍药根的化学成分

芍药根中最为主要的活性成分为苷类化合物，其主要种类为氧化芍药苷与苯甲酰芍药苷，另可测得异芍药苷与 $4-O-$ 没食子酸芍药内酯苷和$4'-O-$苯甲酰芍药苷。另外也存在萜类化合物，$1.2.3.6-O-$四没食子酰基葡萄糖和二氢芹菜素以及酚类化合物，挥发油类化合物以及糖类化合物等等。

2.2 芍药地上部分的有效化学成分。在芍药花中主要成分为黄芪苷，没食子鞣质类，山柰酚类，除虫菊酯类以及廿五烷，13-甲基十四烷酸类物质。在芍药果实内含有部分的 pae – onianinsA ~ E 物质，值得一提的是 pae – onianinsA ~ D 为二聚鞣花单宁，而 pae – onianinsE 则为单体鞣花单宁。

3. 现代药理研究

3.1 镇痛作用

芍药能够起到有效的镇痛作用，其主要成分芍药总苷可以剂量性的将醋酸诱导扭体和在电刺激诱导下嘶叫以及热板反应进行全面抑制。有报道表明，芍药能够对因蜂毒引起疼痛起到原发性与继发性痛觉过敏加以作用，进而体现出较为明显的抑制作用，同时能够全面抑制镜像热过敏现象的出现。有研究表明，芍药总苷对于大鼠痛觉过敏也会起到相应的抑制作用，其机制可能和α2-肾上腺素以及K-阿片受体与儿茶酚胺系统介导有直接的关系，另外使用芍药苷对小鼠进行脑室注射，可以对大鼠的中枢神经起到镇痛功效。

3.2 抗炎作用

炎症的产生是机体在外界不良因素刺激下产生的一种防御性反应，是多种疾病的发生发展基础。多种炎性细胞都会参与到炎症反应之中，芍药总苷能够将机体内 Toll 样受体的 4/5 信号全面阻断，进而将树突状细胞的功能进行全面抑制，进而全面降低在免疫介导作用下产生的炎症反应。对接触性皮炎患者研究中可以证明，芍药总苷对于因巨噬细胞功能作用出现的负调控起到作用，其中包含阻止 T 细胞内巨噬细胞移动性抑制因子的表达，将巨噬细胞移动抑制因子—细胞外信号调节激酶 1/2—环氧化酶 2 信号全面下调以及防止一氧化氮的出现。在机体外周单核细胞内，白细胞介素 1β 会出现上调，进而令单核细胞产生噬菌作用，TNF-α 和 PGE_2 的出现和 CD80 以及 HLA-DR 的全面表达，在芍药总苷的作用下，这些物质的活性会下降，这在一定程度上说明芍药总苷可以利用抑制单核细胞作用的方式，将炎性反应速率减慢。

3.3 抗氧化作用

合理使用抗氧化剂能够全面减少人体出现各种疾病的风险，有研究证明，芍药乙酸乙酯提取物和乙醚提取物拥有着较强的氧化和自由基清除能力，对于因为羟自由基引发的白蛋白氧化损伤有着一定的保护功效，当芍药总苷作用于无细胞体系时，对于 2，2-联氮基双-（3-乙基苯并噻唑啉-6-磺酸）二氨盐自由基有着极为强大的清除作用。在 PC12 细胞内，芍药总苷可以令其中活性物质下降，使 SOD、谷胱甘肽以及过氧化氢酶活跃程度上升，进而起到抑制毒性扩散的作用。有研究表明，芍药总苷可以乳酸脱氢酶以及谷草转氨酶和肌酸激酶的活性全面降低，同时增加 SOD 活性，全面降低丙二醛含量。使用该物质对心肌缺血患者可以起到一定的抑制作用，这是通过减少氧化应激反应实现的。

3.4 抗抑郁效果

芍药总苷有着一定的抗抑郁效果,有实验证明,分别使用剂量为80与160mg·kg^{-1}的芍药总苷对大鼠注射1周后,在悬尾与强迫有游泳实验中静止时间有所减少,在旷场实验中,水平与垂直运动也没有出现增加迹象,这在一定程度上证明悬尾和强迫游泳实验中不动时间和以往相比有所减少,出现这种现象的原因并非兴奋剂,而是抗抑郁作用。值得一提的是,早处理完芍药总苷后,小鼠在剂量依赖作用下,会出现拮抗利舍引起的上眼睑下垂现象发生,大鼠大脑总的单氨氧化酶A与B活性降低,这说明芍药总苷能够起到抗抑郁作用。在对慢性不可预知性应激抑郁症动物中,随着芍药总苷含量的增加,其体内蔗糖消耗速度和以往相比显著增加,与此同时,慢性不可预知性应激所引起的去甲肾上腺素,5-羟色胺以及5-吲哚乙酸含量也明显上升。上述理论证明,在相关调节机制以及去甲肾上腺素,5-羟色胺系统上调为芍药总苷抗抑郁的主要体现。

3.5 抗肿瘤作用

有研究证明,芍药对于肿瘤有着非常强大的抑制作用,这与芍药中有效成分多酚化合物与抗肿瘤增殖有着直接的关系,其有效成分可以将凋亡小体脱氧核糖核酸的染色质进行浓缩,同时促进了其片段化作用,令细胞停止在G1期。芍药对于肝癌细胞有着一定的毒性,芍药果中的有效成分可以对肝癌细胞内的HepG2内的自由基清除,进而提升细胞内部谷胱甘肽的含量,保护正常DNA的完整性,体现了较强的抗氧化作用。有专家使用芍药提取物对于HL-60的抗繁殖作用进行研究,其结果证明,该物质能够引起脱氧核糖核酸片段化和多聚聚合酶的分解,利用原有的凋亡通道剂量诱导HL-60细胞启动凋亡程序,经过芍药提取物的处理之后,细胞中的色素C就会在线粒体内释放到间质内,胱天蛋白酶3与9被全面激活,另外两者蛋白酶的抑制剂可以削减白芍提取物的相关作用。值得一提的是,芍药总苷能够将白血病患者体内K562细胞的生长速率降低,将其完全阻滞于G0和G1期间内,另外在该细胞中的胱天蛋白酶9.3迅速积累,最终引起白细胞凋亡现象发生。有动物实验表明,在大白鼠体内移植K562,在使用芍药总苷后,小鼠肿瘤体积和质量明显减少。该项结果在根本上证明,芍药总苷很有可能成为对抗慢性粒细胞白血病的新药物。除此之外,芍药能够将人体中胃癌细胞内1KBα磷酸化进展,全面将核转位加以抑制，同时增加 5 - 氟尿嘧啶细胞的凋亡速度。

综上所述，芍药的有效成分中，苷类物质占很大的比重，另外，通过动物模型试验证明，芍药中的有效成分能够起到止痛、抗感染、抗氧化和抗癌等作用，有着极高的应用价值，因此值得在临床中推广。

附 1：白芍药膳——当归白芍蒸乳鸽

使本药膳可作为慢性肝病、肝硬化患者肝血不足、肝肾阴虚型的辅助药膳，也可作为妇女月经不调的常用药膳。

材料：乳鸽 2 只，当归 15 克，白芍 20 克，黑木耳 30 克，调料适量。

做法：将鸽宰杀去毛洗净，除去内脏，冲洗净血水。当归、白芍洗净后用纱布包扎，黑木耳泡发后洗净。将上述材料全部放入瓦盆内，加入适量清汤、料酒、调料。上笼屉蒸约 90 分钟即成。吃肉饮汤，可单用，或佐餐服用。上为一人一日量，宜分餐服用。

参考文献：

[1] 苗艳平，杨晶. 芍药化学成分和药理作用的研究及分析 [J]. 世界最新医学信息文摘：连续型电子期刊，2015，15（59）：1—2.

[2] 王文萍，王垂杰，谷松，等. 芍药甘草汤配伍意义的药动学研究 [J]. 世界科学技术（中医药现代化），2009，03：382—387.

[3] 胡增峣，徐岚，闫蓉，等. 芍药苷作用于神经系统的研究进展 [J]. 中国中药杂志，2013，03：297—301.

[4] 杨秀伟，郭洁，徐嵬. 芍药苷类化合物在人源肠 Caco - 2 细胞单层模型中的吸收转运研究 [J]. 中草药，2013，15：2097—2104.

[5] 金英善，陈曼丽，陶俊. 芍药化学成分和药理作用研究进展[J]. 中国药理学与毒理学杂志，2013，04：745—750.

[6] 张建军，黄银峰，王丽丽，等. 白芍、赤芍及芍药苷、芍药内酯苷对综合放血法致血虚小鼠补血作用的比较研究 [J]. 中国中药杂志，2013，19：3358—3362.

[7] 朱飞叶. 芍药甘草汤对慢传输型便秘大鼠的作用及其对肠神经递质及 SCF/c - kit 信号途径的作用机制研究 [D]. 浙江中医药大学，2014.

五、甘草

1. 古代医籍选读

甘草具有补益心脾以复脉,缓急止痛,调和诸药之功。

【性味】甘,平。

① 《神农本经》:味甘,平。

② 《名医别录》:无毒。

③ 《本草衍义》:微凉。

④ 《珍珠囊》:生甘,平;炙甘,温。

【归经】入脾、胃、肺经。

① 《汤液本草》:入足厥阴、太阴、少阴经。

② 《雷公炮制药性解》:入心、脾二经。

③ 《本草通玄》:脾、胃。

④ 《本草经解》:入手太阴肺经、足太阴脾经。

【功能主治】和中缓急,润肺,解毒,调和诸药。炙用,治脾胃虚弱,食少,腹痛便溏,劳倦发热,肺痿咳嗽,心悸,惊痫;生用,治咽喉肿痛,消化性溃疡,痈疽疮疡,解药毒及食物中毒。

① 《本经》:主五脏六府寒热邪气,坚筋骨,长肌肉,倍力,金疮肿,解毒。

② 《别录》:温中下气,烦满短气,伤脏咳嗽,止渴,通经脉,利血气,解百药毒。

③ 《药性论》:主腹中冷痛,治惊痫,除腹胀满;补益五脏;制诸药毒;养肾气内伤,令人阴(不)痿;主妇人血沥腰痛,虚而多热,加而用之。

④ 《日华子本草》:安魂定魄。补五劳七伤,一切虚损、惊悸、烦闷、健忘。通九窍,利百脉,益精养气,壮筋骨,解冷热。

⑤ 《珍珠囊》:补血,养胃。

⑥ 《汤液本草》:治肺痿之脓血,而作吐剂;消五发之疮疽,与黄芪同功。

⑦ 《纲目》:解小儿胎毒、惊痫,降火止痛。

【用法用量】内服：煎汤，0.5~3钱，或入丸、散。外用：研末掺或煎水洗。

【临证选方】

（1）治荣卫气虚，脏腑怯弱，心腹胀满，全不思食，肠鸣泄泻，呕哕吐逆：人参（去芦）、茯苓（去皮）、甘草（炙）、白术各等分。上为细末，每服10克，水一盏，煎至七分，通口服，不拘时。入盐少许，白汤点亦得。

（2）治肺痿吐涎沫而不咳者：甘草200克（炙），干姜100克（炮）。上药细切，以水三升，煮取一升五合，去滓，分温再服。

（3）治少阴病二三日，咽痛，与甘草汤不差者：桔梗50克，甘草100克。上二味，以水三升，煮取一升，去渣，温分再服。

（4）治失眠、烦热、心悸：甘草5克，石菖蒲2.5~5克。水煎服。每日一剂，分二次内服。

（5）治疟疾：甘草二份，甘遂一份。共研细末，于发作前二小时取用一分放肚脐上，以胶布或小膏药贴之。

（6）治妇人脏躁，喜悲伤，欲哭，数欠伸：甘草150克，小麦一升，大枣十枚。上三味，以水六升，取三升，温分三服。亦补脾气。

（7）治痘疮烦渴：粉甘草（炙）、栝楼根等分。水煎服之。

（8）治阴下湿痒：甘草一尺，并切，以水五升，煮取三升，渍洗之，日三五度。

（9）治农药（1059、1605、4049等有机磷制剂）中毒：甘草200克，滑石粉25克。用时将甘草煎汤，冷后冲滑石粉顿服。一日连服三次。

（10）治饮馔中毒，中砒毒：甘草伴黑豆煮汁，恣饮无虞。（《本草蒙筌》）

（11）治铅中毒：生甘草15克，杏仁（去皮、尖）20克。二味煎服，一日两次，可连服三至五天。

（12）肺痿（头昏眩，吐涎沫，小便频数，但不咳嗽）：用炙甘草200克、炮干姜100克，水三升，煮成一半，分几次服。此方名甘草干姜汤。

（13）肺痿久嗽（恶寒发烧，骨节不适，咳唾不止）：用炙甘草150克，研细。每日取5克，童便三合调下。

（14）原发性血小板减少性紫癜：甘草12~20克。水煎，早晚分服。

（15）低血压：甘草、五味子各6～12克，茯苓15克。每日1剂，分2次煎服或泡茶饮。

（16）肺结核：甘草50克。每日1剂，煎剂分3次服用。

（17）传染性肝炎：用100%甘草煎剂15～20毫升（小儿减半），每日3次。

（18）治消化性溃疡：甘草粉，每次3～5克，每日3次，口服，有显著效果。亦可用甘草流浸膏，每次15毫升，每日4次，连服6周。

（19）治腓肠肌痉挛：甘草流浸膏10～25毫升，口服，每日3次，3～6日为1个疗程，能有良好的解痉止痛作用。

（20）治原发性血小板减少性紫癜：甘草12～20克。水煎，早晚分服。

（21）治低血压：甘草、五味子各6～12克，茯苓15克。每日1剂，分2次煎服或泡茶饮。

（22）治室性早搏：生甘草30克，炙甘草30克，泽泻30克。水煎服，每日1剂，早晚分服。

（23）治阿狄森病：口服甘草流浸膏3～5毫升（重症8～10毫升），每日3次。治疗本病，轻者单用甘草制剂见效，重者亦可减少皮质激素用量。

（24）胃、十二指肠溃疡：甘草10克，鸡蛋壳15克，曼陀罗叶0.5克，共研细粉，每服3克，每日3次。

（25）癔病：（甘麦大枣汤）甘草5钱，大枣1两，浮小麦4钱，水煎服。

（26）心虚气悸，脉结代（早期搏动）：炙甘草、党参、生地、阿胶、麦冬、麻仁各3钱，桂枝1.5钱，生姜3片，大枣5枚。阴虚内热，夜寐不安者去桂枝、生姜，加灵磁石5钱，牡蛎1两；气虚者加黄芪3钱，五味子1.5钱。

【注意】实证中满腹胀忌服。

①《本草经集注》：术，干漆、苦参为之使，恶远志，反大戟、芫花、甘遂、海藻四物。

②《医学入门》：痢疾初作，不可用。

【各家论述】

(1) 李杲：甘草，阳不足者补之以甘，甘温能除大热，故生用则气平，补脾胃不足，而大泻心火；炙之则气温，补三焦元气，而散表寒，除邪热，去咽痛，缓正气，养阴血。凡心火乘脾，腹中急痛，腹皮急缩者，宜倍用之。其性能缓急，而又协和诸药，使之不争，故热药得之缓其热，寒药得之缓其寒，寒热相杂者，用之得其平。

(2)《汤液本草》：附子理中用甘草，恐其僭上也；调胃承气用甘草，恐其速下也；二药用之非和也，皆缓也。小柴胡有柴胡、黄芩之寒，人参、半夏之温，其中用甘草者，则有调和之意。中不满而用甘为之补，中满者用甘为之泄，此升降浮沉也。封髓丹之甘，缓肾急而生元气，亦甘补之意也。《经》云，以甘补之，以甘泻之，以甘缓之。所以能安和草石而解诸毒也，于此可见调和之意。夫五味之用，苦直行而泄，辛横行而散，酸束而收敛，咸止而软坚，甘上行而发。如何《本草》言下气？盖甘之味有升降浮沉，可上可下，可内可外，有和有缓，有补有泄，居中之道尽矣。

(3)《本草衍义补遗》：甘草味甘，大缓诸火。下焦药少用，恐大缓不能直达。

(4)《本草汇言》：甘草，和中益气，补虚解毒之药也。健脾胃，固中气之虚羸，协阴阳，和不调之营卫。故治劳损内伤，脾气虚弱，元阳不足，肺气衰虚，其甘温平补，效与参、芪并也。又如咽喉肿痛，佐枳实、鼠粘，可以清肺开咽；痰涎咳嗽，共苏子、二陈，可以消痰顺气。佐黄芪、防风，能运毒走表，为痘疹气血两虚者，首尾必资之剂。得黄芩、白芍药，止下痢腹痛；得金银花、紫花地丁，消一切疔毒；得川黄连，解胎毒于有生之初；得连翘，散悬痈于垂成之际。凡用纯热纯寒之药，必用甘草以缓其势，寒热相杂之药，必用甘草以和其性。高元鼎云，实满忌甘草固矣，若中虚五阳不布，以致气逆不下，滞而为满，服甘草七剂即通。

(5)《本草通玄》：甘草，甘平之品，独入脾胃，李时珍曰能通入十二经者，非也。稼穑作甘，土之正味，故甘草为中宫补剂。《别录》云，下气治满。甄权云，除腹胀满，盖脾得补则善于健运也。若脾土太过者，误服则转加胀满，故曰脾病人毋多食甘，甘能满中，此为土实者言也。世俗不辨虚实，每见胀满，便禁甘草，何不思之甚耶？

（6）《本草正》：甘草，味至甘，得中和之性，有调补之功，故毒药得之解其毒，刚药得之和其性，表药得之助其外，下药得之缓其速。助参、芪成气虚之功，人所知也，助熟地疗阴虚之危，谁其晓焉。祛邪热，坚筋骨，健脾胃，长肌肉。随气药入气，随血药入血，无往不可，故称国老。惟中满者勿加，恐其作胀；速下者勿入，恐其缓功，不可不知也。

（7）《药品化义》：甘草，生用凉而泻火，主散表邪，消痈肿，利咽痛，解百药毒，除胃积热，去尿管痛，此甘凉除热之力也。炙用温而补中，主脾虚滑泻，胃虚口渴，寒热咳嗽，气短困倦，劳役虚损，此甘温助脾之功也。但味厚而太甜，补药中不宜多用，恐恋膈不思食也。

（8）《本草备要》：甘草，胡洽治痰癖，十枣汤加甘草；东垣治结核，与海藻同用；丹溪治痨瘵，莲心饮与芫花同行；仲景有甘草汤、甘草芍药汤、甘草茯苓汤、炙甘草汤，以及桂枝、麻黄、葛根、青龙、理中、四逆、调胃、建中、柴胡、白虎等汤，无不重用甘草，赞助成功。即如后人益气、补中、泻火、解毒诸剂，皆倚甘草为君，必须重用，方能建效，此古法也。奈何时师每用甘草不过二三分而止，不知始自何人，相习成风，牢不可破，附记于此，以正其失。

（9）《本经疏证》：《伤寒论》、《金匮要略》两书中，凡为方二百五十，用甘草者，至百二十方。非甘草之主病多，乃诸方必合甘草，始能曲当病情也。凡药之散者，外而不内（如麻黄、桂枝、青龙、柴胡、葛根等汤）；攻者，下而不上（如调胃承气、桃仁承气、大黄甘草等汤）；温者，燥而不濡（四逆、吴茱萸等汤）；清者，冽而不和（白虎、竹叶石膏等汤）；杂者，众而不群（诸泻心汤、乌梅丸等）；毒者，暴而无制（乌梅汤），若无甘草调剂其间，遂其往而不返，以为行险侥幸之计，不异于破釜沉舟，可胜而不可不胜，讵诚决胜之道耶？金创之为病，既伤，则患其血出不止，既合，则患其肿壅为脓。今曰金创肿，则金创之肿而未脓，且非不合者也。《千金方》治金创多系血出不止，箭镞不出，故所用多雄黄、石灰、草灰等物，不重甘草。惟《金匮要略》王不留行散，王不留行、蒴藋细叶、桑东南根，皆用十分，甘草独用十八分，余皆更少，则其取意，正与《本经》吻合矣。甘草所以宜于金创者，盖暴病则心火急疾赴之，当其未合，则迫血妄行。及其既合，则壅结无所泄，于是自肿而脓，自脓而溃，不异于痈疽，其火势郁结，反有甚于痈疽者。故方中虽已有桑皮之续绝合创，王不留行之贯通血络者，率他药以行经脉、贯营卫，又必君之以甘草之甘缓解毒，泻火和中。浅视之，则曰急者制之以缓，其实泄火之功，为不少矣。甘草之用生、用炙，确有不同，大率除邪气、治金创、解毒，皆宜生用。缓中补虚、止渴，宜炙用，消息意会之可矣。

（10）《本草正义》：甘草大甘，其功止在补土，《本经》所叙皆是也。又甘能缓急，故麻黄之开泄，必得甘草以监之，附子之燥烈，必得甘草以制之，走窜者得之而少敛其锋，攻下者得之而不伤于峻，皆缓之作用也。然若病势已亟，利在猛进直追，如承气急下之剂，则又不可加入甘草，以缚贲育之手足，而驱之战阵，庶乎所向克捷，无投不利也。又曰，中满者忌甘，呕家忌甘，酒家亦忌甘，此诸证之不宜甘草，夫人而知之矣；然外感未清，以及湿热痰饮诸证，皆不能进甘腻，误得甘草，便成满闷，甚且入咽即呕，惟其浊腻太甚故耳。又按甘草治疮疡，王海藏始有此说，李氏《纲目》亦曰甘草头主痈肿，张路玉等诸家，皆言甘草节治痈疽肿毒，盖即从解毒一义而申言之。然痈疡之发，多由于湿热内炽，即阴寒之证，亦必寒湿凝滞为患，甘草甘腻皆在所忌。若泥古而投之，多致中满不食，则又未见其利，先见其害。

（11）《本草新编》：甘草，味甘，气平，性温，可升可降，阳中阳也，无毒，入太阴、少阴、厥阴之经。

（12）《长沙药解》：甘草味甘，气平，性缓。入足太阴脾，足阳明胃经。备冲和之正味，秉淳厚之良资，入金木两家之界，归水火二气之间，培植中州，养育四旁，交媾精神之妙药，调济气血之灵丹。

2. 主要化学成分

它的药用成分主要包括：甘草黄酮、甘草酸、甘草多糖、甘草次酸等。

3. 现代药理研究

3.1 甘草黄酮

3.1.1 抗心律失常

经过研究表明，对乌头碱导致的心律失常，甘草甜素没有发生较为明显的拮抗反应，但甘草黄酮却存在非常显著的对抗反应，这就说明，甘草黄酮对心律失常具有显著的抵抗作用。

3.1.2 抗肿瘤

肿瘤出现的某个阶段中，氧自由基或活性氧会起到非常重要的作用，导致细胞膜结构的损害，严重的甚至会造成细胞的死亡。而甘草中所含的黄酮类成分，经过临床验证具有有效地抗氧化效用，能够有效地对氧自由基进行清除，从而保护细胞膜免受损害，尤其是对缺血再灌注型的脑损害的保护作用尤为明显。此外，王秀梅、董菁等的研究显示，甘草黄酮能够促使巨噬细胞产生细胞毒因子，以此来诱导杀伤肿瘤细胞。

3.1.3 其他作用

除以上两种主要的药理作用外，甘草黄酮还具有美白、抗衰老、治疗黄褐斑等美容作用。此外，还具有抗溃疡、保护心血管、胃黏膜等功效。

3.2 甘草酸

3.2.1 抗病毒

近些年来，随着现代医疗科技的不断更新和进步，对甘草酸的研究也取得了突破性的进展。研究表明，甘草酸对治疗 SARS 病毒、乙型肝炎病毒、艾滋病毒等具有良好的抗病毒效果。在艾滋病的治疗中，它能够对艾滋病病毒的复制起到有效的抑制作用，达到阻止 HIV 传播、调节机体免疫力的作用。在乙型肝炎的治疗中，能够对乙肝病毒细胞表面抗原分泌感染起到良好的抑制作用，从而对肝细胞进行有效的保护。但是，由于这些疾病所需的甘草酸有效浓度较高，因此，必须进行大量的持续给药才能很好的发挥甘草酸对病毒的抑制作用。

3.2.2 抗炎

甘草酸的一项重要的药理作用就是抗炎性。临床研究显示，甘草酸能够通过抑制脂加氧酶和磷脂酶 A2 的活性，达到降低 PGs 合成释放的目的，从而有效的起到抗炎的效用，因此，甘草也被广泛的应用在各类急、慢性肝炎的临床治疗当中。

3.2.3 抗肿瘤

研究表明，甘草酸具有抑制多种肿瘤的作用。它主要是通过对 DNA 合成限速酶以及核苷酸还原酶活性的抑制和降低，阻碍肿瘤细胞从 DNA 合成前期到合成期的移行，从而达到分化癌细胞、抑制癌细胞增殖的目的。

3.3 甘草多糖

3.3.1 抗病毒

临床研究显示，甘草多糖能够对 DNA、RNA 类病毒起到有效的抗病毒作用，能够有效的抑制腺病毒Ⅱ型、水疱性口炎病毒以及牛痘病毒等。此外，对腺病毒Ⅲ型、牛艾滋病病毒以及柯萨奇病毒等也有着较为明显的拮抗功能。

3.3.2 抗肿瘤

甘草多糖能够很好的抑制 S180 肿瘤的细胞生长，诱导细胞凋亡，在进行化疗辅助治疗时，具有显著的抑癌、抗癌效果。

3.3.3 调节免疫

甘草多糖的主要成分是葡萄糖醛酸以及葡萄糖，因此，它对人体的免疫系统有着多种调节功效。实践证实，甘草多糖能够有效刺激 T 淋巴细胞增殖，达到增强抵抗力的效果。同时，还具有促进免疫球蛋白产生，抑制补体活性的效用。

3.4 甘草次酸

3.4.1 抗肿瘤

同甘草酸相同，甘草次酸也对癌细胞的增殖具有显著的抑制作用，从而致使癌细胞出现凋亡，达到抗肿瘤的效果。

3.4.2 抗菌、抗炎

研究显示，甘草次酸对各类毛囊炎、急慢性皮炎等具有显著的抗菌、抗炎作用。近几年，人们又发现了它对肝硬化、传染型肝炎等有良好抗菌、抗炎效用。

3.4.3 保护心血管

甘草次酸同甘草黄酮都具有显著的抗心律失常功能，对人体的心血管系统具有非常好的保护作用，能够有效的降低动脉粥样硬化的发生。

参考文献：

[1] 张利. 甘草的药理作用及现代研究进展 [J]. 中医临床研究，2014（10）：147—148.

[2] 孙芸，阿依努尔·吾买尔，燕雪花，等. 甘草黄酮的提取方法及药理作用研究进展 [J]. 新疆中医药，2009，01（12）：72—75.

[3] 王元，瞿彩云，彭雪晶. 甘草及其衍生物药理作用的研究新进展

[J]. 甘肃医药，2011，07（10）：398—401.

[4] 张静，胡代琼，刘三侠，等. 常见甘草品种有效成分及药理作用研究进展［J］. 中兽医医药杂志，2012，01（09）：23—27.

六、大枣

1. 古代医籍选读

大枣既可治心腹间邪气结聚，又有安中养脾、调和胃气的功用，能辅助人体十二经脉，并能通利九窍，补益体内气血津液虚少等不足，治疗大惊恐惧、四肢沉重，还能调和百药。

【性味】甘，温。

①《本经》：味甘，平。

②《千金·食治》：味甘辛，热，无毒。

③孟诜：温。

【归经】入脾、胃经。

①《纲目》：脾经血分。

②《本草经疏》：入足太阴，阳明经。

【功能主治】补脾和胃，益气生津，调营卫，解药毒。治胃虚食少，脾弱便溏，气血津液不足，营卫不和，心悸怔忡，妇人脏躁。

①《神农本草经本经》：主心腹邪气，安中养脾，助十二经。平胃气，通九窍，补少气、少津液，身中不足，大惊，四肢重，和百药。

②《本草经集注》：煞乌头毒。

③《别录》：补中益气，强力，除烦闷，疗心下悬，肠澼。

④《药对》：杀附子、天雄毒。

⑤孟诜：主补津液，洗心腹邪气，和百药毒，通九窍，补不足气，煮食补肠胃，肥中益气第一，小儿患秋痢，与虫枣食，良。

⑥《日华子本草》：润心肺，止嗽。补五脏，治虚劳损，除肠胃癖气。

⑦《珍珠囊》：温胃。

⑧李杲：温以补脾经不足，甘以缓阴血，和阴阳，调营卫，生津液。

⑨《药品化义》：养血补肝。

⑩《本草再新》：补中益气，滋肾暖胃，治阴虚。

【用法用量】内服：煎汤，3～6钱，或捣烂作丸。外用：煎水洗或烧存性研末调敷。

【临证处方】

①治脾胃湿寒，饮食减少，长作泄泻，完谷不化：白术四两，干姜二两。鸡内金二两，熟枣肉半斤。上药四味，白术、鸡内金皆用生者，每味各自轧细、焙熟，再将干姜轧细，共和枣肉，同捣如泥，作小饼，木炭火上炙干，空心时，当点心，细嚼咽之。（《医学衷中参西录》益脾饼）

②治反胃吐食：大枣一枚（去核），斑蝥一枚（去头翅）入内煨热，去蝥，空心食之，白汤下。（《本草纲目》）

③补气：大南枣十枚，蒸软去核，配人参一钱，布包，藏饭锅内蒸烂，捣匀为丸，如弹子大，收贮用之。（《醒园录》枣参丸）

④治中风惊恐虚悸，四肢沉重：大枣七枚（去核），青粱粟米二合。上二味以水三升半，先煮枣取一升半，去滓，投米煮粥食之。（《圣济总录》补益大枣粥）

⑤治妇人脏躁，喜悲伤，欲哭，数欠伸：大枣十枚，甘草三两，小麦一升。上三味，以水六升，煮取三升，温分三服。（《金匮要略》甘麦大枣汤）

⑥治咳：杏仁一百二十枚（去皮尖，熬），豉一百枚（熬令干），干枣四十枚（去核）。上三味台捣如泥，丸如杏核，含咽令尽。日七八度，尽，更作。（孟诜《必效方》）

⑦治悬饮：芫花（熬）、甘遂、大戟各等分。上三味捣筛，以水一升五合，先煮肥大枣十枚，取八合，去渣，纳药末，强人服一钱匕，赢人服半钱匕，平旦温服之，不下者，明日更加半钱。得快利之后，糜粥自养。（《金匮要略》十枣汤）

⑧治虚劳烦闷不得眠：大枣二十枚，葱白七茎。上二味，以水三升，煮一升，去滓顿服。（《千金方》）

⑨治肺痈吐血并妄行：红枣（和核烧存性）、百药煎（煅）各等分。为细末，每服二钱，米汤调下。（《三因方》二灰散）

⑩治卒急心痛：乌梅一个，枣二个，杏仁七个。一处捣，男用酒、女用醋送下。（《海上方》）

⑪治非血小板减少性紫癜：红枣，每天吃三次，每次10只，至紫癜全

部消退为止。一般每人约需红枣一至二斤。〔《上海中医药》（4）：22，1962〕

⑫治走马牙疳：枣（去核、包信石，烧）、黄柏。同为末，布患处。（《海上方》）

⑬治诸疮久不瘥：枣膏三升，水三斗，煮取一斗半，数洗取愈。（《千金方》）

⑭治风沿烂眼：大黑枣二十个（去核），明矾末五分，和枣肉捣成膏，湿纸包，火内煨二刻，取出，去纸，水二碗，将枣膏煎汤，去渣，将汤洗眼。(《本草汇言》眼科方)

【注意】凡有湿痰、积滞、齿病、虫病者，均不相宜。

①《医学入门》：心下痞，中满呕吐者忌之。多食动风，脾反受病。

②《本草经疏》：小儿疳病不宜食，患痰热者不宜食。

③《本草汇言》：胃痛气闭者，蛔结腹痛及一切诸虫为病者，咸忌之。

④《随息居饮食谱》：多食患胀泄热渴，最不益人。凡小儿、产后及温热、暑湿诸病前后，黄疸、肿胀并忌之。

【各家论述】

（1）《注解伤寒论》茯苓桂枝甘草大枣汤，大枣之甘，滋助脾土，以平肾气。十枣汤，益土而胜水。

（2）《纲目》：《素问》言枣为脾之果，脾病宜食之，谓治病和药，枣为脾经血分药也。若无故频食，则损齿，贻害多矣。

（3）《本草汇言》：沈氏曰，此药甘润膏凝，善补阴阳、气血、津液、脉络、筋俞、骨髓，一切虚损，无不宜之。如龙潭方治惊悸怔忡，健忘恍惚，志意昏迷，精神不守，或中气不和，饮食无味，百体懒重，肌肉瘦，此属心、脾二藏元神亏损之证，必用大枣治之。佐用陈皮，调畅中脘虚滞之痰。

（4）《药品化义》：大黑枣，助阴补血，入肝走肾，主治虚劳，善滋二便，凡补肝肾药中，如滋阴降火汤、茯苓补心汤、产后芎归调血饮、保胎丸、养荣丸、四神丸，俱宜为佐使，因性味甘温，尤能扶脾养胃耳。

（5）《本经逢原》古方中用大枣，皆是红枣，取生能散表也。入补脾药，宜用南枣，取甘能益津也。

（6）《长沙药解》大枣，补太阴之精，化阳明之气，生津润肺而除燥，养血滋肝而熄风，疗脾胃衰损，调经脉虚芤。其味浓而质厚，则长于补血，而短于补气。人参之补土，补气似生血也；大枣之补土，补血以化气也，是以偏补脾精而养肝血。凡内伤肝脾之病，土虚木燥，风动血耗者，非此不可。而尤宜于外感发表之际，盖汗血一也，桂枝汤开经络而泄荣郁，不以大枣补其荣阴，则汗出血亡，外感去而内伤来矣，故仲景于中风桂枝诸方皆用之，补泻并行之法也。十枣汤、葶苈大枣数方悉是此意。惟伤寒荣闭卫郁，义在泄卫，不在泄荣，故麻黄汤不用也。

（7）《本经疏证》：《伤寒论》、《金匮要略》两书，用枣者五十八方，其不与姜同用者，十一方而已，大率姜与枣联，为和营卫之主剂，姜以主卫，枣以主营，故四十七方中其受桂枝汤节制者二十四，受小柴胡汤节制者六，不受桂柴节制者十七，此盖有二焉，皆有涉于营卫，一者营卫之气为邪阻于外，欲开而出之，又恐其散之猛也，则麻黄剂中加用之以防其太过；一者营卫之气为邪阻于内，欲补而达之，又恐其补之壅也，则人参剂中加用之，以助其不及。防之于外者，欲其力匀称，故分数仍桂枝、柴胡之法；助之于内者，欲其和里之力优，而后外达能锐，故枣重于姜，此实用姜枣之权舆，枣之功能，尤于是足见者也。《金匮要略》曰，病有贲豚，有吐脓，有惊怖，有火邪，此四部病皆从惊发得之。据《本经》大枣主大惊，宜无不可用矣，而不必悉用，何哉？夫《本经》固言之矣，曰身中不足大惊。不可截去身中不足，仅以大惊二字概之也。其有非身中本不足而用枣者，必缘误治。其义只在《伤寒论》曰，少阳不可吐下，吐下则悸而惊，是故柴胡加龙骨牡蛎汤，下后证也；桂枝加桂汤，发汗及烧针后证也；茯苓桂枝甘草大枣汤，发汗后证也；奔豚汤证，则未经误治，故独不用枣，若夫《千金》风虚惊悸二十三方，用枣十一方，其方有用独活、细辛、羌活、白鲜皮、银屑、大黄、石膏、蜀椒、菖蒲、防己、铁精、麻黄者，即不用枣，于此见枣之治惊，但治实中之虚、虚中之虚，而虚中有实者，则其所不能任，若实中之实，又所不待言矣。

2. 主要化学成分

2.1 大枣多糖

大枣中有大量成分复杂的糖类物质，新鲜大枣总糖含量在30%～40%之间，其多糖多为水溶性的，是由单糖组成的中性多糖和酸性多糖。大枣多糖分子结构复杂，分子量在63000～263000的命名为大枣果胶。目前依然没有明确确定大枣多糖的结构,林勤保等[2,3]在温度为80℃时得到大枣多糖的最佳提取工艺,并采用高效液相色谱法,研究发现D-半乳糖,L-阿拉伯糖均存在于大枣中性多糖和酸性多糖,同时,酸性多糖还包括L-鼠李糖,D-甘露糖和D-半乳糖醛酸,中性多糖包括D-葡萄糖。目前,大枣多糖主要有水提法、碱提法、酶提法、微波辅助提取法、超声波辅助提取法等多种提取方法。

2.2 大枣蛋白和氨基酸

关俊玲等研究发现大枣中含有丰富的蛋白质,含量在2.40~3.22g/100g之间。并使用AAA-HNO$_3$程序自动分析系统对灵宝、阜平、吕梁、丹东等4种不同产地的大枣进行了氨基酸含量的分析,研究发现4个不同产地的大枣均含人体必需氨基酸苏氨酸,也含有脯氨酸、天冬氨酸、组氨酸、精氨酸4种非必需氨基酸;丹东的大枣还含有丝氨酸、丙氨酸、酪氨酸、谷氨酸等非必需氨基酸和蛋氨酸、缬氨酸、赖氨酸和异亮氨酸等人体必需的氨基酸。

2.3 大枣cAMP

牟德华等研究表明大枣环磷酸腺苷(cAMP)是改善心肌缺氧、扩张冠脉、增强心肌收缩力、增加心排血量的一种重要的活性物质;刘孟军等进一步研究证实了枣果中重要的生物活性物质是环核苷酸,且在高等植物中大枣cAMP的含量比一般动植物中的含量高数万倍,K-Hanabusa等从大枣中提取cAMP,得到纯度为34%的cAMP,TLC纯化后纯度可达97%,进一步证明大枣中cAMP含量最为突出。因此,大枣中的cAMP很可能是其发挥药理、生理作用的重要有效成分。

2.4 其他成分

除上述成分外,大枣中还含有大量的芸香苷、丰富的维生素以及多种微量元素,对机体的生理活动具有一定的帮助。

3. 现代药理研究

3.1 增强免疫的作用

张庆等研究发现大枣中性多糖不仅对活化的和未活化的小鼠脾细胞有促进自发增殖的作用,且对具有培养反应的混合淋巴细胞有促进增殖的作用。张严英也研究证明,给小鼠应用100%的红枣8h和50%的红枣16h后,体内单核—巨噬细胞系统的吞噬功能显著提高。苗明三等研究发现大枣多糖可使气血双虚型大鼠的胸腺皮质和脾小节明显增厚、增大，胸腺皮质淋巴细胞数和脾淋巴细胞增多，从而使胸腺和脾脏萎缩情况达到好转。蔡治华等则通过对小鼠口服 80% 乙醇提取的大枣多糖 16mg/kg，研究发现小鼠脾小结内部的淋巴细胞、鞘内淋巴细胞逐渐增多，密集化，边缘区发生增厚，生发中心逐渐清晰，均表明了大枣能有效的促进小鼠脾细胞组织结构和免疫功能的改善。朱虎虎等给小鼠灌胃 100% 大枣汁可抑制放疗引起的小鼠胸腺和脾脏的萎缩，使得胸腺皮质变厚，脾小结增大，减轻了由于放射引起的大鼠造血功能抑制，说明大枣对放疗小鼠免疫功能也具有一定的有保护作用。

3.2 抑制肿瘤的作用

张庆等运用 MTT 法研究大枣中性多糖（JDP-N）对小鼠巨噬细胞分泌肿瘤坏死因子及其 mRNA 表达水平的影响，研究发现 JDP-N 无直接杀肿瘤细胞作用，但可通过免疫调节作用，平衡细胞因子和炎症介质的含量，发挥间接的抗癌作用。张仙土等通过对荷瘤 BALB/c 裸鼠注射不同剂量大枣多糖注射液，发现大枣多糖对 S-180 瘤细胞具有一定的杀伤效应，且呈剂量依赖关系。罗莉等分析了给予大枣提取物的小鼠的 DNA 片段，证实了大枣提取物可以诱导肿瘤细胞死亡。万隆等通过制作肺癌小鼠模型，研究发现大枣提取物能明显增加调控细胞增殖的信号小分子在细胞间流通，对抗了癌细胞的大量增生。

3.3 抗氧化作用

大枣多糖被认为是抗氧化的主要活性成分，李雪华等以抗氧化剂 VitC 作为比较标准，研究发现在半仿生的生理条件下，大枣多糖的清除能力依次为：活性氧 > 羟基自由基 > 氧自由基，结果提示大枣多糖具有抗氧化作用。亓树艳等以山东大枣为研究对象，用体外清除羟基自由基的检测方法，发现清除率高达 48.5%，进一步证实了大枣多糖具有抗氧化的作用。王留等在断奶仔猪的食物中添加了大枣多糖，发现断奶仔猪血液中红细胞和白细胞数量显著提高，同时白蛋白和血红蛋白的含量都有提高，总体抗氧化能力增强。赵文恩等也通过 FRAP 法测定大枣枣皮红色素的抗氧化能力，实验发现枣皮红色素中含有抗氧化活性成分，且与其抗氧化活性呈一定正相关。

3.4 保肝作用

郎杏彩等采用四氯化碳（CCl_4）复制家兔化学性肝损伤模型，并用红枣煎剂喂养一周，发现家兔的血清总蛋白和白蛋白明显增多，说明红枣有保护肝脏的作用。张钟等以 CCl_4 复制家兔肝损伤模型，研究了不同剂量的大枣多糖对肝脏保护作用，结果表明 200mg/kg 和 400mg/kg 的大枣多糖均能显著降低模型家兔的丙氨酸转氨酶活力，另有实验也发现了大枣对扑热息痛、CCl_4 等引起的小鼠急性肝损伤的保护作用。

3.5 抗过敏作用

高平等研究证明大枣具有抗过敏的作用，其机制可能是大枣可使白细胞内 cAMP 含量增高，故口服含有大枣的方剂，其靶细胞内的 cAMP/cGMP 值均明显升高。王维有等[30]利用 Elson – Morgan 法进一步证明了大枣中 cAMP 具有良好的抗过敏活性，其透明质酸酶抑制率达 96.2%。

3.6 其他作用

除上述几种药理作用外，张钟等还做了大枣抗疲劳的有关实验，发现大枣具有明显的抗疲劳作用，朱虎虎等对大枣的抗疲劳作用做了相关的报道。此外，张国辉等还做了大枣发酵液延长小鼠对缺氧的耐受时间的实验，表明了大枣具有良好的抗缺氧作用。还有报道认为大枣汁对高脂血症小鼠的血脂水平具有显著的改善作用。

在现代医学中，很多医学家和科学家应用现代科学技术对大枣当中的成分进行了大量的科学实验和分析，将大枣中含有的各个成分提取分离，并对每一个成分的药理作用进行了研究。日本学者丁宗铁博士等通过研究发现在大枣中所含的环磷酸腺苷（cAMP）浓度是其他生药的 1000 倍左右，这个发现，可以作为大枣在临床配伍治疗支气管哮喘的依据之一。大枣中含有大量的防止出血症的芦丁，其是临床上辅助治疗高血压、血小板减少症和败血症等疾病的活性物质。大枣中的多糖具有抑制肿瘤，在临床上具有抗癌的临床效用。由于大枣具有抗过敏作用，在临床上常被用来治疗单纯性和过敏性紫癜。

此外，大枣中含有大量的维生素 C，它不仅具有抗坏血酸的作用，还可促进肠内铁的吸收和四氢叶酸的生成，在机体氧化还原代谢反应中发挥重要的调节作用；维生素 B2 是机体生物氧化不可或缺的维生素，缺乏可引起口、眼和外生殖器部位的炎症。因此，用大枣进行辅助治疗这些疾病，都可获得相对满意的效果。另外，大枣还具有延缓衰老、抗氧化、提高免疫等作用，在临床中对高血压、高胆固醇、心源性休克、糖尿病等疾病具有较好的疗效，且大枣中含有的各种氨基酸对人体的生命活动具有重大的意义，在现代医学中又占有了重要的地位。

大枣作为我国的传统中药，在现代医学中又重新绽放出了它独一无二的魅力，利用现代科学技术从大枣中提取出来多糖、蛋白质、氨基酸、cAMP 等各种成分对现代高发性的疾病如冠心病、高血压、肿瘤、糖尿病等有良好的治疗作用。

参考文献：

［1］吴国泰，何小飞，牛亭惠，等．大枣的化学成分、药理及应用［J］．中国果菜，2016，36（10）：25—28.

［2］吕磊．大枣多糖的提取分离与脱色研究［D］．西安：西北大学，2003，9.

［3］林勤保，高大维，于淑娟，等．大枣多糖的分离和纯化［J］．食品工业科技，1998，（4）：20—22.

［4］林勤保，高大维，于淑娟，等．大枣多糖的单糖组成高效液相色谱法研究［J］．郑州粮食学院学报，1998，（3）：57—60.

［5］吴海霞，李娜，孙元琳．农产品加工·学刊［J］．2009，（6）：80—82.

［6］关俊玲，李明润，高向耘，等．不同产地大枣化学成分的含量分析［J］．天津药学，2002，14（3）：82—83.

［7］牟德华，朱艳丽，张艳芳，等．大枣环腺苷酸及其生物学功能［J］．食品科技，2007，4：273—275.

［8］刘孟军，王永蕙．枣枝叶及酸枣幼苗中 cAMP 的研究［J］．园艺学报，1993，20（3）：305—306.

［9］Nikolaus Amrhein. The current status of cyclic AMP in highplants［J］. Annual Review of Plant Physiology，1977，28：123—132.

［10］K. Hanabasa，J. Cyong，M Takahashi. High level of cyclic AMP in-the jujubes plum［J］. Planar melica，1981，42：380—384.

［11］李淑子．大枣的研究［J］．中草药，1983，14（10）：39.

［12］张庆．大枣多糖体外对小鼠腹腔巨噬细胞的影响［J］．中药药

理与临床，1999，15（3）：21.

［13］张严英．临泽红枣对小鼠腹腔巨噬细胞吞噬功能的影响［J］．甘肃中医学院学报，1995，12（2）：50.

［14］苗明三，苗艳艳，方晓艳，等．大枣多糖对大鼠气血双虚模型胸腺、脾脏中组织形态及骨髓象的影响［J］．中药药理与临床 2010，26（2）：42—44.

［15］蔡治华，顾有方，赵明，等．大枣多糖对小鼠脾脏组织结构的影响［J］．中国中医药科技，2009，16（2）：128.

［16］朱虎虎，康金森，玉苏甫，等．新疆大枣汁对放疗小鼠血象、骨髓、胸腺及脾脏的影响［J］．现代预防医学，2013，40（14）：2693—2696.

［17］张庆，雷林生，杨淑琴，等．大枣多糖对小鼠腹腔巨噬细胞分泌肿瘤坏死因子及其表达的影响［J］．第一军医大学学报，2001，21（8）：592.

［18］张仙土，付承林，陈灵斌，等．大枣多糖对 S–180 瘤细胞杀伤性实验研究［J］．中国现代医生，2012，50（12）：20—21.

［19］罗莉，玉崧成，王金水，等．大枣多糖结构及药理活性的研究进展［J］．安徽农业科学，2010，38（30）：16860—16861.

［20］万隆，陈道亮．大枣对抗促癌剂的作用［J］．福建中医药大学学报，2012，22（1）：44—45.

［21］苗明三，盛家河．大枣多糖对衰老模型小鼠、脾脏和脑组织影响的形态计量学观察［J］．中药药理与临床，2001，17（5）：18.

［22］李雪华，龙盛京．大枣多糖的提取与抗活性氧研究［J］．广西科学，2000，7（1）：54—56，63.

［23］亓树艳，王荔，莫晓燕，等．大枣多糖的提取工艺及抗氧化作用研究［J］．食品与机械，2012，28（4）：117—120.

［24］王留，张代，刘秀玲．大枣多糖对断奶仔猪血液生理生化指标及抗氧化能力的影响［J］．中国猪业，2013，（4）：60—62.

［25］赵文恩，李茜倩．FRAP 法测定大枣枣皮红色素的总抗氧化能力［J］．郑州大学学报，2011，32（3）：28—30.

［26］郎杏彩，李明湘，贾秉义，等．酸枣仁、肉多糖增强小鼠免疫功能

和抗放射性损伤的实验究［J］．中国中药杂志，1991，16（6）：366—368.

［27］张钟，吴茂东．大枣多糖对小鼠化学性肝损伤的保护作用和抗疲劳作用［J］．南京农业大学学报，2006，29（1）：94—97.

［28］苗明三，苗艳艳，魏荣锐．大枣多糖对CCl4所致大、小鼠肝损伤模型的保护作用［J］．中华中医药杂志，2011，26（9）：1997—2000.

［29］苗明三，魏荣锐．大枣多糖对乙硫氨酸及扑热息痛所致小鼠肝损伤模型的保护作用［J］．中华中医药杂志，2010，25（8）：1290—1292.

［30］高平，白宁武．红枣治疗6例非血小板减少性紫癜［J］．上海中医药杂志，1962，（4）：22.

［31］王维有，曹晨晨．大枣中环磷酸腺苷的提取及体外抗过敏活性研究［J］．食品工业科技，2013，34（11）：49—52.

［32］朱虎虎，康金森，玉苏肖·吐尔逊，等．新疆大枣汁抗小鼠一次性力竭运动疲劳作用的研究［J］．中国实验方剂学杂志，2013，19（11）：232—234.

［33］张国辉，李硕，王晶，等．大枣发酵液对小鼠抗缺氧能力的影响［J］．武警医学院学报，2012，21（5）：344—345.

［34］张雅利，陈锦屏，李建科．红枣汁对小鼠高血脂症的影响［J］．河南农业大学学报，2004，38（1）：116—118.

［35］张清安，陈锦屏，李建科，等．红枣汁降血脂保健作用研究［J］．食品科学，2003，24（4）：138—140.

［36］李时珍．本草纲目校点本（第2版）［M］．北京：北京人民出版社，1982，1756.

［37］丁宗铁．汉方［M］．东京：让壳新闻社，1988，149.

第四节　功效与主治

一、葛根汤的基本功效

1. 解肌透邪

此方可分为三方而解，麻黄汤、桂枝汤以及葛根汤，麻黄汤主皮肤，桂枝汤主血脉，葛根汤主肌肉，各有分工。经云："其在表者，汗而发之。"葛根汤取调和营卫的桂枝汤为安内之计，借开腠发表的麻黄为攘外之佐，而独任擅长起阴气、生津液、散邪解肌的葛根为其首领，可测仲景立方之意在鼓舞正气以托邪外达。因而临证所见肌腠蕴发的邪毒，如麻疹、黄水疮、赘疣，未见里热脉证，适宜透托以治的，葛根汤可以用来治疗。

2. 解痉除痹

阅尽众多医家之观点，大多数认为葛根汤作为独特疗效之一，尤其善于舒缓经输之拘急，无论是风寒阻束太阳的"项背强几几"，还是欲作刚痉的"口噤不得语"，诸凡此类，均属邪侵经输，使气血凝滞，经络壅塞，气机失其展布流畅之常，而经筋欠缺柔濡滑利之奉，则挛急牵强之证作矣，而在这样的病因病机作用下，其表现出来的颈项强痛，是我们研究的重点。换一种角度来说，六淫之中，不独风寒可以致此，暑湿、湿热等邪气亦可使然，且内伤积渐而成为痰饮，得与外袭之风邪相搏，内外引邪，两虚相得，亦令阻遏经气，最易发为麻木、强急之症，即颈项强痛，凡此等症候，一面驱其邪毒，一面疏其经脉，以葛根汤为主，略加审因针对之品，驱邪舒筋。

3. 升阳降浊

《黄帝内经》云"清气在下，则生飧泄"，凡六淫外感，交阻胃肠，或中气内伤，脾运失健，都可造成升降传导失司，清浊混淆而致泻，葛根汤原方本为二阳合病下利而设，具升清达表、逆流挽舟之长，因此外感兼见泻痢的病证，均可加减推用，而斟酌化裁，也可治脾虚内伤之腹泻，其机在升清补中二端，当然，食积、肝郁、热结、肾虚之泻，病机不同，治当别议，又非所宜了。

药有专攻，方有分司，葛根汤同其他经方一样，具有药精意赅的特点，临证之际，倘方证节符，或相机化裁，其效验往往不可思议。笔者体会，只要透彻掌握方剂的配伍机理，审因度势，灵活加减，不仅外感可治，杂病也可治。

葛根汤来源广泛，在《医学心悟》、《重订严氏济生方》、《备急千金要方》、《伤寒论》等古书中均有葛根汤的记载，本文主要研究《伤寒论》中的葛根汤，《伤寒论》中的葛根汤主要治疗外感风寒表实兼经气不利，津液不升证，恶寒发热，头痛，项背强几几，身痛无汗，腹微痛，或下利，或干呕，或微喘，舌淡苔白，脉浮紧者，现在临床多用于感冒、流行性感冒、麻疹、痢疾以及关节痛等病证见上述症状者。

第三章 临床运用

第一节 葛根汤方临证概论

一、古代临证回顾

古代医家临证使用葛根汤，主要用于太阳表实证兼有项背强痛，加减化裁不离表证之范畴。但有部分医家认为葛根汤为温病在表之方，集大成者当推医家曹颖甫，兹选取以下病案作为辅证。

病案1：封姓缝匠，病恶寒，遍身无汗，循背脊之筋骨疼痛不能转侧，脉浮紧。余诊之曰：此外邪袭于皮毛，故恶寒无汗，况脉浮紧，证属麻黄，而项背强痛，因邪气已侵及背输经络，比之麻黄证更进一层，宜治以葛根汤。葛根五钱，麻黄三钱，桂枝二钱，白芍三钱，甘草二钱，生姜四片，红枣四枚方意系借葛根之升提，达水液至皮肤，更佐麻黄之力推运至毛孔之外。两解肌表，虽与桂枝二麻黄一汤同意，而用却不同。服后顷刻，觉背内微热，再服，背汗遂出，次及周身，安睡一宵，病遂告瘥。

按：余读《伤寒论》，至"太阳病，项背强几几，无汗，恶风，葛根汤主之"条，未尝不废书长叹，曰："何葛根汤之不幸，竟沉埋千古，无一人知其为仲圣治太阳温病之主方也！"夫仲圣未尝曰："太阳病，中风，桂枝汤主之。"（"太阳中风，阳浮而阴弱，阳浮者热自发，阴弱者汗自出，啬啬恶寒，淅淅恶风，翕翕发热，鼻鸣干呕者，桂枝汤主之"一条，显非仲圣原文，不论）。更未尝曰："太阳病，伤寒，麻黄汤主之。"然而后人聪敏，能合"太阳病，发热，汗出，恶风，脉缓者，名为中风"、"太阳病，头痛，发热，汗出，恶风，桂枝汤主之"二条为一，曰：桂枝汤主治中风者也。又能合"太阳病，或已发热，或未发热，必恶寒，体痛，呕逆，脉阴阳俱紧者，名为伤寒"、"太阳病，头痛，发热，身疼，腰痛，骨节疼痛，恶风，无汗，而喘者，麻黄汤主之"二条为一，曰，麻黄汤主治伤寒者也。我今仿其例，合"太阳病，发热，而渴，不恶寒者为温病"、"太阳病，项背强几几，无汗，恶风，葛根汤主之"二条为一，曰：葛根汤主治温病者也。我知此说一出，一般读《伤寒论》者必将惊骇诧愕，急欲问吾说之何由矣。曰：容陈其义。

学者当知今人所谓温病，非仲圣所谓温病；仲圣所谓温病，非今人所谓温病。吾人先具今人温病之概观，乃读《伤寒论》温病之条文，无怪格不相入。我姑仿狭义伤寒、广义伤寒之例，当日仲圣所谓温病乃狭义温病，今人所谓温病乃广义温病。虽然，我但愿学者心知此意，我却不愿杜撰名辞，转滋纠纷。今为求名正言顺计，不妨称仲圣之所谓温病为太阳温病，如是，即可别于今人之所谓温病。称仲圣之所谓伤寒，与温病对称者，为太阳伤寒，如是，即可别于《伤寒论》广义之伤寒。称仲圣之所谓中风与伤寒对称者，为太阳中风，如是，即可别于杂病中之中风。命名既定，乃论大旨。

然则太阳温病之异于太阳中风、太阳伤寒者，何在乎？佐景斗胆敢揭一旨，曰：太阳中风、太阳伤寒，是皆太阳病之津液未伤者也。若其人先日伤津，续得太阳病，是即太阳温病。是故"伤津"二字，实为太阳温病之内蕴，此乃绝无可疑者。惟其内津已伤，不能上承口舌，故作"渴"。故仲圣曰："太阳病，发热，而渴……者，为温病。"且将"渴"字特置于"而"字之下，以彰其首要。惟其内津已伤，不能注输背脊，故非但头痛项强，且进而为背部亦强几几矣。故仲圣曰："太阳病，项背强几几……葛根汤主之。"是故"渴"与"项背强几几"同是"伤津"之外证，实一而二，二而一。奈何仲圣稍稍出之以隐笔，衬之以遥笔，千古读者，遂永永蒙于鼓里耶！

学者既已知渴与项背强几几同为太阳温病葛根汤证之主症，更可由此左右推求，自得逢源之乐。例如由太阳温病之渴，可以推知太阳中风太阳伤寒之不渴。故恽铁樵先生教学子谓：桂枝汤麻黄汤当同以口中和为主症云云。学子遵此施治，不啻指南良针。实则口中和即不渴之易辞，不渴即由太阳温病之渴字悟来。仲圣待人以智,故遂不自觉其言之约耳。更例如由太阳温病之"项背强几几",可以推知太阳痉病之"背反张","身体强几几然"者,乃疾病之传变也。诚以"项背强几几"尚为津伤邪袭之轻者,若治不如法,更汗下以伤其津,势必"背反张","身体强几几然",而为进一层之痉病矣。此《伤寒》《金匮》之可以通释者也。

(曹颖甫《经方实验录》,福建科学技术出版社 2004 年 1 月第 1 版,第 61 页)

病案 2:葛根汤方治取效之速,与麻黄汤略同,且此证兼有渴饮者。予近日在陕州治夏姓一妇见之。其证太阳穴剧痛,微恶寒,脉浮紧,口燥。予用:

葛根_{六钱}　麻黄_{二钱}　桂枝_{三钱}　白芍_{三钱}

生草_{一钱}　天花粉_{四钱}　枣_{七枚}

按诊病时已在南归之前晚,亦未暇问其效否。及明日,其夫送至车站,谓夜得微汗,证已痊愈矣。

本案为吾师所亲撰,夏姓妇所病者即太阳温病也。向使吾师用葛根汤原方,未始不可优治之。今又以花粉易生姜,则更为恰切。虽然,读者于此,有不能释疑者在焉。曰:温病条言不恶寒,葛根汤条言恶风,风寒本属互称,如是得毋自相矛盾?答曰:此正仲圣之互文见意处,可以深长思者也。夫曰风寒为互称,此言不谬,但当知寒为重,风为轻,恶寒为重,恶风为轻,故温病及葛根汤二条合一之后,即成恶风不恶寒。其意犹曰微恶风寒,节言之,即本案吾师所谓微恶寒是也。为其尚不能尽脱恶寒本色,而合于太阳首条提纲之旨,故仲圣称此为太阳病。又为其兼口渴津伤,易于化热,故仲圣称此为太阳温病。

历来伤寒注家有一绝大错误,贤贤相承,莫能自觉者,即以温病为阳明病是也。佐景觉之,不容缄默;夫依吾说,温病为太阳病之一纲,判然异于阳明病,固矣,然窃以为尚有辨证之法在。大论曰:问曰:阳明病,外证云何?答曰:……反恶热也。然则恶热者方为阳明病,其但渴而不恶热之温病得称阳明病乎?然则恶热者当用膏知硝黄,其俱渴而不恶热者得用辛温发散之麻桂,仲圣于此又岂非暗暗点明乎?余之旨,盖在于此。

阅者试察上表,其中层次何等分明。太阳伤寒当"或未发热"、"恶寒"之时,完全为寒象,且不但曰"恶风",兼曰"恶寒",显见其恶风寒之重。至太阳中风，即但曰"发热"，显无"或未发热"之时，且但曰"恶风"，不兼曰"恶寒"，显见其恶风寒之轻。至太阳温病，不但曰"发热"，且加"渴"以示其津液之伤，曰"恶风"，又曰"不恶寒"，显见其恶风寒之微。至阳明，其甚者曰"谵语"，以示其津竭之后，神经且受热灼矣；又曰"反恶热"，至此完全为热象，与太阳伤寒之完全为寒象者适相反。由是吾人可得外感疾病传变之第一原则，曰"由寒化热"是也。此原则实为吾人依经探讨之收获，而温病之不得称为阳明病，又其余事也矣！

（曹颖甫《经方实验录》，福建科学技术出版社，2004年1月第1版，第64页）

病案3：予昔在西门内中医专校授课，无暇为人治病，故出诊之日常少。光华眼镜公司有袁姓少年，其岁八月，卧病四五日，昏不知人。其兄欲送之归，延予诊视以决之。余往诊，日将暮。病者卧榻在楼上，悄无声息。余就病榻询之，形无寒热，项背痛，不能自转侧。诊其脉，右三部弦紧而浮，左三部不见浮象，按之则紧，心虽知为太阳伤寒，而左脉不类。时其兄赴楼下取火，少顷至。予曰：乃弟沉溺于酒色者乎？其兄曰：否，惟春间在汕头一月，闻颇荒唐，宿某妓家，挥金且甚巨。予曰：此其是矣。今按其左脉不浮，是阴分不足，不能外应太阳也。然其舌苔必抽心，视之，果然。

予用：

葛根二钱　桂枝一钱　麻黄八分　白芍二钱

炙甘草一钱　红枣五枚　生姜三片

予微语其兄曰：服后，微汗出，则愈。若不汗，则非予所敢知也。临行，予又恐其阴液不足，不能达汗于表，令其药中加粳米一酒杯，遂返寓。明早，其兄来，求复诊。予往应之，六脉俱和。询之，病者曰：五日不曾熟睡，昨服药得微汗，不觉睡去。比醒时体甚舒展，亦不知病于何时去也。随请开调理方。予曰：不须也，静养二三日足矣。闻其人七日后，即往汉口经商云。

佐景按前案葛根汤证其二，乃吾师晚年医案，故其一种大刀阔斧之风度，跃然笔下纸上。若本案葛根汤证其三，则为吾师之中年医案，故其一种战战兢兢、如履薄冰之神情，亦显乎字里行间。行年之于学力，学力之于魄力，有如是者。亦可见吾《经方实验录》所言者，乃无一语虚讹。虽然，余录本案之义，却不在此。《素问·金匮真言论》曰："夫精者，身之本也。故藏于精者，春不病温。"《生气通天论》曰："冬伤于寒，春必病温。"此数语也，凡习中医者类能道之。然而议论纷纷，每悖经旨。佐景不敏，请以本案袁姓少年病为《内经》之注释可也。简言之，袁姓少年宿妓荒唐，不藏于精，故生温病。治之以葛根汤，应手而起者，以葛根汤为温病之主方故也。夫精者，津之聚于一处者也；津者，精之散于周身者也，故精与津原属一而二、二而一之物。其人平日既不藏精，即是津液先伤，及其外受邪风之侵，乃不为太阳中风，亦不为太阳伤寒，而独为太阳温病，乃不宜乎桂枝汤，亦不宜乎麻黄汤，而独宜乎葛根汤。此《内经》《伤寒》之可以通释者也。

抑尤有当知者，藏精之要，初不必限于冬时，然尤以冬时为甚，故《伤寒例》曰："冬时严寒，万类深藏。君子固密，则不伤于寒。触冒之者，乃名伤寒耳。"温病之成，初不必限于春日，观袁姓少年之呻吟于仲秋可知，然尤以春日为甚。盖春继冬来，于时为迩，冬不闭藏，使扰乎阳，则春不发陈，无能随天地万物以俱生荣也。精之泄，初不必限于男女之间，凡志勤而多欲，心怵而常惧，形劳而致倦，高下必相慕，嗜欲伤目，淫邪惑心者，是皆不藏于精之类也，然尤以直耗肾精为甚。故吾人可作结论曰："冬不藏精，春必病温。"妣，犹言多也。此经旨之所当达观者也。

（曹颖甫《经方实验录》，福建科学技术出版社 2004 年 1 月第 1 版，第 66 页）

病案 4：南阳桥有屠宰公司伙友三人，一日同病，求余往诊。诊视既毕，心甚奇之，盖三人病均头痛，身恶寒，项背强痛，脉浮数。二人无汗，一人有汗。余乃从其证情，无汗者同与葛根汤，有汗者去麻黄，即桂枝汤加葛根，服后皆愈。后询三人何以同病，盖三人于夜半同起宰猪，深宵受寒之所致也。

按：膏粱之人，冬不藏精，春多温病，前已言之。若夫劳苦之人，用力不节，亦足耗精伤津，而得温病，本案宰猪伙友即其例也。何况宰猪者俯首从事，项背紧张最甚，更易受邪风之侵袭，故发为项背强几几，或有汗，或无汗，不过微有不同耳。

其无汗者，即是刚痉之初步。故仲圣曰："太阳病，无汗，而小便反少，气上冲胸，口噤，不得语，欲作刚痉，葛根汤主之。"其有汗者，亦即柔痉之先声。故仲圣曰："太阳病，发热，汗出，而不恶寒，名曰柔痉。"又曰："太阳病，项背强几几，反汗出，恶风者，桂枝加葛根汤主之。"吾师本此以为治，效如桴鼓。然则苟不熟玩《伤寒》、《金匮》，其能若是乎？

病案5：镇江赵锡庠，章次公门人也，诊所在曹家渡，尝治康脑脱路忻康里四十八号蔡姓女孩，约一周岁，先病百日咳，月余未全，忽股背间隐约有红点，咳甚剧，目赤多泪，惟身热不扬，手足逆冷，常自汗出，皮肤宽缓，颜面淡白，无出疹状。锡庠告其母曰："痦疹欲出，表阳虚而不足以达之，此即俗所称白面痧也。

方用：

葛根三钱　桂枝一钱　杭芍钱半

生草一钱　姜一片　枣二枚

因其咳也，加前胡钱半，射干钱半，桔梗八分，象贝三钱，复加牛蒡子三钱以助其提达出表。明日复诊，颜面红疹渐显，神色虽佳，而手足尚冷，遂令再进一剂。二日后，手足温和，周身红疹透达。越二日而回，一切平安，痉咳亦愈。

按：学者既已知中风伤寒温病各为太阳病之一纲矣，然此犹为未足。吾今当穷根究柢，为学者作进一步言，所请毋庸惊诧耳。其言曰：所谓中风，所谓伤寒，所谓温病，所谓太阳病，推而至于六经病，是皆非疾病之真名，不过疾病之代名耳。更细晰言之，六经病方为疾病之代名，所谓中风伤寒温病，尚为疾病中一证之代名耳。病犹戏剧之全部，证犹戏剧之一幕，故病之范围大，而证之范围小。更详尽言之，谓中风伤寒温病等为一证之代名，犹不切，毋宁谓之曰一证之通名。何者，知此等通名病证之方治，将可以泛应万病故也。例如吾人知太阳温病之方治，可以泛治痉病，可以泛治麻疹，可以泛治一切类似之病。所谓痉病，所谓麻疹，方是疾病之真名。仲景之所以为圣，即在先教人以病证之通名通治（指《伤寒》），后教人以病证之专名专治（指《金匮》）。后人之所以为愚，即在不晓病证之通名通治，独断断于伤寒温病等代名之争。西医之所以不及中医，即在但讲疾病之专名专治，独不知疾病之通名通治（彼于无特效药之病，除委之于期待外，恒束手无策），更不晓何者为证（彼所谓对症疗法，与吾所谓证大异，其义另详）。而佐景之所欲大声疾呼者，亦即在使学者知仲圣通名通治之大道。柯氏曰："因知仲景方可通治百病，与后人分门证类，使无下手处者，可同年而语耶？"是柯氏宁非得道之深者。

余谓吾人既知太阳温病之方治，即可以泛治麻疹者，犹曰用葛根汤方可以治麻疹之初起也（麻疹之顺者可勿服药，服药而误，反易偾事）。阅者将疑麻桂之决不可治疹病者乎，则吾师遇麻疹病之遏伏甚而不透发者，且用麻黄汤。服汤已，疹乃畅发。惟窃细心考察，间有透发之后引起灼热者，是正所谓"若发汗已，身灼热者，名曰风温"。但余早已言及，此所谓灼热并非不得了之谓，其轻者将自已，其重者亦可以补治。惟窃意与其补治于后，宁早用葛根预防于前，故余之治小儿麻疹，葛根乃为第一味要药。回观本案赵先生方中，既用前胡、牛蒡、桔梗等开发之品，即可以代麻黄之司。故谓本方为桂枝汤加葛根加味，毋宁谓葛根汤加味，与余之方治乃密合无间也。

海上诸医视麻桂若蛇蝎，何况疹病宜凉之说深入人心，谁敢以之治麻疹者。吾乃不得已变通其说，曰：葛根汤以葛根为君，麻桂为臣，君药不可去，臣药可取而代也。若薄荷、桑叶，若牛蒡、桔梗，若西河柳、芫荽，若樱桃核、蝉衣，皆可以代麻、桂，独葛根当勿易。嘻，高价不售，降格以求，其有能谅吾苦心者乎。

实告读者，余之治太阳病，于麻黄、桂枝、葛根三药，诚有不可一日无此君之慨。故凡余之所说悉属言行合一，而绝非著书治病分作两事者。余用麻黄常由八分至二钱，用桂枝常由钱半至三钱，用葛根常由二钱至四钱，若吾师之用此三药，则更倍蓰于是。故三药之中，以葛根最为和平。奈何今之医尚多不敢下笔，徒知拾前人之唾余，曰："葛根是阳明药，若邪未入阳明而早用之，将引邪入内。"曰："葛根竭胃汁。"呜呼，邪说重重，岂惟不必赘引，法当一焚而廓清之！用是作葛根汤证按，为葛根一药呼冤，为葛根一汤表彰。欲勿废书长叹，犹待举世之觉悟也夫！

（曹颖甫《经方实验录》，福建科学技术出版社 2004 年 1 月第 1 版，第 72 页）

二、现代临证概述

(一) 单方妙用

本方具有解肌发汗之功,主治外感风寒,项背强急不舒之证以及风寒表实兼阳明下利之证。现代药理研究表明:本方具有抑制病原微生物、抗病毒、扩张脑血管、增加脑血流量、降低脑血管阻力、抗血栓形成、抗变态反应、免疫调节、抗炎等作用,适用于上呼吸道感染、颈椎病、类风湿性关节炎、急性腰扭伤、缺血性脑梗死、紧张性头痛、流行性肌张力综合征等疾病。

现举验案 4 则以窥一二。

1. 葛根汤治疗胃痛案

杨某,男,30 岁。2008 年 11 月 17 日诊。

患者诉胃脘疼痛,饭前及饭后均痛,食不消化,不能吃肉食已 3 个月,舌红苔白,脉沉弦拘紧而数。辨证属寒邪犯胃,治宜温阳散寒。方宗葛根汤主之。

处方:葛根 15g,麻黄 8g,桂枝 12g,炙甘草 7g,生姜 10 片,白芍 12g。2 剂。水煎服,每 3h 服一煎,温覆取汗,汗透停后服。服药 2 剂,药后已汗,胃脘疼痛、食不消化等症状缓解,唯饥饿时胃略有不舒,又服中药 7 剂调理而症消。

按:本案脉沉拘紧而数,乃寒邪凝泣,由于寒客阳明,胃受纳腐熟异常,故出现胃脘疼痛,饭前及饭后均作,食不消化等。虽为里寒,葛根汤亦可用之,以其温散寒邪,祛邪外出,使诸症缓解。

2. 葛根汤治疗头痛案

马某,男,57 岁。2002 年 12 月 20 日初诊。患者 1990 年患脑梗,经救治后基本恢复,仅下蹲时右下肢痛且软。近 20d 血压持续在 170/100mmHg 左右,加大降压药(西药)量亦不效。现自觉头晕、头痛,项强,目胀,冒金花,小便不利,脉沉拘紧有力,舌淡暗。辨证属寒邪凝滞,血脉收引,血行癖泣,治宜发汗散寒,以消寒凝。方宗葛根汤主之。

处方:葛根 15g,麻黄 9g,桂枝 10g,芍药 10g,生姜 6 片,炙甘草

8g，大枣 6 枚。2 剂。水煎服。2h 服一煎，温覆令汗，得汗则停后服。

2002 年 12 月 24 日诊：服药后得汗，头晕、头痛、项强等症已除，唯小便不利（前列腺肥大）。脉转弦缓，拘紧之象已减未除，舌淡暗，血压 145/95mmHg，继予散寒解痉息风中药。

处方：葛根 15g，麻黄 6g，桂枝 9g，防风 10g，赤白芍（各）12g，桃红（各）12g，钩藤 15g，地龙 15g，全蝎 10g，蛤蚧 15 条，怀牛膝 15g，琥珀 2g（分冲）。7 剂。常法煎服。长期调理。

按：中医治疗高血压病的临床报道甚多，多从肝热、肝阳、痰热、阴虚、阳虚、阴阳两虚等立论，以汗法温阳散寒解痉治之者鲜见。此案并非新感，其脉沉拘紧，且无恶寒、无汗、身痛之表证，乃寒凝于里。纯属里证，何以汗之？因寒痹于里，故汗之以祛邪。高血压病可因外周血管痉挛、外周阻力增高而引发，此与寒凝血脉收引凝泣，出现脉弦紧拘滞的痉脉，机理是相通的。散寒发汗，解除寒邪之凝泣，可由痉脉而转为舒缓，推想可降低外周血管阻力，从而降低血压。此案以葛根汤为主加减，温阳散寒解痉，更辅以发汗三条件：连续服药、热粥、温覆，令其汗出。汗后，寒凝解，经脉利，脉转缓，血压反可下降。惜未再诊，但亦可说明寒凝所致之高血压，汗法有一定效果。至于汗后的治疗，再随其病机的转变而变。

3. 葛根汤治疗背痛案

王某，男，31 岁。1980 年 11 月 20 日初诊。

患者背凉紧痛已四五年，常敲打以求暂缓，胸闷不畅，脉弦紧，舌可。辨证属寒痹经脉，治宜发汗散寒。方宗葛根汤主之。

处方：葛根 18g，麻黄 9g，桂枝 12g，白芍 12g，生姜 6 片，炙甘草 7g，大枣 6 枚。2 剂。4h 服一煎，温覆取汗。待遍身絷絷微似汗，则停后服。

1980 年 11 月 22 日诊：服药后得透汗，背紧痛骤减，周身轻松，脉转弦缓，知寒邪已去，获愈。

按：背紧凉痛，乃寒客太阳经输，经气不利而紧痛，故以葛根汤散寒通经，汗透而愈。葛根汤本治新感，此寒袭经输，久蔫不去，其证备者，虽差已数载，亦当断然汗之。不可因日久沉病而踯躅。

4. 葛根汤治疗痹证案

吴某，男，34岁。1982年10月17日初诊。

患者右臂沿大肠经疼痛，已三四年，因从事机械制图工作，常因右臂酸痛不能抬而影响制图，必抡臂、揉捏后稍缓，脉沉而弦拘，舌可。辨证属寒痹大肠经脉，治宜散寒通经。方宗葛根汤主之。

处方：葛根15g，麻黄8g，桂枝10g，白芍10g，片姜黄12g，生姜6片，炙甘草7g，大6枚。2剂。水煎，4h服一煎，温覆取汗，汗出停后服。

1982年10月19日诊：服药后得透汗，臂痛瘥。

按：因脉沉弦且拘，乃寒邪收引凝泣之象，故臂痛为寒邪痹阻所致。虽恙已三四年，然寒邪未除，仍当汗解以祛寒。得畅汗寒散经脉畅达而痛除。可见，寒客无论新久，只要有寒，即当温散。

二、多方合用

葛根汤源于《伤寒论·辨太阳病脉证并治》，具有解肌发表功效。长久以来，大多医家将该方视为麻黄汤、桂枝汤之类方，然伤寒之方并非专为伤寒而设，若仅从太阳伤寒着眼，将本方视为解表之剂，其应用则窄矣。该方配伍巧妙，有疏通经络、调畅经脉血气、润燥生津之功，经后世医家探求发挥，多方合用，或是经方叠用，或是经时方合用，主治病症之多、适用病证之广，远超太阳伤寒病之范围。笔者临证喜用《伤寒论》方治疗内科杂病，尤以葛根汤为最，且遵仲景之旨，灵活化裁，将其用于治疗腹泻、胃脘痛、面肌痉挛、三叉神经痛等病，常获良效，兹选案于后，以供借鉴。

案例1：葛根汤合小陷胸汤治疗小儿秋季腹泻案

患儿，男，3岁，2012年10月24日就诊。3天前，患儿偶感风寒，初起发热，流涕，便溏，曾在当地输液治疗，但症状不减，体温反增，达38.70℃，泻下急迫，便溏如水，或蛋花汤样，日行6～7次，检查为大便轮状病毒阳性，再次给予输液并口服思密达，疗效不显。刻诊：精神萎靡，发热咳嗽，无汗，畏风，泻水样便，苔薄白，指纹黯红，辨为太阳阳明合病。此患儿初起风寒外束，病在太阳，经前医输液服药后，邪不外解，反内迫阳明，使肠道传导失职而出现腹泻；病邪未离太阳，故仍发热。治以发汗解表、升清止泻。方选葛根汤：煨葛根6g，桂枝1.5g，白芍1.5g，炙麻黄1.5g，炙甘草1.5g，大枣1枚，生姜1片。每日1剂，水煎服。

患儿服上药1剂后即热退，大便已见粪块，精神好转，服3剂后，大便正常，仍不欲食，咳嗽，按其腹部则哭闹。此为太阳之邪已解，余热未清，内入阳明，与中焦水饮相结致升降失常，上犯则咯痰，治应清热化痰散结。取小陷胸汤化裁：黄连1g，法半夏1.5g，瓜蒌2g，紫菀3g，枳壳1.5g。继进2剂后病愈。

按：小儿秋季腹泻为儿童常见疾病，发病有明显季节性，现代医学认为其主要病因是轮状病毒感染，目前尚无特效药。由于缺乏对该病的深刻认识，一些医者在病初多给予抗生素治疗。殊不知小儿为稚阴稚阳之体，不耐攻伐，盲目输液易使正气渐伤，旧疾未罢而新病丛生。本案患儿乃外感风寒，病在太阳，本可辛温发汗而解，经误治后外邪未解，反内迫阳明出现下利。《伤寒论·辨太阳病脉证并治》云："太阳与阳明合病者，必自下利，葛根汤主之。"故用葛根汤发汗解表、升清止泻，《神农本草经》载："葛根，味甘平，主消渴，身大热，呕吐，诸痹，起阴气，解诸毒。"以葛根清阳明之热并升提清气，使内陷之邪得以外出，此亦是喻嘉言"逆流挽舟"法之意。服药后热退泄止，但纳差，吐黄痰，为余热留恋阳明，遂取小陷胸汤化裁以清热化痰散结。

案例2：葛根汤合小柴胡汤治疗面肌痉挛案

患者，男，52岁，2010年4月9日就诊。患者2天前外出田间劳作，汗出当风，回家后吹空调，次日遂出现口角歪斜，言语不清，伴发热，自测体温38.70℃，左耳疼痛、听力减退，自服"布洛芬片"，汗出后体温下降，余症未缓解。刻诊：左侧额纹消失，睑裂扩大，鼻唇沟变浅，口角右歪，伸舌居中，左耳疼痛，听力减退，伴低热，恶寒，头痛连及颈项，口干苦，欲饮水，舌苔薄黄，脉浮数。辨证：风寒外束则发热、恶寒；太阳经气受阻，津液输布失常，则项强、口角歪斜；自服布洛芬片发汗后热不退，反见口渴，提示邪已化热，苔薄黄、脉数均为病入阳明之征，故辨为太阳阳明合病。方选葛根汤加减：葛根18g，桂枝12g，白芍12g，炙麻黄12g，生石膏（先煎）15g，炙甘草10g，生姜4片，大枣4枚。每日1剂，水煎服。服上方1剂后全身汗出，次日头痛、项强、耳痛好转，是太阳得开、风寒外散之象。服6剂后，口角歪斜明显好转，能鼓腮、吹气，左眼闭合有力，仍略觉项背强，口干苦，左耳听力差，耳鸣，耳痛，舌苔白腻，脉弦细。乃表邪渐散，余热稽留少阳，治应清解少阳，调达枢机。取小柴胡汤化裁：柴胡15g，黄芩12g，姜半夏12g，葛根15g，桂枝12g，白芍12g，炙麻黄6g，生石膏（先煎）12g，炙甘草9g，生姜3片，大枣3枚。继服6剂后，症状明显好转，守方调理半月后诸症俱失。

按：面神经麻痹与嗜神经病毒感染有关，目前西医常以消炎、营养神经为主要手段。本病属中医"口僻"范畴，治疗上大多选取牵正散类。本案患者初起汗出当风，风寒外束，故见发热、恶寒；太阳经气受阻，津液输布失常，则项强；发汗后热不退，反见口渴，提示热入阳明；阳明经贯颊、循行头面，阳明经失濡润，则口角歪斜，故辨为太阳阳明合病。《金匮要略·痉湿暍病脉证治》有"太阳病，发热无汗，反恶寒者，名曰刚痉。太阳病，无汗而小便反少，气上冲胸，口噤不得语，欲作刚痉，葛根汤主之"，与本证病机相同，故选葛根汤发汗解肌、舒筋通络。葛根入阳明经，既可疏通经络，调畅经脉血气，又可润燥生津，清解阳明气分之热，有双解之功，诸药配合，使表气通、里气和，津液输布可恢复正常。复诊时，患者口苦、咽干，为热郁少阳所致，少阳经络入耳中，故耳鸣、耳痛，结合脉弦细，提示表邪渐散，余热稽留少阳，故仍选葛根汤解肌舒筋通络，以小柴胡汤和解少阳、调达枢机。

案例3：葛根汤合小柴胡汤合小陷胸汤治疗胃脘痛案

患者，男，44岁，2013年8月19日就诊。患者原有慢性胃炎病史，3个月前于贪凉饮冷后出现上腹胀痛，痛不可忍，伴发热，纳差，在附近医院按"胃炎"给予抗生素治疗后热退，但仍纳差，胃脘痛，进食后加重，症状时轻时重，曾先后服用香砂六君子汤、小建中汤等，皆未获效。刻诊：上腹部疼痛，按之亦痛，伴低热，心烦，口干苦，恶心，时有呕吐，腹胀，乏力，大便干，小便黄，舌淡，苔薄腻，脉寸浮关弦。肝气郁而化火，则心烦、口干苦；肝气横逆犯胃，则恶心腹胀，时有呕吐，脉弦亦为肝火内盛之征，故辨证为肝火犯胃，治宜疏肝清热、和胃止痛。予小柴胡汤合小陷胸汤加减：柴胡15g，黄芩12g，姜半夏12g，党参9g，黄连6g，瓜蒌12g，炙甘草9g。3剂，每日1剂，水煎服。

服上药后，腹痛加重，伴发热、呕吐、腹胀，细询得知，患者上次患病后常反复出现低热、畏寒，伴头痛、项背强、身困乏力，遇风寒则胃痛加剧。发热、恶寒、项强提示表邪未解，反内迫阳明，胃失和降，则胃痛、恶心、呕吐。故应辨为太阳阳明合病，治宜发汗解表、和胃降逆。方选葛根汤加减：葛根15g，麻黄9g，桂枝9g，白芍12g，姜半夏12g，炙甘草9g，大枣4枚，生姜5片。继服3剂。服上方后，周身微微汗出，胃痛、呕吐减轻，未再发热，守方去麻黄，加党参10g，继服5剂后痊愈。

按：胃脘痛为临床常见疾病，中医治疗多从脏腑辨证入手，或疏肝和胃，或行气活血，或消补兼施，多有效果。然本案患者服药后症状加重，是因忽视其伴随症状，患者虽有胃家实的表现，但同时伴有低热、畏寒、项强等症状，提示病虽日久，未离太阳；表邪不解，内迫阳明，胃气上逆，则腹痛、呕吐，故辨为太阳阳明合病且以太阳为主。病未在少阳，故用小柴胡汤无效；里气不和，但未成腑实，故予小陷胸汤攻伐后症状加重。《伤寒论·辨太阳病脉证并治》有"太阳与阳明合病，不下利但呕者，葛根加半夏汤主之"，故选葛根汤加减，重在解肌发汗，宣达外邪，加入姜半夏增强降逆止呕之功。服药后汗出，表邪得散，经气运行正常，则里气自和，诸症缓解。若拘于脏腑辨证，机械地以五行生克制化论治，必蹈首诊覆辙。

案例4：葛根汤合麻黄附子细辛汤治疗三叉神经痛案

患者，女，37岁，2011年4月8日初诊。患者5年前与同事争吵后发作头痛，右侧明显，此后每逢情志不舒或感冒即发作，疼痛从右侧眉棱骨开始，随后延及右侧头部，胀痛欲裂，伴头晕、心烦欲呕，在外院诊为"三叉神经痛"，曾口服卡马西平，并做局部封闭治疗，效果不佳。后曾接受中药（川芎茶调散、镇肝熄风汤等）、针灸治疗，头痛仍作。现症见：右侧头痛，常连及前额及眉棱骨，头晕目眩，伴畏寒、身困，不易出汗，项背拘急，口干欲饮，睡眠不佳，舌淡，苔白，脉浮略紧。辨证：患者伴畏寒、身困、项背拘急、不易出汗，为寒邪客于太阳经脉，经气不利之候；前额及眉棱骨疼痛为主，提示阳明经络循行不畅；舌淡、苔白、脉浮略紧，为风寒外束之征。故辨为风寒头痛，治当疏风散寒、宣通太阳。方选葛根汤加减：葛根18g，桂枝12g，白芍12g，麻黄12g，川芎15g，白芷10g，细辛9g，炙甘草9g，生姜4片，大枣4枚。每日1剂，水煎服。

服上方3剂药后，周身汗出津津，头痛、项急逐渐缓解。守上方加减服12剂后，头痛、项急诸症皆愈。

按：三叉神经痛属中医"头痛"范畴，应先辨外感内伤。《医碥·头痛》曰："头为清阳之分，外而六淫之邪气相侵，内而六府经脉之邪气上逆，皆能乱其清气，相搏击致痛。"六淫外邪之中又以风、寒、湿三者最能郁遏阳气，为头痛致病常见原因。本案头痛连及前额和眉棱骨，伴项背拘急，均为太阳、阳明经络循行部位。《灵枢·经脉》曰："膀胱足太阳之脉，起于目内眦，上额交巅……是动则病冲头痛，目似脱，项如拔……是主筋所生病者……头囟项痛。"风寒侵袭太阳，表气郁闭，则畏寒、不易出汗；寒客经脉，脉络拘挛，气血运行不畅，则头痛、项背拘急；头晕、口干、心烦为阳明之热循经上熏所致，故辨证为太阳阳明合病，选葛根汤发汗解肌、通络止痛。方中葛根既可协助麻、桂发散外寒，又可清阳明经热，加白芷、细辛，取其辛散之性，散寒止痛。患者服药后太阳得开，故汗出痛止。

第二节　葛根汤方临证思维

一、临证要点

本方在《伤寒论》中条文中出现的症状有"项背强几几"，"无汗恶风"，"必自下利"，"无汗而小便反少"，"气上冲胸"，"口噤不得语"等。临证时掌握其核心病机为风寒客入太阳经输，津液输布不利即可执简驭繁，熟练运用本方。

风寒束表，腠理闭塞，故"无汗恶风"；风邪滞于经脉，筋脉失于濡养，故"项背强几几"。外邪不解，内迫阳明，下走大肠，故必"下利"。吴谦曰："太阳与阳明合病者，谓太阳之发热，恶寒无汗，与阳明之烦热，不得眠等证，同时均病。表里之气，升降失常，故不下利，则上呕也。治法只须先解太阳之表，表解而阳明之里自和矣。若利则宜葛根汤表而升之，利自可止；呕则加半夏，表而降之，呕自可除也。"方中葛根味甘气凉，能生津液，滋筋脉而舒其牵引，麻黄配生姜能开元府腠理之闭塞，祛散风寒，配桂枝能发汗解表，用芍、草、枣以舒挛缓急。此于麻、桂两方之间，衡其轻重而为调和表里之剂也，用之以治表实而外邪自解，不必治里虚而下利自瘥。

方证对应是辨证的尖端。临床使用葛根汤则必须谨守病机，有是证，用是方，才会收获较好治疗效果。

二、与类方的鉴别要点

葛根汤作为经方，在《伤寒论》中多有提起，如本论太阳病中篇："太阳病，项背强几几，无汗恶风者葛根汤主之。"又如"太阳病，项背强几几，反汗出恶风者，桂枝加葛根汤主之"。此两条均为太阳病，症状基本相同，其所不同者，在汗之有无，有汗为表虚，无汗为表实，表虚证故不用麻黄而用桂枝加葛根汤，以解肌生津，发汗较弱，表实证加麻黄以发汗，而成葛根汤，以解肌发汗生津，两方相比，只差一味麻黄，而其治疗作用大相径庭，这就是张仲景使用方剂巧妙之处。但在《伤寒论》原文中，"二证均未言及脉象"，不少医家认为可以按照中医理论推算出，表实证脉当属浮紧，表虚证脉当属浮缓。

医家还研究到葛根汤亦可用于表里同病，如《伤寒论·阳明病上篇》31条中云："太阳与阳明合病者必自下利，葛根汤主之。"太阳阳明合病，既有太阳表证，又有阳明里证。其病理机制是邪郁肌表，水寒之气不从汗解，下走大肠，致水谷不别，而形成下利。此为表里同病，当宜解表和里，使水寒去而下利自愈，历代各家都认为表重，当先解表，表解而自和。葛根汤散经中之寒邪，表邪去而利自止。又如《伤寒论·太阳篇》云"太阳阳明合病，不下利但呕者，葛根加半夏汤主之"。本条与上条相比，同为表邪不得外泄，内迫阳明的见证。前者是水寒之气下迫大肠，后者是水寒之气上犯于胃，所以前者自下利。后者不下利而呕逆，故前者以葛根汤解表，以达表解里和，后者以葛根汤解表为主，加半夏以温胃降逆。二者从症状比，有利呕的不同，药物仅差一味半夏，但都以解表为主，以达表解里和，所以，二方均可用于急性胃炎、肠炎、结肠炎、痢疾等初期而兼有表实证者。

三、临证思路与加减

葛根汤是治疗太阳病，项背强几几，无汗恶风的方剂。根据拓展应用原则，项背几几可以是头项强痛、项背疼痛、腰腿酸痛等，都是太阳经所过之处；还可以延伸到头重如裹、思维迟钝、吐字不清、五官功能减退等，因此，葛根汤可以应用于多种疾病，包括内科、妇科、儿科、耳鼻喉科、皮肤科等。因为葛根是一种蔓藤植物，有通经络的作用，所以常用于治疗心脑血管疾病。葛根重在通的作用，在拓展应用的思维下运用葛根治疗妇科输卵管阻塞的病人。经方特色是用药精练，效力宏大。

现代人的体质跟张仲景年代的体质已经大大不同，现代人身处的环境非常复杂，大的有全球气候变化，小的有人造环境变化，长期处于空气调节状态；再加上人类的饮食习惯改变，都市人的工作压力增加，还有疾病的病种也在不断改变，增加了治疗的复杂性。基于以上多样的因素，处方仍然遵从有是证、用是药的基本原则，必要时在经方的基础上，做出药物的加减，体现了张仲景以小方治大病的治疗原则。

如现代医家史正刚教授参照《金匮要略·痉湿暍病脉证治第二》中的条文"太阳病，其证备，身体强，几几然，脉反沉迟"，认为无汗出的抽动症患者，为刚痉。方用葛根汤加减，以解肌通络，舒挛缓急。合用牵正散，意在祛风化痰止痉。外加疏肝解郁、醒神开窍兼顾健脾之药。患者药后痉证立止，心情大好，初对羁绊数年的疾病有治愈之信心。患者二诊中，因痉证近愈，脉转为弦。《金匮要略·痉湿暍病脉证治第二》有"夫痉脉，按之紧如弦，直上下行"是为痉证，故主方不变。而肩部自觉有发紧，故加桑枝，以通其脉络；入炒蒺藜以平肝祛风；入白术以健脾运脾；竹茹可祛痰除烦，意为祛除顽痰，以治其本。二诊之后，顽症得平，诸证渐愈。故三诊时调整处方用药，药用平肝健脾以防止疾病复发，患者药后得愈。上述病例的治疗中，史教授多年临床经验提示病证结合，互为参照，灵活运用了《金匮要略》中葛根汤以及《杨氏家藏方》中牵正散，不拘于病，不拘于证，详审其病，详辨其证，四诊合参，病证结合方获奇效。

四、临证应用调护与预后

使用本方时基本的注意事项应注意饮食宜清淡,忌生冷、油腻、辛辣、甘甜等物。使用本方时的病人多有外感、感受寒湿之邪,所以在服用本方的同时应避风寒、注意保暖。同时也需要根据患者需要治疗的疾病的不同,体质的不同,给予不同的调护指导。

第三节 临床各论

一、上呼吸道感染

1. 祖国医学认识

急性上呼吸道感染属中医学"感冒"、"咳嗽"、"乳蛾"、"喉痹"等范畴。中医认为,风寒感冒的病因是风寒外束、卫阳被困、邪气被阻肺气失宣等,在治疗中,最为主要的是祛风、解表等。葛根汤中的葛根具有祛风功效,能够行走于阴阳之经,麻黄具有发汗解表的功效,桂枝、芍药具有通行营卫的功效,生姜、大枣具有健胃生津的功效。另外,现代药理研究表明,葛根汤具有解热镇痛、抗炎等功效,与其他药物合理搭配,在风寒感冒的治疗中能够实现良好效果,而且葛根汤口感微甜,没有药物的毒副作用,老少皆可服用。

附:流行性感冒(简称流感)是流感病毒引起的急性呼吸道感染,也是一种传染性强、传播速度快的疾病,其主要通过空气中的飞沫、人与人之间的接触或与被污染物品的接触传播。典型的临床症状是:急起高热、全身疼痛、显著乏力和轻度呼吸道症状。一般秋冬季节是其高发期,所引起的并发症和死亡现象非常严重。该病是由流感病毒引起,可分为甲(A)、乙(B)、丙(C)三型,甲型病毒经常发生抗原变异,传染性大,传播迅速,极易发生大范围流行。甲型H1N1也就是甲型一种,本病具有自限性,但在婴幼儿、老年人和存在心肺基础疾病的患者容易并发肺炎等严重并发症而导致死亡。至今尚无特效药治疗流感,流感的控制关键是预防。

中医学称流行性感冒为"时行感冒"或"重伤风",临床表现有:恶寒发热、头痛身重、咳嗽、咽痛、鼻塞流涕等。其认识有"伤寒论"和"温病论"两种,初期病位于表(肺卫),按"伤寒"(六经)则属于太阳经表证(表热);按"温病"(卫、气、营、血、三焦),卫分相当于人体的肌表、皮肤、上呼吸道、头部,故称"温邪上受",即"卫分热证",即温病的初期阶段亦相当于"伤寒"的"表热",明代《温疫论》谓之"疫者感天地之病气,此气之来,无论老少强弱,触之即病,邪自口鼻而入"。故可见时行感冒不同于普通感冒,是由时邪病毒而引起的一种外感热病,无季节性和地域性,具有一定的传染性、流行性,因而,将时行感冒病纳入温病范畴较为合理,但又与温病有所不同。

2. 临床应用

陈炯分析了在风寒感冒治疗中应用葛根汤合剂的临床效果,其将风寒感冒患者 90 例作为研究对象,平均分为观察与对照两组,观察组应用葛根汤合剂进行治疗,对照组应用柴胡饮冲剂治疗,观察两组疗效。结果:观察组治疗有效率为 95.6%,明显比对照组的 82.2% 高,且观察组中医症候积分改善情况明显优于对照组,差异存在统计学方面的意义($P<0.05$)。并得出结论:把葛根汤应用到风寒感冒的治疗中,能够实现良好的临床疗效,使患者临床症状得到有效改善。

何勇军为探讨中药葛根汤治疗胃肠型感冒的临床效果,选取了丰顺县中医院 2013 年 4 月至 2014 年 4 月收治的 124 例胃肠型感冒患者,随机分为研究组(葛根汤医治)和对照组(宝济浓缩丸医治),对比分析两组患者的临床疗效。结果发现:研究组总有效率为 95.16% 明显高于对照组的 82.26%,两者比较差异具有统计学意义($P<0.05$)。而且治疗后,研究组患者各项临床症状及体征改善情况均优于对照组,差异有统计学意义($P<0.05$)。所以给予胃肠型感冒患者葛根汤治疗,效果良好,安全性高,服用方便,值得临床推广和运用。

宋华妮、毛宗福等将 240 例感冒外感风寒证患者,进行多中心、随机、双盲、阳性药平行对照研究,来评价葛根汤(合剂)治疗感冒(外感风寒证)的安全性和有效性。240 例中有 230 例完成试验,试验组、对照组各 115 例;试验组和对照组愈显率分别为 80.0% 和 68.7%($P=0.05$),总有效率分别为 95.7% 和 91.3%($P>0.05$);两组不良反应发生率均为

0.87%，实验室检查均无异常。研究采用口服葛根汤（合剂）20ml/d，3天为1个疗程，可有效地缓解发热、项背强痛、头痛及肌肉酸痛等症状，对感冒（外感风寒证）的临床总有效率为95.7%，愈显率为80.0%。其不良反应发生率低（0.87%），均为轻度消化道反应，实验室检查未见明显异常。本研究结果表明，葛根汤（合剂）中葛根、麻黄等7药相合，君臣佐使，配伍合理，在临床试验中取得了显著疗效，能安全有效地治疗感冒（外感风寒证）。

3. 医案赏析

案1，李某，女，21岁，学生。2009年4月6日初诊。自述6天前，不慎感冒，出现发热，怕冷，鼻塞，流涕等，在某个体诊所输液（具体药物不详）4天，第1次输液后体温下降，但第2天体温又升，再输液3天未效。后转至我校附院，给予VC银翘片、阿莫西林等治疗2天，仍未好转而来求治。刻诊：发热（未测，自述38℃多），怕冷，无明显汗出，鼻塞，流清涕，头痛，口不渴，咽不红，舌脉均正常。余无不适。处以葛根汤：葛根30g，麻黄15g，桂枝10g，肉桂5g，白芍10g，干姜10g，大枣20g，炙甘草6g。4剂，机器煎服。每服1袋，每日2次。嘱服药后覆被取汗，汗后病解，余药弃之。2日后，患者来述，诊后当晚服药1袋，出汗较多，汗后诸症若失，病遂痊愈。

按：经方治疗感冒，外感风热大多选用小柴胡汤，外感风寒多选用葛根汤。本例患者证见发热、怕冷、鼻塞、流清涕等均系风寒袭表之象，故与葛根汤取效。除上述风寒表证外，咽不红是选用本方的一个着眼点，不少名医认为，咽红是体内有热的表现。此外，肉桂含挥发油丰富而发汗力强，故加用之以加强发汗之力。原方中所用生姜，药房不备，故以干姜代之。

案2，罗某，女性，36岁，2016年1月18日初诊。患者形体强壮，自述2天前不慎淋雨后，出现恶寒发热，头痛无汗，鼻塞，打喷嚏，自服生姜红糖水后，症状无减轻，随后出现频频腹泻，呈水样便，口干，肢节酸疼，舌淡苔白，脉浮数。查体：体温38.5℃，心率95次/min，血压140/80mmHg，心肺听诊无异常，腹软，无明显压痛。血常规检查白细胞7.0×10^9/L，大小便常规正常，全胸片未见异常。西医诊断肠胃型感冒，中医诊断太阳与阳明合病。予葛根汤以发汗和营，解表止利。处方：葛根

30g，桂枝15g，白芍15g，麻黄10g，炙甘草5g，生姜10g，红枣10枚。1剂/d，水煎取汁500ml，分两次服用，一剂服后，热退汗出，二剂服后诸症消除。

按：本案患者不慎外感，出现恶寒发热，无汗头痛，肢节酸疼及腹泻，笔者依据《伤寒论》中"太阳与阳明合病者，必自下利，葛根汤主之"，此为典型的葛根汤方证，遂投原方，复诊诉当日一剂即汗出热退，次日再剂诸症消除。考太阳与阳明合病，仲景论及有三，第36条："太阳与阳明合病者，喘而胸满者，不可下，宜麻黄汤。"第32条："太阳与阳明合病，必自下利，葛根汤主之。"第33条："太阳与阳明合病，不下利但呕者，葛根加半夏汤主之。"喘而胸满者，病仍偏于太阳之表，故用麻黄汤，而不利与呕者，均见阳明之里，故用葛根汤或葛根加半夏汤。本患者有太阳表实，且伴有阳明下利，故予葛根汤而取速效。

案3，张某，女性，51岁，2016年2月15日初诊。自诉7天前因饭后单衣受凉而出现腹泻，每天3~5次，泻前腹部胀满，肠鸣难受不适，随后便泻，排出水样便或稀溏便，每餐不敢多吃，更不敢吃油腻，否则加重腹泻，曾在当地卫生院诊治，诊断为胃肠型感冒，处予黄连素片、腹可安口服，效果欠佳，遂到我院就诊。刻诊：头痛流清鼻涕，恶风，项背酸痛，时咳嗽，发作性腹胀肠鸣，腹泻、时有恶心，无呕吐，口干但不苦，欲饮，无发热，小便淡黄，舌淡苔薄白，脉浮紧。中医诊断：太阳阳明合病。处予葛根汤，处方：葛根30g，桂枝15g，白芍15g，麻黄10g，炙甘草5g，生姜10g，红枣10枚。3剂，1剂/d，水煎取汁500ml，分两次服用。二诊：患者诉服完第2剂后，腹泻次数减少，解水样便每日2次，无肠鸣，腹痛、腹胀、头痛、流涕、咳嗽减轻，项背酸痛消除，无恶风，仍口渴欲饮，小便淡黄偏少，舌质淡，苔薄白，稍腻，脉浮紧。中医诊断：太阳阳明合病兼三焦气化不利，津液不布。处予葛根汤合五苓散，处方：葛根30g，桂枝15g，白芍15g，麻黄10g，炙甘草5g，生姜10g，红枣10枚，茯苓20g，生白术20g，猪苓20g，肉桂5g，泽泻30g。3剂，1剂/d，水煎取600ml，分3次服。三诊：患者自诉基本无腹泻及头痛，无咳嗽，无口渴，小便正常，大便一天一次，便质溏，胃纳佳，舌质淡，苔薄白，脉缓，以巩固疗效，不更方，上方加怀山药30g，又服3剂，诸证痊愈。

按：该案一诊时，系外感未除，阳明里证并重，西医予黄连素片、腹可安单纯从里论治,并无明显疗效,所以西医的治疗也要讲究辨证。中医证以太阳阳明合病,符合《伤寒论》第32条方证,方用葛根汤,切中病机,使头痛、咳嗽、腹泻减轻,项背酸痛消除。二诊时,腹泻次数虽然减少,肠鸣腹胀也消除,但仍泻下水样便,并伴有口渴欲饮,小便偏少,这是三焦气化不利而津液不布、水饮下趋的病机,所以合用五苓散,以助三焦气化而生津,去水饮而分消二便,两个经方相合,方证病机与证候病机相应,所以用了就见效。三诊时,除大便溏外余证均除,考虑病后有伤脾胃,故加上怀山药补中气而利湿。由以上医案可知,《伤寒论》六经辨证,可直接切主证论方证,可以用一方统之,也可以合方来治。

胃肠型感冒是感冒的一种,主要是由一种叫"柯萨奇"的病毒引起的,同时伴有细菌性混合感染。在基层临床,可见到许多来医院要求中医治疗的患者,大多已用过中西感冒药物,甚至经过抗生素、激素的肌注或输液治疗。笔者认为,既然是外感疾病,必然存在六经传变,这时若按六经传变的规律来考量,可知病已不单在太阳卫表,多已传变,这种情况下,笔者每以葛根汤加减治疗此病,正所谓"古方亦能疗今病"。这告诫我们,不单单是对《伤寒论》中一方一药的深入研究和应用,更重要的是要掌握《伤寒论》六经辨治的规律,谨守方证病机,证变机变方也变,只有这样才能领会《伤寒论》的涵义和精髓。

二、高血压

1. 祖国医学对高血压的认识与治疗

高血压中医称为眩晕,是由于情志、饮食内伤、体虚久病、失血劳倦及外伤、手术等病因,引起风、火、痰、瘀上扰清空或精亏血少,清窍失养为基本病机,以头晕、眼花及血压升高为主要临床表现的一类病证。高血压为临床常见病证,多见于中老年人,亦可发于青年人。本病可反复发作,妨碍正常工作及生活,严重者可发展为中风、厥证或脱证而危及生命。临床上用中医中药防治高血压,对控制该病的发生、发展具有较好疗效。祖国医学虽然没有高血压这一病名,但文献中对其病因、发病机理、症状和防治方法早有记载,如《内经》记载"诸风掉眩,皆属于肝","肾虚则头重高摇,髓海不足,则脑转耳鸣",认为本病的眩晕与肝肾有关。《千金方》指出："肝厥头痛，肝火厥逆，上亢头脑也。""其痛必至巅顶，以肝之脉与督脉会于巅故也……肝厥头痛必多眩晕。"认为头痛、眩晕是肝火厥逆所致。《丹溪心法》说："无痰不眩，无火不晕。"认为痰与火是引起本病的另一种原因。这些都说明了祖国医学对高血压早有认识。

根据高血压病的临床主要证候、病程的转归及并发症，目前比较一致认为，应属祖国医学的"头痛"、"眩晕"、"中风"的范畴，而头痛、头胀、心悸、失眠、眩晕、胸痛、颈强、肢麻、舌强、腰痛、半身麻木、口眼歪斜和半身不遂等症状，都可以是高血压病的表现。每一种症状都有不同的病因、病机，而不同的症状可以由相同的病因和病机引起，这是祖国医学与现代医学的不同点。

1.1 病因病机

（1）情志内伤：素体阳盛，加之恼怒过度，肝阳上亢，阳升风动，发为高血压；或因长期忧郁恼怒，气郁化火，使肝阴暗耗，肝阳上亢，阳升风动，上扰清空而引发。

（2）饮食不节：嗜酒肥甘，饥饱劳倦，伤于脾胃，健运失司，以致水谷不化精微，聚湿生痰，痰湿中阻，浊阴不降，引起发病。

（3）体虚、劳倦过度：肾为先天之本，藏精生髓，若先天不足，肾精不充，或者年老肾亏，或久病伤肾，或房劳过度，导致肾精亏虚，不能生髓，而脑为髓之海，髓海不足，上下俱虚，而发生眩晕。或肾阴素亏，肝失所养，以致肝阴不足，阴不制阳，肝阳上亢，发为眩晕。大病久病或失血之后，虚而不复，或劳倦过度，气血衰少，气血两虚，气虚则清阳不展，血虚则脑失所养，皆能发生。

1.2 中医分型与治法

老年高血压的发生以五脏不足为主，其中以肾、肝、心、脾四脏为基本，其中肾虚者为多，且气虚阳虚为最多，阴阳两虚及气阴两虚次之，而单纯阴虚最少。因此，对老年高血压忌盲目辨证为肝肾阴虚及肝阳上亢。临床上常按以下几型辨证论治：

（1）中气不足：头晕目眩，倦怠乏力，少气懒言，不思饮食，胸脘满闷，大便溏薄，舌淡苔薄，脉细弱。治以补中益气，方以补中益气汤加减：党参、黄芪、白术、陈皮、当归、川芎、升麻、柴胡、甘草。

（2）肝肾阴虚：头晕目眩，耳鸣耳聋，记忆力减退，失眠多梦，腰酸腿软，口燥咽干，五心烦热，舌红少苔，脉细弦数。治法：滋养肝肾，养阴填精。方用杞菊地黄汤：枸杞、菊花、熟地、山萸肉、山药、丹皮、泽泻、茯苓。

（3）命门火衰：头晕目眩，精神萎靡，畏寒肢冷，腰膝酸软，面目虚浮，阳痿遗精，夜尿频多，五更泄泻，舌淡胖、苔白，脉沉迟弱。治以温补肾阳，方以右归丸加减：熟地、山药、山萸肉、枸杞、鹿角胶、菟丝子、杜仲、当归、桂枝、制附子。

（4）肝阳上亢：头晕头胀，烦躁易怒，目赤面红，耳鸣耳聋，失眠多梦，便秘溲黄，舌红苔黄，脉弦数。治法：平肝潜阳，滋养肝肾。方用天麻钩藤饮加减：天麻、钩藤、石决明、杜仲、栀子、黄芩、川牛膝、益母草、桑寄生、茯苓。

（5）心脾两虚：头晕目眩，怔忡心悸，动则加剧，失眠健忘，乏力纳差，面色苍白或萎黄，舌淡胖有齿痕，脉细弱。治以补益心脾，方以归脾汤加减：党参、黄芪、白术、当归、茯苓、远志、酸枣仁、木香、龙眼肉、甘草。

（6）痰湿中阻：头晕头沉，头重如裹，胸脘满闷，恶心呕吐，纳呆多寐，形体肥胖，舌胖苔腻，脉弦滑。治法：燥湿祛痰，平肝熄风。方以半夏白术天麻汤加减：半夏、白术、天麻、陈皮、茯苓、蔓荆子、甘草。

（7）气滞血瘀：头晕目眩，头痛剧烈，胸闷胸痛，舌暗有瘀斑，脉涩。治以理气活血，方以血府逐瘀汤加减：桃仁、红花、丹参、赤芍、川芎、生地、川牛膝、柴胡、枳壳。

1.3 防护与调理

对于高血压病应做到"未病先防"与"既病防变"相结合。实践证明，对已病者采取有效的防病措施，

1.3.1 基本措施

（1）无高血压病者，应做到未病先防，如平素应积极开展养生防病；偶尔发现一两次血压升高，即应引起重视，如定期复查，及时开展防与治。

（2）一旦患有本病，原则上一期高血压病应重在防而兼顾治，以防发展；二期、三期合并有心、脑、肾器质性损害者则在中西医治疗的基础

上，注重于防，以阻止病情恶化。

（3）患病后应加强摄生调养，尤其要保持心情舒畅，不必恐惧、焦虑和紧张。只要情志畅达，气血阴阳协调，自有益于本病的康复。

（4）注意劳逸结合，紧张的脑力劳动者尤需注意休息、娱乐；否则，长期精神紧张会使交感神经兴奋，肾上腺素分泌增加，小动脉收缩，从而使血压增高。

（5）经常散步或户外活动，以及郊游览胜，可促使气血阴阳平和，降低并稳定血压。

1.3.2 饮食调护

（1）控制食盐量正常成人每日摄入6g食盐为宜；患高血压病尤其是合并有心、肾功能不全者则应减量，一般每日3~4g。

（2）限制饮食，防止过胖，饮食要有节度。长期食量过大，易使痰湿内盛而肥胖，肥胖者又易发高血压病。所以高血压病（尤其是体胖者）要适当限制饮食，或少食精白米饭，多食糙米及杂粮。

（3）食宜清淡，少食肥甘对饮食的基本要求是以清淡素食为主，少食肥甘油腻，饮食合理搭配。此外，还需了解三点：①宜以豆类及谷类为主食，如黄豆、大麦、小米、玉米、小麦、高粱等，以白菜、芹菜、西红柿、豆芽、菠菜、萝卜、海带等为主要蔬菜；多食新鲜水果如柑橘、山楂、苹果等。②少食或不食动物脂肪，而以植物油如豆油、棉油、糠油等为主；少食含胆固醇高的食物如动物内脏、蛋黄、螃蟹、带鱼、鱼子等。③少食发物如雄鸡、猪头肉、狗肉、鹿茸等，因这一类发物均易耗损肝阴，使肝阳易亢，病情复发或加重。

（4）戒烟忌酒，少食辛辣烟酒及辛辣之品对人体的危害对高血压病的危害尤为明显。如烟草中的尼古丁易使人体去甲肾上腺素分泌增加，引起血管痉挛，血压升高；长期大量饮酒，对本病不仅易诱发中风，还会促使内源性（肝）胆固醇合成，血脂升高，引起动脉硬化和加重高血压病。

2. 葛根汤对高血压的应用与研究

葛根汤由葛根、麻黄、桂枝、芍药、甘草、生姜、大枣七味药组成，具有解肌发表、升津舒筋、升发清阳的功效。其中，葛根有清热、解痉、扩张冠脉、扩张脑血管、抑制血小板聚集、降血糖的作用。桂枝有解热、扩张脑血管、增加脑血流、扩张外周血管的作用。麻黄的有效成分麻黄碱有镇咳、扩张支气管、抗炎利尿作用。芍药的主要功效是解痉，与葛根合用缓解项背部紧张作用明显增强。生姜、大枣调和脾胃，还有轻微的镇静安神作用。七药配伍，共奏解肌发汗、扩张血管、缓解项背肌肉痉挛之功。现代药理研究表明，葛根汤具有抗炎、抗变态反应、扩张脑血管、调节免疫的功效。高血压是老年人多发病、常见病，中医归之为"眩晕"范畴。现代药理研究表明，葛根含有葛根素、葛根素木糖苷、大豆黄酮、大豆黄酮苷、β谷甾醇、花生酸、豆甾醇等，总黄酮对狗能增加冠状动脉血流量，颈动脉内注射能增加脑垂体后叶素引起的心肌缺血反应，葛根具有改善脑循环及外周循环的作用，能扩张血管，有温和的降压作用。杨洁报道用自拟葛根汤治疗原发性高血压病42例，与西药对照组尼群地平比较，治疗组有效率达90.5%，对照组有效率为88.6%。葛根汤中有麻黄、麻黄素具有升压作用是有共识的，但在解表方剂中升压作用并不明显，这很可能与麻黄的配伍及用量有关，很可能存在双向调节作用。

3. 典型病例

李某，女62岁，1995年4月5日就诊有高血压病史8年，因与邻居争吵而致眩晕头痛颈项僵硬疼痛，伴耳鸣眼花，视物模糊，失眠，手足有时不自觉地蠕动，四肢麻木，舌质红，苔薄，脉弦细。检查：体温36.8℃，呼吸22次/分，脉搏88次/分，血压26.5/15.9KPa。胸透：呈主动脉型，升主动脉、左心室扩大。眼底检查：双视网膜动脉变窄，肾功能正常此为Ⅱ期高血压，属中医眩晕中肝火亢盛型，治宜平肝潜阳降压，投以自拟葛根汤加味。药用：粉葛根30g，夏枯草15g，决明子15g，天麻10g，双钩藤15g，川牛膝20g，生杜仲12g，黄芩10g，山栀6g，珍珠母15g。每日1剂，每日2次，早饭后1小时，午饭后2小时各服1剂，服药时，嘱其清淡低盐饮食，保持乐观安定情绪。服药1周后，血压降至21.3/13.3KPa，眩晕头痛减轻，心悸失眠、乏力、肢麻症状消失。后继服药2周，血压降至17/12.0KPa，眩晕头痛消失，偶有心悸、失眠、眼花，其他症状消失。3个月后随访，血压稳定。

按：中药治疗高血压病，不但安全性高，而且没有病人难以接受的副作用，如严重的体位性低血压和对物质代谢的干扰等。用中药自拟葛根汤治疗原发性高血压病，可以达到上述目的，且病人乐于接受。据现代药理研究证实，葛根含葛根素、葛根素木糖甙、大豆黄酮、大豆黄酮甙、8-

谷甾醇、花生酸等。总黄酮能增加狗冠状动脉血流量，颈动脉内注射能增加脑垂体后叶素引起的心肌缺血反应，葛根具有改善脑循环及外周循环的作用，能扩张血管，有温和的降压作用，为方中君药；配合夏枯草清火散结降压，决明子清肝，据报道，决明子有明显降低血压作用，能降低血浆总胆固醇、甘油三脂的浓度，为方中臣药；双钩藤清热平肝、熄风止痉，有镇静和降压作用，为方中佐药；川牛膝能活血散瘀止痛，功擅苦泄下降，引血下行，能减低头部充血，且补益肝肾，生杜仲补肝肾、壮筋骨，为方中使药。全方选用力专效的药物组成，具有平肝熄风、祛瘀降压的功效，故有收降之功。自拟葛根汤治疗组与尼群地平对照组疗效比较，自拟葛根汤的总疗效优于尼群地平，说明该方临床疗效肯定。

三、骨质疏松

1. 祖国医学对骨质疏松的认识与治疗

中医学虽无骨质疏松这一病名，但根据其所述临床症状及发病机理，与"骨痹"、"骨痿"等的描述颇为相似。"骨痹"、"骨痿"的提法始见于《内经》。《素问·逆调论》云："帝曰：人有身寒，汤火不能热，厚衣不能温，然不冻栗，是为何病？歧伯曰：是人素肾气胜，以水为事，太阳气衰，肾脂枯不长，一水不能胜两火。肾者水也，而生于骨。肾不生则髓不能满，故寒甚至骨也。所以不能冻栗者，肝一阳也，心二阳也，肾孤脏也，一水不能胜二火，故不能冻栗，名曰骨痹，是人当挛节也。"《素问·痿论》亦云："肾气热，则腰背不举，骨枯而髓减，发为骨痿。"认为其发病根源皆在于肾，肾主身之骨髓。由于各种原因导致肾（气、阴、阳）的不足，影响骨髓和血之化源，精不生髓，骨失髓血充养，发生骨骼脆弱无力之证。正如《医精经义》所论的肾与骨的这种生理关系："肾藏精，精生髓，髓生骨，故骨者肾之所合也；髓者精之所生也；精足则髓足，髓在骨内，髓足者则骨强。"这一基本观点为后世认识与论治本病奠定了理论基础。

根据骨质疏松症的中医辨证论治，中医对骨质疏松症的治疗主要是针对原发性骨质疏松症患者（即绝经期后和老年性骨质疏松症）。患者的年龄、性别及发病原因不同，其临床表现也不一致。根据肾藏精主骨的传统中医理论，肝肾同治、精血齐补、气血并重是骨质疏松症的治疗原则。根据其临床表现可将骨质疏松症辨证分为肝肾阴虚型、肾阳亏虚型、肾精不足型、气血不足型、血虚脾弱型、心脾两虚型、脾肾两虚型、气滞血瘀型及风邪偏盛型等九种。

（1）肝肾阴虚型

主证：表现为腰酸形消，眩晕耳鸣，咽热咽干，盗汗颧红，舌红苔少，脉细数。

治则：补肾益肝，滋阴清热。

处方：偏重于肝肾阴虚者可用左归丸加减，偏重于阴虚内热者可用虎潜丸加减。

（2）肾阳亏虚型

主证：表现为畏寒肢冷，神疲倦怠，面色㿠白，滑泄阳痿，舌淡苔白，脉沉细。

治则：补肾壮阳。

处方：右归丸加减。

（3）肾精不足型

主证：表现为早衰，发脱齿摇，健忘恍惚，舌红，脉细弱。

治则：补肾益精。

处方：河车大造丸加减。

（4）气血两虚型

主证：少气懒言，乏力自汗，面色萎黄，食少便溏，舌淡，脉细弱。

治则：补气活血。

处方：十全大补汤或归脾汤加减。

（5）血虚脾弱型

主证：表现为腰背酸疼，头晕神倦，纳呆食少，月经不调，舌淡红，苔薄白，脉沉细。

治则：养血柔肝，健运脾胃。

处方：黑逍遥散加减。

（6）心脾两虚型

主证：表现为心悸头晕，少寐多梦，腰背酸痛，肢软无力，纳呆食少，舌质淡红，月经量或多或少，或月经闭止，苔薄白，脉沉细。

治则：养心安神，健脾益气。

处方：归脾汤加减。

（7）脾肾两虚型

主证：表现为腰背疼痛，下肢酸软，或四肢厥冷，面色不华，颜面及四肢浮肿，舌质淡红胖嫩，有齿痕，苔薄白，脉沉细有力。

治则：温肾健脾，壮骨化湿。

处方：金匮肾气汤加味。

（8）气滞血瘀型

主证：表现为痿弱麻木，口唇爪甲晦暗，肌肤甲错，舌质紫暗，脉细涩。

治则：补肾活血，通筋舒络。

处方：身痛逐瘀汤加减。

（9）风邪偏盛型

主证：表现为游走性关节疼痛，肢节屈伸不利，手足不仁，苔薄白，脉浮。

治则：解表通里，清热解毒。

处方：防风汤或如意通圣散加减。

病因病机

中医学无"骨质疏松"病名，骨质增生症属祖国医学"骨痿"、"骨枯"、"骨极"、"骨痹"等范畴。《素问》曰："五八肾脏衰，发堕齿槁。""病在骨，骨重不举，骨髓酸痛，寒气至，名曰骨痹"，"五脏皆有所合，久痹而不去者，内舍于其合也。故骨痹不已，复感于邪，内舍于肾。"《类证治裁·痹论》谓："诸痹良由……先虚，腠理不密，风寒湿乘虚内袭，正气为邪所阻，不能宣行，因而留滞，气血凝涩，久而成痹。"周仲瑛教授称："痰无处不到，而痰瘀又每多相兼。"上述先哲之精辟论述基本可概括祖国医学对骨质增生症病因病机之认识。盖生理退化之中老年人，肾衰、骨弱、髓空，骨髓化源匮乏，失其"主骨"、"藏精"之能，弗能营养骨骼，风寒湿挟痰瘀等病理产物乘虚入侵，凝聚盘踞，致骨质脆弱，退行变化，软骨软化，变形或碎裂，逐渐脱落软骨边缘附着处发生保护性新骨增生而形成骨刺，是以疼痛不休也。由此观之，骨质增生症之病理特点乃"本虚标实"、"虚实夹杂"、"正虚邪实"之候。正（肾精骨髓）虚损匮乏于内，邪（风寒湿痰瘀）实鸱张戕残其中，是引起本病之主要病理关键。历代医家认为，本病病因病机的关键在于各种原因所致的肾虚，属本虚标实，病位在肾、肝、脾、胃。本虚以肾（气、阴、阳）为主，涉及肝阴、脾气及气血不足，标实多为胃火、瘀血、气郁。肾为先天之本，主骨生髓，骨的生长、发育、强健、衰弱与肾精盛衰关系密切，肾精充足则骨髓生化有源，骨骼得以滋养而强健有力；肾精亏虚则骨髓生化乏源，骨骼失养，骨矿含量下降，骨密度降低而发生骨质疏松症。从骨密度随着年龄增长的变化结果中不难看出，人的骨骼同机体其他系统一样。研究结果显示，女性7～21岁，男性8～24岁，骨密度随年龄增长而迅速增长；女性49岁，男性56岁以后，骨密度随年龄增长而明显下降，因此，肾虚是影响骨密度的主要因素。骨质疏松症，中年起病，老年成疾，正是由于"肾气衰"、"天癸竭"所致，其变化规律与"肾主骨"理论是一致的。

治则治法

《内经》并未具体论及本病的治法，但在《素问·阴阳应象大论》中提出了此类疾病的治疗原则："形不足者，温之以气。精不足者，补之以味。"后世医家在这一治则的指导下，提出针对本病的许多治法方药。金代刘完素《河间六书·诸痹》云："身寒大衣不能热，肾脂枯涸不行，髓少筋弱冻慄，故挛急。附子汤主之。"清代陈士铎在《石室秘录·痿病证治》中指出："痿废之证，乃阳明火证肾水不足以滋之，则骨空不能立……久卧床席，不能轵起……骨中空虚……无怪经年累月愈治而愈甚也。"不仅指出其慢性经过与难治性，还谆谆告诫注意预防并发症（因骨空而不能轵起）骨折。本病辨治多以补肾为主，分阴阳为纲。临床以肾气虚兼肾阳虚或肾阴虚较为多见，但具体应用中则以标本兼治为治疗大法，根据临床的不同表现注意酌情配用健脾益气，补血，养胃，活血，行气等，是历代医家论治本病的主要特色。

2. 临床与实验研究

葛根味甘辛，性平无毒，具有解肌退热、透发麻疹、生津止渴、升阳止泻作用。最近，葛根黄酮提取物以及葛根素被发现具有改善骨代谢的作用，有可能适用于预防骨质疏松症。研究发现，葛根在中低剂量时不仅抑制了去卵巢小鼠骨密度和骨量减少，而且在高剂量时显著增加了骨密度和骨量。实验显示葛根素对去势小鼠骨密度和骨量作用强度与雌二醇相当。

研究人员根据国外报道某些异黄酮类化合物对不同雌激素受体亚型具有选择性结合作用的研究，从理论上推测葛根异黄酮对原发性骨质疏松症可能具有防治作用，并进行了系列研究。整体动物实验证实，葛根、葛根总异黄酮及葛根素对去卵巢引起的大鼠原发性骨质疏松症有良好的防治作用。另外，葛根异黄酮对地塞米松所致大鼠继发性骨质疏松症也有明显防治作用。韩国大学的朱熙俊等用含葛根素饲料喂养去卵巢大鼠4w，检测血浆中17β-雌二醇含量、脂肪水平、SULT1E1基因表达水平及股骨骨矿密度等，并与对照组进行比较。结果显示，与对照组相比血浆中17β-雌二醇含量明显增高，而血浆中甘油三酯水平明显下降；腹部脂肪组织重量显著降低，而肝内酶含量没有明显变化；股骨骨矿密度的降低受到抑制。实时定量PCR检测分析显示芳香酶基因表达受到抑制，而SULT1E1基因表达增强，表明使用葛根素不会增加老鼠患乳腺癌的风险。另一项葛根素对去卵巢大鼠机体骨代谢影响的研究显示与模型组（OVX）相比，葛根素各组的胫骨矿物质含量均增加，Ca含量高于模型组，碱性磷酸酶相对降低，表明葛根素可以增加大鼠骨量，改善去卵巢大鼠的高转换状态。葛根素所属的异黄酮类植物雌激素被证实能够增加去势大鼠的骨密度，可有效防治卵巢切除大鼠的骨量丢失，具有类雌激素样作用，但对子宫的增生作用不明显，因此用于绝经后的骨质疏松治疗有较好的安全性。李灵芝等采用体外培养的兔破骨细胞考察葛根素对破骨细胞骨吸收的影响，结果显示葛根素可使破骨细胞在牛骨磨片上形成的吸收陷窝数和吸收陷窝面积明显减少，并呈剂量依赖关系，表明葛根素对破骨细胞骨吸收功能具有直接抑制作用，这种作用可能与它的类雌激素作用有关。

黄平等将骨质疏松症患者分为肝肾阴虚型、脾肾两虚型。卿多舜等认为本病与心、肝、脾、肺、肾及骨髓等各系统关系密切，主张分为肝肾阴虚、肾阳衰微、肾精不足、气血不足、气滞血瘀型。有报道将该病以肾阴、阳虚分型论治。肾阴虚拟滋阴益肾方，药用菟丝子、补骨脂、麦门冬、五味子、枸杞子；肾阳虚拟用温补肾阳方，药用山药、补骨脂、菟丝子、杜仲、桂枝、附子、肉苁蓉、黄芪。共治疗55例，结果：显效32例，有效16例，无效7例，总有效率87.3%。齐尚峰等将老年脊椎骨质疏松症并发骨折按3期4型论治。早期活血化瘀，用桃红四物汤或血府逐瘀汤加三七、土鳖虫、丹参、乳香、没药。中后期补肾固本，用六味地黄丸加龟甲、鳖甲；肾阳亏虚用桂附八味丸加鹿角胶、淫羊藿、肉苁蓉，肝肾俱虚用八珍汤加龟甲、鹿角胶，或用独活寄生汤，同时配合食疗、理疗、药物熏洗等。共治疗 46 例，治疗前后骨密度测定有明显差异（$P<0.05$）。李芳芳等以虚中夹瘀论治，采用益肾健脾、活血通络法治疗老年性骨质疏松症 38 例。基本方：党参 15g，炙麻黄 30g，熟地黄、山药、仙茅、狗脊、续断、当归、赤芍、炒白芍各 10g，川芎、僵蚕各 6g，阿胶 10g（烊化），蜈蚣 2 条（研末）。结果：总有效率为 89.47%。庞勇等自拟二山三子汤治疗原发性骨质疏松症 80 例，治疗 3 个月总有效率为 97.5%。李俊华等研究选取绝经后女性骨质疏松症患者 40 位，给予葛根素针剂静滴（葛根素针 0.4g + 生理盐水 500ml 静脉滴注，1 次/天），处理 30d 后采用放免法测定血清标本中 IL-4、IL-6、IL-10、雌激素的含量。观察到 30d 后患者血清中 IL-4、IL-6 减少；IL-10 增加，而体内雌激素含量变化无统计学差异。推测葛根素代替雌激素与雌激素受体结合，抑制了 IL-4、IL-6 的分泌，增加 IL-10，说明葛根素对绝经后骨质疏松症患者有一定程度的治疗作用。徐苇等观察植物异黄酮对更年期女性骨密度和骨代谢血清生化指标的影响，将 96 例 45~65 岁身体健康的更年期女性随机分为 5 组，分别服用安慰剂，钙尔奇-D，葛根异黄酮胶囊，大豆异黄酮胶囊，钙尔奇-D+大豆异黄酮胶囊，疗程 3 个月，测定骨密度及骨代谢血清生化指标血清钙（Ca）、血清碱性磷酸酶（ALP）、骨钙素（BGP）。结果显示，服药前后骨密度无显著差异，钙尔奇-D 和葛根异黄酮组的血清 Ca 比服药前显著升高；服药后，葛根异黄酮和大豆异黄酮组的血清 ALP 上升，而其他组下降，推测葛根异黄酮能够改善骨钙代谢，能在一定程度上刺激骨形成。

骨质疏松其病理基础是肾虚和脾虚，病变的临床表现多为瘀血阻络之象。由于"久病必瘀"，"久病入络"，气血失和，经络不通而百病丛生，故气血不畅、经络不利是骨质疏松发生的一个重要因素。根据中医"治病求本"理论的思考和针灸防治疾病的科学研究和实验，用针灸治疗骨质疏松症，取得了良好的疗效。针灸疗法对骨质疏松造成的腰背痛、全身骨痛等症状和由于肾虚所引起的衰老症状有确切的改善作用，并可以提高雌激素水平。有报道用针刺治疗 51 例患者，取肾俞、脾俞、足三里、太白、太溪，3 个月后衰老症状得到改善，前后对照症状积分值具有显著性差异

（P<0.01）；并缓解了骨质疏松造成的腰背痛和骨痛等临床症状，血清雌二醇水平提高，而血清睾酮降低，尿钙与尿肌酐比值下降，前后对照有显著性差异（P<0.01）。SuEnliang等研究针刺对骨质疏松性骨折愈合的影响，其中腰椎压缩性骨折27例，用上述方法针刺治疗，结果显示，针刺组的骨痂生长情况大大优于药物组（口服接骨丹），每周的观察结果全部具有极其显著性意义（P<0.01）。该研究还观察到针刺组可以明显地提高骨质疏松性骨折BMD，而药物组治疗骨质疏松性骨折不能使BMD提高，因为卧床会使病人的BMD进一步下降。针刺脾俞、胃俞后加强了骨质疏松性骨折病人的代谢及吸收功能。通过增加胃肠的功能，促使机体提高了对钙、磷等各种营养物质的吸收，从而抑制骨吸收，促进了骨形成，因而增强了体质，提高了机体对创伤的修复能力，加快了骨质疏松性骨折病人的骨折愈合。吴洲红观察针刺治疗原发性骨质疏松症60例的疗效，选取命门、肾俞、脾俞、胃俞、气海俞、悬钟、华佗夹脊、阿是穴，进针后行捻转补法，得气后接G6805-2型电针仪，共4组电极，采用疏密波，频率以患者能耐受为度，时间为25min，治疗时局部用华佗神灯照射。每日1次，30次为1疗程，治疗1疗程后休息3日，共治疗3个疗程。结果显示，临床痊愈2例，显效38例，有效18例，无效2例，有效率93.33%。针刺命门、肾俞、脾俞、胃俞、气海俞、悬钟、华佗夹脊等穴位，有补髓壮骨、补肾益精、培补脾胃、舒经通络止痛之功效。选择60~70岁的男性退离休老人，练功4~6.4年，练动静结合的老子功及内劲一指禅，并以健康老人为对照，结果练功组腰椎骨双凹指数均值为（84.34±2.39），对照组双凹指数均值为（80.20±3.42），差异性显著（P<0.01）。预防机理可能是使各种内分泌及代谢活动得到有益的调整与平衡，从而延缓老化。倪氏用滚动推压法、指压弹拨法、屈膝伸筋法、捏揉推髌法、点穴拨筋法、扳压摇动法、放松等手法治疗膝关节病58例，每周3次，结果：优29例，良24例，好转5例。综合疗法是指2种以上治法相结合之疗法，即内治法与外治法相结合，实际上是内外合治法。吴氏等用中药内服加按摩法，将本病分为7型，认为"本病发病率高，症状多样，风寒湿热痹不能概括"，除传统四痹外，又提出瘀痹、郁痹、虚痹（分肝气不足和肝肾两亏）并辨证论治，使用传统成方加减，采用中药及手法治疗膝关节骨性关节炎121例，结果：优良率为68.6%，总有效率为87.6%。党氏以针推结合中药外

敷治疗骨质增生症 120 例，总有效率为 95.8%。周氏等以头皮针结合中药外敷治疗骨质增生症 200 例，总有效率为 97.5%。涂氏以小针刀治疗骨性膝关节炎 56 例，结果：治愈 40 例，好转 14 例，无效 2 例，总有效率为 96.4%。李氏等以膝关节镜切割骨赘并带出，并注入三七大黄液，同时服用三七大黄汤，切割术次数为 1～3 次，治疗骨性关节炎 98 例，结果疗效卓著。有学者将 50 例绝经后妇女随机分为气功组与对照组，停用各种中西药物，练功 6 个月，采用 SPA－Ⅰ型骨矿分析仪检测骨密度，结果显示，气功组骨密度从（0.578 ± 0.065）g/cm^2 上升到（0.63 ± 0.069）g/cm^2（$P<0.001$），而对照组骨密度仅从（0.571 ± 0.052）g/cm^2 上升到（0.577 ± 0.031）g/cm^2（$P>0.05$），2 组差异具有显著性意义（$P<0.01$）。综上所述，中医药治疗原发性骨质疏松症的疗效是肯定的。

3. 医案分析

案 1，蒋某，男，66 岁，1995 年 1 月 24 日初诊。背部疼痛伴腰部束带感月余，腰部重着，舌淡、苔白腻，脉细。检查：第 11、12 胸椎压痛。X 线检查提示：全身性广泛骨质疏松，第 11、12 胸椎压缩性骨折，椎体无明显移位。诊断为骨质疏松症，方用葛根汤加减：葛根 12g，桂枝 10g，麻黄 10g，白芍 15g，黄芪 20g，灵仙 12g，细辛 3g，秦艽 12g，防己 12g，木瓜 12g，甘草 3g。上方 7 剂症状明显减轻，再进 7 剂，束带感消失。

按：患者骨质疏松，骨为肾所主，肾虚是引起骨质疏松的基本原因，腰为肾之外府，腰部感受寒湿，阳气痹着不行故见束带感和重着感，方用葛根汤和表解肌；现代药理研究证明：葛根能扩张心血管、增加血流量，改善局部血液循环，从而改善局部肌肤痉挛状态，为方中主药；黄芪益气固表，据药理学研究，黄芪能增强机体的免疫功能，故在肺癌病人中重用黄芪；桂枝、白芍助葛根和表解肌，细辛、秦艽、灵仙祛风散寒通络，麻黄不仅能散寒解表，尚能宣肺利水。

案 2，杨某，女，53 岁，1959 年 10 月 22 日诊。3 年前因左面部肌肉抽搐，经省级医院诊为"面肌痉挛"。多方治疗，中西药进服 3 年，疗效不佳。病情时轻时重，近 2 个月逐渐加重。症见左面部肌肉时时抽搐、振颤，遇寒加重，舌质淡，苔白滑，脉弦紧。辨证为风寒袭络，拟祛风活血，散寒镇痉。葛根汤合天麻钩藤饮化裁：葛根 30g，白芍 30g，桂枝 10g，麻黄 6g，天麻 10g，钩藤 20g，全蝎 6g，僵蚕 6g，赤芍 15g，羌活 12g，细辛 15g，菊花 10g，蔓荆子 10g，蝉蜕 10g，白芷 10g，甘草 10g。水煎分 2 次服，日 1 剂。3 剂后面部发热，有微汗出，抽搐大减。效不更方，继服 6 剂痊愈。

按：本病前医所用方剂，大多以天麻钩藤饮加减治疗，然久治不效。我们认为本病不但要除风，更要注意散寒解肌，故重用葛根。现代药理研究：葛根"能扩张血管，缓解肌肉痉挛"。因辨证精当，用药恰中病机，故收良效。

案 3，刘某，男，53 岁，2001 年 11 月 27 日诊。因颈痛颈强伴右上臂疼痛麻木一个月就诊。患者素体健壮，一月前进塑料棚浇水后初感颈部强痛不适，渐至右上臂麻木痛，右臂肌肉无力，天气变阴疼痛加剧，西药治疗无效，特到本所就诊。经 X 线检查发现颈 3、4、5 椎体骨质增生，切其脉浮紧，舌淡苔薄白，辨别为风寒外袭太阳，经输不利。方用葛根汤加减。葛根 50g，麻黄 15g，桂枝 15g，生姜 15g，炙甘草 10g，芍药 15g，大枣 12 枚，姜黄 20g，木瓜 15g，桑枝 30g，灵仙 20g，鸡血藤 30g，全虫（冲）6g，蜈蚣 2 条（冲）。3 剂，水煎服。二诊：上药服 2 剂，身出微汗，疼痛大减，3 剂服完，颈痛颈强感消失，唯感上臂麻木，后用葛根汤合黄芪桂枝五物汤，又服 7 剂，诸证消失。

按：本证为寒邪外袭太阳，经输不利，故颈痛颈强伴上臂麻木，气候变化加剧。用葛根汤散寒解肌，升津舒筋，姜黄、木瓜、桑枝、灵仙、鸡血藤活血通络，全虫、蜈蚣祛风通络止痛。一诊则汗出外邪解而痛止，仅留上臂麻木，继用葛根汤合黄芪桂枝五物调和营卫则麻木止而病愈。

4. 体会

目前，中医药治疗骨质增生症方面已做了大量的工作，取得了一定的进展，但仍然存在一些问题：（1）对骨质增生症之中医证候、治法、方药未能形成相对之系统认识，缺乏统一的分型标准。盖辨证论治是中医之精髓，若能建立统一的骨质增生症辨证分型标准，借以指导早期中药干预，充分发挥中医药在骨质增生症防治上之优势，势在必行。（2）缺乏大规模之临床研究，且部分研究、实验设计欠合理，随机、对照的设计原则等，多数研究局限于对骨质增生快速性疗效之短期观察，对于中医对本病远期疗效及预后（诸如生活质量、并发症、致残率等）之影响至今未见报道。在循证医学日益受到推崇的今天，若能采用传统医学干预手段对骨质增生症进行大规模之临床研究，既观察近期疗效，更重点追踪远期预后情况，从而达到提高中医药防治骨质增生症之水平和完善其防治策略之目的。（3）对单味药之研究较少，应加大研究力度，研究出防治骨质增生症的有效成分和有效单体。（4）复方药应以大样本研究为主，找到一个组方合理、疗效确切的中草药方剂，为今后开发出疗效卓著之抗骨质增生中药奠定坚实的基础。（5）在治法研究方面，目前临床和实验研究多推崇"肾主骨"之理论，以补肾壮骨者繁多，而肝脾气血诸虚并邪（风寒湿痰瘀）实鸱张之报道者较少。故笔者认为骨质增生症之发生发展与"本虚标实"、"在治法研究方面，"虚实夹杂"密切相关，应对此加大其研究力度。

四、冠心病

1. 祖国医学对冠心病的认识与治疗

我国古代医籍中并没有"冠心病"的病名，古代医家大多从其相对应的症状命名如"胸痹"、"厥心痛"、"真心痛"、"卒心痛"等，目前冠心病归属于中医的"胸痹病"已成为医药界的共识。两千多年来，经过一代又一代人的不断努力和摸索，祖国医学对胸痹病的也形成了自己独特的理论体系，对其病因病机的研究散见于历代文献中。《素问阴阳应象大论》云："年四十而阴气自半。"其临床表现最早见于《内经》言："心病者，日中慧，夜半甚，平旦静……"《灵枢·五邪》篇中也指出："邪在心，则病心痛。"《素问藏气法时论篇》中曰："心病者，胸中痛，胁支满，胁下痛，膺背肩胛间痛，两臂内痛。"汉代张仲景《金匮要略》正式提出"胸痹"的病名，首先医圣张仲景明确提出"胸痹"病名，并在《金匮要略》中精辟地将胸痹心痛的病因病机概括为"阳微阴弦"，就脉象而言，阳微指关前寸脉微，气虚衰，阴弦指下焦阴寒邪盛，即胸痹心痛之病，为本虚标实之证。并据此以栝蒌、薤白为主药，创制了瓜蒌薤白半夏汤等瓜蒌薤白三方，作为中医药治疗冠心病的经典基础方剂，时至今日，沿用不衰。并补充茯苓杏仁甘草汤、橘枳姜汤、薏苡附子散、乌头赤石脂丸等方剂，用于胸痹心痛兼辨证治疗。阴弦指关后尺脉弦。而就病机而言，阳指上焦，指出"阳微阴弦"是其主要发病机制，并进行了专门的论述。隋代巢元方《诸病源候论》将"心痛"、"胸痹"分篇讨论，如《诸病源候论·

心痛病诸候》云"痛者,风凉邪气乘于心也",指出本病诱发可能与气候异常变化有关。唐代孙思邈《备急千金要方》载九种心痛,一、虫心痛,二、疰心痛,三、风心痛,四、悸心痛,五、食心痛,六、饮心痛,七、冷心痛,八、热心痛,九、去来心痛。从病因及病理表现角度,对心痛进行较为详尽分类,但所指病证范围宽泛,如其中的食心痛实指胃脘痛。宋代陈无择在《三因极一病证方论·九痛叙论》中记载:"夫心痛者,在方论则曰九痛,《内经》则曰举痛,一曰卒痛。种种不同,以其痛在中脘,故总而言之曰心痛,其实非心痛也。"认为古言"九种心痛"实为胃脘部痛。此外,宋元时期国家官修大型综合方书盛行,其中记载了丰富的胸痹心痛证治方药,如《太平圣惠方》有"治卒心痛诸方"、"治心痛彻背诸方"等方剂门类,是对宋代及之前胸痹心痛证治剂的系统收集及分类整理,也体现出该时期胸痹、心痛证治,以温通理气、活血通窍为显著特点,如《太平惠民和剂局方》收录的苏合香丸,具芳香开窍,行气止痛之效,是辛温开窍醒神的代表方剂。在心痛病因病机研究方面,宋代陈无择《三因极一病证方论》,以三因统分各类心痛,并在内因论述中首重"喜怒忧郁"等情志病因,特色鲜明。金代刘完素在《素问病机气宜保命集》中,采用汗、利、散等治法治疗胸痹、心痛,是对该病辨证论治体系的进一步丰富。张介宾在《景岳全书》中云:"凡病心腹痛者,有上中下三焦之别,上焦者痛在膈上,此即胃脘痛也。"认为除了"死不可治"的真心痛外,其他心胸部疼痛的疾病都应属胃脘痛,此论点至清代已被大多数医家所接受及认可。另明代王肯堂在《证治准绳》指出元代朱丹溪所言心痛即为胃脘痛,在治疗方面,明清医家在总结前人经验基础上,提出了活血化瘀治疗法则,如《证治准绳·诸痛门》用大剂桃仁、红花、降香、失笑散等治疗杀血心痛,《时方歌括》以丹参饮治疗心腹诸痛,《医林改错》以血府逐瘀汤治疗胸痹、心痛等,至今沿用不衰,为胸痹治疗另辟蹊径,一改汉唐宋元时期以温里药为主的治疗局面。1949年新中国建国以后,祖国中医药事业得到快速发展,在胸痹、心痛病名方面趋于规范统一,如中医药行业标准—《中医病证诊断疗效标准》中将以胸闷心痛为主症的疾病命名为"胸痹心痛";国家标准—《中医临床诊疗术语——疾病部分》中称"胸痹(心痛)",并认为该病证与现代医学冠状动脉粥样性心脏病(心绞痛、心肌梗死)关系密切。在胸痹心痛病因病机方面,认为该病因寒邪内侵、饮食失调、情志失节、劳倦内伤、年迈体虚等因素导致心脉瘀阻或心脉失养所致。病机则包括虚实两面，为本虚标实之证，实为寒凝血瘀等，虚为气虚阴伤等，并可发生虚实转化，如因实致虚，或因虚致实。在胸痹心痛治疗方面，主张急则治其标，缓则治其本。本虚宜补，权衡心脏阴阳气血之不足，尤为重视补益心气之不足。同时，肾虚、肝郁亦常可累及于心，导致心阳不振，无以温运心脉，或心阴亏虚、脉道失润，均可使气血运行失畅而瘀滞，心脉痹阻发为胸痹。历代医家对胸痹病的理论研究的在此基础上不断沿袭和发展一直持续到现在，并形成了自己独特的理论体系。

病因病机

《黄帝内经》首先提出了外感、内伤，陈无择在《内经》理论的基础上，提出了"不内外因"的"三因"学说，其后的医家在长期的临床观察和摸索实践中，形成了独特又完整的胸痹中医病因学理论。《医学正传·胃脘痛》："有真心痛者，大寒触犯心君"，可见寒邪抑遏阳气可使血行瘀阻而发为胸痛。宋代医家严用和认为"皆因外感六淫，内伤七情，或生冷果食之类，使邪气搏于正气，邪正交击，气闭塞郁于中焦"所致，沈金鳌认为"夫心主诸阳，又主阴血，故因邪而阳气郁则痛，阳虚而邪盛者亦痛，因邪而阴血凝注者痛，阴虚而邪盛者亦痛"。时至当代，关于胸痹的病因学研究在古代医家的理论成果上都有了进一步的继承和发展。名老中医邓铁涛教授认为，心气虚与心阴虚是本病的内因，痰与瘀是本病诱发因素，邵念方则认为气虚是本病的基本病因，安洪泽提出胸痹的病因与心脏气血阴阳偏虚等有关，袁建总结古籍文献认为胸痹病因主要有脏腑亏虚、饮食不节、情志失调、外邪侵犯等。关于该病发生的原因，《中医内科学》教材归纳为寒邪内侵、饮食失调、情志失节、劳倦内伤、年迈体虚等因素。

关于病机方面的研究，早在汉代，张仲景就在《金匮要略·胸痹心痛短气病脉证治》指出"夫脉当取太过不及，阳微阴弦"，认为胸痹的发生主要由于胸阳不足，阴邪等痹阻胸阳，不通则痛，阳微阴弦四字提纲挈领概括了胸痹心痛的病机。《诸病源候论·心痛病诸候》曰："心痛者，风冷邪气乘于心也。"宋《太平惠民和剂局方》云："胸痹疼痛，痰逆心膈不利。"《太平圣惠方治卒心痛诸方》："夫卒心痛者，由脏腑虚弱，风邪冷热之气……痛不得息。"曹云超认为痰瘀阻滞是贯穿本病的主要矛盾，痰瘀阻滞气机，病殃及血，致瘀血内停，不通则痛。吕翠芬等则认为痰瘀交阻心脉是胸痹的重要的致病因素。郑静敏将胸痹的病机分为外邪内袭，心脉受阻；痰湿阻滞血脉；瘀血内阻；七情过极，气血耗伤；脏腑虚损，气血亏虚等方面。刘彩霞根据络病学的理论，认为心络阻滞及络虚不荣则发为胸痹心痛。综览历代医家所论，胸痹的主要病机可总结为本虚标实、虚实夹杂。发病之标在于寒凝、血瘀、气滞、痰浊等实邪痹阻胸阳，阻滞心脉；气虚、阴伤、阳衰，肺、脾、肝、肾亏虚，心脉失养则为发病之根本。

辨证分型

迄今为止关于冠心病的中医辨证分型、临床特点，众多医家仍众说纷纭，各持己见，从上世纪70年代起我国就对冠心病中医辨证分型开展了诸多研究。李春锦总结了近十年来有关治疗冠心病的文献，根据中医辨证论治可分为寒凝心脉证、气滞血瘀证、痰瘀痹阻证、心肾阳虚证、气阴两虚证5种证型。徐智则认为应从气血两虚、痰湿阻滞、气滞血瘀和心肾阳虚4种方法辨证施治。汪永庆从"心主血脉"认为心脏疾患和"血""脉"密切相关，临床上常分为心血瘀阻型、痰瘀闭阻型、寒凝气滞型、心阳不足型、心阴不足型。近些年因现代医学的飞速发展，诸多学者将现代医学的客观指标和量化手段与中医证型广泛结合做了一系列研究，沈培红等收集疑似冠心病患者，通过冠脉成像检查显示：病变冠脉以心血瘀阻证和痰浊痹阻证多见，且冠脉病变范围狭窄程度显著高于其他证型。农一兵等对80例经冠状动脉造影确诊为冠心病的病例经中医辨证后发现，气虚证多支病变显著多于非气虚证，气虚血瘀证多支病变显著多于非气虚血瘀证。王玉燕等对冠心病患者进行颈动脉超声检查，结果显示血瘀证和痰浊证的颈动脉病变程度显著高于其他证型。杨徐行等的研究则证明了血清反应蛋白在冠心病的各个证型中都有升高，其中血瘀证、痰浊证升高明显。

总之，胸痹的辨证无论从气血、阴阳、六淫论治，或者与现代医学相结合，都是立足于本虚标实的基本病机，考证分析其发病机理，以便灵活应对各种临床现象，为临床遣方用药提供理论依据。具体分型现归纳如下：

（1）寒凝心脉

症状：心痛彻背，每因受寒诱发，伴胸闷，心悸气短，畏寒肢冷。舌黯淡，苔白，脉弦紧。

证候分析：诸阳受气于胸中而转行于背，阴寒内侵，胸阳被遏，心脉痹阻，故胸痛彻背；胸阳不振，气机受阻，故胸闷，心悸气短；阳气不足，寒凝血脉，故形寒肢冷，面色苍白；舌黯淡，苔白，脉弦紧，均为阳气不足、阴寒凝滞之候。

治则：散寒通阳，活血宣痹。

方药：瓜蒌薤白汤加减。

组成：瓜蒌皮12克，薤白6克，附片9克，桂枝9克，檀香6克，丹参15克，红花6克，细辛3克。随症加减：胸痛剧烈无休止，喘息不得平卧，属阴寒极盛之重证者，以乌头赤石脂丸（蜀椒、乌头、附子、干姜等）合苏合香丸，以温散通痹止痛。

（2）气滞血瘀

症状：心胸窒闷而痛，神情抑郁或郁怒。偏气滞者，胸胁窜痛，牵引肩背；偏血瘀者，心胸刺痛，夜晚为甚，心悸不宁。舌暗，见瘀点或瘀斑，脉弦或涩。

证候分析：情志不遂，肝失疏泄，气机郁结，故见神情抑郁或郁怒，心胸窒闷而痛；肝气横逆，则胸胁窜痛，牵引肩背；气滞血瘀，则心胸刺痛，血属阴，夜亦属阴，故入夜痛甚；瘀血阻滞，心失所养，故心悸不宁。舌暗有瘀点，脉弦或涩，为气滞血瘀之象。

治则：理气解郁，活血止痛。

方药：血府逐瘀汤。

组成：柴胡9克，赤芍12克，枳壳9克，当归9克，川芎9克，生地12克，桃仁9克，红花6克，川牛膝9克，桔梗3克，延胡索9克，甘草3克。随症加减：胸胁窜痛者，加香附9克、郁金9克，以加强理气解郁；心胸刺痛者，选三七粉2～3克，或乳香、没药各6～9克，以活血定痛；心悸不宁，早搏时发者，加丹参15克、龙齿30克，以宁心定惊。

（3）痰浊壅塞

症状：胸闷痛，气短，形体肥胖，身重，肢倦，乏力，但欲寐；舌苔浊腻，脉滑。

证候分析：脾主运化，脾虚痰盛，痰浊盘踞，胸阳失展，气机痹阻，故胸闷痛，气短；脾主肌肉，主升清，痰浊困脾，脾虚失运，清阳不升，故形肥身重，肢倦乏力，但欲寐；舌苔浊腻，脉滑，均为痰浊壅盛之象。

治则：化痰泄浊，宣痹通阳。

方药：瓜蒌薤白半夏汤加味。

组成：全瓜蒌15克，薤白6克，半夏9克，陈皮9克，茯苓15克，丹参15克，砂仁3克。随症加减：苔腻，纳呆者，加苍术9克，以运脾化湿；痰浊郁久化热见口干口苦，舌红，苔黄腻，脉滑数者，加黄连3克，竹茹9克，以清热化痰；倦怠欲寐者，选黄芪15～30克，党参15克，白术12克，菖蒲9克，以益气健脾，化痰醒神；血脂高者，选蒲黄20克（包煎），红花6～9克，山楂15～30克，以活血降脂。

（4）气阴两虚

症状：胸闷隐痛，心悸、气短，或伴头晕乏力，盗汗或自汗，口咽干燥；舌红，或边有齿痕，苔薄或少，脉细或结代。

证候分析：胸痹日久，气阴两虚，心失所养，心脉涩滞，故胸闷隐痛，心悸气短；气虚无以行血，则头晕乏力；气虚失摄则自汗；阴虚内热则盗汗，口咽干燥；舌红或边有齿痕，脉细或结代，均为气阴两虚之象。

治则：益气滋阴，养血通脉。

方药：生脉散加味。

组成：黄芪30克，党参15克，麦冬15克，五味子6克，玉竹9克，当归9克，川芎9克，丹参15克，炙甘草9克，大枣5枚。随症加减：心悸不眠者，加酸枣仁12克、茯神12克，以宁心安神；自汗者，加糯稻根12克、浮小麦15克，以补虚敛汗；盗汗者，加知母12克，以清热止汗；胸痛渐剧者，选延胡索9克，川楝子9克，以理气活血止痛。

（5）脾肾阳虚

症状：胸闷胸痛，气短形寒，神疲腰酸，小便清长，或心悸肢肿，重则胸痛彻背，神昏喘促，冷汗肢厥。舌淡，苔白，脉沉无力或脉微欲绝。

证候分析：脾肾阳虚，胸阳不振，心血不利，可见胸闷胸痛，气短形寒，神疲腰酸，小便清长；阳虚水气凌心则见心悸肢肿；肾阳衰惫，阳气欲脱，心脉痹阻，故胸痛彻背，神昏喘促，冷汗肢厥；舌淡，苔白，脉沉无力或脉微欲绝，均为脾肾阳衰或阳气欲脱之象。

治则：温补脾肾，活血通脉。

方药：金匮肾气丸、四君子汤合丹参饮加减。

组成：附片9克，桂枝9克，熟地9克，山药12克，山茱萸9克，茯苓15克，泽泻15克，黄芪30克，党参15克，白术15克，丹参15克，檀香6克。随症加减：胸痛彻背者，加制乌头9克，高良姜6克，香附9克，以温经行气止痛；神昏喘促，冷汗肢厥者，以参附汤（人参6～12克，附片9～30克）给予抢救。

中成药

①复方丹参滴丸每次10粒，每日3次。

②麝香保心丸每次1～2粒，发作时舌下含服。

③冠心苏合香丸每次1粒，胸痛剧烈，汗出较冷时化服。

简便方

①黄芪30克，丹参15克，红花6克，延胡索12克。每日1剂，分2次服，适用于冠心病患者常服。

②三七粉装入胶囊，每次2～4粒，每日3次，适用于心绞痛反复发作者。

其他疗法

膏药穴位敷贴法：以代温灸膏或香桂活血膏，敷心俞、厥阴俞或膻中等穴位。

足浴法：以当归、川芎、赤芍、红花、鸡血藤、乳香、没药、苏木、桂枝等煎水，每晚浸足约30分钟。

食疗法：山楂、荷叶、薏苡仁、粳米各30克，煮粥，经常食用。

适于冠心病患者降脂减肥。

2. 临床应用与实验研究

罗伟观察60例高血压患者，随机分为基础治疗组（对照组）和基础治疗加葛根素治疗组（葛根素组），以放免法检测治疗前后血浆ET、TXB2、6-K-PGF1α含量的变化。结果显示高血压病患者血浆ET、TXB2的含量显著增高，6-K-PGF1α含量明显降低。应用葛根素治疗后ET含量很快下降，TXB2含量降低，6-K-PGF1α含量显著提高，临床症状明显改善。杨洁用自拟葛根汤治疗原发性高血压病42例，随机分为中药自拟葛根汤治疗组和西药尼群地平对照组，治疗组42例，对照组35例，结果治疗组总有效率90.5%，对照组总有效率88.6%。郭文等人观察葛根素对妊娠高血压的治疗作用，将妊娠高血压患者60例随机分为治疗组和对照组，在科学护理和人文关怀配合下，对照组常规治疗，治疗组联合使用葛根素。结果显示两组患者血压控制水平均较理想，尿蛋白含量和血细胞比容均下降，但葛根素组优于对照组。韩暄等人探讨葛根素注射液治疗妊娠高血压综合征的临床疗效，以回顾性分析两年来收治的 60 例妊娠期高血压综合征患者，随机分为治疗组与对照组，观察两组患者的临床治疗效果。结果显示治疗组的收缩压（133.25±15.46）mmHg 和舒张压（87.31±12.89）mmHg，明显低于对照组的收缩压（162.17±15.02）mmHg 和舒张压（124.73±18.33）mmHg，治疗组的自然分娩率（63.3%）明显高于对照组的自然分娩率（43.3%），提示葛根素注射液是治疗妊娠高血压综合征有效药物，可有效改善患者的临床症状。

黄帧桧等人观察葛根素对肾性高血压大鼠血压的影响，并通过观察 apelin-12、血管紧张素Ⅱ（AngⅡ）和一氧化氮（NO）含量的变化，探讨葛根素的降压机制。将雄性 Sprague-Dawley（SD）大鼠 65 只随机抽取 8 只作为假手术组，其余采用两肾一夹法造成肾性高血压大鼠模型。将造模成功大鼠随机分成 5 组：葛根素高、中、低剂量组、卡托普利组和模型组。给药 6 周，每 2 周测 1 次血压。给药 6 周后取血，取肾脏。结果显示葛根素具有降压作用，并且随着剂量的升高血压下降越明显。葛根素高、中剂量组血清中 apelin-12 含量显著下降（$P<0.01$），葛根素低剂量组则下降不明显，但仍有统计学意义（$P<0.05$）。肾脏中 apelin-12 含量随着葛根素剂量的升高而逐渐降低。葛根素高、中剂量均能显著降低血浆中 AngⅡ 含量（$P<0.01$），低剂量葛根素则影响不显著（$P>0.05$）。葛根素高、中剂量均能显著升高血清中 NO 含量（$P<0.01$），低剂量葛根素则影响不明显（$P>0.05$）。刘剑等人观察饮食中添加葛根素对肥胖型高血压大鼠的心血管代谢指标的影响，尤其关注其对于血压和血管功能的效应。自发性高血压大鼠 24 只，分正常饮食对照组（8 只）、高脂饮食组（8 只）、高脂饮食+葛根素组（8 只），大鼠先进行 1 周的适应性喂养，1 周后进行干预，干预时间为 14 周；每周测 1 次体重、鼠尾血压；实验结束时空腹取血浆测血脂、血糖值，取胸主动脉观察主动脉的内皮依赖性及非内皮依赖性舒张功能。结果显示葛根素可防止高脂饮食导致的自发性高血压大鼠体重的增加及血压、血糖的升高，与高脂饮食组比较，$P<0.05$ 或 $P<0.01$；长期葛根素喂养可有效防止高脂饮食导致的高血压大鼠的血脂水平升高，长期

的葛根素喂养可显著改善肥胖型高血压大鼠的血管舒张功能及降低血压，说明葛根素可有效改善肥胖型高血压大鼠的相关代谢指标，并可明显降低血压及改善血管功能，提示葛根素对肥胖型高血压有较好的防治作用。韩超等人观察葛根素对胰岛素抵抗——高血压大鼠自由基损伤的作用。选用出生 6~8d 的健康 SD 大鼠 71 只，雌雄不拘。随机抽出 20 只为正常对照组，饮用蒸馏水和喂饲普通饲料；其余大鼠给予饮用蔗糖水和盐水及喂饲高脂高盐高糖饲料造成胰岛素抵抗—高血压病理模型。造模 8 周后，挑选血压和糖耐量异常的胰岛素抵抗—高血压造模成功大鼠 51 只，随机分为 5 组，模型组 11 只，卡托普 10 只，葛根素高剂量组 10 只，葛根素中剂量组 10 只，葛根素低剂量组 10 只，各组均照上述方法继续造模 4 周。同时，正常对照组和模型组，肌肉注射 500g/L，丙二醇 0.8ml/kg，卡托普利组肌肉注射卡托普利注射液，7mg/kg，葛根素高、中、低剂量组：按华兴帮《大鼠穴位图谱的研制》及《实验动物与动物实验》中的取穴方法，选取大鼠双侧足三里（后三里）、脾俞、肾俞，按 80、40、20mg/kg 给予葛根素进行穴位注射，每天 1 组穴位，交替使用，分别给药 4 周后，用大鼠血压仪测定大鼠尾动脉收缩压；用血糖仪测定大鼠血糖；采用生化分析仪测定血清一氧化氮水平及一氧化氮合酶、丙二醛、超氧化歧化酶活性和空腹血糖水平；用酶联免疫分析仪测定血浆胰岛素含量，计算胰岛素敏感指数。结果显示卡托普利组、葛根素高、中剂量组给药 4 周后血压明显低于模型组。卡托普利组和葛根素高、中剂量组血浆胰岛素水平明显低于模型组，胰岛素敏感指数明显高于模型组；而葛根素低剂量组上述指标与模型组比较，差异不明显。模型组血清一氧化氮和丙二醛水平，一氧化氮合酶和诱导型一氧化氮合酶活力明显高于正常对照组；超氧化物歧化酶活力明显低于正常对照组。卡托普利和葛根素高剂量组血清超氧化物歧化酶活力明显高于模型组；卡托普利组和葛根素高、中剂量组血清丙二醛水平均明显低于模型组；葛根素低剂量组上述指标与模型组比较，差异不明显。卡托普利组、葛根素高、中剂量组血清一氧化氮水平和一氧化氮合酶及诱导型一氧化氮合酶活力均明显低于模型组；葛根素低剂量组血清诱导型一氧化氮合酶水平也明显低于模型组，但一氧化氮水平及诱导型一氧化氮合酶活力与模型组相近。说明葛根素能增强胰岛素抵抗—高血压大鼠的抗氧化能力，减轻自由基损伤，降血压，改善胰岛素抵抗，增强胰岛素敏感性。

3. 典型病案

案 1，陈某，女，48 岁。患高血压病 5 年余。近半年来，时感胸部窒闷，动辄心悸怔忡，呼吸短促，体倦乏力，服用中西药效不显。常突感心前憋闷绞痛，向左肩背部放射，数分钟始缓解。邀余诊治，据患者胸痛胸闷，短气乏力，心悸、口干、舌淡，边有齿痕，脉弦细，辨为气虚血瘀、心脉不通。治宜益气通脉、化瘀行滞。处方：葛根 30g，黄芪 15g，麦冬 15g，当归 10g，川芎 12g，赤芍 10g，甘草 6g。水煎温服，服药 10 剂，胸闷、乏力、呼吸短促、心悸诸证大减，继服 10 剂，自觉症状消除，活动如常，心电图检查正常，血压稳定。

按：冠心病属中医胸痹范围，发病机理在于心脉不通。《灵枢·经脉篇》说"手少阴气绝则脉不通，脉不通则血不流"，现代医学认为冠状动脉粥样硬化而致管腔闭塞或痉挛，猝然引起心肌短暂的缺血缺氧所致。葛根所含的葛根总黄酮、葛根素有明显的扩张冠状血管作用，能改善心肌氧代谢和乳酸代谢，抑制血小板聚集，解除微动脉痉挛、改善微循环、对抗心肌缺血，提高心肌工作效益。

案 2，李某，女，62 岁，1995 年 4 月 5 日就诊。有高血压病史 8 年，今因与邻居争吵而致眩晕头痛，颈项僵硬疼痛，伴耳鸣眼花，视物模糊，心悸失眠，手足有时不自觉地蠕动，四肢麻木，舌质红，苔薄，脉弦细。检查：体温 36.8℃，呼吸 22 次/分，脉搏 88 次/分，血压 26.5/15.9KPa。胸透：心呈主动脉型，升主动脉、左心室扩大。眼底检查：双视网膜动脉变窄，肾功能正常，此为 2 期高血压，属中医眩晕中肝火亢盛型，治宜平肝潜阳降压，投以自拟葛根汤加味。药用：粉葛根 30g，夏枯草 15g，决明子 15g，天麻 10g，双钩藤 15g，川牛膝 20g，生杜仲 12g，黄芩 10g，山栀 6g，珍珠母 15g。每日 1 剂，每日 2 次，早饭后 1 小时，午饭后 2 小时各服 1 次，服药时，嘱其清淡低盐饮食，保持乐观安定情绪。服药 1 周后，血压降至 21.3/13.3KPa，眩晕头痛减轻，心悸失眠、乏力、肢麻症状消失。后继服药 5 周，血压降至 18.7l/2.0KPa，眩晕头痛消失，偶有心悸失眠，眼花，其它症状消失。

五、急性肠炎

1. 祖国医学对急性肠炎的认识

中医学没有急性肠炎的病名，根据本病的主要临床表现，属中医呕吐、腹痛、泄泻、霍乱、绞肠痧、脱证等病证范畴。其病因有感受时邪、饮食所伤、情志失调及脏腑虚弱等，但主要关键在于脾胃功能障碍和胃肠功能失调。急性肠炎的发病主要与脾、胃、肝等脏腑密切相关。脾胃同居中焦，五行属土，通过经络相互连接，构成表里关系。胃主受纳，脾主运化；胃主通降，脾主升清；胃喜燥恶湿，脾喜润恶燥。二者在生理功能上纳运协调，升降相因，燥湿相济。《内经》中相关记载："脾胃者，仓廪之官，五味出焉"；"胃者，水谷之海，六腑之大源也"；"食气入胃，散肝于经，淫气于筋。食气入胃，浊气归心，淫精于脉。脉气流经，经气归于肺，肺朝百脉，输精与皮毛……饮入于胃，游溢经气，上输于脾，脾气散精，上归于肺，通调水道，下输膀胱，水精四布，五经并行……"这些论述清楚地指出了脾胃具有运化水谷精微的作用。而《灵枢·五味》中："胃者，五脏六腑之海也，水谷皆入于胃，五藏六腑皆禀气于胃"；"胃者五藏之本也……"；《素问阴阳应象大论》："脾主肉"；"四肢皆禀气于胃"；"脾脉者土也，孤藏（脏）以灌四旁者也"。这些论述则说明了脾胃不仅为气血生化之源，还主肌肉而充养四肢百骸。李杲则在以往医学著作的基础上，结合自己的医学心得认为脾胃为人体元气之本，他说："真气又名元气，乃先身生之精气，非胃气不能滋也。"同时还认为脾胃为精气升降运动之枢纽，"盖胃为水谷之海，饮食入胃，而精气先输脾归肺，上行春夏之令，以滋养周身，乃清气为天者也；升已而下输膀胱，行秋冬之令，为传化糟粕，转味而出，乃浊阴为地者也。"肝胆位于下焦，五行属木。肝主疏泄与脾之运化相互影响。肝主疏泄是脾保持正常消化吸收功能的重要条件，肝主疏泄，分泌胆汁，输入胃肠，以助脾运化。脾主升清，又必赖肝经少阳春升之气的升发。所以，脾得肝之疏泄，则升降协调，运化功能健旺。唐容川《血证论》云："木之性主于疏泄，食气入胃，全赖肝木之气以疏泄之，而水谷乃化"、"胆中相火，如不充烈，则为清阳之气，上升于胃，胃土得以疏达，故水谷化。"周学海《读医随笔》亦曰：

脾主中央湿土，其体悼泽……其性镇静是土之正气也。静则易郁，必借木气以疏之。土为万物所归，四气具备，而求助于水和木者尤亟。……故脾之用主于动，是木气也。"另一方面，朱丹溪在《格致余论鼓胀论》中说："脾能使心肺之阳降，肾肝之阴升，而成天地之交泰，是为无病之人。"黄元御在《四圣心源》中说："木生于水，长于土，土气冲和，则肝随脾升，胆随胃降。"由此可知，肝胆脾胃共同维持着气机的通畅，体现了木土之间相互依赖相互影响的紧密联系。近年来，中医学界对的中西医治疗进行了深入的研究，并取得了长足进展，但是对于中医证候分布规律的研究却寥寥无几，主要是由于中医知识结构、思维、问诊技巧的差异，造成辨证分型的多样化，给证候的规范化带来难度。如何从症状体征的复杂组合中提取能反映的证候要素，成为证候研究的突破点，这要求中医学者透过"症状与体征的普遍联系"挖掘证候本质。因此有学者在临床流行病学调查的基础上，借助现代多元数据挖掘技术，探索的中医证候分布规律，为临床用药和科学研究提供依据。

病因

（1）感受时邪

夏秋之交，暑湿蒸腾，若调摄失宜，感受暑湿秽浊之气；或因贪凉露宿，寒湿入浸，寒邪秽气，郁遏中焦，使脾胃受损，升降失调，清浊不分，发为本病。李东垣说："肠胃为市，无物不受，无物不入，若风、寒、暑、湿、燥一气偏盛，亦能损伤脾胃。"（《脾胃论》）外感寒邪，由肌表经络而入里内传，内客于脾胃大小肠；寒为阴邪，其性凝滞，最易损伤脾胃阳气，阻滞气机，可导致脾胃、大小肠之纳化、传导功能失常，如《素问·举痛论》说："寒气客于胃肠之间，膜原之下，血不能散，小络急引，故痛。"气候炎热，感受火热病邪，或急性热病，邪热入里，或由风、寒、暑、湿、燥等邪气转化而成火热，耗伤脾胃大小肠阴液，可见口渴咽干，溲赤便秘；邪热阻滞胃肠，可致脘腹疼痛胀满；邪热灼伤胃肠血络，迫血妄行，可见吐血便血。湿为长夏主气，气候潮湿，或涉水淋雨，或伤于雾露，或水中作业久居湿地，均可感受外湿。湿邪侵犯人体，最易伤害脾胃，困阻脾阳，或滞留于大小肠，是脾胃大小肠纳化传导功能失常，而出现胸腔痞满，不思饮食，头重肢倦，腹胀便溏等。以上说明，多种外邪均可导致胃肠病的发生。邪气阻滞胃肠，经脉气血无以输布，脏腑功能受遏，从而导致种种病证。诚如《医方辨难大成》所说："外邪屈抑其中气，使气无由宣发于肢体，外感阻滞其中气，使气无由输布于脏腑，且外邪郁闭其中气，使气无由交通于肌肤，是以腹见为痛。"

（2）饮食所伤

饮食过量，停滞不化；或恣食肥甘，湿热内蕴；或误食生冷不洁之物，损伤脾胃，致运化失职，水谷精华不能吸收，反停为湿滞，清气不升，浊气不降，吐泻交作，而发本病。《医学正传·胃脘痛》中指出："致病之由，多由纵恣口腹，喜好辛酸，恣饮热酒煎熬，复餐寒凉生冷，朝伤暮损，日积月深……故胃脘疼痛。"饮食不节，或过饥过饱，损伤脾胃，则运化受纳功能减弱，胃气壅滞，致胃失和降，不通则痛。脾胃素虚，嗜食干硬难于消化之物，或咀嚼不充分，可致食积胃脘，难于运化腐熟，出现胃脘疼痛、胀满等症；过食五味，或偏嗜肥甘厚腻，饮酒无度，则损伤脾胃，蕴湿生热，壅滞脾胃气机，而致胃痛、呕吐。嗜饮浓茶，常可致寒湿凝阻中焦，损伤脾胃阳气，出现脘腹疼痛、胀满、呕恶等症，或诱发慢性胃痛急性发作。误食有毒之食物，直接损伤胃腑，出现呕吐、腹痛、泄泻等症；或因长期过用辛温燥热药物或对胃黏膜有损害的化学药品，使胃络失养，以致胃痛骤然发作。

（3）情志失调

脾气素虚，或原有食滞，或本有湿阻，但未致发病，复因情志失调，忧郁恼怒，精神紧张，以致肝失疏泄，横逆乘脾犯胃，脾胃受制，运化失常而成本病。正如《景岳全书·泄泻》篇所说："凡遇怒气便作泄泻者，必先怒时挟食，致伤脾胃，故但有所犯，即随触而发，此肝脾二脏之病也，盖以肝木克土，脾气受伤而然。"情志不舒，肝气郁结，疏泄无能，即所谓"木郁土壅"。或恼怒太过，肝气过盛，疏泄太过，横逆乘脾犯胃，脾胃受伤，运化失常；或过度悲伤、惊恐，"悲则气消"，"惊则气乱"，"恐则气下"，均可导致气机紊乱，升降失调，而引起急性胃痛发作。如《沈氏尊生书胃痛》所说："胃痛，邪干胃脘病也。……唯肝气相乘为尤甚，以木性暴，且正客也。"气滞日久或久痛入络，可致胃络瘀血。如《临证指南医案·胃脘痛》说："胃痛久而屡发，必有凝痰聚瘀"。

（4）脾胃虚弱

长期饮食失调，或劳倦内伤，或久病缠绵，均可导致脾胃虚弱，因脾主运化，胃主受纳，脾胃虚弱则不能受纳水谷和运化精微，以致水反成湿，谷反为滞，湿滞内停，清浊不分，混杂而不遂成本病。

（5）命门火衰

命门之火，助脾胃之运化以腐熟水谷。若年老体弱，肾气不足；或久病之后，肾阳受损；或房室无度，命门火衰，致脾失温煦，运化失职，水谷不化，升降失调，清浊不分，而成泄泻。且肾为胃之关，主司二便，若肾气不足，关门不利，则可发生大便滑泄、洞泄。如《景岳全书·泄泻》曰："肾为胃关，开窍于二阴，所以二便之开闭，皆肾脏之所主，今肾中阳气不足，则命门火衰，而阴寒独盛，故于子丑五更之后，当阳气未复，阴气盛极之时，即令人洞泄不止也。"

病机

脾为后天之本，气血生化之源，位于中焦属土脏，喜燥恶湿，主升清气，脾主运化水谷，转输精微，胃与脾为表里关系，主受纳水谷，气机为降，喜润恶燥，二脏共为一燥一湿，一纳一运，共起健运受纳功能。夏秋之际，暑湿交蒸，病者又贪冷凉或误食腐蚀之物，致脾胃受伤，升降失司，清浊不分，乱于胃肠而致吐泻发为本病。胃为阳腑，以通为用，其气以和降为顺，不宜郁滞。各种原因作用于脾胃，皆可导致气机阻滞。张洁古云："阻滞也，谓肠胃隔绝，而传化失常。"（《医学启源》）指出了气机阻滞的结果是引起脾胃运化、受纳、传导功能失常而形成各种病症。如风寒湿热等外邪侵犯胃肠，"外邪客于中焦则其气闭，气闭而气与邪争。"（《医闻难辨大成》）或实热、痰饮、宿食、湿浊、瘀血、虫积等病理产物中阻胃肠，皆可阻塞病机。胃痛的病变部位在胃，但与肝、脾的关系极为密切。因情志因素，忧思恼怒，气郁伤肝，肝气横逆，势必克脾犯胃，致气机阻滞，胃失和降而痛。脾胃病在虚的基础上亦可出现气机阻滞，如脾阳不足，则寒自内生，胃失温养，致虚寒胃痛。如脾润不及，或胃燥太过，胃失和降。或阴虚不荣，脉失濡养，致阴虚胃痛。阳虚无力，血行不畅，湿而成瘀，可致血瘀胃痛。湿为病理产物之一，脾胃病的形成与湿邪关系甚为密切。脾位中焦，喜润恶燥，主升，胃为阳腑，喜燥恶湿，主降。脾胃功能减退或失调，运化失常，易致湿从内生，困阻脾胃，同时内湿阻滞，又常招致外湿侵袭。正如章虚谷所云："湿土之邪，同气相召，故湿热之邪，始虽外受，终归脾胃。"脾虚亦易感受外湿，即陈无择所谓：

"内外所感,皆由脾气虚弱而湿邪乘而袭之。"脾胃为气机升降之枢纽,湿邪困阻中焦,脾胃运化功能失调,气机阻滞,不通则痛,而发胃痛。同时由于人体脏腑功能不同,体质的差异,在病理上又可出现寒化和热化两种倾向。如素来脾胃虚寒,或过用寒凉者,则湿邪易于寒化,在临床上表现为寒湿证象;如属胃肠炽热或胃火炽盛,或妄加温燥者,则湿邪易于热化,在临床上表现为湿热证象。瘀血阻滞瘀血是由于血行失度或血脉运行不通而形成的一种病理产物。胃病之瘀血多由气机郁滞进而波及血分所致,即所谓"初病在气,久必入血"(《临证指南》),"气结则血凝"(《血证论》)。胃病之瘀血的形成常与脾胃功能受损有关。如脾胃气衰,无力推动血液运行,血必因之发生瘀阻;脾虚不摄,则血不循经而溢于脉外,离经之血不得消散,蓄而为瘀;脾胃阳虚,阳虚生寒,寒凝脉络。脉络拘急,血流不畅,淫而成瘀;脾胃阴虚,或肠道津亏,阴虚生内热,热而煎熬津液,血质黏稠,难以流通而为瘀;脾胃受伤,运化失常,痰湿内生,气机失宣,阻于血络,血滞成瘀。寒热失调是脾胃病的发病过程中重要的病理变化,如《灵枢·师传》:"胃中热,则消谷令人悬心善饥,脐以上皮热;……胃中寒,则腹胀;……胃中热,肠中寒,则胀而飧泻;胃中热、肠中寒,则病饥,小腹胀痛。"脾胃之热的形成,可因风寒暑湿燥等邪入于胃肠而化热;脏腑功能失调,劳倦内伤,七情过度,也可化热,即所谓"阳气者烦劳则张"、五志化火"。除此之外,其他脏腑之热亦可传入胃肠,如肝火犯胃,胆火移胃均可导致胃肠热证。邪热郁结中焦,使气机阻滞,胃肠失其通降之性,可出现胃痛等症。脾胃之热有实有虚,李东垣说:"阳精所降,谓脾胃不和,谷气下流。"亦即脾胃气虚,元气不足,清阳不升,则谷气下流,阴火上乘。他称这种阴火为"元气之贼",并说"既脾胃气衰,元气不足,心火独盛,心火者,阴火也。起于下焦,其系系于心。心不主令,相火代之。相火,下焦包络之火,元气之贼也。火与元气不两立,一胜则一负"。寒邪为病,既可直中胃肠,形成胃肠之寒实证;又可由脾胃阳虚,寒从内生,而出现脾胃之虚寒证候。《素问·举痛论》云:"寒邪客于胃肠之间,膜原之下,血不得散,小络急引,故痛。"寒邪内客于胃,则阳气被寒邪所遏而不得舒展,可致胃痛;脾胃虚寒,胃失温养,可见胃隐隐作痛。

泄泻的病因有外感、内伤之分,外感之中湿邪最为重要,脾恶湿,外来湿邪，最易困阻脾土，致脾失健运，升降失调，水谷不化，清浊不分，混杂而下，形成泄泻，其他诸多外邪只有与湿邪相兼，方能致泻。内伤当中脾虚最为关键，泄泻的病位在脾胃肠，大小肠的分清别浊和传导变化功能可以用脾胃的运化和升清降浊功能来概括，脾胃为泄泻之本，脾主运化水湿，脾胃当中又以脾为主，脾病脾虚，健运失职，清气不升，清浊不分，自可成泻，其他诸如寒、热、湿、食等内、外之邪，以及肝肾等脏腑所致的泄泻，都只有在伤脾的基础上，导致脾失健运时才能引起泄泻。同时，在发病和病变过程中外邪与内伤，外湿与内湿之间常相互影响，外湿最易伤脾，脾虚又易生湿，互为因果。本病的基本病机是脾虚湿盛致使脾失健运，大小肠传化失常，升降失调，清浊不分，脾虚湿盛是导致本病发生的关键因素。

临床表现

泄泻以大便清稀为临床特征，或大便次数增多，粪质清稀；或便次不多，但粪质清稀，甚至如水状；或大便清薄，完谷不化，便中无脓血。泄泻之量或多或少，泄泻之势或缓或急，常兼有脘腹不适，腹胀腹痛肠鸣，食少纳呆，小便不利等症状。起病或缓或急，常有反复发作史。常由外感寒热湿邪，内伤饮食情志，劳倦，脏腑功能失调等诱发或加重。

辨证要点

（1）辨寒热虚实

粪质清稀如水，或稀薄清冷，完谷不化，腹中冷痛，肠鸣，畏寒喜温，常因饮食生冷而诱发者，多属寒证；粪便黄褐，臭味较重，泻下急迫，肛门灼热，常因进食辛辣燥热食物而诱发者，多属热证；病程较长，腹痛不甚且喜按，小便利，口不渴，稍进油腻或饮食稍多即泻者，多属虚证；起病急，病程短，脘腹胀满，腹痛拒按，泻后痛减，泻下物臭秽者，多属实证。

（2）辨泻下物

大便清稀，或如水样，泻物腥秽者，多属寒湿之证；大便稀溏，其色黄褐，泻物臭秽者，多系湿热之证；大便溏垢，完谷不化，臭如败卵，多为伤食之证。

（3）辨轻重缓急

泄泻而饮食如常为轻证；泄泻而不能食，消瘦，或暴泻无度，或久泄滑脱不禁为重证；急性起病，病程短为急性泄泻；病程长，病势缓为慢性泄泻。

（4）辨脾、肝、肾

稍有饮食不慎或劳倦过度泄泻即作或复发，食后脘闷不舒，面色萎黄，倦怠乏力，多属病在脾；泄泻反复不愈，每因情志因素使泄泻发作或加重，腹痛肠鸣即泻，泻后痛减，矢气频作，胸胁胀闷者，多属病在肝；五更泄泻，完谷不化，小腹冷痛，腰酸肢冷者，多属病在肾。

治疗原则

根据泄泻脾虚湿盛，脾失健运的病机特点，治疗应以运脾祛湿为原则。急性泄泻以湿盛为主，重用祛湿，辅以健脾，再依寒湿、湿热的不同，分别采用温化寒湿与清化湿热之法。兼夹表邪、暑邪、食滞者，又应分别佐以疏表、清暑、消导之剂。慢性泄泻以脾虚为主，当予运脾补虚，辅以祛湿，并根据不同证候，分别施以益气健脾升提、温肾健脾、抑肝扶脾之法，久泻不止者，尚宜固涩。同时还应注意急性泄泻不可骤用补涩，以免闭留邪气；慢性泄泻不可分利太过，以防耗其津气；清热不可过用苦寒，以免损伤脾阳；补虚不可纯用甘温，以免助湿。若病情处于寒热虚实兼夹或互相转化时，当随证而施治。

急性肠炎属实邪致病、来势凶猛、发病急骤、变化突然，病因常为脾伤积湿。脾主运化，喜燥恶湿。胃主受纳，喜润恶燥。脾升胃降，表里为助，燥湿相济，共同完成消化吸收功能。一旦燥湿平衡失调，易出现"湿胜则濡泻"，本病病机在于脾胃的运化失职，脾升不及，则下流而泻。急性肠炎以实邪为主，故祛邪是关键，邪去则正安。无论外感、食滞、内伤均可导致湿邪内停，祛邪主以祛除湿邪。祛湿之法不外芳香化湿、淡渗利湿、苦寒燥湿、祛风胜湿、辛通泄湿、健脾运湿、温阳化湿等。应分别根据寒、热、表、里、阴、阳、虚、实辨证选药，再加用健脾益胃之品。

急性肠炎虽然是实邪致病，但亦因人而异，男、女、老、幼体质不同，具体分别对待。素有脾弱易泄泻或泻则体弱伤及气阴者，尤应注意扶正，不能拘实邪所伤，即单认祛邪为法，而应掌握中医整体观念与辨证论治的特点，因症辨证。其治之要在于虚者补之，寒者温之，食积则消导，湿热则清利，陷下必升提，滑脱需固涩。对本病常用的方法有：祛积消食法、导滞攻下法、清热利湿法、行气消胀法等。体弱久泻者，可用温中健脾法、涩肠止泻法、养阴清热法、扶阳固脱法等。临床常见寒热、虚实证候，往往不是单纯存在，故治法也不能截然分开，须据病情，因机灵变。用药须注意几点：①清热苦寒之品，中病即止，不宜久用，否则易伤脾胃之气。②淡渗利湿之剂，不可用之过量，渗利过度则津枯阴截。③固涩之剂，不可用之过早，固涩收敛过早，致积滞未消，余邪留寇。④攻下之剂不可多用，攻伐太过则伤元气，尤对虚弱者更应慎用。腹泻止后，应保护胃气，可给予参、术、苓、草之类健脾益气。若气阴两虚，表现口干舌燥、少气懒言者，可投生脉散，益气养阴。

辨证分型

（1）肠胃湿热

证候表现：起病急骤，恶心频发，呕吐吞酸，脘腹阵痛，泻下急迫，大便不爽，粪色黄褐腥臭，舌苔黄腻，脉滑数。

证候分析：肠胃湿热，多见夏季，暑热夹湿，损伤脾胃，内扰胃腑，浊气上逆则恶心呕吐；肠中有热，湿热蕴蒸胃肠，则泻下急迫；湿阻中焦，气机不利则腹痛阵作；苔黄腻，脉滑数均为湿热之证。

治法：清化湿热，调理肠胃。

方药：葛根芩连汤加减。

组方：葛根、黄芩、黄连、金银花、荷叶、白扁豆、甘草、车前子。药中葛根、金银花解肌清热，升清止泻，黄芩、黄连苦寒清热燥湿，茯苓、车前子健脾利湿，扁豆、荷叶清暑化湿，甘草甘缓和中止痛调和诸药。如腹痛甚者，加白芍、木香理气缓中；呕吐剧者，可先服玉枢丹以辟浊止呕；夹食滞者，宜加神曲、麦芽、山楂等消食之品。

（2）寒湿阻滞

证候表现：呕吐清水，恶心，腹泻如水，腹痛肠鸣，恶寒发热，全身酸痛，苔薄白或白腻，脉濡。

证候分析：夏秋之交，贪凉露宿，寒湿侵体，寒邪秽气，郁遏中焦，脾胃乃伤，则见呕吐、泻下清稀或清水样便；若寒湿内盛，脾胃气机不畅，则腹痛肠鸣，若邪束肌表，营卫不和，则发热恶寒，头痛身痛；苔白腻，脉濡或浮，为寒湿蕴阻之象。

治法：祛邪化浊，散寒除湿。

方药：藿香正气散加减。

组方：藿香、大腹皮、白芷、紫苏、茯苓、清半夏、白术、陈皮、川厚朴。方中藿香、紫苏、川厚朴祛邪化浊，半夏、陈皮、茯苓、大腹皮和胃降逆，白芷、紫苏辛温解表。恶寒发热者，可加荆芥、防风；头痛，加羌活、独活；如有宿滞伴腹胀者，去白术，加炒六神曲、鸡内金消食导滞。

（3）食滞胃肠

证候表现：恶心厌食，得食愈甚，吐后反快，腹痛，泻下秽臭，急迫不爽，泻后痛减，苔厚腻，脉滑。

证候分析：饮食不节，尤误食腐蚀，或贪食生冷，暴饮暴食，致宿食内停，壅阻胃肠，气机失调，浊气上逆，而嗳腐酸臭；宿食下注，则泻下臭如败卵；若泻后腐蚀外出，则腹痛减轻；舌苔厚腻，脉滑是宿食内停之象。

治法：和胃降逆，消食化滞。

方药：保和丸加减。

组方：焦山楂、炒六神曲、茯苓、半夏、陈皮、连翘、莱菔子。方中山楂、神曲、莱菔子、茯苓消食和胃，陈皮、半夏理气降逆，连翘消食滞之郁热。食滞化热，大便泻下不爽者，可投枳实导滞丸；若胃中炽热呕吐者，可加姜竹茹、代赭石之品。

（4）脾胃虚弱

证候表现：禀赋不足，素体脾虚，饮食不慎，即易吐泻，大便溏薄，呕吐清水，时作时休，伴有面色不华，四肢乏力，舌淡脉濡。

证候分析：素体脾胃虚弱，运化失职，易吐泻交作，久泻不止；气血来源不足，故面色无华，四肢无力；舌淡，脉濡均为脾胃虚弱之象。

治法：健脾补气，和胃渗湿。

方药：参苓白术散加减。

组方：人参、白术、山药、茯苓、扁豆、砂仁、薏苡仁、炙甘草。方中人参、白术、茯苓、炙草补气健脾，扁豆、薏仁、山药淡渗利水，砂仁理气，使气机上下贯通，则吐泻可止。夹有食滞者，宜加鸡内金、山楂、神曲；腹痛甚而喜温喜按者，可用干姜、白芍；久泻脱肛者，可服用补中益气丸。

（5）肝气乘脾

证候表现：每逢抑郁恼怒，或情绪紧张之时，即发生腹痛泄泻，腹中雷鸣，攻窜作痛，腹痛即泻，泻后痛减，矢气频作，胸胁胀闷，嗳气食少，舌淡，脉弦。

证候分析：肝气不舒，横逆犯脾，脾胃失于运化，水湿内停，清浊不分，发为泄泻，泻后气机顺畅，故泻后痛减。

治法：抑肝扶脾，调中止泻。

方药：痛泻要方。

组方：方中白芍养血柔肝，白术健脾补虚，陈皮理气醒脾，防风升清止泻。若肝郁气滞，胸胁脘腹胀痛，可加柴胡、枳壳、香附；若脾虚明显，神疲食少者，加黄芪、党参、扁豆；若久泻不止，可加酸收之品，如乌梅、五倍子、石榴皮等。

（6）肾阳虚衰

证候表现：证候每于黎明之前，脐腹作痛，继则肠鸣而泻，完谷不化，泻后则安，伴见形寒肢冷，腹部喜暖，腰膝酸软。

证候分析：黎明之时，阴阳之气交接，此时阳气最弱，本有肾阳不足，温煦不够，此时加重不能温煦脾土，水液代谢失常，故为泄泻。

治法：温肾健脾，固涩止泻。

方药：四神丸加减。

组方：方中补骨脂温阳补肾，吴茱萸温中散寒，肉豆蔻、五味子收涩止泻，可加附子、炮姜，或合金匮肾气丸温补脾肾。若年老体弱，久泻不止，中气下陷，加黄芪、党参、白术益气升阳健脾，亦可合桃花汤固涩止泻。

（7）中气下陷

证候表现：证候多由久泻或大病或久病导致的久泻不止，甚者脱肛，伴见小腹坠胀，纳呆，少气懒言，体倦肢软，渴喜温饮，消瘦等。

证候分析：中气不足，清阳下陷，水湿下犯，大小肠清浊不分，故泄泻，坠胀脱肛。

治法：升阳举陷止泻。

方药：补中益气汤加减。

组方：方中黄芪补中益气，升阳固表为主药；党参、白术、炙甘草甘温益气，补益脾胃，为辅药；脾胃为气血营卫生化之源；脾虚易致气滞，故用陈皮理气化滞；升麻、柴胡协同芪、参升阳陷；气虚则血虚，故用当归补血和营，均为佐使药。诸药合用，共奏补中益气，升阳固表，强健脾胃之功。泄泻去当归，加茯苓、苍术、益智。腹胀加白芍、甘草，湿胜加苍术。

中成药及简易方

（1）香连化滞丸1丸，每日2次。用于湿热壅滞，腹痛腹泻，或下痢赤白，里急后重。或加味香连丸，主清热化湿，化滞止泻。寒湿阻滞型腹泻用香砂养胃丸，每次6g，每日2次。食滞胃肠者用越鞠保和丸，每次6g，每日2次。脾胃虚弱者用香砂六君子丸，每次6g，每日2次。甘温益气、健脾养胃。风寒泻，藿香正气胶囊每服2~3粒，1日3~4次。中寒泄泻，腹冷呕吐者，纯阳正气丸每服2~3g，1日3~4次。暑湿泄泻，甘露消毒丹每服2~3g，1日3~4次。湿热泻，葛根芩连丸，每服1~2g，1日3~4次。脾肾阳虚泻，附子理中丸每服2~3g，1日3~4次。

（2）茯苓15g，黄连6g，泽泻5g，苡米15g，车前子15g，葛根15g，滑石15g，甘草3g。用于湿热腹泻。

（3）焦三仙各10g，槟榔10g，白蔻仁10g，莱菔子10g，丹参10g，薄荷6g，大腹皮10g，元胡9g。煎汤饮用，每日1剂，主治食滞胃肠，腹痛腹泻。

预防保健

（1）预后：本病一般预后良好。由于沙门菌属感染的急性肠炎的胃肠道反应剧烈的肠道内的致病菌被迅速排出体外，因此，毒血症症状一般较轻，病人多于短期内自行恢复。部分病人由于机体抵抗力差，或患有一些慢性病或接受肾上腺皮质激素、免疫抑制剂等治疗，致使身体抵抗力下降，则病菌可自肠壁侵入血液引起菌血症，造成较大的感染过程。对急骤暴泻者要及时补液，并注意纠正电解质酸碱平衡，否则会有不良后果，对老人和婴幼儿尤应注意。

（2）预防：积极开展卫生宣教工作，勿进食病死牲畜的肉和内脏，肉类、禽类、蛋类等要煮熟后方可食用。加强食品卫生管理，变质及被沙门菌属污染食品不准出售。搞好食堂卫生，建立卫生管理制度，认真注意食品制作卫生，防止食品被污染。做好水源保护，饮水管理和消毒。

（3）保健：加强锻炼，增强体质，使脾旺不易受邪。心情舒畅，保持胃肠功能平衡。节饮食，以利脾胃受纳吸收功能。慎起居，避风寒乃阴平阳密，精神乃治。

（4）治愈标准：①症状体征消失。②因呕吐剧烈或有失水、酸中毒经对症处理后纠正，大便常规、血常规正常。

2. 典型病案

案1 王某，女，76岁，家庭妇女。1985年5月5日就诊。自述5天前头身痛，目痛流热，服桑菊饮一剂，即现腹痛泄泻而头痛等证，即随下利。刻下症：泄后腹痛，日十余次，头晕重，腰酸，胸闷不欲食，舌无苔，口中和，脉弦浮。

处方：葛根汤加减。葛根15克，麻黄5克，桂枝12克，白芍12克，大枣6枚，生姜5片，甘草4克。

二诊：服上方三剂，腹痛泄泻已愈十之七八，仍食少头晕，予补中益气汤三剂，诸证平复如初。

按：此例在下利形成之后，遗留有表证残存之迹，如头晕重之类。但观腰痛一证，知太阳的余邪，尚稽留在由经入腑之途；观胸闷一证，知太阳证的尾巴，尚显露在少阳之界，而典型的太阳一证已不复存在，竟用葛根汤一剂取得功效。太阳阳明合病下利，是太阳寒水内陷阳明所致，而杂病的下利，大多属寒，"寒者，水也。"寒水凌胃，胃阳式微，失去蒸腾之能，致有泻下之苦，以葛根汤和里开表，提挈寒水，虽年久沉病，亦可治愈。

案2 陈某，男性，10岁，学生，住安江镇红心街27号。1980年5月2日就诊。头痛身痛，大便泄泻已四天，今天上午水泻七次，腹痛无休止时，又加发热恶寒、无汗，体温39℃，舌苔厚白如积粉，渴不多饮，厌油腻，饮食未进，脉急数。其母追诉：几年来，右侧腹痛，经常发作。处方：葛根汤加藿香，葛根16克，麻黄6克，桂枝12克，白芍12克，生姜5片，大枣5枚，藿香10克，甘草3克。

二诊：次日其母携患儿前来复诊，上方连服二剂，头痛寒热等证即罢，脉静身凉，面泛笑容，饮食渐进，舌苔已去十之七八。与香砂六君子汤三剂以善其后，右腹疼痛的宿疾也从此而愈，随访至今，未见复发。

案3，王某，女性，76岁。住安江镇二街，家庭妇女。1980年5月5日就诊。据述，本月一日患头痛、体痛、目痛、流热泪。前进桑菊饮，仅服完一剂，即现腹痛泄泻，日十余行。而头痛等表证，即随泄利而消失，刻下泄泻腹痛如前，头晕重，胸闷不欲食，腰酸楚，舌苔薄，口中和，脉弦浮不任按。

处方：葛根汤，葛根15克，麻黄5克，桂枝12克，白芍12克，大枣5枚，生姜5片，甘草4克。

二诊：服上方三剂，腹痛泄泻愈十之七八，唯仍食少头晕，改予补中益气汤三剂，诸证平复。

案4，唐某，女性，43岁。黔阳县轻机厂工人。1980年8月9日就诊。自诉泄泻半年，屡经中西药治疗，未获寸效。近来病更沉重。诊视：脸色滞晦，精神萎靡，颜面四肢浮肿，胸闷喜呕，胃胀腹痛食减，大便泄泻，日三四行，完谷不化，脉细不任按，右脉独弦。

处方：葛根汤方三剂。

二诊：药后腹痛泄泻顿止，浮肿渐消，胃胀已愈十之八九，食欲改善。与补中益气汤三剂善后，随访至今未见复发。

按：葛根汤治疗下利，首见于《伤寒论》。通过多年的临床实践，笔者体会到葛根汤治疗下利的作用，应包括痢疾和泄泻，治疗泻泄的疗效远远优于"逆流挽舟法"的人参败毒散；葛根汤治疗泄泻，包括急性肠炎，甚至对某些慢性肠炎也取得了很好的效果；服葛根汤症状缓解后，一般都接服健脾益气药，如香砂六君子汤、补中益气等方巩固。

六、肩周炎

1. 中医学有关肩周炎的认识

肩周炎是以肩关节疼痛和肩关节活动受限为主要临床表现的疾病，中医称为肩痹、肩凝、肩不举、肩痛等，归属中医痹证范畴。中医学认为痹证是由风、寒、湿、热外邪侵入人体，闭阻经络，气血运行不畅或由创伤、劳损所致的病证。痹证以筋骨、肌肉、关节疼痛、酸楚、重着、麻木、屈伸不利为主要临床表现，痹有闭阻不通之意。在中医典籍中，痹证又有"痹"、"痹病"、"痛风"、"风湿"、"历节"等称呼。尽管名称不同，均系泛指由于人体正气不足，腠理疏豁，风、寒、湿、热等外邪单独或合并为患，或因内生痰浊、瘀血、毒热等，痹阻经筋、骨豁，致使肢体、肌肉、关节疼痛、重着、麻木、肿胀、屈伸不利，甚致造成关节的变形，或累及内脏为特征的一类病证的总称。

中医之痹证有广义和狭义之分。广义之"痹"是指机体为病邪闭阻，导致气血运行不利，或脏腑气机不宣所引起的各种病证，如五体痹、五脏痹、血痹、喉痹、胸痹、食痹等。明代张景岳在《景岳全书》中说："盖痹者，闭也，以血气为邪所闭，不得通行而病也。"狭义之"痹"指的是今所称之"痹证"或"痹病"，是指由于受风寒湿热等之邪，侵袭人体，闭阻经络，气血运行不畅所致的以肢体、关节疼痛、麻木、酸楚、重着、肿胀、屈伸不利，甚至关节变形，或累及脏腑为主证的一类病症，临床上具有渐进性以及反复发作的特点。其发病机制主要是素体虚弱、正气不足、卫阳不固，在感受风寒湿邪，流注经络关节，气血运行不畅而为痹证。

中医治疗肩痹和其它部位的痹证已有上千年的悠久历史，早在 2000 多年前战国时期中医著名经典《黄帝内经》对痹证的病因、病机、症状、治疗方法已有详细的论述。

《素问·痹论篇》言"风寒湿三气杂至，合而为痹也"，"痛者，寒气多也，有寒故痛也"，指出痹证的外在病因是风、寒、湿邪入侵机体，并提及痹证的表现症状为："痹或痛，或不痛，或不仁，或寒，或热，或燥，或湿……"并对痹证进行了分类："其风气胜者为行痹，寒气胜者为痛痹，湿气胜者为着痹。"根据病变在体内的不同部位指出痹证有："骨痹、筋痹、脉痹、肌痹、皮痹、痹在于筋则屈不伸。"《灵枢·百病始生》说："风雨寒热不得虚，邪不能独伤人。……此必因虚邪之风，与其身形，两虚相得，乃克其形。"外邪能够致病的内在原因是机体内正气虚弱无力抵抗外邪，并且指出："痹病不已，复感于邪，内舍五藏。"《素问·举痛论》阐述了痹证疼痛的机理在于不通，"寒气入经而稽迟，涩而不行，客于脉外则血少，客于脉中则气不通，故卒然而痛"。《灵枢·经筋第十三》描述了治疗筋痹方法："治在燔针劫刺，以知为数，以痛为腧。"《灵枢·寿夭刚柔第六》指出针刺方法应随体质、病位不同而变化："在内者，五脏为阴，六腑为阳；在外者，筋骨为阴，皮肤为阳。病在阴之阴者，刺阴之荥输；病在阳之阳者，刺阳之合；病在阳之阴者，刺阴之经；病在阴之阳者，刺络脉。刺有三变，刺营者出血，刺卫者出气，刺寒痹者内热。"《灵枢·官针第七》强调针刺要使用合乎规格的针具，对于"病痹气痛而不去着者，取以毫针"。

汉代医圣张仲景将"风痹"称为"历节"，并对痹证的中药治疗做了详尽的描述。《金匮要略·痉湿暍病病脉证并治》曰："风湿相搏，骨节痛烦掣痛，不得屈伸，近之则痛剧……甘草附子汤主之。"附有"甘草附子汤方"用以治疗风湿并重，表里阳病脉证并治的骨节痛病症。

唐代医家孙思邈的《千金药方》和王焘的《外台秘要》搜集了灸法、酒药、膏摩等大量古代验方，极大丰富了痹证的治疗方法。这一时期的医家还立"白虎"之名描述本虚的病人，当风寒暑湿之毒进入机体时，"其疾昼静而夜发，发则彻骨，痛如虎之齿，故名白虎之病也"。

宋代医家严用和在《济生方》论述了痹证的病因："皆因体虚，腠理疏松，受风寒湿气而成痹也。"宋代医家还提出"热痹"之论，治法在孙思邈的犀角汤基础上加以扩充。

金元时期朱丹溪立"痛风"之门，弃"痹"、"白虎"、"历节"之名，认为"痛风"主要由痰风、湿风、湿、血虚致病，治疗上有痛风通用方，多以"辛热之剂，流散寒湿，开发腠理，其血得行，与气相和，其病自安"（《丹溪心法》）。

金元时期针灸治疗痹证疗效显著，针灸名家窦汉卿在称为针坛文献奇葩的《标幽赋》谈到"拘挛闭塞，遣八邪而去矣，寒热痹痛，开四关而已之"，强调气至的重要性，"气速至而速效"。他给后人留下了"八邪"、"太冲"、"合谷等治疗痹证行之有效的穴位与方药，使后代针灸师受益匪浅。

明代医家对痹病的病因，病机及治疗均有颇多论述。张景岳在《景岳全书·风痹》对风痹的病因和治疗方法在《内经》的基础上做了进一步的阐述："若既受寒邪，而初无发热头痛，又无变证，或有汗，或无汗，而筋骨之痛如故，及延绵久不能愈，而外无表证者，是皆无形之谓，此以阴邪直走阴分，即诸痹证之属也，故病在阴分者命曰痹。其或既有表证，而疼痛有不能愈，此即半表半里，阴阳俱病之证，故阴阳俱病者命曰风痹，此所以风病在阳而痹病在阴也。然则诸痹者，皆在阴分，亦总由真阴衰弱，精血亏损，故三气得以乘之而为此诸证。是以治痹之法，最易峻补真阴，使血气流行，则寒邪随去，若过用风湿痰滞等药而再伤阴气，必反增其病矣"。张景岳认为"痹因外邪，病本在经，而深则连脏……"痹证之风盛者，治疗应以祛散风邪为主；痹证之寒盛者，当从温治之；痹证之湿盛者，当祛湿、化痰、温补脾肾，如有湿热，可治以清凉，宜用二妙散、当归拈痛汤主之。张景岳再次强调"风痹之证，大抵因虚者多，因寒者多。惟血气不充，故风寒得以入之，故经脉为之不利，刺痛痹之大端也。惟三气饮及大防风汤之类方能奏效"。

　　明代许多医家用针灸治疗痹证。明代著名的医家席弘在他的《席弘赋》》中写有："手连肩脊痛难忍，合谷针时要太冲。久患伤得肩背痛，但针中诸得其宜。"他强调凡欲行针须审穴，针者要明白补泻手法。《肘后歌》是明代著名针灸家高武多年临证的经验总结，其中写到："更有手臂拘挛急，尺泽刺深去不仁，腰背若患挛急风，曲池一寸五分攻。"

　　清代吴谦等人在《医宗金鉴》以歌诀的形式对痹病进行了总的概括，阐述了病因、病机和治疗方法，朗朗上口，便于学习诵记。王清任在《医林改错》提出瘀血导致痹病并用身痛逐瘀汤。清代温病学的形成，对暑湿痹、热痹等的病因、症状和治疗有了更充分的论述。如吴鞠通《温病条辨·中焦篇·湿温》指出"风暑寒湿，杂感"混淆而致，并指出"暑湿痹者，加减木防己汤主之"。叶天士《临证指南医案·卷七·痹》提出外湿热之邪可直接致痹的论述，其曰"暑暍外加之湿热，水谷内蕴之湿热。外来之邪，着于经络，内受之邪，着于腑络"。叶氏对热痹的病因病机及治疗方法也有所阐述，并提倡"急清阳明"的治则。此外，痹病久病入络在这一时期受到了重视。喻嘉言在《医门法律》中强调痹证日久、关节僵硬、变形者"未可先治其痹，而应先养血气"的治法，还指出小儿鹤膝风"非必为风寒湿所搏，多因先天所禀肾气衰薄，阴寒凝聚于腰膝而不解"。冯兆张《冯氏锦囊》认为鹤膝风多属肾虚，因肾主骨，肾气衰弱则邪气乘而得之。在治疗上，许多医家也提出了活血化瘀法。如王清任在《医林改错》中提出"瘀血致痹"之说，采用身痛逐瘀汤等方药来治疗痹证。叶天士提倡用活血化瘀法以及重用虫类药剔络搜风等来治疗久痹不愈，邪入于络之痹证。张锡纯《医学衷中参西录》等对瘀致痹者，亦各有颇多的见解。唐容川《血证论》及吴谦《医宗金鉴·痹病》还将痹证分为"痹虚"、"痹实"两大证型，创立"增味五痹汤"治痹实，并根据病位予以加减化裁。

病因病机

　　有关痹证的病因病机，《素问·痹论》："风寒湿三气杂至，合而为痹也。"明确指出其形成是由风、寒、湿三气共同作用的结果，而不是由单一的病因所致。另外《内经》也认为痹证发生有一定的季节性和地域性，如《素问·金匮真言论》云："冬善痹厥气"。《素问·异法方宜论》："南方者……其地下，水土弱，雾露之所聚也。其民嗜酸而食胕，故其民皆致理而赤色，其病挛痹……"自此，诸家对痹证的病因病机探讨颇为深刻。如《金匮要略》以"虚"立论，指出痹证多因"汗出当风"或"久伤取冷"所致，其曰："夫尊荣人，骨弱肌肤盛，且因疲劳汗出，不时动摇，如被微风，逐得之。"又曰："少阴脉浮而弱，弱则血不足，浮则为风，风血相搏，即疼痛如掣。"《类证治裁·痹症》指出："诸痹……良由营卫先虚，腠理不密，风寒湿乘虚而袭，正气为邪气所阻，不能宣行，因而留滞，气血凝滞，久而成痹。"表明痹证的发生是在内外因同时起作用的情况下发生的。风、寒、湿邪是痹证发生的外部因素，是痹之标；正气不足则是痹证发生的内因，是痹之本。明代的秦景明在《症因脉治》提出热痹后，"热"才作为痹病的另一外在病因出现。《诸病源候论》偏重论述湿热痹，《医林改错》提出"痹久有瘀血"等观念。

近代医家亦对痹病的病因病机不断地做了深入的研究，如娄氏经数十年临床探索，在前人认识的基础上，将痹证的病因概括为"虚"、"邪"、"瘀"三个字，并提出"瘀血"也可致痹。虚、邪、瘀（痰）作为痹证三大致病因素，可直接或间接导致发病。虚即正气亏虚，包括禀赋不足、劳逸过度（劳力、劳神、房劳）、病后、产后、饮食失调、外伤等诸多因素，这些因素往往相互影响，一虚俱虚，不可截然分开，是痹证的内在因素。王承德认为痹证由外邪引起者虽不少，然风、寒、湿、热、痰湿、瘀血亦可由内而生，如阳虚生寒、阴虚生热、血虚生风、脾虚生湿、久为痰浊、气虚生痰，风、寒、湿、热、痰湿、瘀血从内而生，阻闭经络、留滞关节，痹病乃作。

焦树德教授在反复学习《内经》、以及杨上善、张景岳等名家对《素问·痹论》的评注后，认为"风寒湿三气杂至，合而为痹"的含义有四层：

（1）痹病是由风寒湿三种邪气杂至所引起的；

（2）风寒湿三气要与皮肉筋骨、血脉脏腑之形气相合，才能形成各种不同的痹，如不能与之相合者，则不能为痹；

（3）风寒湿三气在不同的季节里与相应的脏腑相合而发为不同的痹病，如以冬遇此者为骨痹，骨痹不已，复感于邪，内舍于肾；

（4）风寒湿三气与人体内阴阳相合而表现为不同的痹病，如体内阳热旺，则邪气易从阳化热而表现为热痹，如体内阴寒偏胜，则邪气易从阴化寒而表现为寒痹、湿痹。

朱良春总结痹证发病原因为："三气杂至仅是外因，正气亏虚，肾阳不振，才是内在的主因。痹证病人往往有阳气先虚，外邪遂乘虚而入，袭踞经隧，气血为邪所阻，壅滞经脉，留滞于内，痹痛乃作。病之初起以邪实（风、寒、湿、热）为主，病位在肌表、皮肉、经络。如失治、误治、病延日久，正虚邪恋，五脏气血衰少，气血周流不畅，湿停为痰，血停为瘀，痰瘀交阻，凝湿不通，邪正混淆，如油入面，胶着难解，呈现虚中夹实。"

汪悦认为痹证的形成原因可分为内因与外因两个方面。内因多为素体虚弱，或病后产后气血不足，腠理空疏，卫外不固，或劳倦过度，耗伤正气，或劳后汗出当风，或汗后冷水淋浴，外邪乘虚入侵。外因主要是外感风寒湿之邪，《素问·痹论》指出："风寒湿三气杂至合而为痹也。""合"字的含义除风寒湿三种邪气混杂而至，合而致病外，还有痹证不仅是风寒湿三气杂合侵犯为痹，而且还要与皮肉筋骨血脉脏腑相"合"才能为痹之意。风寒湿邪的的形成多因居住、工作环境寒冷潮湿，久卧湿地，涉水淋雨，或长期水下作业，或出入于冷库，或阴雨潮湿，风寒湿邪侵袭人体。若气候炎热，或素体阳盛，则易感风湿热邪，或风寒湿邪从热而化，而致风湿热痹。痹证病久，外入之邪还可引动内生之邪，内外合邪致病。外邪羁留不去，每因内外相引，同气相召，进而导致风、寒、湿、热内生。若复感外邪，又可促使病情愈益发展加重，即外风可引触身中阳气变生内风，外寒郁伤阳气可生内寒，外湿困遏则内湿难化。若经络先有郁热，复加外受客热，又可内外合邪致病。因此可知，风、寒、湿、热既是致病原因，更是重要的病理因素。

中医肩周炎辩证要点

（1）辨外邪性质

风痹（行痹），疼痛之处游走不定，或痛在上肢，或痛在下肢，或在肌肉或在关节，各处走串。因为风为阳邪，善行而数变，故其疼痛游走而不拘于一处，同时也可伴有酸、沉、麻、胀等症状，但不甚突出，其疼痛的程度，也不如"痛痹"严重。舌质舌苔一般无大变化，脉象一般可见浮脉，如浮弦、浮滑、浮紧等，但也有时可见弦滑、弦滑数、弦紧等。寒痹（痛痹），以肢体关节或筋骨肌肉等处疼痛，痛势较甚，痛处固定，遇寒加重，得温痛减为主症。由于所受风寒湿三气之中，寒邪偏盛所致。寒为阴邪，经络气血受寒所侵则凝滞不通，不通则痛。湿痹（着痹），主要临床表现以肢体关节酸痛、屈伸不利、肿胀、重着，或有顽麻不仁，虽可兼有游走性，可见局部多汗，患处经常濡湿，舌苔白，或厚而腻，或苔虽不厚但腻或水滑，脉象可见滑、沉、濡、弦、迟缓等。热痹，肩关节热痛，屈伸不利，喜凉畏热，面红口渴，大便干燥，小便赤黄，舌红，苔黄，脉弦数。燥痹，是由燥邪（外燥或内燥）损伤气血津液而致阴津耗损、气血亏虚，使肢体筋脉失养，瘀血拈结，瘀凝结聚，脉络不通，导致肢体疼痛，甚则肌肤枯槁、脏器损害的病证，以口、鼻、眼干燥、唇红干裂、舌红乏津、皮肤干燥或错、硬、低热、关节疼痛或骨节僵硬等阴津亏乏表现为其临床特征。

(2) 辨脏腑

脏腑辨证时应辨别脏腑虚实，气血阴阳。痰瘀痹阻：肩部肌肉、关节刺痛，固定不移，或关节肌肤紫暗、肿胀、重着、麻木不仁，或关节僵硬挛缩，难以屈伸，面色黧。舌质紫黯，苔白腻，脉弦涩。气阴（血）两虚：肩关节疼痛，僵硬，筋肉挛缩，气短乏力，低热，头晕等，舌质淡，或红，有裂纹，脉沉细或细弱无力。肝肾阴虚：肩关节僵硬，筋肉挛缩，伴有腰膝疼痛，头晕目眩，盗汗等症状，舌红，无苔，或少苔，脉细弦或沉细。

(3) 辨经络

经络辨证对针灸治疗肩周炎非常重要，根据肩部受损部位、疼痛所在及经络的循行，按经络辨证分为太阳经型、阳明经型、少阳经型和太阴经型，以选取有效的针灸治疗经络和穴位。太阳经型：手太阳型以腋窝、肩之后廉，肩胛骨处疼痛为主，肩关节活动障碍以内收、外展、上举受限为主。手阳明型：手阳明型以肩之前廉，肩髃处疼痛为主，痛甚时可放射至食指及大拇指，肩关节活动障碍以外展、前屈、外旋受限为主。手少阳型：手少阳型以肩之中廉，三角肌后缘、肩髃处疼痛为主，痛可放射至前臂背面桡尺之间，肩活动障碍以肩外展、内收受限为主。手太阴型：手太阴型以肩内廉部，云门处疼痛为主，痛可放射至肘窝、前臂屈侧桡侧，肩活动障碍以内收、后伸受限为主。

(4) 辨标本

痹病临床表现症状多端，临证时应注意辨明标本，详识缓急，采取相应的治疗措施。一般认为"标"是疾病表现于临床的现象和所出现的证候："本"是疾病发生的机理，即疾病的本质，或者指先发的病证及其病理表现。治疗一般是按"急则治标，缓则治本"，"间者并行，甚者独行"的原则进行。刘氏认为痹证有缓急之分，但两者又可互相转化。临床辨证，掌握病机变化，遣方用药，即不致误。著名风湿病专家娄多峰提出"正气尚可，位大剂驱邪（先小量，后渐增）"。

临床分型

(1) 行痹

①证候：游走疼痛，时而上肢，时而下肢，苔白脉浮。

②治则：祛风通络，散寒除湿。

③主方：防风汤。

(2) 痛痹

①证候：痛有定处，疼痛较剧，得热痛减，苔白，脉浮紧。

②治则：温经散寒，祛风除湿。

③主方：乌头汤。

(3) 着痹

①证候：肌肤麻木，肢体关节重着，苔白腻，脉濡缓。

②治则：除湿通络，祛风散寒。

③主方：薏苡仁汤。

(4) 热痹

①证候：关节灼热红肿，发热，口渴，舌红，苔黄燥，脉滑数。

②治则：清热通络，祛风除湿。

③主方：白虎桂枝汤、宣痹汤。

(5) 痰瘀阻络

①证候：痹不愈，关节肿大，甚至强直畸形，舌有瘀点瘀斑，苔腻，脉涩。

②治则：化痰祛瘀，搜风通络。

③主方：桃红饮，身痛逐瘀汤。

（6）久痹气血亏虚

①证候：久痹不愈，肢体倦怠，腰脊冷痛，舌淡，苔白，脉细。

②治则：祛风除湿散寒，补益气血肝肾。

③主方：独活寄生汤。

其他疗法

（1）针灸治疗

①治则：通痹止痛。以病痛局部穴为主，结合循经及辨证选穴。

②主穴：阿是穴和局部经穴。

③配穴：行痹者，加膈俞、血海；痛痹者，加肾俞、关元；着痹者，加阴陵泉、足三里；热痹者，加大椎、曲池，另可根据部位循经配穴。

④操作毫针泻法或平补平泻法：寒痹、湿痹可加灸法，大椎、曲池可点刺出血，局部穴位可加拔罐法。

（2）刺络拔罐法

用皮肤针重叩背脊两侧和关节病痛部位，使出血少许，加拔火罐。

（3）穴位注射法

采用当归、丹皮酚、威灵仙等注射液，在病痛部位选穴，每穴注入0.5~1毫升，注意勿注入关节腔内。每隔1~3日注射1次。

（4）电针法

选择上述处方穴位，针刺得气后，通电针机，先用连续波5分钟，后改疏密波，通电10~20分钟。

（5）推拿治疗

在正骨手法方面，"沿颈椎矢轴小角度复位手法"具有复位角度小、安全系数高、针对性强等优点。小角度复位手法可减少对颈椎的多次扳动，尽量避免手法的不良反应，患者易于接受，尤其是急性期患者效果更好。目前，手法治疗已被公认为肩周炎的首选治疗方法，但临床上，常有病人无法忍受手法时的疼痛。

（6）功能锻炼

太极拳运动在辅助治疗肩周炎方面小但可以有效的增加肩关节的活动范围，且复发率也大大降低。功能锻炼在治疗肩周炎方面有较好疗效，但对于肩周炎关节粘连期的治疗效果并不显著。应当注意在肩关节急性期进行肩部功能锻炼有可能会加重肩关节疼痛,应在急性期过后患者疼痛减轻或好转时再进行功能锻炼。

(7) 综合疗法

由于各种疗法在治疗中均有一定的局限,所以近年来临床单一只使用一种疗法的情况很少见,大多时候是采用多种疗法相结合的综合疗法治疗肩周炎。这样不但可以发挥每种单一疗法的长处,同时可以取长补短,相互弥补各种疗法的不足之处,从而达到最佳的治疗效果。未来对于肩周炎的治疗,综合疗法将会成为主流。

2. 葛根汤临床研究

金佩虹运用加味葛根汤治疗原发性肩周炎126例,其中男46例,女80例;年龄最大82岁,最小50岁;伴随疾患:患糖尿病者12例,患冠心病者34例,患高血压15例,患颈椎病者88例。主要症状为肩膀疼痛126例,肩关节活动受限80例,肩关节发冷95例,压痛72例,肌肉痉挛与萎缩36例。治疗基本方为葛根汤加味:制附片60~100g(另包先熬两个小时去麻味),麻黄45g,葛根60g,桂枝30g,白芍30g,大枣45g,生姜30g,炙甘草30g,丹参30g,当归15g,川芎15g,乳香10g,没药10g。以水3000ml,煎取1200ml,分6次服,日3次。加减法:汗多者去麻黄;冷痛明显伴畏寒肢冷者加制附片60g(先熬两个小时以上去麻味),北辛15g,干姜20g;疼痛显著,肩部冷感明显,加川乌、草乌各20g,干姜15g,蜂糖100~150ml,久熬3个小时以上后在入上药同煎,活动受限,疼痛如刺固定,舌质黯有瘀点者加桃仁15g,红花10g,姜黄15g,北辛15g,桑枝50g;如关节烧灼发热,舌质红赤苔黄,脉数,上方加生石膏60g,知母15g,生地黄30g。疗效标准按照如下评定:①治愈:肩周疼痛消失,关节活动范围正常或接近正常,外展>90°,上举≥160°,屈肘内旋指尖达T9以上,屈肘外旋指尖达对侧上耳轮。②显效:肩部疼痛及压痛基本消失,外展>70°,上举>140°,屈肘内旋指尖达T12以上,屈肘外旋指尖达对侧颞部。③有效:肩部疼痛与压痛减轻,肩关节活动范围较前加大。④无效:肩周疼痛与肩关节活动范围均无明显改善。通过两个月的治疗共治愈111例(总治愈率0.881),显效12例(显效率0.095),有3例无效退出治疗(无效率0.024)。患者治愈后仍然坚持做家庭康复操。治愈病患者随访了 65 例，三年时间未有复发者。

李洪林报道了用葛根汤加减治疗肩周炎 50 例，男性 22 例，女性 28 例，年龄最小者 35 岁，最大者 68 岁，其中 3 例在 45~68 岁之间，从发病到就诊均在两个月以内，病在左肩者 42 例，右肩者 7 例，双肩者 1 例。方药组成：葛根 30g，桂枝 25g，白芍 15g，麻黄 10g，甘草 10g，生姜 15g，鸡血藤 25g，桃仁 25g，半夏 10g。以疼痛为主者加羌活、姜黄，以麻木为主者加薏苡仁、苍术，游走性疼痛加防风。每日 1 剂，10 剂为一疗程，女性在经期和孕期忌服。最终本组 50 例中痊愈 39 例，占 76%，显效 10%，占 20%，无效 2 例，占 4%，总有效率为 96%。

柯年美运用葛根汤配合推拿治疗肩周炎 90 例。本组 90 例均为门诊患者，其中男 32 例，女 58 例，年龄最大者 70 岁，最小者 42 岁，平均 50.8 岁；病程最长者 14 个月，最短者 20 天；发病部位：右肩 47 例，左肩 31 例，双肩 12 例。患者均有肩周围疼痛，上臂前伸、后屈、上举、外展、内旋均受限，并经 X 线检查排除骨质病变，实验室检查血沉、抗"O"均无明显异常。治疗方法包括：（1）内服葛根汤：葛根、白芍、大枣各 10~30g，麻黄、桂枝、生姜 10~20g。每日 1 剂，水煎分 2 次温服，早晚各 1 次，5 剂为 1 个疗程。（2）推拿：患者取坐位，医者立于患者患侧，先用掌揉法在肩关节周围病变部位轻微摆动（同时嘱患者活动两臂，使肩周肌肉放松），继则用滚法在肩关节周围做反复旋转活动。必要时两侧交替进行，用拿法将肩周围肌肉连贯性捏起，动作要缓和，用力由轻而重；最后一手扶住患者肩部，一手握住腕部，做环旋运动，摇动时用力要稳，摇动方向及幅度应在患者可忍耐的范围内进行，并在患者不经意时，迅速将其上臂上举，如听到撕扯声，标志手法成功。此后嘱患者做患侧内收后伸运动，10 次为 1 个疗程。治疗结果在 90 例中，痊愈（肩部疼痛完全消失，活动自如）57 例，显效（肩部疼痛基本消失，活动基本正常）30 例，无效（治疗前后症状无改善）3 例，总有效率为 96.66%。

杨周平等人研究葛根汤加味配合电针疗法治疗肩周炎 60 例，选取 2009 年 6 月至 2012 年 3 月甘肃省宕昌县南河乡卫生院收治的 60 例肩周炎患者，男 26 例，女 34 例；年龄 35~65 岁，平均 51 岁；病程 10 天~2 年；左肩 24 例，右肩 36 例。诊断标准参照《中医病证诊断疗效标准》。①易发年龄在 50 岁左右，女性发病率高于男性，右肩多于左肩，多为慢性发病。②肩周疼痛，以夜间尤甚，常因天气变化及劳累而诱发，肩关节活动明显受限甚至间壁肌肉萎缩，肩峰及肩前、后、外侧有广泛压痛。③慢性劳损，感受风寒或外伤所致。④肩部 X 线检查多阴性。治疗方法包括中药疗法和电针疗法。中药疗法，治宜散寒除湿，温经通络止痛。方用葛根汤加味，基本方：葛根 30g，桂枝、苍术、木防己各 15g，麻黄、制附子各 9g，伸筋草、豨莶草各 20g，地龙、马钱子各 10g，生姜、甘草各 10g。加减：血虚加当归、生地，气虚加党参，阳虚加肉桂、干姜，阴虚加熟地，病久痛有定处、舌质紫暗加穿山甲、片姜黄、鸡血藤、红花。水煎服，每天 2 次温服，10 天为 1 个疗程，连用 2 个疗程。电针疗法选取穴位：取患侧穴位肩髃、肩贞、肩前穴为主穴，配以天宗、中平、阳陵泉。患者取坐位，常规消毒后，取肩髃、肩贞、肩前穴直刺 1.2 寸，后取天宗 0.5～1 寸，阳陵泉、中平穴各 1 寸。快速进针，行提插、捻转手法，以局部有酸胀感为度，针用补法。连用上述 2 对穴位，负极感应强，接在主穴上，连接电针仪，连续波，频率为 2Hz，刺激强度以患者局部有胀感或肌肉产生微小颤动而不感到疼痛为度，留针 30min，连用 10 天为 1 个疗程，其间休息 2 天。疼痛为度，留针 30min，连用 10 天为 1 个疗程，其间休息 2 天，治疗 2 个疗程判定疗效。治愈：症状完全消失，肩关节活动范围正常；显效：肩关节疼痛基本消失，仅活动时轻度酸痛，肩关节活动范围接近正常；有效：肩关节疼痛减轻，肩关节活动范围改善；无效：治疗后症状无改善。治疗 2 个疗程，治愈 34 例，显效 22 例，好转 4 例，无效 0 例，总有效率 100%。

邵亚辉观察桂枝加葛根汤加味治疗肩周炎 40 例。本组 40 例病人均为门诊及住院病人，其中男 16 例，女 24 例；年龄最小者 38 岁，最大者 68 岁，平均 53 岁；病程最短者 1 年，最长者 7 年，平均 4 年；轻型（肩痛较轻，尚能正常工作生活，不影响夜间睡眠，肩活动上举轻微受限者）10 例；中型（肩痛可以忍受，偶有影响夜间睡眠，日常工作生活有影响，肩活动上举受限明显者）24 例；重型（肩痛剧烈，严重影响夜间睡眠，生活不能自理，肩活动上举严重受限者）6 例。所有病例均采用桂枝加葛根汤加味，方药组成：桂枝 15g，白芍 15g，葛根 25g，陈皮 10g，茯苓 15g，法半夏 15g，黄芪 25g，川芎 10g，当归 15g，羌活 12g，独活 15g，桑寄生 15g，威灵仙 15g，伸筋草 15g，甘草 6g，生姜 3 片，大枣 5g。痛甚者加制川乌15g，制草乌15g，寒湿化热者加秦艽6g，黄柏10g，夹有瘀血者加制乳香6g，制没药6g。用法：开水煎服，每日3次，每次100ml，日服1剂。服药期间慎起居、避风寒、宜保温，忌食生冷、油腻之品。治疗后，本组40例治疗2个疗程后按上述疗效评定标准评定，结果轻型患者10例全部治愈；中型患者治愈15例，显效3例，有效5例，无效1例；重型患者治愈2例，显效2例，无效2例，总有效率92.5%，痊愈病例经1年随访无复发。

郑贤柱报道了桂枝葛根汤加推拿手法治疗肩周炎100例的临床疗效。本组100例符合肩周炎诊断标准，男42例，女58例；左肩34例，右肩64例；年龄41~66岁，病程1个月~18个月，有外伤史者38例。治疗方法为中药内服加推拿。中药内服采用桂枝葛根汤治疗。基本方：葛根15g，桂枝12g，麻黄3g，芍药12g，甘草9g，生姜2片，大枣5枚。水煎服，1日1剂，水煎2次取汁400ml，分2次温服。推拿选取肩井、肩髎、肩髃、天宗、曲池、缺盆、极泉等穴。患者端坐于小方凳上，医者站于患者侧背后，先拿肩井穴以升津液，次弹拨、分推天宗穴处及背部压痛点，再点弹肩峰前压痛点及曲池穴1~2min，用食或中指重弹拨缺盆、极泉穴，使整个手臂产生麻木感，然后双手分握患侧4个手指作环形摇肩2~3周，再波浪式抖动患侧上肢3~5次，在抖动中乘其不备迅速向上牵拉1次，角度最好在患者外展障碍角度的基础上提高10°~20°为宜，牵拉后患者可出现1~2min痛，可急用两手对按肩根部，揉搓肩部各肌肉；此时利用患肢疼痛未消，做后伸摸棘法，医者一手握腕，一手托肘，紧贴身体，慢慢上提，此时患者反应强烈，可叫患者用好手握其患肢腕关节，医者在患肢肩部肌肉上弹、拔、分、推、滚、拍等方法3~4min，令患肢轻举，旋转搓动几次，手法即毕。可隔日1次或每日1次（以忍受度而定），5次为1疗程。疗效标准参照《中医病症诊断疗效标准》拟定。痊愈：肩关节活动恢复正常，疼痛消失，肩外展达90，双上肢伸肘上举患侧与健侧中指尖等高，后伸内旋触背时，第2掌骨头能触及T10棘突水平以上；好转：肩关节活动度明显改善，活动时疼痛减轻，外展>75，双上肢伸肘上举患侧与健侧中指尖高度<5cm，后伸内旋触背，第2掌骨头能触及L2棘突水平以上；无效：治疗后功能无明显改善者。治疗结果显示本组100例，痊愈79例，其中1疗程治愈48例，2疗程治愈26例，3疗程治愈5例，好转15例，无

效 3 例。

肩周炎属中医学"肩凝症、痹证"范畴，多因年老体衰、气血虚损、筋失所养，风、寒、湿邪外侵，血脉凝滞、气血经络闭阻所致，呈本虚标实的病理特点。《素问·痹论》曰："风寒湿三邪杂至，合而为痹"、"痹在骨则重，在于脉则血凝而不流，在于筋则屈不伸，在于肉则不仁，在于皮则寒"治疗以祛风除湿、温经散寒、活血通络止痛为法。葛根汤出自《伤寒论》，方中葛根滋养筋脉，舒筋通俞；桂枝、麻黄、生姜温通筋脉，解肌散寒除湿，全方共奏散寒除湿、温阳通络止痛之功。目前汤药配合针灸或者推拿按摩治疗肩周炎效果肯定，这已是众多医家的共识。

3. 典型病例

案 1，陈某，男，55 岁，工人，1995 年 1 月 24 日就诊。左肩关节疼痛，活动受限 1 年。曾行理疗、针灸、推拿、药物封闭等治疗，效果欠佳，时有发作。近 1 周左肩酸楚疼痛加剧，上举不便，后弯困难，洗脸、穿衣均感困难，影响睡眠，局部怕冷，夜间疼痛较重，热敷后稍有好转。检查：左肩较右肩稍有萎缩，肩周围组织广泛压痛，左肩关节外展、外旋、内旋、上举活动重度受限。舌淡苔薄白，脉紧。左肩关节 X 线摄片及颈椎正、侧片未见异常。证系风寒凝结、经络痹阻，治宜疏风散寒，舒筋通络，方用葛根汤加减：葛根 12g，麻黄 6g，木香、干姜、桂枝各 8g，细辛 3g，白芍、熟附片、防风、甘草、川芎、当归各 10g。水煎服，每日 1 剂。3 剂后疼痛大减，夜能安睡，左肩关节活动范围较前明显扩大。继服 40 剂，痊愈，其后未复发。

按：肩周炎一般多因年老体弱，夜卧露肩，感受风寒所致。风寒凝滞，经络痹阻，不通则痛。本例患者年逾半百，卫阳不固，夜卧露肩，风寒侵袭成疾。左肩酸痛夜甚，局部怕冷，热敷缓解，舌淡苔薄白，脉紧皆为风寒之象。葛根汤疏风散寒，舒筋通络。熟附片、细辛、干姜易生姜以加强散寒之力，佐以木香、川芎、当归以行气活血，通络止痛。诸药合用，则风散寒祛，气血运行通畅，痼疾渐除。

案 2，田某，男，55 岁，干部，1990 年 3 月初诊。自述十天前外出乘车时左肩靠车窗入睡，醒后即觉左肩部麻木，渐至疼痛，且日趋加重，遇寒痛甚。查左肩内侧轻度肿胀，上肢活动困难，外展 25°，上举前伸 100°，舌苔薄白，脉浮紧。脉证合参，此系外感风寒，痹阻经脉，气血瘀滞，逐成冻结肩，治宜解表散寒，温通经脉，佐以活血化瘀。方药：葛根 30g，桂枝 25g，麻黄 10g，白芍 15g，生姜 10g，鸡血藤 25g，羌活 20g，桃仁 10g，甘草 10g。水煎温服，每日 1 剂。3 剂后疼痛大减，守原方共进 10 剂，诸证消失。

按：现代医学认为，肩周炎是关节囊和关节周围软组织的一种退行性疾病，肱二头肌、长头肌腱炎是引起肩周炎的主要原因。而祖国医学则将其归纳为外伤劳损，局部感受风寒湿邪所致，其治疗方法国内外均有报道，见解各不相同。葛根汤源于《伤寒论》，原文曰："太阳病，项背强几几，无汗恶风者，葛根汤主之。"其主证项背强几几与肩周炎局部疼痛颇相吻合。故重用葛根，以其性味甘辛，解肌表，升津液而濡养筋脉，又以其气轻宣引诸药上行病所。桂枝、麻黄开玄府、腠理之闭塞，合白芍敛阴和营，无亡阳之虞，半夏、生姜化痰除湿，鸡血藤、桃仁活血化瘀，通络止痛，甘草调和诸药。本方贵在重用葛根、桂枝，因葛根发散升阳，借桂枝温经通阳之力，桂枝解痹之力又需葛根和营行瘀之功，诸药合用，共奏其解肌表、舒经脉、和营卫、通阳气，祛寒湿、化痰瘀之功，证方合拍，其效可期。

案 3，赵某，女，50 岁，2004 年 11 月就诊。患者左肩疼痛，活动受到限制一年余，曾服用芬必得、双氯芬酸钠等消炎镇痛药效果不明显，希望服中药治疗。现症遇寒则痛甚，遇热则痛。手臂屈伸不利，不能抬举，时有麻木感，恶风寒，舌质淡、苔薄白。以调和营卫，温阳散寒，祛湿止痛。治以桂枝加葛根汤加味，处方：桂枝 10g，白芍 12g，葛根 15g，甘草 5g，生姜 10g，大枣 10g，薏苡仁 30g，伸筋草 10g，附子 30g，细辛 3g，姜黄 10g，防风 15g。5 剂后自述疼痛减轻，功能有所恢复，只是早晨仍感疼痛，嘱再服 5 剂，并每早热敷患处，以助局部阳气运行。如此内外兼治，一月而愈。

案 4，林某，男，64 岁，2005 年 1 月就诊。患者自述近一年来，右侧肩关节疼痛，时觉腕、肘、肩均麻而痛，痛如锥刺，不能握物，活动障碍，不能抬举，不能梳头、脱衣服，疼痛固定时缓时剧，舌淡苔白、舌尖瘀点，脉沉紧，曾药物肌注、服诺福丁等消炎镇痛药等疗效不佳。遂请中医服汤药。治以调和营卫，活血通络止痛。拟桂枝加葛根汤加味：桂枝 10g，白芍 10g，葛根 20g，甘草 6g，生姜 10g，大枣 10g，薏苡仁 30g，丹参 20g，地龙 10g，红花 6g，附子 20g，当归 12g。连服 5 剂后，疼痛有所减轻，舌尖瘀点消失，肩关节活动仍不便。该方去丹参、红花，加姜黄 10g，5 剂后症状已不明显，为巩固疗效，又服 10 剂即愈，两年后随访未见复发。

按：该病起病较缓，病程较长，不易治愈，好发于 50 岁以上的老年人。桂枝葛根汤本为治表虚兼项背强几几而设，"项背强几几"实为拘急而强硬，俯仰不能自如，其病因多为风寒客于太阳经输，致使经气不利，阻滞津液的运行，经脉失于濡养所致。肩周炎的主要特点是肩背疼痛，痛不可忍，甚如刀割，重着不移，麻木不仁，屈伸不利，肩臂上举、外展后伸及环转活动障碍，西药对此病治疗效果不甚理想。本病主要是由于病人年老，气血渐衰，营卫不足，不能抗御外邪，致使邪气入侵，闭阻阳气，血脉凝涩不通，留滞关节经络所致。气血虚衰，营卫不足是本，外邪侵袭筋脉是标。其病变部位在上肢，但临床辨证以营卫之气为主，治疗以调和营卫、散寒除湿、通络止痛，并随症加减化裁，则该病即愈。以上病例均为阳气不足、营卫失调、血行不畅而发肩周炎，故以调和营卫、通阳散寒、祛湿通络为治则，皆用桂枝加葛根汤治疗。本方用桂枝通阳止痛，横行肢节，引诸药抵达肩、臂、手指，故又为上肢病的引经药；葛根升提阳气，输通经脉；生姜以助桂枝散寒邪，大枣、甘草补中益气。桂枝、生姜辛甘合化为阳以助卫气，芍枣酸甘化阴以滋营阴，桂芍相合一散一敛，姜枣草相合共同调和营卫之用。配附片、防风祛风散寒温阳，舒筋活络，除湿止痛；地龙、姜黄、丹参、红花活血通络，行气止痛；薏苡仁利湿舒筋；当归补血养经。诸药相伍，临床再根据病情的不同，随症化裁，故效果相得益彰。若再配合针灸、理疗，加强肩臂功能锻炼，总有效率将会大为提高。

案 5，王某，男，48 岁。右肩疼痛、活动受限、反复发作 1 年余，5 天前田间干活受雨淋后右肩疼痛加剧，夜间尤甚，肩关节活动困难就诊。症见：右肩峰下广泛压痛，不能上抬和后旋。舌淡苔白腻，脉沉紧。诊为右肩周炎。证属肝肾不足，寒湿凝滞，脉络痹阻。治以祛风散寒除湿，温阳通络止痛。方用葛根汤加味。处方：葛根 30g，桂枝、苍术、鸡血藤、片姜黄各 15g，防己、当归、红花各 12g，黄芪、伸筋草、豨莶草各 20g，地龙、马钱子各 10g，制附子 9g（先煎 40min），生姜、生甘草各 10g。每日1剂分2次温服。同时配合电针疗法，每次30min。治疗1周后，疼痛明显减轻，肩关节活动范围明显增大，后又继服上方加减15剂配合电针疗法及功能锻炼，诸症消失，功能活动正常。

七、紧张性头痛

1. 祖国医学对紧张型头痛的认识

头痛一证首见于《黄帝内经》，《素问·风论》中称之为"首风"、"脑风"，描述了其临床特点，并指出导致头痛发生的主要病因是外感和内伤。如《素问·风论》中记载"新沐中风，则为首风"、"风气循风府而上，则为脑风"。《黄帝内经》认为六经的病变皆能导致头痛。汉代张仲景在《伤寒论》中论述了太阳、阳明、少阳和厥阴病头痛特点，并给出相关的治法方药。李东垣在其《东垣十书》中将头痛分为外感头痛和内伤头痛，并补充了太阴头痛和少阴头痛，为头痛的分经论治用药治疗创造了条件。《丹溪心法·头痛》中还有痰厥头痛和气滞头痛的记载，并提出"头痛多主于痰，痛甚者火多，有可吐者，有可下者"。又提出"头风属痰者多，有热有风有血虚"之说，并提出头痛引经药这一重要论述。王肯堂《证治准绳·头痛》说："医生多分头痛头风为二门，然一病也，但有新久去留之分耳。浅而近者名头痛，其痛猝然而至，易于解散速安也。深而远者为头风，其痛作止不常，愈后遇触复发也。"徐春甫在《古今医统大全·头痛大法分内外之因》中认为："头痛自内而致者，气血痰饮，五脏气郁之病，东垣论气虚、血虚、痰厥头痛之类是也；自外而致者，风寒暑湿之病，仲景伤寒东垣六经之类是也。"清代王清任大倡瘀血之说，《医林改错·头痛》论述血府逐瘀汤证时说："查患头痛者无表证，无里证，无气虚，痰饮等证，忽犯忽好，百方不效，用此方一剂而愈。"至此，中医对头痛的认识也日趋丰富。

病因病机

（1）风邪上扰，气机失和

"高巅之上，唯风可到"，"伤于风者，上先受之"。风为百病之长，最易夹他邪为患，循经上攻，导致经脉痹阻，气血不畅，以致头痛。患者头痛多反复发作，忽犯忽止，系"风性善行而数变"之表现。肝为风脏，主疏泄，调节情志，疏畅气血，与胆互为表里，且胆经行于头之巅，布于头之侧，故本病与肝胆二经密切相关。中医认为，肝风责之肝木失和，如华岫云言："今叶氏发明内风，乃身中阳气之变动。"因此，本病作时无止的病因病机应具体分为外感风邪与内伤气机失和两方面。

（2）肝郁化火，肝火上扰

"肝为万病之贼"，故紧张性头痛发病与肝经郁火上扰存在密切关系。肝郁气滞日久郁而化火，火热熏灼，上蒸清窍，壅滞头面经脉，气血运行失调，导致头痛发作。而肝火亦每下劫真阴，致肾阴亏虚，导致阴不敛阳，水不涵木，肝火上炎，清窍被扰，亦可发为头痛。

（3）痰浊内生，壅阻络窍

痰浊内阻，影响脏腑气化，阻碍气机，妨碍气血运行，导致经脉不通，是紧张性头痛发病的常见原因，表现为头痛昏蒙、胸膈满闷、呕恶痰涎、舌苔白腻而厚、脉濡滑。

（4）气滞血瘀，经脉不畅

瘀血内阻乃肝木失用之标。由于焦虑、紧张、抑郁等导致肝气郁结，气滞血瘀，脑络痹阻不通，不通则痛，遂致本病发生，表现为痛处不移、舌质紫黯或有瘀斑、脉细涩。本型患者病程迁延，缠绵难愈；同时久病入络，久病必瘀，故瘀血是紧张性头痛不可缺少的致病因素之一。

（5）湿邪困阻，清阳不展

多因饮食所伤，劳逸失度，脾失健运，湿邪内生，致使清阳不升，浊阴不降，清窍闭阻，脑失清阳、精血之充，脉络失养而成。本型主要特点是疼痛呈重滞、紧缩感，病程长，缠绵不愈，与湿邪重着黏滞关系密切，符合《内经》"因于湿，首如裹"之论。

（6）坐卧不当，劳伤筋脉

坐卧不适，体位不当，久视久劳，可致颈肩部筋脉拘挛不舒，气血失和，不通则痛，也是近年来本病临床常见的病因之一。

（7）劳损伤正，脑失所养

"脑为髓海"，依赖肝肾精血的濡养及脾胃运化水谷精微的充盈。头为诸阳之会，其正常者当清气上升、浊阴下降而不上僭，反之则头痛发作矣。肾虚即是其重要原因之一，一则肾阴不足，水不涵木，肝阳上亢，上扰清窍；再则肾阳久亏，髓海空虚，脑失濡养而致头痛。肝体阴而用阳，肝阴不足，肝阳上亢，郁而化火；另一方面，肝失所养出现木失条达，经阻血瘀，清阳不通，均可致头痛。《素问·生气通天论》曰："人年四十，阴气自半，其衰可知。"年老体衰，或久病所伤，导致肝肾不足，精血衰耗，不能上荣脑髓经脉，因虚而痛。又禀赋不足，肾精亏虚，或劳欲所伤，阴精耗损，以致肾水亏耗于下，使心火不能下交而上炎，上扰于清窍，致心肾不交，则发为头痛。紧张性头痛亦可因长期劳心思虑或情志不遂，肝郁抑脾，生化乏源，心脉失养，致心脾两虚，气血鼓动无力，不能上荣脑髓经络而致头痛。而肝郁血虚，血不上承，清窍失养所致之头痛，可见明显的焦虑和（或）抑郁症状，兼有胸胁胀痛、纳呆食少、两目干涩、舌质淡红、脉弦而虚等表现。精者身之本，神生于气，气生于精，神不足与精气虚密切相关，五脏精华之血、六腑清阳之气皆上注于头，忧虑紧张经年累月，耗气伤神，气虚无力推动血脉致血瘀，或气虚而风邪乘之，伤及气血营精，清阳不升，头痛遂作，亦有病后、产后、失血后，元气耗伤，营血亏损，脑髓失充，脉络失荣而致头痛者。

近代中医学者对紧张型头痛的病因病机多从外感和内伤两个方面加以阐述。曹文斌等认为，外感头痛多因起居不慎、坐卧当风等，以致于外感六淫邪气，上犯于巅顶，阻遏清阳，气血凝滞阻碍脉络从而导致头痛；内伤头痛主要责之于瘀血及肝、脾、肾三脏病变，脑为髓海，其濡养依赖于肝肾之精血及脾肾运化水谷精微，输布气血，瘀血阻络，或肝、脾、肾等病变，脑髓失于荣养，均会发生头痛。胡志强认为，紧张型头痛的病因主要为情志内伤，饮食劳倦，局部劳损导致气血失常，不通、不荣则筋脉失养，拘急作痛。素体虚弱，阴血亏虚为发病根本。在感受外邪、情志失调、饮食劳倦、局部劳损等情况下，患者阴血亏虚加重，筋脉失养加剧，头痛发作。陈秀慧等认为紧张型头痛当属"头风"，因"其痛作止不常，愈后遇触复发也"，其致病的主要因素为风、火、痰、瘀、虚，病机为脉络闭阻，神机受累，清窍不利，主要涉及脾、肝、肾等脏腑。王金认为，头痛的病因主要责之于筋脉劳损、情志失调，从而导致气机失畅、气血不行、经脉瘀阻而发病。刘军玲等认为头痛发病主要因气血亏虚，外邪乘虚而入，侵犯经络筋脉所致。姜寅光等根据"不通则痛"的理论，认为风火、风痰、风瘀、阳虚寒凝与气血亏虚等日久造成清窍闭塞从而引发紧张型头痛的发生。黄粤等认为紧张型头痛病因病机主要为：风邪上扰，气机失和；肝郁化火，肝火上扰；痰浊内生，壅阻络窍；气滞血瘀，经脉不畅；湿邪困阻，清阳不展；坐卧不当，劳伤筋脉，并认为肝在发病过程中起了极其重要的作用。综上所述，因头为"诸阳之会"、"清阳之府"，又为髓海之所在，居于人体之最高位，五脏精华之血、六腑清阳之气皆上注于头，手足三阳经亦上会于头。若六淫之邪上泛清窍，阻遏清阳，或瘀血、痰浊痹阻经络，壅遏经气，或肝阴不足，肝阳上亢，或气虚清阳不升，或血虚头窍失养，或肾精不足，髓海空虚，均可导致头痛的发生。

辨证论治

（1）风寒头痛

症状：头痛起病较急，其痛如破，痛连项背，恶风畏寒，口不渴，苔薄白，脉多浮紧。

治法：疏风散寒。

方药：川芎茶调散。

分析：方中川芎、羌活、白芷、细辛发散风寒，通络止痛，其中川芎可行血中之气，祛血中之风，上行头目，为外感头痛要药；薄荷、荆芥、防风上行升散，助芎、羌、芷辛疏风止痛；茶水调服，取其苦寒之性，协调诸风药温燥之性，共成疏风散寒，通络止痛之功。

加减：若鼻塞流清涕，加苍耳、辛夷散寒通窍。项背强痛，加葛根疏风解肌。呕恶苔腻，加藿香、半夏和胃降逆。巅顶痛加藁本祛风止痛，若巅顶痛甚，干呕，吐涎，甚则四肢厥冷，苔白，脉弦，为寒犯厥阴，治当温散厥阴寒邪，方用吴茱萸汤加半夏、藁本、川芎之类，以吴茱萸暖肝温胃，人参、姜、枣助阳补土，使阴寒不得上干，全方协同以收温散降逆之功。

（2）风热头痛

症状：起病急，头呈胀痛，甚则头痛如裂，发热或恶风，口渴欲饮，面红目赤，便秘溲黄，舌红苔黄，脉浮数。

治法：疏风清热。

方药：芎芷石膏汤。

分析：方中以川芎、白芷、菊花、石膏为主药，以疏风清热。川芎、白芷、羌活、藁本善止头痛，但偏于辛温，故伍以菊花、石膏校正其温性，变辛温为辛凉，疏风清热而止头痛。

加减：应用时若风热较甚者，可去羌活、藁本，改用黄芩、山栀、薄荷辛凉清解。发热甚，加银花、连翘清热解毒。若热盛津伤，症见舌红少津，可加知母、石斛、花粉清热生津。若大便秘结，口鼻生疮，腑气不通者，可合用黄连上清丸，苦寒降火，通腑泄热。

（3）风湿头痛

症状：头痛如裹，肢体困重，胸闷纳呆，小便不利，大便或溏，苔白腻，脉濡。

治法：祛风胜湿。

方药：羌活胜湿汤。

分析：该方治湿气在表，真头痛头重证。因湿邪在表，故以羌活、独活、防风、川芎、藁本、蔓荆子等祛风以胜湿，湿去表解，清阳之气得布，则头痛身困可解；甘草助诸药辛甘发散，并调和诸药。

加减：若湿浊中阻，症见胸闷纳呆、便溏，可加苍术、厚朴、陈皮等燥湿宽中。若恶心呕吐者，可加生姜、半夏、藿香等芳香化浊，降逆止呕。若见身热汗出不畅，胸闷口渴者，为暑湿所致，宜清暑化湿，用黄连香薷饮加藿香、佩兰等。

（4）肝阳头痛

症状：头胀痛而眩，心烦易怒，面赤口苦，或兼耳鸣胁痛，夜眠不宁，舌红苔薄黄，脉弦有力。

治法：平肝潜阳。

方药：天麻钩藤饮。

分析：本方重在平肝潜阳熄风，对肝阳上亢，甚至肝风内动所致的头痛证均可获效。方用天麻、钩藤、石决明以平肝潜阳，黄芩、山栀清肝火，牛膝、杜仲、桑寄生补肝肾，夜交藤、茯神养心安神。

加减：临床应用时可再加龙骨、牡蛎以增强重镇潜阳之力。若见肝肾阴虚，症见朝轻暮重，或遇劳加重，脉弦细，舌红苔薄少津者，酌加生地、何首乌、女贞子、枸杞子、旱莲草等滋养肝肾。若头痛甚，口苦、胁痛，肝火偏旺者，加郁金、龙胆草、夏枯草以清肝泻火，火热较甚，亦可用龙胆泻肝汤清降肝火。

（5）肾虚头痛

症状：头痛而空，每兼眩晕耳鸣，腰膝酸软，遗精，带下，少寐健忘，舌红少苔，脉沉细无力。

治法：滋阴补肾。

方药：大补元煎。

分析：本方重在滋补肾阴，以熟地、山茱萸、山药、枸杞子滋补肝肾之阴，人参、当归气血双补，杜仲益肾强腰。腰膝酸软，可加续断、怀牛膝以壮腰膝。

加减：遗精、带下，加莲须、芡实、金樱子收敛固涩。待病情好转，可常服杞菊地黄丸或六味地黄丸补肾阴、潜肝阳以巩固疗效。若头痛畏寒，面白，四肢不温，舌淡，脉沉细而缓，证属肾阳不足，可用右归丸温补肾阳，填精补髓。若兼见外感寒邪者，可投麻黄附子细辛汤散寒温里，表里兼治。

（6）气血亏虚头痛

症状：头痛而晕，遇劳加重，面色少华，心悸不宁，自汗，气短，畏风，神疲乏力，舌淡苔薄白，脉沉细而弱。

治法：气血双补。

方药：八珍汤。

分析：方中以四君健脾补中而益气，又以四物补肾而养血。当加菊花、蔓荆子入肝经，清头明目以治标，标本俱治，可提高疗效。

（7）痰浊头痛

症状：头痛昏蒙，胸脘满闷，呕恶痰涎，苔白腻，或舌胖大有齿痕，脉滑或弦滑。

治法：健脾化痰，降逆止痛。

方药：半夏白术天麻汤。

分析：本方具有健脾化痰、降逆止呕、平肝熄风之功。以半夏、生白术、茯苓、陈皮、生姜健脾化痰、降逆止呕，令痰浊去则清阳升而头痛减；天麻平肝熄风，为治头痛、眩晕之要药。

加减：可加厚朴、蔓荆子、白蒺藜运脾燥湿，祛风止痛。若痰郁化热显著者，可加竹茹、枳实、黄芩清热燥湿。

（8）瘀血头痛

症状：头痛经久不愈，其痛如刺，入夜尤甚，固定不移，或头部有外伤史，舌紫或有瘀斑、瘀点，苔薄白，脉沉细或细涩。

治法：活血通窍止痛。

方药：通窍活血汤。

分析：方药麝香、生姜、葱白温通窍络，桃仁、红花、川芎、赤芍活血化瘀，大枣一味甘缓扶正，防化瘀伤正。

加减：可酌加郁金、菖蒲、细辛、白芷以理气宣窍，温经通络。头痛甚者，可加全蝎、蜈蚣、地鳖虫等虫类药以收逐风邪，活络止痛。久病气血不足，可加黄芪、当归以助活络化瘀之力。

治疗上述各证，均可根据经络循行在相应的方药中加入引经药，能显著地提高疗效。一般太阳头痛选加羌活、防风，阳明头痛选加白芷、葛根，少阳头痛选用川芎、柴胡，太阴头痛选用苍术，少阴头痛选用细辛，厥阴头痛选用吴茱萸、藁本等。

此外，临床可见头痛如雷鸣，头面起核或憎寒壮热，名曰"雷头风"，多为湿热毒邪上冲，扰乱清窍所致，可用清震汤加薄荷、黄芩、黄连、板蓝根、僵蚕等以清宣升散、除湿解毒治之。

中成药及简易方治疗

朱建贵等临床验证愈风宁心滴丸、愈风宁心片对紧张型头痛的治疗作用，治疗组和对照组均为60例。经过4周时间治疗，两组的总有效率均达到90%，其余如中医症候的总有效率、头痛发作次数、天数、头痛程度、持续时间及中医症候评分，两组在治疗前和治疗后的比较均没有显著差异，说明愈风宁心滴丸和愈风宁心片对紧张型头痛的治疗疗效相当。胡志强临床观察复方芎甘颗粒疗效，设治疗组30例并予复方芎甘颗粒，对照组30例予复方羊角胶囊。经过28天治疗，治疗组总有效率为90.00%，对照组总有效率为86.67%，治疗组疗效较对照组为优。蒋寅光临床观察速效救心丸治疗紧张型头痛298例，对照组辨证施药：风火者予丹振逍遥散。风痰者予半夏白术天麻汤，风瘀者予癫狂梦醒汤，阳虚寒凝者予川芎茶调散合桂枝加附子汤，气血亏虚者予八珍汤。经过1个月治疗，治疗组临床痊愈98例，显效130例，有效180例；对照组的临床痊愈30例，显效50例，有效82例。宋朝智报道天丹通络胶囊联合阿米替丁治疗紧张型头痛25例，对照组25例予阿米替丁。经过2周时间的治疗，其中治疗组临床痊愈15例，显效者6例，有效者3例，无效1例，总有效率96.0%；对照组临床痊愈者9例，显效者10例，有效2例，无效4例，总有效率84%，治疗组优于对照组。王宁等以通天口服液（由川芎茶调散化裁而来）治疗慢性紧张型头痛98例，活血祛风、通络止痛，总有效率94.62%，明显高于阿魏酸钠片组82.56%。陈春富等用5种天麻类中成药治疗发作性紧张型头痛287例，并进行疗效比较（全天麻胶囊组、天麻头风灵组、天麻首乌片组、天麻杜仲胶囊组、天麻丸组），发现天麻杜仲胶囊组比其他口服天麻类药物4组头痛持续时间短，全天麻胶囊组比其他口服天麻类药物4组头痛程度低。刘泰根据久病入络理论，用血塞通软胶囊治疗紧张性头痛50例，与西比灵对照，治疗组治愈17例，好转29例，无效4例，总有效率92%。对照组：治愈8例，好转27例，无效15例，总有效率70%。张颖等对3组紧张型头痛患者分别单独服用步长头痛宁胶囊，单独服用西比灵及联合服用头痛宁、西比灵28天，结果头痛宁组总有效率92.3%，西比灵组总有效率66.67%，两组间总有效率与显效率比较均有显著性差异（P<0.05）；联合组总有效率90.24%，头痛宁组与联合组总有效率与显效率比较均无显著性差异，且头痛宁组未见明显不良反应。张子诚等运用养血清脑颗粒治疗60例治疗紧张型头痛患者，与尼莫地平组对照，治疗组总有效率91.6%，对照组总有效率73.3%，两组比较P<0.05，治疗组不良反应少于对照组。张军武等运用天麻素治疗紧张型头痛30例，治愈率16.67%，显效率20.67%，有效率50%，总有效率87.34%。

其他疗法

除药物治疗以外，针灸、推拿治疗紧张型头痛越来越引起大家的重视，而且最近的研究也显示了非药物疗法的显著疗效。毛芝芳等治疗紧张型头痛共71例，电针组主穴选取风池、头维、合谷，针毕配合头颈部按摩，手法以推、按、揉、拿为主，西药组口服阿米替林，结果显示电针组总有效率优于西药组（P<0.05）。张盛之结合毫针、水针、耳针、指针综合治疗50例，随访1年，结果治愈41例，总有效率94%，其他以腕踝针、齐刺法、刺血通经法治疗紧张型头痛亦取得良好效果。金国英等运用针刺配合推拿治疗紧张型头痛，并与复方羊角胶囊对照，疗程均为28d，观察患者治疗前后的头痛指数，结果显示，治疗组总有效率95.9%，明显优于对照组72.3%，且无不良反应。张路等以针刺头部和辨证选取远端穴位为治疗组，安慰针刺加服艾司唑仑为对照组，治疗组在头痛天数、头痛时间方面疗效优于对照组（P<0.05），在生活质量改善方面，治疗组在2

个维度（社会功能、健康状况）得分上优于对照组（P<0.05）。刘宏利以血塞通软胶囊为对照组，治疗组在对照组基础上加用手法治疗，治疗组245例，对照组234例，最后，治疗组203例治愈，39例好转，总有效率98.78%，对照组49例治愈，75例好转，总有效率52.99%，结果显示，两组总有效率及临床治愈率均有显著性差异（P<0.01）。尹继霞在风池与颈2、4、6，夹脊、率谷、太阳、百会、四神聪进行温针灸，配合风池穴穴位注射复方丹参注射液治疗紧张型头痛，总有效率92.5%，明显优于对照组73.3%。鞠作泉以穴位注射治疗紧张型头痛54例，并与口服氟美松组50例对照，治疗组取双侧风池、翳风、百会、率谷、头维，均注入含利多卡因、氟美松、维生素B_1和维生素B_{12}的混合液1ml，结果显示治疗组的显效率和总有效率明显高于对照组（P<0.01）。杨城等针刀微创治疗紧张型头痛30例，愈显率93.9%，疗效较好。张力等观察针刺血管舒缩区配合项针治疗紧张型头痛，治疗组总有效率95%。李俐等对30例紧张型头痛患者予以腕踝针治疗，与口服复方氯唑沙宗片对照组疗效比较差异明显，总有效率83.3%。郑永然分发作期和缓解期针刺治疗紧张型头痛，总有效率93.3%。代美英等以传统中医的"三阳开泰"推拿疗法为主治疗肌紧张型头痛56例，总有效率为91.1%。

总之，现代中医研究认为紧张型头痛多因外感六淫邪气，或情志不畅、饮食不节、劳倦、体虚等内伤因素所导致，治疗仍以辨证论治为原则，立法处方在祛风散寒、湿化痰、疏肝解郁、活血通络、补虚益气和缓急止痛等基础上，临床随证加减。另外合理运用针灸推拿及配合心理干预等方法，往往可以提高疗效并减少头痛复发紧张性头痛是指因长期焦虑、紧张或疲惫等因素而致颈项部、头部肌肉的持久收缩和相应动脉的扩张而产生的头痛。

葛根汤治疗紧张性头痛临床研究

李国庆认为紧张型头痛主要因经气不舒，筋脉失养，牵引作痛，故自拟葛根芍药汤治疗本病患者35例，与服用多虑平、尼莫地平及镇痛剂的对照组相比较，其治愈率、显效率、有效率均有显著性差异（P<0.05）。杜玉以葛根汤加味治疗紧张性头痛，方法为：紧张性头痛患者110例，随机分为治疗组和对照组，治疗组80例，对照组30例。对照组用葛根汤加味去麻黄治疗，以观察麻黄在葛根汤中的作用效果，治疗组采用《伤寒论》

中葛根汤加味治疗紧张性头痛,根据个体病证的不同相应裁减药味用量,辨证施治,并与对照组葛根汤去麻黄后加味治疗紧张性头痛做疗效对比。结果显示治疗组总有效率为90%,对照组有效率为80%,两组经统计学处理,有显著差异(均 P < 0.01)。说明葛根汤加味可以有效地调节肌肉组织的亢进或者低下状态,改善机体血液循环,治疗紧张性头痛临床疗效明显。日本研究了葛根汤对紧张性头痛的临床疗效,紧张性头痛患者应用葛根汤提取剂(7g/d,每日3次)治疗,观察患者自觉症状和体征的改善情况。自觉症状的调查内容包括患者的年龄、性别、患病时间、头痛出现的频率、病因、肌紧张的部位、头痛改善的程度及时间、伴随症状的改善程度等。另外,通过触诊和体表肌电图波形对肌紧张度进行的定量分析,观察了体征的变化,结果显示紧张性头痛显著改善、改善、稍改善者合计强80%,而且肌紧张程度越强效果越显著,但自觉症状的改善与体征的改善并不完全一致,表明葛根汤对紧张性头痛有很好的治疗效果。陈珺观察葛根汤联合行为干预治疗紧张性头痛的疗效。将40例紧张性头痛患者随机分成两组,对照组予葛根汤治疗,治疗组则在葛根汤基础上加以心理行为干预,每周2次,每次30~40min,共8周;疗程结束后评定疗效,且随访半年。诊断标准是疼痛位于双侧枕颈部、额颞部或呈全头,表现为发作性或持续性胀痛,头部压迫感或紧箍感,或伴有焦虑、抑郁、失眠等症状,头颅 CT,MRI 及颈椎摄片均未见明显异常。两组均用葛根汤加味:葛根20g,川芎15g,白芷9g,郁金12g,薄荷9g(后下),桂枝6g,白芍12g,全蝎3g。每日1剂,水煎取汁400ml 早晚分服。治疗组加以心理行为干预,每周2次,每次3040min。心理干预措施:(1)建立良好的医患关系,取得患者的信任与合作是治疗成功的关键;(2)了解患者对头痛的归因,向其讲解紧张性头痛的有关知识,帮助树立科学的疾病观念,改变将身体不适单纯归因于躯体疾病的态度;(3)与患者建立信任后,了解其生活、工作及家庭情况,了解人格特征,并努力发现触发头痛的心理社会因子,帮助患者改变其完美标准,降低对环境的要求,改变对待生活事件的观点,有效地表达愤怒等情绪,降低应激水平及调整不良的应对机制;(4)家庭、社会因素干预,用通俗易懂的语言使患者及家属了解本病的基本知识,了解病情和治疗方法,克服焦虑心理,增加治疗信心;(5)引建立随访制度,提高治疗顺应性。两组疗程均为8周,治疗结束后,治疗组

总有效率为90%，对照组总有效率为70%。魏丽观察桂枝加葛根汤加减治疗紧张性头痛。选取60例紧张型头痛患者按随机数字表分为治疗组30例、对照组30例。治疗组中男6例，女24例，年龄32.96±9.04岁，对照组中男7例，女23例，年龄33.31±9.47岁，两组性别、年龄、病程、病情等方面经统计学处理无显著性差异，具有可比性。治疗组口服桂枝加葛根汤加味治疗，药用葛根20g，桂枝10g，白芍10g，炙甘草6g，生姜9g，大枣3枚，威灵仙12g，川芎20g。每日1剂，水煎取汁400ml，分早晚2次服。对照组予西药治疗盐酸氟桂利嗪胶囊（西比灵）。最终治疗组总有效率为76.6%，对照组总有效率为53.3%。刘柯等人运用桂枝加葛根汤配合耳穴贴压及针灸治疗紧张型头痛38例。选择门诊及住院紧张性头痛患者76例，随机分为两组。治疗组：男21例，女17例，年龄18岁–75岁，病程12天~25年。对照组：38例，男20例，女18例，年龄20~75岁，病程14天~23年。治疗组：采用口服桂枝加葛根汤加味：桂枝、白芍、葛根各24g，生姜9g，甘草6g。气虚加黄芪、党参各20g；血虚加当归12g，阿胶10g；肝阳上亢加天麻、钩藤、决明子各15g；阴虚者加熟地18g，当归12g；阳虚者加肉桂10g，黑附片15g；失眠者加酸枣仁30g，首乌藤、茯神各20g；肝气郁结者加柴胡10g，薄荷9g（后下）；肝火旺盛者加牡丹皮、栀子各10g；头痛剧烈者，痛在颞部加川芎30g，痛在前额加白芷15g，痛在头顶加藁本15g，痛在颈项及枕部加羌活、防己各15g。煎服方法：1天1剂，水煎2次，早晚分服。另外配合耳穴贴压，取穴：神门、内分泌、心、肝、脾、肾、肾上腺。耳穴常规消毒后，将粘有王不留行籽的大小约0.5cm×0.5cm的医用胶布贴在以上耳部穴位，并适度按压，使耳穴有胀、热、微痛感。并嘱咐患者于每天按压2~4次，每次约5s，以耳廓发红、微热为度，每天换贴1次，双耳交替。加用针刺，主穴：百会、四神聪、风池（双侧）、太阳穴（双侧）、头维穴（双侧）、合谷（双侧）。配穴：肝阳上亢者加用太冲、太溪，痰浊中阻者配以丰隆，肝气郁结者配以中脘、膻中，肝肾阴虚者配以三阴交、足三里。1天1次，留针30~40min，针刺5天，休息2天。连续治疗4周后统计疗效，对照组：采用口服布洛芬缓释胶囊，1次1粒，1天2次。最终治疗组有效率89.5%，对照组有效率为65.8%。李国庆运用自拟葛根芍药汤治疗肌紧张性头痛，所有患者均来自神经内科门诊病人，均符合《神经系统临床诊断学》肌紧张性头痛的诊断标准。按就诊的单双号随机分为 2 组试验组 35 例，男 13 例，女 22 例；平均年龄 37.2 岁对照组 33 例，男 15 例，女 18 例；平均年龄 37.5 岁。试验组自拟方葛根芍药汤治疗，日 1 剂，煎取 2 次，早晚分服，共 4 周方药：葛根15～20g，白芍 15～30g，木瓜 15～30g，川芎 20～50g，甘草 3～6g，当归 8～12g，柴胡 9g，郁金 9～12g。对照组予多虑平 25mg，1 天 2～3 次，尼莫地平 20～40mg，1 天 3 次，痛剧时给予镇痛剂，共 4 周。参照文献中的疗效标准制定治愈：用药后症状全部消失，3 个月内没有再发；显效：用药后症状基本消失，3 个月内无明显加重；有效：症状有所减轻，3 个月内病情有波动；无效：用药后症状无明显改善。治疗后试验组治愈率为 40.0%，显效率为 65.7%，有效率为 92.9%，对照组分别为 15.2%、39.4%、61.6%，2 组间比较均有显著性差异，试验组疗效明显优于对照组。

临床医案

案 1，李某，男，38 岁。患顽固性头痛二年，久治不愈。主诉：右侧头痛，常连及前额及眉棱骨，伴无汗恶寒，鼻流清涕，心烦，面赤，头目眩晕，睡眠不佳。诊察之时，见病人颈项转动不利，问之，乃答曰：颈项及后背经常有拘急感，头痛甚时拘紧更重。舌淡苔白，脉浮略数。遂辨为寒邪客于太阳经脉，经气不利之候。治当发汗祛邪，通太阳之气，予以葛根汤：麻黄 4 克，葛根 18 克，桂枝 12 克，白芍 12 克，炙甘草 6 克，生姜 12 克，大枣 12 枚。麻黄、葛根两药先煎，去上沫，服药后覆取微汗，避风寒。3 剂药后，脊背有热感，继而身有小汗出，头痛、项急随之而减。原方再服，至 15 剂，头痛、项急诸症皆愈。

按：本案脉证病机，切合葛根汤证。临床服用本方后，常有脊背先见发热，继而全身汗出，这是药力先作用于经输而使经气疏通，邪气外出的反映，为疾病向愈之佳兆。

案 2，张某，女，26 岁，工人。前额及两侧头痛，且牵引后头作痛，反复发作已近 5 年之久，多方检查均确诊为"紧张性头痛"，屡服中西药未能控制。近日感冒头痛加重，恶寒无汗，但不发热，舌暗苔白，脉浮弦。证属阳明风火上扰，太阳经脉痹阻。治宜疏解太阳经脉，清解阳明风火。方用葛根汤加味：葛根 15 克，麻黄 3 克，桂枝 3 克，甘草 3 克，白芍 6 克，生石膏 15 克，白芷 9 克，升麻 3 克，杭菊 9 克，荆芥 3 克。药进 10

剂得微汗出，头痛减轻，舌淡红苔薄，脉弦细，原方去麻黄、桂枝，加麦冬、元参各9克，再进6剂，头痛消失，随访3年，头痛未发作。

按：葛根汤散风解肌活血，疏通太阳经脉，治太阳头痛效著，加生石膏、菊花、升麻清泄阳明风热郁火，合用共奏散风清热泄火、活血通络止痛之效。

案3，赵某，女，36岁，1990年1月7日诊。患神经性头痛20年，经中药、西药、针灸、封闭等治疗周效。每发作如电击，似火烙，痛苦异常。伴失眠，夜梦纷纭，心悸乏力，舌质红，苔薄黄，脉细数。证属血虚生风，阴虚阳盛。宜养血安神，解痉镇痛。选葛根汤加减：葛根40g，白芍30g，桂枝10g，当归12g，川芎30g，夜交藤20g，炒枣仁10g，全蝎6g，僵蚕6g，天麻10g，藁本10g，蔓荆子10g，菊花10g，甘草10g。水煎分2次服，日1剂，连进6剂。1月14日再诊，疼痛减轻，发作次数亦减少，夜寐已安，余症大减。续原方出入，再进5剂，病告痊愈。嘱其以卡马西平0.1g、维生素等善后。

按：本例20年顽疾，重用葛根取其解痉之效。现代研究证实：葛根可以改善脑血流，扩张血管，增加血流量。配全蝎、僵蚕、天麻共奏解肌镇痉除风之功，久虚必瘀，以川芎、当归养血、活血、化瘀，白芍、枣仁、甘草合用则酸甘化阴而制阳，枣仁配夜交藤又可安神定志，菊花清头目虚火，蔓荆子、藁本上行头部而止痛。

案4 刘某，女，31岁，2007年12月21日初诊。患者有偏头痛病史3年余，反复发作，每遇劳顿、风寒则发作，痛不可忍，发时则服布洛芬缓解头痛。近日又因气候变化诱发头痛，服前药无效而就诊。刻诊：头痛拘急，左侧为甚，痛处不移，畏寒肢冷，神疲乏力，睡眠较差，舌淡红苔白润，脉弦涩。辨证为风寒侵袭，瘀阻脉络。处方：葛根20g，麻黄5g，桂枝10g，赤芍10g，炙甘草5g，当归10g，川芎15g，地龙10g，大枣10g，生姜3片。5剂后头痛明显减轻，精神转佳，睡眠安稳，再服10剂巩固治疗后，诸症悉除，半年后随访无复发。

按：《景岳全书·头痛》云："凡诊头痛者，当先审久暂，盖暂者，必因邪气，久病者，必兼元气。"本例病程延久，邪气久羁，由气及血，脉络癖阻，然发则必因风寒加重，仍不失为风寒客阻，故予以葛根汤疏风散寒，调和营卫；配以当归、川芎活血止痛；地龙搜风通络，病痛遂得以化解。

八、颈椎半脱位

1. 祖国医学对于颈椎半脱位的认识

颈椎半脱位在中医学中没有此病名，但在古代医学著作中可以查找到与颈椎半脱位症状相似的病例的记载。祖国医学认为，本病属"痹证"、"项强"、"骨错缝"等范畴。中医对该病病因病机的认识主要有以下几个方面：

（1）外伤或慢性劳损

因肌肉、筋骨病损，导致气滞血凝，筋脉失去濡养，而发生本病。《正体类要》说"肢体损于外，则气血伤于内，营卫有所不贯，脏腑由之不和"。或者因为长时间的坐位躺卧站立等导致气血不畅，肌肉僵硬，筋骨受损，痹阻经络。《素问·宣明五气论》曰："久视伤血，久卧伤气，久坐伤肉、久立伤骨，久行伤筋，是谓五劳所伤。"五劳过度引发该病，故出现后枕部疼痛，颈部肌肉僵硬，关节活动受限、头晕、恶心、呕吐、失眠等一系列症状。

（2）外感六淫

风、寒、暑、湿、燥、火六淫之邪侵袭人体，邪气郁结于颈项部，导致气血循行不畅，营卫不和，不得以交通，不通则痛；气郁血滞，导致气血不通，久之肌肉失养，筋脉不荣，不荣亦痛，产生的疼痛头晕等症状影响了颈项部的正常功能。六淫之邪，以风、寒、湿之邪最为常见，《伤科补要》曰："感受风寒，以患失颈，头不能转。"《素问·至真要大论》云："诸痉项强，皆属于湿。"

（3）经络不畅

经络有"行气血、营阴阳、濡筋骨、利关节"的生理功能，而十二经脉与奇经八脉的大部分经过颈项部，经络的分布非常密集，其中足太阳膀胱经及督脉对颈项部各种生理功能影响最大，风寒等六淫之邪侵袭人体时，首先侵犯的是太阳经，《素问·生气通天论》中说"阳气者，精则养神，柔则养筋"，即说明阳气可以濡养经筋。督脉是阳脉之海，膀胱经乃巨阳之属，故太阳经与督脉受邪，其阳气不足则导致经筋无以所养，卫外不固、营卫失和，出现恶风怕冷、筋骨失于温煦，故见颈项僵硬、疼痛、项背痉挛等症状，头颈活动受限。

（4）脏腑失调

《素问·著至教论》曰："病伤五藏，筋骨以消。"五脏之气，外合于皮肉筋骨。病伤五脏，则在外之筋骨消减。《素问·五脏生成篇》云："肝之合，筋也。肾之合，骨也。骨者，髓之府，不能久立，行则振掉，骨将惫矣。"《灵枢·口问》曰："胃不实则诸脉虚，诸脉虚则筋脉懈惰，筋脉懈惰则行阴用力，气不能复，故为弹，因其所在，补分肉间。"此说明了筋骨关节疾病与五脏的功能有非常密切的关系。肝藏血，主筋，肾藏精，主骨，肝肾不足，则导致筋骨失养。《杂病源流犀烛·筋骨皮肉毛发病源流》曰："筋也者，所以束节络骨，绊肉绷皮，为一身之关纽，利全身之运动者也，其主则属于肝。"肝者"罢极之本"，机体生命的持续活动依赖于肝的藏血调血功能。若肝脏气血不足，筋脉失去濡养，则筋骨不健，屈伸不利。肾者，主骨生髓，筋骨强壮主要依赖于肾脏中充盈的精气。若肾精不足，则导致骨发育不全。

综上分析，寒凉侵袭等内外因素，就会发生筋的伤损，进一步影响到关节的功能。因连属头颈的"筋"承受较多的挤压、牵拉等，从而产生颈项部酸痛、颈活动不便，便发生颈项部关节的异常改变。

2. 葛根汤加减治疗颈椎关节半脱位临床研究

应用条件

（1）病史多发生于中青年人，以伏案工作者占多数，可有慢性劳损等病史，亦可见于少年儿童急、慢性咽炎、扁桃体炎的反复发作后引起。

（2）症状患者有头后枕部胀痛不适感，头晕头痛、方位性眩晕，头晕、头痛可单一出现，也可同时存在；往往遇劳加重，休息减轻。方位性眩晕可以在起、卧或转头时发作，眩晕严重时可出现跌扑。头痛多为偏头痛或枕后痛，疼痛多可以忍受，往往早晨较轻下午加重，休息减轻遇劳加重。

部分患者伴有胸闷、心悸、咽喉不适、失眠、健忘，或者血压波动，或者视力下降、耳鸣、听力下降，或轻度面瘫。

（3）体征颈项僵直，活动障碍。触诊可摸到侧偏之寰椎（双乳突下寰椎不对称），局部可有压痛，桡动脉试验阳性。

（4）影像学检查

1）X 线：①侧位片多可发现寰齿前距（（AD工）大于 2～3mm；②张口位示齿状突与侧块距离两侧相差多大于 2～3mm，或大于 1/2，或齿状突与寰椎轴线偏移大于 2～3mm；③寰枢棘突角多大于 5～100；④枢椎棘突偏离中轴线，左右寰枢外侧关节间隙明显不对称，上下明显不平行，寰椎两侧块明显不对称；张口位 X 线片检查：齿状突一侧缘与寰椎侧块间的间距均两侧不对称；⑤排除齿状突骨折和寰枢关节完全性脱位、骨折伴脱位及不稳。

2）CT 征象：确切显示寰齿间距、齿突与侧块距离、寰椎前软组织影厚度、侧块移位的程度，根据其不同的大小和程度能确定颈椎半脱位的情况和程度。

3）MRI 征象：显示横韧带、翼状韧带、关节囊等组织的部分撕裂、严重松弛状态，局部肌肉等软组织的损伤出血信号，寰枢关节位置的半脱位征像及其与附近组织相互关系的情况。

（5）辅助检查椎动脉、椎—基底动脉 TCD 检查可提示单侧或双侧椎动脉供血不足或椎—基底动脉供血不足。

治疗方法：在创伤常规处理（如平卧复位、牵引外固定及应用脱水止痛神经营养药物）的基础上加用葛根汤加减。

葛根汤加减：葛根 30g，赤芍 15g，白芍 15g，木瓜 6～9g，红花 6～9g，丹参 12g，茯苓 12～30g，泽泻 12g，白术 12g，神曲 25g，生姜 2 片，大枣 5 枚。

现代报道，刘俊杰等用葛根汤加减辅助治疗恢复期颈椎半脱位，23 例患者中治愈 17 例，显效 4 例，无效 2 例，疗效显著。周斌等人观察了手法整复结合葛根汤治疗寰枢关节半脱位 35 例，选取门诊及住院患者，共 65 例，将患者随机分为治疗组和对照组。治疗组 35 例，其中男性 13 例，女性 22 例；病程 1～28 天；年龄 15～53 岁。对照组 30 例，其中男性 10 例，女性 20 例；病程 1～29 天；年龄 16～52 岁。两组患者的性别、年龄、病程等基线资料比较无显著差异（$P > 0.05$），具有可比性。嘱患者治疗后除睡眠时间外，以颈托固定、避风寒、忌高枕、饮食忌口、注意体息。治疗组采用手法整复结合葛根汤辨证加减内服。（1）手法整复：①准备手法：先用火法、按揉法、弹拨法、拿法放松颈肩部肌群，以一指禅、点按法等刺激风池、风门、天柱、天宗、天鼎、上天柱、颈夹脊及阿是穴，放松颈部软组织，以利于手法复位。②复位手法：视患者半脱位具体状况，分别采用定点旋转复位法、仰头摇正法、侧向扳正法，或者结合使用，以纠正"骨错缝"。③复位理筋手法：以拿法、弹拨法、拇指或掌根平推法、按揉法，推揉抨顺斜角肌、胸锁乳突肌、头下斜肌、头半脊肌、头后大直肌、肩呷提肌、斜方肌上部、脊上韧带、脊间韧带等以纠正"筋出槽"。同时予以加味葛根汤：葛根45g，白芍15g，川芎15g，赤芍12g，桂枝9g，大枣9枚，甘草6g。辨证加减：血瘀气滞者，加桃仁、丹参、川芎、当归尾、羌活、土鳖虫或地龙等；寒湿蕴结者，加羌活、防风、细辛、麻黄、藁本、防己或威灵仙等；痰浊痹阻者，加浙贝母、茯苓、陈皮、化橘红、丝瓜络、牛蒡子或白芥子等；气血亏虚者，加黄芪、黄精、当归、首乌藤等；肝肾不足者，加熟地黄、杜仲、川续断、桑寄生、怀牛膝等。每日1剂，水煎服，早晚各1次，连续14天。对照组采用常规牵引和对症治疗。①牵引：采用电子多功能微机牵引床，断续牵引，牵引质量初次一般2~3kg，根据患者情况适当调整，每日1次，每次20min，持续牵引两周。②内服药：氟桂利嗪胶囊（西安杨森制药有限公司），每晚5mg，连续14天。结果显示，两组患者治疗前临床症状体征积分比较无显著性差异。治疗后两组临床症状体征积分均较治疗前明显降低，且治疗组低于对照组。两组患者治疗前局部疼痛VAS积分无显著性差异（$P>0.05$），治疗后两组VAS积分均较治疗前明显降低（$P<0.05$），且治疗组低于对照组（$P<0.05$）。杨运东观察葛根汤配合牵引治疗儿童自发性寰椎半脱位42例，42例中，男24例，女18例；年龄最小6岁，最大16岁；病程最短7天，最长1个月；有感冒病史者20例，咽后脓肿2例，扁桃体肿大12例，咽炎8例；冬春季节发病24例，夏季10例，秋季8例。主要症状为颈项困痛，旋转不灵活，还可兼有咽痛、肩甲内上角疼痛。主要体征是特发性斜颈、项棘肌、斜方肌痉挛，枢椎棘突及旁侧压痛，舌红，苔白滑，脉浮紧。X线摄片：环枢关节开口正位片，同时拍摄侧位片排除寰关节前后脱位。治疗方法：（1）内服葛根汤，由葛根12g，麻黄9g，桂枝6g，生姜9g，炙甘草6g，大枣12枚组成。使用时将上药浸于300ml清水中，煎取15ml，每日温服1次。（2）颌枕布带牵引患儿绝对仰卧，用颌枕牵引带进行滑动牵引，重量1.5~2kg。颈后垫小枕，维持颈椎轻度背伸位，2~3周去除牵

引，逐步锻炼颈部活动，但注意勿使颈过度前屈。疗效标准为痊愈：症状、体征消失，X线摄片复查寰枢轴线重合。显效：症状、体征大部分消失，X线摄片复查寰枢轴线分离在1mm以内。有效：症状、体征减轻，X线摄片复查寰枢轴线分离较初诊有所改进。无效：症状、体征及X线摄片均无改变。结果显示42例中痊愈18例，占40%；显效21例，占50%；有效3例，占10%，总有效率为100%。

  手法整复配合牵引 王奕斌采用牵引后轻柔按摩手法放松颈肩部肌肉再配合手法整复治疗寰枢关节半脱位，治疗588例，其中男243例，女345例，结果：优438例，占74.48%；良129例，占21.93%；差21例，占3.5%。马跃敏采取牵引半月后，做手法整脊。治疗234例，临床治愈156例，显效46例，好转32例。宋健首先以点、按、揉、拨、推等手法进行松解，再分别点按风池、风府穴，继而配合复位手法，最后配合牵引治疗。疗效：治愈66例，占85%；好转8例，占10%；无效4例，占5%，总有效率为95%。李小群等首先以拿、揉、一指禅等手法充分放松颈枕肩部软组织，再配合手法复位纠正错位，最后以放松类手法充分放松颈肩枕部软组织，同时配合枕领套牵引。治疗结果，症状与体征消失者82例，明显减轻者40例，改善者32例，16例无效，总有效率为90.59%。黄永以牵引治疗配合常规推拿理筋手法治疗寰枢关节半脱位47例，总有效率44%。胡岚采用颈椎牵引配合手法整复治疗寰枢关节半脱位36例，痊愈26例，显效7例，好转3例，无效0例。

  手法加中药治疗 王吉华等认为寰枢关节半脱位重在补气，对60例无明显外伤，以呕吐、眩晕为主症，经辨证对多有乏力、面色白、舌淡苔白、脉沉弱等气虚之象的患者予以党参、白术、柴胡、白芍、茯苓、天麻各12g，枳壳、全蝎各9g，木香3g，炙甘草5g，法半夏6g组成补气调气汤加减，并辅助以轻度提托手法，饮食忌辛辣油腻，注意静养休息。1周为1个疗程，一般1~2个疗程。治愈46例，占76.6%；显效12例，占20%；有效1例，占1.7%；无效1例，占1.7%，有效率为98.3%。覃树忠等认为该病虚多实少，对以颈性眩晕为主要症状者，予以天麻10g，钩藤10g，炙甘草10g加天王补心丹原方组成加味天王补心丹，结合坐位定点推扳手法治疗2个疗程（15天为1疗程），优良率达到90%。陈秋顺从肝、肾、脾入手，以补肝肾、补气行血立法，用白芍、木瓜、丹参各15g，当归、川芎、白芷、杜仲、姜黄各 10g，甘草 5g 组成的芍药木瓜汤加减，配合颈椎旋转复位法治疗 60 例以颈性眩晕为主症患者，优良率达 83.33%。陈兴强认为寰枢关节半脱位的患者多有气血耗伤、气滞血瘀、经络不通的病机，予以葛根、丹参各 30g，川芎、木瓜、赤芍各 15g，当归、羌活、穿山甲各 10g，三七 5g（冲服），炙甘草 6g，黄芪 20g，组成舒筋活血汤加减，配合仰卧位施行手法复位治疗寰枢关节半脱位 58 例，总有效率治疗组为 96.6%。

手法整复配合其他疗法权伍成对治疗组采取在枢椎棘突、寰椎后结节、寰椎横突及枕骨下项线处寻硬结条索状物压痛处行小针刀松解术，对照组采取口服西比灵胶囊。治疗结果，近期疗效中针刀治疗组的有效率高于西药对照组，远期疗效在治疗结束后 3 个月进行随访，针刀组随访完整病例有 20 例，只有 1 例复发；西药组随访完整病例有 8 例，有 4 例复发。李邦雷取肩康穴针刺，也取得了较好临床疗效。王守林针刺绝骨、肩康穴，点按肩井、肩中俞等穴，配合功能锻炼取得了较好疗效。杜建明等采用平卧位枕领牵引、电脑中频治疗、自制中药颈枕部药物热敷、推拿手法治疗。对照组均不施以旋转定点复位法，仅施以手法放松。治疗 47 例，治疗组治愈 22 例，对照组治愈 14 例；治疗组好转 3 例，对照组好转 8 例。顾昭华等采用手法整复治疗结合等长抗阻训练治疗，对照组采用手法整复。疗效评定，试验组与对照组总有效率相近（96.9% 与 93.8%）。宣守松采用颈椎旋转微调手法配合颈托外固定治疗稳定型寰枢关节半脱位 68 例，治愈 59 例，好转 7 例，无效 2 例，治愈率 86.76%，总有效率 97.06%。葛最试验组以手法整复结合颈部肌肉锻炼，对照组采用手法整复治疗。治疗结果：总有效率两组相近（96.6% 与 93.1%），治愈率试验组明显高于对照组（68.97% 与 48.28%）。魏加庆等采用推拿合并电针治疗寰枢关节半脱位 165 例，治愈 96 例，好转 58 例，无效 11 例，总有效率 93.33%。刘达等以按揉外劳宫穴、点按肩背部手太阳小肠经、足少阳胆经和足太阳膀胱经腧穴等推拿手法配合手法复位，治疗寰枢关节半脱位 35 例，其中完全恢复及显著有效 26 例，有效 8 例，无效 1 例。吴兴民等以屈颈拔伸法治疗寰枢椎半脱位，其 91 例中，总有效率 97.8%。周学龙等治疗组首先采用理揉按后枕部肌肉，然后施以旋转复位法或侧旋转推法，有针对性地整复有错动移位的寰椎、枢椎，对照组采取仰卧牵引治疗的方法。治疗组总有效率为89.58%，对照组为65.63%。周红海等首先松解颈部肌肉与项韧带组织，然后施以旋转复位手法整复寰枢关节，最后推理枕骨与项韧带的交界处。治疗203例患者，痊愈121例，好转59例，无效23例，取得显著疗效。吴振坤等首先采用传统推拿手法作用于项背部，再施以仰卧拔伸法牵引治疗该病，结果治疗30例，痊愈19例，好转8例，无效3例。王建华等采取仰卧揉按托牵法、定位旋整法、推揉按理舒筋法治疗寰枢关节紊乱症70例，有效率100%。孙辉治疗组采取仰卧位，将患者的头部向健侧旋转90度，一手中指与无名指附于枕骨上，另一手指掌关节贴在寰椎的横突上，使头侧屈，瞬间发力完成整复。对照组给予坐位牵引治疗。治疗结果：治疗组55例中，痊愈10例，显效22例，有效20例，无效3例。对照组38例中痊愈5例，显效13例，有效10例，无效10例。薛传疆等治疗组采用理筋颈项肌肉加以点按双侧风池、风府、扶突、天鼎、缺盆、肩井、天宗等穴位后施以定点旋转复位法，对照组采用枕领牵引治疗。结果：治疗组30例，优18例，良10例，可2例。对照组30例，优10例，良8例，可10例，差2例。刘志坤等以一手托起患者颈部，另一手拇指压住枢椎棘突患侧，稍发瞬间整复力的方法治疗寰枢关节半脱位，优良率（治愈+好转）为93.02%。戴春玲用㨰、推、点揉、一指禅推、弹拨等手法推拿颈部配合定点旋转复位法治疗寰枢关节半脱位58例，其中痊愈23例，好转13例，有效14例，无效8例，总有效率为86.2%。王常鸿等采用定位旋转复位法治疗寰枢关节半脱位67例，治愈21例，显效30例，有效12例，无效4例，治愈显效率76.1%，总有效率94.0%。王奇等采用坐位旋转瞬间提拉复位法治疗寰枢关节半脱位患者217例，治愈156例，显效43例，有效16例，无效2例。

其他疗法　杨闯胜等用北大第三医院王超教授设计的铁制寰枢椎侧块钉板固定器，改良的椎弓根钉螺钉和侧块铁板相结合治疗寰椎前弓游离并寰枢关节不稳5例。结果：所有螺钉均成功植入，复位固定满意。5例患者全部得到随访，随访12~24个月，均达到骨性愈合，没有神经、血管损伤，未发现螺钉松动、断钉和寰枢椎再移位病例，所有患者颈部前屈后伸及旋转功能良好，结果满意。杨俊生等按照3∶2数字随机法设计，将患者分为治疗组（复合力牵引辅以磁疗）97例与对照组（传统牵引辅以磁疗）64例，观察两组的临床疗效。结果显示应用复合力牵引治疗组患者，头晕、头昏、恶心、呕吐或头疼、颈项部疼痛等症状有明显改善，疗程缩短，有效率达 92.78% 以上。方晓明等将 60 例寰枢关节半脱位患者随机分为两组，治疗组采用颈椎牵引摇正调整法治疗，对照组采用普通牵引加中药湿热敷治疗，两组均以 7 天为 1 疗程，共 2 个疗程。结果显示治疗组总有效率为 93.3%，对照组 66.7%。王世芳采用中药熏蒸＋牵引治疗寰枢关节半脱位患者 28 例，治愈 24 例，好转 4 例，无效 0 例，总有效率 100%。

3. 临床医案

案 1，鲁某，女性，64 岁，2001 年 8 月 4 日车祸后颈部疼痛，活动受限，左上肢放射性疼痛，无力。侧位 X 光片示颈椎半脱位行牵引及甘露醇脱水治疗，2 周后疼痛减轻，但 8 月 20 日病情反复，再次出现麻木、头晕，遂加用葛根汤加减治疗：葛根 30g，当归 12g，桃仁 9g，木瓜 12g，白芍 12g，白术 9，羌活 9g，茯苓 12g，神曲 25g，桑枝（去年发芽，筷子粗，1 尺许，剪为小段），生姜 2 片，大枣 5 枚。每日 1 剂，水煎分 2 次服，3 剂后疼痛完全缓解，麻木明显减轻，头晕减轻，再服 12 剂后上肢活动自如，睡眠改上方加神曲至 50g，丹参 12g，泽泻 12g。每日 1 剂，水煎分 3 次服，6 剂以巩固疗效，随访半年未复发。

按：现代医学研究发现，葛根含大豆黄酮，有解痉作用，能对抗组织胺及乙酰胆碱的作用，又能使脑及冠状动脉血流量增加，葛根性甘平，能生津舒筋脉，对引诸药以达太阳之经尤为擅长。白芍养血敛阴、柔肝止痛，加用木瓜酸温，归肝脾经，可舒筋活络，用于筋失所养，四肢挛急作痛等。现代研究发现，木瓜煎剂对小白鼠蛋清性关节炎有明显的消肿作用。桑枝归肝经，可祛风通络利水消肿，善治肩臂关节拘挛疼痛，羌活散风祛湿止痛；当归、桃仁、红花丹参活血祛瘀；茯苓白术利水消肿，与生姜、大枣神曲合用，可调理脾胃，使气血生化有源，水湿各有所归而疾病向愈。但临床应注意，对于老年体弱者，在利水的同时，应酌加补气药，气行则血行；而对于凝血功能障碍者，尤其是伤后一周以内的患者，应勿用或慎用活血化瘀药，以免用之不当加重出血。

九、颈椎病

1. 祖国医学对颈椎病的认识

中国医学中并无"颈椎病"的病名，但其症状近似于中医的"头痛"、

"眩晕"、"项强"、"痹症"等，颈椎病属于我中国医学"痹症、眩晕、心悸、痰饮"的范畴。《黄帝内经．素问》对痹症如下描述："风寒湿三气杂至，合而为痹也。其风气胜者为行痹，寒气胜者为痛痹，湿气胜者为着痹也。"还根据症状和部位，将痹症分为筋痹、骨痹、脉痹、肌痹和皮痹，这些描述中可能包括了对"颈椎病"的描述。这样看来颈椎病多见于外感风寒湿邪伤及经络，或由长期劳损、肝肾亏虚、或痰瘀交阻、气滞血瘀等原因引起。主要是肝、肾、脾虚，复感风、寒、湿邪痹阻太阳经络，筋脉失去濡养，气血运行不畅，病由表入里，由浅入深，加上时下工作日夜颠倒，伏案劳心劳神，造成颈部劳损，病久日深，营卫不固，气机不遂，因此表现不同症状。

从病因病机来看项背强几几，清方有执认为是邪在太阳，邪侵入太阳经输；清汪墟认为是太阳病仍在，涉及阳明，因阳明经脉走颈项；清程郊倩认为太阳中风兼有燥热，入于太阳阳明经筋；清陆九芝认为中风发热，又感寒湿。这些观点归纳起来为三点：邪气侵犯太阳，或邪气涉及太阳与阳明、和邪气在太阳复感寒湿。中医临床颈椎病多见于外感风寒湿邪伤及经络，或长期劳损，肝肾亏虚，或痰瘀交阻，气滞血瘀等原因引起。

（1）太阳经输不利：风寒湿邪或暑湿之邪客于太阳经脉，或津失血耗，气滞血瘀，病久入深，营卫行涩，致使经气不利，太阳经络循行部位气血不通，不通则痛，头项、颈背、肢体痛疼，活动不利，拘紧麻木，屈伸不便等症状。

（2）经络痹阻：风寒湿邪客阻经络，长期劳损血行不畅等可致肌体气血运行失调，经气不和，脉络痹阻，血凝而不流，气血瘀滞不通则全身疼痛。气血运行不畅，机体失养，筋屈不伸故而出现麻木、萎缩、僵硬等症。虚寒之邪痹阻经络，阳气受损，清阳不升则头重疼痛。

（3）气滞血瘀：外邪侵袭，停滞经络，或肝肾不足，气血运行无力，或劳损外伤，气血郁滞，或病久邪客经络等均可致机体气血运行不畅，而气滞血瘀。血瘀于经络则不通，不通则痛且固定不依，拒按。气滞血瘀日久，累及肝肾，又肝主魂，肾主志，肝血肾精亏虚，不能荣养清窍则头晕，眼花，视物模糊。心神失养则失眠，健忘，惊惕。舌质紫暗或有瘀斑，脉弦细涩乃气滞血瘀之症。

（4）痰瘀交阻：风寒湿邪停滞经络，凝聚为痰，或经络痹阻，气滞血瘀，致使血津不布而为痰瘀交阻，血瘀则疼痛，痰阻则头重，眩晕，恶心，咽喉不利。痰属阴邪与湿同类，阻滞经络气机，故肢体沉重，厥冷，麻木，肿胀。痰瘀交阻，碍于气机则全身倦怠困弱，痰蒙清窍可见神昏，摔倒。

（5）肝肾不足：因经络，气血长期痹阻不通，日久伤及肝肾，或长期过劳，肝肾亏虚。肝肾不足，精血亏虚，清窍失养则头晕眼花，耳鸣耳聋。阴血不足，阳气偏亢，虚阳上越则头脑胀痛，面部烘热，口干咽干。肾精亏耗则腰膝酸软，抬举无力，活动牵强。肝血不足，筋失所养则拘挛，震颤，行动艰难。脉弦细乃肝肾不足之象。

从主治分析来看，《伤寒论》"太阳之为病，脉浮，头项强痛而恶寒"，《黄帝内经》"伤于风者，上先受之"为风邪伤人的特点。风寒外束太阳经络，太阳经行经气不利，津液无法舒布，脉失濡养故项背强几几，因而，治疗该病的原则是活血化瘀，温经散寒，行气通络，涤痰除湿。项背部分布的主要是太阳经，由于局部或受寒，或急性损伤，或急性劳损，造成太阳经气不舒，颈部经脉痹阻，最常见的临床表现是颈肩部、颈后部疼痛，并沿神经根分布区向下放射到前臂和手指，与其相伴的是相应区域的感觉障碍，尤以麻木为多见。急性颈椎病病在经络，大多数为痛痹，也有肉痹和筋痹的特点，但以痛痹为主；其主要表现是颈肩疼痛，甚则周身疼痛难以忍受，乃由于气血失和，瘀阻经络，致经络不遂引起中老年人的肾阳日渐衰微，太阳经气升腾不足，而项背部暴露最易受寒邪侵袭，所以"寒邪"是发病的主要诱因。《黄帝内经》云："寒气入经则稽迟，泣而不行，客于脉外则血少，客于脉中则气不通，故卒然而痛。"不通则痛，且不通则相应区域气血不荣，不荣则麻木不仁，因此疏通经络是治疗的关键。

辨证论治

（1）太阳经输不利型

本型是风寒为病，邪客体表，寒湿之邪乘虚而入，凝聚于颈项壅闭经络。气血不通，不通则痛闭。该证型类似于《伤寒论》的太阳表证如颈项僵硬、骨节疼痛和恶寒喜暖等。主症为头痛头重，出汗或无汗，畏寒，颈项僵硬疼痛，双手无力，手指屈伸不利，全身发紧或肌肤麻木舌苔多薄白或腻，舌质正常或稍淡，脉浮缓或弦浮，浮紧。检查时可见后颈处有压痛点，肌肉肿胀，棘上韧带剥离等，颈椎X线比上多有生理曲线的改变。

汗出恶风者予桂枝加葛根汤：桂枝12克，葛根15克，白芍12克，炙甘草 12 克，大枣 20 克。无汗恶风者予葛根汤：葛根 15 克，麻黄 10 克，桂枝 8 克，生姜 10 克，大枣 30 克，炙甘草 8 克。

（2）痹症型

本病为风寒湿邪留滞于经脉骨节造成经脉闭阻，气血不通，足太阳膀胱经和督脉为本型的主要发病部位。正如《难经》所说："督脉为病，脊强而厥。"张洁古亦云："督脉其为病，主外感坏津之邪。"督脉统一身之阳，若肾督亏虚则正阳空疏屏障失固，致风寒湿邪乘虚而入。

本型主症为头、颈、肩、背和四肢疼痛，痛有定处，喜热恶寒，颈部僵硬，手指屈伸不利指端发木，不知痛痒。舌质正常或发暗，舌体肥胖或有齿痕，脉沉迟或弦滑。此型多见于神经根型颈椎病，椎间孔压缩试验和背丛神经牵拉试验阳性。在颈椎 X 射线片上可见有颈椎侧弯、钩椎关节不对称、椎间隙狭窄、颈椎生理曲线改变，骨质增生。

治宜祛风散寒，舒经通络除痹。

风邪偏胜、麻木较重者予蠲痹汤加减：羌活 15 克，防风 12 克，当归 12 克，炙甘草 6 克，赤白芍 12 克，炙黄芪 15 克，姜黄 12 克，生姜 6 克。寒凝偏重，以痛为主者用阳和加减汤：熟地 10 克，白芥子 12 克，肉桂 10 克，鹿角胶 12 克，炮姜 10 克，麻黄 6 克，甘草 10 克。

（3）气滞血瘀型

主要由于外伤导致脉络损伤，血液瘀滞；或者由于病程日久，外邪留滞经脉；也见于久病体虚或脾胃虚弱，营养不良，气血不足，血行无力，以致气血滞留。经脉痹阻，脉络不通，瘀血痹阻。本型与痹证型的不同之处在于风、寒、湿外邪侵犯的表现较轻而气血瘀滞的症候较重。

主证为头、颈、肩、背及四肢疼痛、麻木，其痛多为刺痛或针扎样痛，痛有定处、拒按。手部肌肉萎缩，指甲凹陷无光泽。舌质紫暗或有瘀斑，脉多弦细或细涩、弦涩。本型临床检查多有典型性精致病的体征和 X 线改变。治宜活血化瘀，疏通经脉。

选用血府逐瘀汤加减：当归 10 克，桃仁 10 克，红花 10 克，赤芍 10 克，川芎 10 克，路路通 10 克，白芷 10 克，羌活 12 克，柴胡 10 克，枳壳 6 克，炙甘草 8 克。

（4）肝肾不足型

在上述三型病变的基础上，由于病程的迁延，精血的伤耗，可以导致发生"骨痹不已，复感于邪，内舍于肾"，"筋痹不已，复感于邪，内舍于肝"的情况。此病主要以筋骨为患，肝主筋，肾主骨，因而肝肾受累最著，故此在治疗上应以补肝肾强筋骨。补气活血定痛为主。

主症有头晕眼花，耳鸣耳聋，头脑胀痛，面部炽热，咽干，压痛，失眠多梦。急躁易怒，腰膝酸软。舌体瘦，质红绛，脉弦细、细涩或细数。治当滋水涵木，调和气血。

本型一般可选用颈椎病方：鹿角胶 10 克，仙灵脾 30 克，生熟地各 10 克，肉从蓉 10 克，骨碎补 10 克，牛膝 10 克，赤白芍 15 克，木瓜 15 克，川芎 15 克，泽泻 10 克。

2. 葛根汤治疗颈椎病的临床研究

（1）应用条件

①颈项强直、疼痛，可有整个肩背疼痛发僵，不能做点头、仰头及转头活动，呈斜颈姿势。需要转颈时，躯干必须同时转动，也可出现头晕的症状。

②少数患者可出现反射性肩臂手疼痛、胀麻、咳嗽或打喷嚏时症状不加重。

③临床检查：急性期颈椎活动绝对受限，颈椎各方向活动范围近于零度。颈椎旁肌、胸 1 至胸 7 椎旁或斜方肌、胸锁乳头肌有压痛，冈上肌、冈下肌也可有压痛。

④具有典型的落枕史及上述颈项部症状体征：影像学检查可正常或仅有生理曲度改变或轻度椎间隙狭窄，少有骨赘形成。

主症：颈部感受风寒而发病，肢体酸冷得温则舒。

次症：颈项强痛，活动不利，肢端麻木疼痛，四肢拘急，或者肌肉萎弱，指趾麻木，舌质暗，苔薄白，脉沉弦或沉迟。颈椎病葛根汤组方分型论治《伤寒论》"观其脉证，知犯何逆，随证治之"。

颈椎病中医证候辩证论治，分为风寒湿型、痰湿阻络型、气滞血瘀型、肝肾不足型、气血亏虚型等五型。

（2）处方

药用葛根30g，桂枝12g，白芍15g，生姜10g，大枣 3 枚，炙甘草6g。水煎早晚分服，每日 1 剂，2 周为 1 个疗程，共治疗 1 个疗程。

用药加减

①风寒湿型：兼湿者加五苓散，兼阳虚者加四逆汤或附子汤、当归四

逆汤。

②痰湿阻络型：兼湿热者加温胆汤，兼寒饮者加小青龙汤，兼阳明者加石膏。

③气滞血瘀型：兼气虚者加四君子汤，兼血虚血瘀者加桃红四物汤。

④肝肾不足型：兼少阳者加小柴胡汤，兼肝郁者加四逆散，兼肾虚者加六味地黄丸。

⑤气血亏虚型：兼气虚者加四君子汤，兼血虚者加四物汤。

苏玉亭等用葛根汤辨证治疗颈椎病88例，其中痊愈53例，占60.23%，好转33例，占37.5%，无效2例，占2.27%，总有效率97.73%。

陈作桓等用葛根汤合四物汤配合枕领带牵引治疗颈椎病218例，其中显效99例，有效74例，无效45例，总有效率79.4%。

石柳芳等用葛根汤加减为主治疗颈椎病100例，治疗结果100例中治疗1个疗程者38例，治疗2个疗程者50例，治疗3个疗程者12例。结果治愈73例，好转27例，总有效率100%。

焦瑛等用葛根汤加减治疗颈椎病，结果显效26例（25%），有效74例（70%），无效6例，总有效率95%。

董子河等用葛根汤加味治疗颈椎病30例，治疗效果显效22例，占73.3%；好转7例，占23.3%；无效1例，占3.3%，总有效率96.6%，有效病例中，治疗2个疗程的8例，3个疗程的12例，4~5个疗程的10例。

赵青春等用葛根汤加味治疗颈椎病120例，结果120例中治愈31例，占25.8%；有效81例，占67.5%；无效8例，占6.7%，总有效率为93.3%。

卫又峰等用葛根汤加味治疗颈椎病，236例患者中，治愈56例，占66%，显效53例，占22%，有效20例，占9%，无效7例，占3%，总有效率97%。

王素玲等用葛根汤加味治疗颈椎病，其中颈性头痛共43例，经1个疗程后，临床痊愈24例，显效14例，好转4例，无效1效，总有效率97.67%；颈性眩晕共34例，经1个疗程治疗后，临床痊愈21例，显效7例，好转5例，无效1例，总有效率97.06%；颈性耳鸣、耳聋共27例，经治疗两疗程后，临床痊愈16例，显效8例，好转2例，无效1例，总有效率96.30%；颈肩综合征候共96例，经1个疗程治疗后，临床痊愈56例，显效20例，好转18例，无效2例，总有效率97.92%；颈心综合征共26例，经1个疗程治疗后，临床痊愈16例，显效7例，好转2例，无效1例，总有效率96.15%；颈性失眠共20例，经1个疗程治疗后，临床痊愈12例，显效6例，好转1例，无效1例，总有效率95%；颈性麻木共34例，经2疗程治疗后，临床治愈14例，显效15例，有效3例，无效2例，总有效率94.12%；颈咽综合征共24例，经两个疗程治疗后，临床痊愈14例，显效5例，好转4例，无效1例，总有效率95.0%。

杨林全等用加味葛根汤治疗风寒湿证颈椎病62例，对照组口服消炎痛，治疗结果治疗组痊愈49例，好转9例，无效4例，总有效率93.5%；对照组有效率73.3%，治疗组疗效明显高于对照组。

马祝高用葛根汤加减治疗颈椎病69例，治疗结果治愈38例，治愈率为55%；显效15例，显效率为21.70%；好转15例，无效1例，总有效率为98.4%。

毛国庆用葛根汤加减治疗神经根型颈椎病，治疗组用葛根汤加减，对照组口服扶他林片剂，结果治疗组治愈16例，显效10例，好转5例，无效1例，有效率81.3%；对照组治愈18例，显效9例，好转5例，无效0例，有效率84.4%。

邓莉等用葛根汤加味治疗颈椎病，临床痊愈：颈项疼痛、头痛眩晕、肢麻及其伴随症状消失，随访6个月未复发者21例；显效：颈项痛、头痛眩晕等症明显减轻，发作次数减少，随访6个月病情稳定者32例；有效：颈痛、头痛眩晕等症有所减轻，发作次数减少11例；无效：颈项痛、头痛眩晕等症未见减轻者6例，有效率88%。

吕伟胜等用葛根汤为主治疗颈椎病38例，治疗结果如下：优9例，23.7%，良16例，42.1%，可11例，28.9%，差2例，5.3%，总有效率94.7%。

石永红等用葛根汤为主治疗颈椎病50例，治疗效果为治愈：临床症状消失，活动自如，一年以上不复发者15人（二疗程3人，三疗程12人）；显效：临床症状经二疗程治疗消失，月余后复发，复治仍疗效明显23人；有效：经治临床症状减轻，再治临床症状仍不能完全消失12人。

张其江等用桂枝葛根汤加味治疗椎—基底动脉型颈椎病160例,结果160例患者经治疗后,显效39例(24.38%),有效104例(65.00%),无效17例(10.62%),总有效率89.38%。

张月林等用加味葛根汤治疗寒湿痹阻型椎动脉型颈椎病80例,结果治愈35例(43.75%),好转22例(27.50%),有效18例(22.50%),无效5例(6.25%),总有效率93.75%。

张汝涛用加味葛根汤治疗颈椎病38例,其中椎动脉型18例,脊髓型11例,颈前刺激反应型9例。结果显效30例,占78.9%;好转7例,占18.4%;无效1例,占2.6%。总有效率97.4%。治疗2个疗程16例,3个疗程13例,4~5个疗程9例。

吴平用补肝强肾益气活血法治疗神经根型颈椎病37例,基础方为黄芪、桂枝、葛根、白芍、当归、桃仁、红花、川芎、鸡血藤、木瓜、狗脊、甘草。结果37例患者中显效19例,有效12例,无效2例,总有效率94.59%。

郭金颖等用柴胡桂枝汤治疗神经根型颈椎病68例,经上法治疗1疗程后,68例病例中,治愈50例,占73.5%;好转14例,占20.6%;未愈4例,占5.9%,总有效率94.1%。

宋琪等用固本舒筋汤治疗神经根型颈椎病122例,对照组给予根痛平颗粒,结果治疗组77例痊愈,复发9例,复发率11.7%;对照组治愈50例,复发15例,复发率30.0%。

林昌松用桂枝茯苓丸加味治疗神经根型颈椎病60例,治疗结果60例中,经本法治疗,疗程15~90天,平均疗程28天,痊愈21例,好转36例,无效3例,总有效率95%。

张琥等用三七三虫散对神经根型颈椎病,结果按照疗效来看,72例患者进行治疗疗效为优的55例,良10例,中5例,差2例,疗效显著。

刘俊等用乌附麻辛桂姜汤加减联合曲安奈德治疗神经根型颈椎病40,结果40例神经根型颈椎病中,疼痛完全消失36例,4例疼痛明显缓解,不影响休息,生活能自理,总有效率90%。

陈洁用自拟活血舒筋方治疗神经根型颈椎病87例,结果治愈58例,占66.7%;好转23例,占26.4%;未愈6例,占6.9%,总有效率93.1%,治愈病例1年后随访无复发。

承颖亮用补阳还五汤治疗眩晕之椎动脉型颈椎病，对照组口服骨质增生片，结果两组疗效比较，两组总有效率比较，治疗组优于对照组（P＜0.05）；两组治疗前后血流速度 TCD 检测结果比较，两组治疗前后 VA、BA 血流速度比较，治疗后比治疗前均有明显增加（P＜0.01）；两组治疗后与治疗前 VA、BA 血流速度的差值比较差异均具有显著性（P＜0.01），治疗组提高 VA，BA 血流速度效果明显优于对照组。

吴欣等用灯盏细辛注射液治疗椎动脉型颈椎病 52 例，对照组用复方丹参注射液加入氯化钠注射液，两组结果比较治疗组 52 例，痊愈 18 例，显效 24 例，有效 8 例，无效 2 例，总有效率 96.15%；对照组 50 例痊愈 9 例，显效 9 例，有效 18 例，无效 14 例，总有效率 72.0%。

张其江用桂枝葛根汤加味治疗椎—基底动脉型颈椎病 160 例，160 例患者经治疗后，显效 39 例（24.38%），有效 104 例（65.00%），无效 17 例（10.62%），总有效率 89.38%。

王华等用益气活血方治疗老年人椎动脉型颈椎病，对照组口服颈复康颗粒，两组疗效比较显示治疗组有效率 90.70%，对照组有效率 89.3%。

刘雍范等用愈眩汤加手法治疗椎动脉型颈椎病 32 例，总体疗效治愈 12 例，显效 16 例，好转 3 例，无效 1 例。

冯志强用透敷散治疗颈椎病 382 例，将其分为颈型、神经根型、椎动脉型和交感神经型，结果颈型 24 例，痊愈 22 例，好转 2 例，未愈 0 例，治愈率 91.67%，总有效率 100%；神经根型 326 例痊愈 188 例，好转 110 例，未愈 28 例，治愈率 57.67%，总有效率 91.41%；椎动脉型 28 例痊愈 14 例，好转 6 例，未愈 8 例，治愈率 50.00%，总有效率 71.43%；交感神经型 4 例痊愈 3 例，好转 1 例，未愈 0 例，治愈率 75.00%，总有效率 100%。

李国华等用益气活血通络化痰法治疗混合型颈椎病 133 例，结果痊愈 64 例，显效 50 例，有效 13 例，无效 6 例，总有效率为 96.49%。

刘建卫等用芄乌散药熨法治疗颈型和神经根型颈椎病，对照组采用骨质宁搽剂，结果 1 个疗程后治疗组 82 例治愈 28 例，显效 36 例，有效 11 例，无效 7 例，总有效率 91.5%；对照组 80 例治愈 7 例，显效 18 例，有效 26 例，无效 29 例，总有效率 63.8%。

侯庆勋用补气活血强肾法治疗颈椎病 191 例，以补气活血强肾为原则，使用黄芪、桂枝、白芍、当归、川芎、鸡血藤等药,结果总有效率89.0%。

朱强等用补阳还五汤加减结合牵引按摩治疗颈椎病,西药对照组使用口服弥可保片和芬必得胶囊,结果治疗组69例显效60例,好转8例,无效1例,总有效率96.5%;对照组27例显效19例,好转5例,无效3例,总有效率88.8%。

杨国荣等用葛根舒颈汤治疗颈椎病138例,治疗结果服药1~3个疗程,痊愈96例,其中1个疗程18例,2个疗程49例,3个疗程29例,总有效率94.2%。

高玉玮用缓急舒瘀汤治疗颈椎病68例,结果治愈32例,占47%;好转30例,占44%;无效6例,占9%;总有效率91%。

彭仲杰等用黄芪桂枝五物汤加减治疗颈椎病250例,显效(各型症状消失,肌力正常,颈、肢体功能恢复正常,能参加正常劳动和工作)150例,有效(各型症状减轻,颈、肩背疼痛减轻,颈、肢体功能改善)92例,无效(症状无改善)8例,总有效率为96.8%。

吴惠明用加味芍药甘草汤与羌活胜汤治疗颈椎病,治疗组采用加味芍药甘草汤中药煎服,对照组采用羌活胜湿汤煎服,治疗组62例,治愈39例,显效15例,有效5例,无效3例,总有效率95.16%;对照组60例,治愈25例,显效11例,有效7例,无效17例,总有效率71.67%。两组总有效率经χ^2检验差别有显著意义,治疗组疗效明显优于对照组。

赵爱华等用四白汤治疗颈椎病,中西医结合治疗组采用四白汤、盐酸倍他司汀、川芎嗪和西比灵进行治疗,西药组除四白汤不使用,其他西药均采用,结果中西医结合组:治愈64例,显效16例,有效14例,无效2例,总有效率为98.7%;西药组:痊愈24例,显效12例,有效11例,无效13例,总有效率为78.3%。中西医结合组与西药组疗效相比,差异有统计学意义。

贾黎明用补肾壮筋汤加味和芬必得联合治疗颈椎病92例,优良率为76.7%,有效率为96.7%;其中有7例颈椎病患者行胶原酶溶盘术,疗效评定,优5例,良1例,可1例,优良率为85.7%,有效率为100.0%。

陈成军用中药治疗颈椎病72例,药物有海藻20g,昆布18g,土鳖虫20g,蜈蚣3g,三七参15g,威灵仙15g,当归15g,川芎15g,乌药10g,

蒲公英18g，紫地丁18g，野菊花15g，桃仁10g，忍冬藤15g，葛根12g，羌活15g，丹参30g，黄芪18g。服药时间最短14天，最长60天，平均27天。按上述标准评定，治愈28例，显效32例，有效11例，无效1例，总有效率达98.6%。

3. 临床病案

案1，李某，女，42岁，颈肩疼痛、手臂麻木刺痛两年，右手握力减退，背部T4右侧痛，放射至腋窝。查体；颈椎右侧肌肉胀痛拘急。C4－6右横突压痛明显，放射至上肢及食指中指端。颈部活动受阻，臂丛神经牵拉（+），椎间孔挤压（+），X片提示颈椎生理曲度变直，C4－6椎体前缘骨质毛糙、增生，C5－6椎间隙变窄。舌白苔腻，脉滑。治以葛根汤加天麻、白术、茯苓等。1个疗程后颈肩疼痛明显好转，右上肢麻木疼痛消失。又治疗2个疗程，诸证消失，半年后随访无复发。

按：颈椎病往往会出现头痛或后枕部疼痛，颈僵，转侧不利，一侧或两侧肩臂及手指酸胀痛麻；或头疼牵涉至上背痛，肌肤冷湿，畏寒喜热，颈椎旁可触及软组织肿胀结节。舌淡红，苔薄白，脉细弦。治以温经活血，祛寒除湿，通络止痛。方药以葛根汤加减，葛根解痉，麻黄发汗解肌，桂枝温经活血，通络；芍药敛阴止汗，白术健脾益气，燥湿利水；茯苓健脾渗湿；天麻平肝熄风止痉；生姜、大枣、甘草调和诸药。湿偏盛加羌活、灵仙、秦艽祛寒除湿止痛，头疼甚加川芎、天麻疗头痛。

案2，陈X，男，50岁，干部，1986年4月15日诊。半年来时有颈项及背部板滞酸痛，近日加重，颈项转动受限有压痛，头晕目眩，左手臂及拇、食、中指麻木，喜热畏寒，夜眠不安。颈椎X线摄片检查；第3、5、6颈椎增生，诊为颈椎病。脉弦细，舌质淡红，苔白滑。中医辨证为"骨痹"兼"肌痹"，治以疏通经络，补养肝肾，化瘀祛积。方用葛根汤加减：葛根25克，桂枝15克，赤、白芍各10克，当归15克，骨碎补、姜黄各10克，威灵仙20克，天麻10克，白术10克，炙甘草10克，细辛5克，姜枣引水煎服。日进1剂。服药3剂，颈背部酸痛减轻，夜寝得安，继服12剂，头眩、指麻消失，颈项可自由转动，脉缓舌红。原方去片姜黄，加鹿角胶15克，连续服药20剂，自觉症状完全消失，随访一年未复发，复查颈椎X线摄片与一年前相同，病情控制未发展。

案3，张X，女，40岁，工人，1987年7月7日诊。患者两年前确诊为颈椎病，常感项背肌肉疼痛，两臂麻木头重乏力。近日头眩目眩较剧，不能起床，动则泛恶欲吐，头部沉重，口干面烘热，项背肌肉沉重疼痛拒按，颈项不能转动，X线摄片颈椎4、5、6椎骨质增生，椎间隙变窄，诊为颈椎病。脉沉细数，舌少津。中医辨证为"骨痹"，治疗以解肌通经，化瘀去积佐以养阴清热。方用葛根汤加减：葛根20克，桂枝10克，白芍10克，威灵仙15克，片姜黄10克，玉竹25克，地骨皮15克，黄芩15克，天麻10克，白术10克，甘草10克，姜枣引水煎服。服药3剂，项背疼痛减轻，6剂后眩晕头重大减，恶心止，已能起床活动。上方续服12剂，诸症完全消失，原方去天麻、白术、黄芩、地骨皮，加鹿角胶、龟板胶各25克，骨碎补15克，土鳖虫15克。量加倍配成蜜丸，早晚各服10克。随访一年未见复发，偶因感冒受寒，颈项不适，再进原方2~3剂即愈。复查颈椎X线摄片如前未见发展，病情基本控制。

按："骨痹"颈椎病就其临床表现相当于中医"肌痹"、"骨痹"等痹证。《素问·痹论》载"椎在于骨则重……痹在于肉则不仁"，故颈椎病临床多表现为项背板滞疼压痛，肢麻，臂痛，头重，眩晕，颈项转动受限等，结合颈椎X线摄片肥大增生，临床不难诊断。葛根汤为《伤寒论》治太阳病"项背强几几"的主方，有疏通太阳经输、解肌之功效，故临床以此方为基础，加威灵仙祛风活络，软化骨刺；加片姜黄活血化瘀，消积软坚，对临床症状的缓解，起到了较好的疗效。以葛根汤为主治疗本病，除能比较明显的缓解症状外，据X线摄片复查结果表明，能有效地控制颈椎退行性病变，临床若能久服此药，可能对改善和消除本质改变有一定效果，这一点有待今后在临床中进一步观察。

十、局限性系统性硬化病

1. 祖国医学对局限性系统性硬化病的认识

中医无硬皮病病名，根据其临床症状及病情过程，属"皮痹"、"脉痹"、"痹病"范畴。如果累及内脏器官，则属"心痹"、"肾痹"、"肺痹"等。《内经》有"皮痹"的记载，《素问·痹论》说："夫痹之为病，不痛何也……痹在于骨则重，在于脉则血凝而不流，在于筋则屈不伸，在与肉则不仁，在于皮则寒，故具此五者则不痛也。"指出了本病皮毛寒冷而不痛的症状。隋代巢元方明确提出了本病的皮肤改变，云："风湿痹病之状，或皮肤顽厚，或肌肉酸痛。"

关于皮痹的病因病机及转归，《素问·痹论》曰："痹或痛，或不痛，或不仁……其痛不仁者，病久入深，营卫之行涩，经络时疏，故不通；皮肤不营故不仁……"这里指出了痹之于皮，由邪（外邪或阴寒之邪）抟与皮肤，痹阻不通，营卫行涩，血凝为患。而对于本病的转归，《素问·痹论》又曰："五脏皆有合，病久而不去者，内舍于其合也。故……皮痹不已复感于邪，内舍于肺。所谓痹者，各以其时重感于风寒湿之气也，痹入脏者死。"说明本病病久可影响及脏腑，甚至造成死亡。

在治疗方面，《圣济总录·诸痹·皮痹》中提出治肺中风寒湿……皮肤帬痹，防风汤。以去肺与皮腠的风寒湿为主。而《医学入门·痹风》中对治疗论述甚详，提出"初起强硬作痛者，宜疏风豁痰，沉重者宜祛湿行气，久病须分气血虚实痰瘀多少治之"等治疗原则，以及"补早反令经络郁"、"戒酒醋"等宜忌。同时在辨证治疗上也很细腻，分风寒湿热、气虚、血虚、挟瘀血、挟痰浊、肾脂枯竭等进行遣方用药，对临床上治疗皮痹有很大的指导意义。

病因病机

（1）风热或寒湿阻络卫气不固，外邪袭表，伤于肺卫，阻于脉络，营卫不和，脉络不通，则身痛、肢肿、皮硬、咳嗽、咳痰等。

（2）脾肾阳虚，寒凝血瘀风寒外袭或寒从内生，寒则凝滞、收引，则经脉气血不畅，脉络受阻，则四末发凉，皮肤遇冷变白变紫，皮硬不仁，甚则肌肉及皮肤失养而肌瘦皮硬而薄，毛发脱落，色素沉着。

（3）痰浊阻络肺气不宣，脾肾阳虚，痰浊内生，阻于皮肤脉络，筋脉皮肤失养，则可发生本病。

（4）气滞血瘀郁怒日久，情志不舒，可导致气滞血瘀，血瘀阻络使气血不能养肤润皮熏毛，故皮肤失荣而变硬变薄，毛发脱落，张口困难，气郁不能运血达于四末则肢冷，身痛，甚则筋脉挛急。

李雍喜等认为本病的病位在于络脉，当属"痹证"。本病的发生，以阳气亏虚为本，痰毒阻络为标，证属本虚标实，五脏虚损、劳欲过度、情志所伤等为内因；体虚外感，外邪入侵，饮食不节，外伤等为外因；致痰伏于络，痰郁化毒，痰毒阻络而发病。邱志济等认为其病机虽多为先天享赋不足，后天失调；或内伤劳倦，情感刺激，疾病误治；或病后失养，脾胃受损，气血亏虚，筋脉失养，久则局部络阻，肌肤萎缩、干枯、变硬。而风毒湿热蕴于营分，血滞不畅，风湿热邪郁阻，不得分化，则痰瘀渐结，络脉受阻。时水治等指出本病的发病机理是本虚标实，阳气不足，卫外不固，腠理不密；风寒湿之邪伤于血分，致荣卫行涩，经络失疏造成经络阻遏，气血瘀滞而发病，应治以益气养血，活血化瘀，温经散寒，除湿化痰，通络除痹为法。罗云玲等认为此病属素体气血虚弱，卫外不固，腠理不密，风寒湿邪乘虚而入，客于肌肤经络之间，致营卫不和，气血凝滞形成痹阻，皮肤失荣受损，则肿为苍白而形成，治疗上应以活血通络，祛风除湿为纲。

总之，本病以风热寒凝，血瘀，痰阻，脉络受阻为其标，以肺、心、脾、肾之阳虚，气虚为本，临床上以本虚标实为主要表现。

辨证论治（按皮痹诊断标准分型论治）

临床表现：皮肤肿硬发紧，肢端皮肤苍白转为紫红甚或皮肤萎缩，肌肉关节疼痛，活动障碍。

（1）风热犯肺

症状：皮肤肿硬，发热恶寒，咳嗽痰多，张口不利，手足清冷，由苍白转为紫红，手指蜡样变，关节疼痛。舌质淡红或微红，苔薄白或黄，脉浮或数。

治则：清热宣肺，佐以通络。

方药：银翘散加减：金银花（或用忍冬藤）20g，连翘15g，荆芥10g，牛蒡子10g，薄荷6g，淡豆豉10g，桔梗10g，杏仁15g，竹叶10g，芦根15g，甘草6g，桂枝10g，白芍10g，地龙20g，王不留行20g。每日1剂，水煎服。

分析：方中二花、连翘清热透表为主药；薄荷、荆芥、淡豆豉辛散表邪，透热外出为辅药；桔梗、牛蒡子、杏仁、甘草宣肺祛痰，利咽散结，竹叶、芦根甘凉轻清，清热生津以止渴为佐使药。加入桂枝、白芍药、地龙、王不留行加强调和营卫，通脉活络之功。

（2）寒湿痹阻

症状：皮肤硬肿，皮肤不温，肢冷畏寒，遇寒加重，得温则减，皮肤蜡样变，关节疼痛，舌淡苔薄白，脉紧。

治则：散寒除湿，温阳通脉。

方药：黄芪桂枝五物汤合麻黄附子细辛汤加减。黄芪30g，白芍药20g，桂枝15g，炙麻黄15g，炮附子15g，细辛3g，王不留行15g，生姜15g，大枣10枚，皂刺15g，土鳖虫15g，僵蚕15g，水蛭10g，丹参20g，鸡血藤20g。每日1剂，水煎服。

分析：方中黄芪补气，桂枝通阳，芍药除痹，生姜大枣调和营卫，共成温阳行痹。加麻黄附子细辛汤更增强温通脉络之功，加入王不留行、皂角刺、土鳖虫、僵蚕、水蛭行通脉络，丹参、鸡血藤活血养血以缓解雷诺现象，改善皮肤变硬变薄之功能。若关节痛重加威灵仙20g，片姜黄20g，透骨草20g，伸筋草20g，活络止痛。

（3）痰阻血瘀

症状：皮肤坚硬，捏之不起，肤色暗滞，手指尖细，关节疼痛，屈伸不利，胸背紧束，吞咽困难，胸闷心悸，面无表情，舌质暗红，脉沉或涩。

治则：祛痰通络，活血化瘀。

方药：导痰汤加减。制半夏15g，陈皮15g，茯苓15g，甘草15g，胆南星15g，枳实15g，远志15g，菖蒲10g，丹参15g，鸡血藤20g，皂刺15g，王不留行20g，土鳖虫15g，水蛭15g，白芥子15g，僵蚕15g。每日1剂，水煎服。方中二陈汤有燥湿化痰，理气和中，加胆南星、枳实以祛风痰，降逆气，名导痰汤，比二陈汤祛痰力更强。加入远志、菖蒲、丹参、鸡血藤豁痰开窍，活血化瘀，痰浊血瘀甚者。加入白芥子、皂刺、王不留行、土鳖虫、水蛭，僵蚕更能增加祛痰通络，活血化瘀之功。若屈伸不利，关节痛者加片姜黄、威灵仙、伸筋草、透骨草、活络止痛。气血虚弱加黄芪、白芍、黄精益气养血，荣肤养筋。

（4）脾肾阳虚，气血不足

症状：皮肤坚硬，萎缩，肌肉消瘦，筋脉拘挛，关节冷痛，屈伸不利，毛发稀疏，腰背酸软，动则气促，纳差便溏，舌淡苔白，脉沉细无力。

治则：温肾健脾，化瘀祛痰，益气养血。

方药：阳和汤合十全大补汤加减。熟地黄20g，白芥子15g，鹿角胶15g，肉桂15g，炮姜15g，炙麻黄10g，炙甘草15g，黄芪20g，党参15g，白术15g，云茯苓15g，当归10g，川芎10g，白芍20g。每日1剂，水煎服。

分析：方中熟地黄生精补血，鹿角胶性味甘平补肾阳生精血，协助熟地生精补血，并配合肉桂、炮姜温阳散寒而通血脉，麻黄、白芥子协助姜、桂以散寒凝而化痰滞，并与熟地、鹿角胶互相制约，甘草解毒调和诸药。黄芪、党参、白术、云茯苓、当归、川芎、白芍药益气养血，荣肤充肌。皮肤坚硬加入虫、水蛭、地龙、僵蚕、蜈蚣、白花蛇、皂刺、王不留行等化瘀祛痰，软坚散结以软化皮肤，柔筋通脉。

常用的中成药

①化瘀消痹片（西安市第五医院自制药）。②大黄䗪虫丸。③十全大补丸。④复方丹参片。⑤积雪甙片（积雪草提取物）。另外，要经常服用木耳、银耳、蘑菇汤，防寒保暖，避免精神刺激。中晚期注意功能锻炼等。

治疗处方

内服中药：葛根汤煎剂，由葛根15~60g，桂枝10~20g，麻黄5~10g，白芍10~30g，甘草10~20g，大枣10~20g，生姜5~15g组成，用量依据患者年龄、体质、病情酌定，以服药后皮肤微汗为度。每日1剂，水煎2次早晚分服，第3煎熏洗患处。肌肉或皮损处皮下组织内注射人胎盘组织液针，每次2~4ml，隔日1次。15d为1个疗程。

2. 临床研究

谢学光用加味麻黄附子细辛汤：麻黄6g，熟地12g，鹿角片9g（先煎），炙黄芪15g，当归9g，桂枝9g，赤芍9g，炒白芍9g，羌活5g，独活5g，威灵仙9g，制附子15g（先煎），细辛3g，巴戟9g，肉苁蓉9g，红花6g，王不留行子9g。治疗本病43例，基本治愈6例，显效31例，好转5例，无效1例，总有效率97.6%。

康文娣用阳和汤加减（熟地黄20g，白芥子6g，伸筋草15g，路路通15g，丹参30g，当归15g，生甘草6g）治疗本病40例，痊愈6例，显效27例，有效6例，无效1例，有效率占97.5%。

袁氏对硬皮病治疗分别论述了各法治疗不同时期的系统性硬化症（SSc），以及具体方药辨证治疗的具体运用。王丽治疗40例SSc患者，治疗组以小剂量泼尼松（30mg/d，3个月后逐渐减量至10mg/d维持）辅助金匮肾气丸治疗，对照组以口服泼尼松 40mg/d，3 个月后逐渐减量至 20mg/d 维持。观察组疗效明显优于对照组，表明小剂量泼尼松辅助金匮肾气丸比单纯用泼尼松疗效更显著。

其他疗法

张晶通过中医多种疗法治疗 60 例 SSc 的研究，对局限性硬皮病进展期，且辨证属风寒湿证和血瘀经脉证的患者施以中药汤剂日服、中药熏蒸或针灸拔罐的多种疗法等，发现多种中医疗法的疗效明显优于单纯西医疗法，复发率明显低于西医疗法，且未见任何不良反应。朱峪英对 SSC 患者 44 例随机分为观察组和对照组，对照组口服沙立度胺和醋酸泼尼松片，观察组在对照组口服西药的基础上每周行两次刺络放血疗法。结果发现：在西药治疗的基础上配合刺络放血疗法治疗系统性硬化症的疗效优于单纯口服西药。郭刚等认为中医外治方法通过药物直接作用于肌表起到调和气血、疏通经脉、透达腠理、祛邪和正、温经散寒、祛风除湿、清热解毒、消肿散结、通络止痛等作用，比较适合治疗 SSC 的主要临床表现——皮肤病变，而且符合硬皮病的病理机制。建议硬皮病外治用药应采取个体化原则，根据患者的具体情况，在寒热辨证用药的基础上，结合对症用药，然后选择加用合适的外治方法，制定出具体的用药方案。

4. 临床医案

案 1，王某，女 14 岁，2002 年 7 月就诊。患者右膝部皮肤变硬 6 个多月，发病初有局部跌伤、受凉史，予维生素 A、维生素 D、大活络丸等中西药物治疗效果不明显。近月来病情加剧，右膝屈伸困难、行走不便。皮肤科检查：右膝关节内侧皮肤带状萎缩，呈黄白色，光滑发亮，触之发硬，周缘皮肤不能捻起。血常规：Hb95g/L，WBC6.5×10^9/L，血沉 25mm/h，肝肾功能、胸部 X 线、腹部 B 超检查未见异常。诊断：局限性硬皮病。处方：葛根 30g，白芍 20g，桂枝、麻黄各 10g，甘草、生姜、大枣各 6g。每日 1 剂内服、外熏。同时使用人胎盘组织液皮损处皮下组织内注射，每次 2ml，隔日 1 次。用药 2 个疗程后，患处皮肤红润变软，有出汗感；4 个疗程后患处皮肤的弹性、色泽基本正常，右膝关节屈伸自如。复查血常规无殊，血沉 12mm/h，随访 1 年无复发。

案 2，黄某，男，44 岁，农民，1995 年 4 月就诊。患者两前臂皮肤变硬半年余，发病初有劳累后受凉感冒史。经皮质激素及维生素等西药治疗，病情时轻时重，但近月来病情加剧，前臂屈伸困难。皮肤科检查：两前臂外则皮肤呈黄白色，光滑发亮，触之发硬，周缘皮肤不能捻起。实验室检查：血常规：Hb105g/L，WBC7.5×10^9/L。血沉 55mm/h。尿常规无殊，肝肾功能、胸部 X 线、腹部 B 超检查未见异常。诊断：局限性硬皮病。处方：葛根 50g，白芍 30g，桂枝、甘草、大枣各 15g，麻黄、生姜各 10g。用药 15 剂后，患处皮肤潮红，有出汗感；用药 30 剂后，患处皮肤红润变软；4 个疗程之后患处皮肤的弹性、色泽基本正常，前臂屈伸自如，复查血常规无殊，血沉 10mm/h。后间断用药 3 月余以巩固疗效，1 年后随访无复发。

十一、痢疾

1. 祖国医学对痢疾的认识

痢疾是因外感时行疫毒，内伤饮食而致邪蕴肠腑，气血壅滞，传导失司，以腹痛腹泻，里急后重，排赤白脓血便为主要临床表现的具有传染性的外感疾病。痢疾，古代亦称"肠澼"、"滞下"等，含有肠腑"闭滞不利"的意思。本病为最常见的肠道传染病之一，一年四季均可发病，但以夏秋季节为最多，可散在发生，也可形成流行，无论男女老幼，对本病"多相染易"，在儿童和老年患者中，常因急骤发病，高热惊厥，厥脱昏迷而导致死亡，故须积极防治。中医药对各类型痢疾有良好的疗效，尤其是久痢，在辨证的基础上，采用内服中药或灌肠疗法，常能收到显著的效果。

《内经》称本病为"肠澼"，对本病的病因、症状、预后等方面都有所论述，如《素问·太阴阳明论》说："食饮不节，起居不时者，阴受之……阴受之则入五脏……入五脏则䐜满闭塞，下为飧泄，久为肠澼。"指出本病病因与饮食不节有关。《素问·至真要大论》说："火淫所胜……民病泄注赤白……腹痛溺赤，甚为血便。"指出本病的病因与气候有关，症状为腹痛，便下赤白。汉代《金匮要略·呕吐哕下利病脉证并治》将本病与泄泻合称"下利"，制定了寒热不同的白头翁汤和桃花汤治疗本病，开创了痢疾的辨证论治，两方一直为后世医家所喜用。隋《诸病源候论》有"赤白痢"、"血痢"、"脓血痢"、"热痢"等 20 余种痢疾记载，对本病的临床表现和病因、病机已有较深刻的认识。唐代《备急千金要方》称本病为"滞下"，宋代《严氏济生方》正式启用"痢疾"之病名："今之所谓痢疾者，古所谓滞下是也"，一直沿用至今。金元时期，《丹溪心法》明确指出本病具有流行性、传染性："时疫作痢，一方一家之内，上下传染相似"，并论述痢疾的病因以"湿热为本"。清代，出现了痢疾专著，如《痢疾论》、《痢证论》等，对痢疾理论和临床进行了系统总结，学术上也有所创新。

痢疾的病理因素有湿、热（或寒）、毒、食等，湿热疫毒之邪为多，寒湿之邪较少。病位在肠腑，与脾胃有关，这是因邪从口而入，经胃脾而滞于肠之故。故《医碥·痢》说："不论何脏腑之湿热，皆得入肠胃，以胃为中土，主容受而传之肠也。"随着疾病的演化，疫毒太盛也可累及心、肝，病情迁延，也可穷及于肾，《景岳全书·痢疾》说："凡里急后重者，病在广肠最下之处，而其病本则不在广肠而在脾肾。"痢疾的病机，主要是时邪疫毒积滞于肠间，壅滞气血，妨碍传导，肠道脂膜血络受伤，腐败化为脓血而成痢。肠司传导之职，传送糟粕，又主津液的进一步吸收，湿、热、疫毒等病邪积滞于大肠，以致肠腑气机阻滞，津液再吸收障碍，肠道不能正常传导糟粕，因而产生腹痛、大便失常之症。邪滞于肠间，湿蒸热郁，气血凝滞腐败，肠间脂膜血络受损，化为脓血下痢，所谓"盖伤其脏腑之脂膏，动其肠胃之脉络，故或寒或热，皆有脓血"。肠腑传导失司，由于气机阻滞而不利，肠中有滞而不通，不通则痛，腹痛而欲大便则里急，大便次数增加，便又不爽则后重，这些都是由于大肠通降不利，传导功能失调之故。由于感邪有湿热、寒湿之异，体质有阴阳盛衰之不同，治疗有正确与否，故临床表现各有差异。病邪以湿热为主，或为阳盛之体受邪，邪从热化则为湿热痢。病邪因疫毒太盛，则为疫毒痢。病邪以寒湿为主，或阳虚之体受邪，邪从寒化则为寒湿痢。热伤阴，寒伤阳，下痢脓血必耗伤正气。寒湿痢日久伤阳，或过用寒凉药物，或阳虚之体再感寒湿之邪，则病虚寒痢。湿热痢日久伤阴，或素体阴虚再感湿热之邪，则病阴虚痢。或体质素虚，或治疗不彻底，或收涩过早，致正虚邪恋，虚实互见，寒热错杂，使病情迁延难愈，为时发时止的休息痢。若影响胃失和降而不能进食，则为噤口痢。

中医学的痢疾与西医学的痢疾病名相同，部分临床表现一致，包含了西医学中的细菌性痢疾、阿米巴痢疾,以及似痢非痢的疾病,如非特异性溃疡性结肠炎、局限性肠炎、结肠直肠恶性肿瘤等,均可参照本节辨证处理。

病因病机

(1) 时邪疫毒。主要指感受暑湿热之邪,痢疾多发于夏秋之交,气候正值热郁湿蒸之际,湿热之邪内侵人体,蕴于肠腑,乃是本病发生的重要因素。《景岳全书·痢疾》说:"痢疾之病,多病于夏秋之交,古法相传,皆谓炎暑大行,相火司令,酷热之毒蓄积为痢。"疫毒,非风、非寒、非暑、非湿,"乃天地间别有一种异气"(《温疫论·序》),"此气之来,无论老少强弱,触之者即病"(《温疫论·原病》),即疫毒为一种具有强烈传染性的致病邪气,故称之疠气。疫毒的传播,与岁运、地区、季节有关。时邪疫毒,混杂伤人,造成痢疾流行。

(2) 饮食不节。一是指平素饮食过于肥甘厚味或夏月恣食生冷瓜果,损伤脾胃;二是指食用馊腐不洁的食物,疫邪病毒从口而入,积滞腐败于肠间,发为痢疾。痢疾为病,发于夏秋之交,这个季节暑、湿、热三气交蒸,互结而侵袭人体,加之饮食不节和不洁,邪从口入,滞于脾胃,积于肠腑。

临床表现

痢疾以腹痛腹泻、里急后重,便下赤白脓血为主要表现,但临床症状轻重差异较大。轻者,腹痛不著,里急后重不明显,大便每日次数在 10 次以下,或被误诊为泄泻;重者,腹痛、里急后重均甚,下痢次数频繁,甚至在未出现泻痢之前即有高热、神疲、面青、肢冷以至昏迷惊厥。多数发病较急,急性起病者,以发热伴呕吐开始,继而阵发性腹痛、腹泻,里急后重,下痢赤白黏冻或脓血。也有缓慢发病者,缓慢发病则发热不甚或无发热,只有腹痛、里急后重,下痢赤白黏冻或脓血的主症,下痢的次数与量均少于急性发病者。急性发病者,病程较短,一般在 2 周左右;缓慢发病者,病程较长,多数迁延难愈,甚至病程可达数月、数年之久。痢疾可散在发生,也可在同一地区形成流行。

诊断

(1) 夏秋流行季节发病,发病前有不洁饮食史,或有接触疫痢患者史。

（2）具有大便次数增多而量少，下痢赤白黏冻或脓血，腹痛，里急后重等主症，或伴有不同程度的恶寒、发热等症。疫毒痢病情严重而病势凶险，以儿童为多见，急骤起病，在腹痛、腹泻尚未出现之时，即有高热神疲，四肢厥冷，面色青灰，呼吸浅表，神昏惊厥，而痢下、呕吐并不一定严重。

鉴别诊断

本病应与泄泻鉴别，两者多发于夏秋季节，病位在胃肠，皆由外感时邪、内伤饮食而发病，症状都有大便增多，然而两病在病位、病机和临床表现等方面都有区别。病位病机方面，痢疾病位在肠，病机重点是肠中有滞，即湿热、寒湿、疫毒、饮食壅滞肠中，妨碍传导，凝滞气血，脂膜血络受损；而泄泻病位在脾，病机重点是脾失运化，湿浊内生，清浊不分，混杂而下。临床表现方面，痢疾大便次数多而粪便少，痢下赤白脓血，泄泻泻下为稀薄粪便，颜色黄或白，无赤白脓血；痢疾下痢不爽，里急后重，泄泻泻下爽利甚至滑脱不禁；痢疾必有腹痛，伴里急后重，腹痛呈持续性，时轻时重，便后痛减而不停止，而泄泻之腹痛或有或无，多伴有肠鸣腹胀，呈阵发性，泻后痛减。因两病都为外感时邪、饮食所伤，故在一定条件下又可以互相转化，或先泻而后转痢，或先痢而后转泻。一般认为先泻后痢病情加重，病机由浅入深；先痢而后泻为病情减轻，病机由深出浅，所谓"先滞后利者易治，先利后滞者难治"。

辨证论治

（1）辨实痢、虚痢

"痢疾最当察虚实，辨寒热"（《景岳全书·痢疾》）。一般说来，起病急骤，病程短者属实；起病缓慢，病程长者多虚。形体强壮，脉滑实有力者属实；形体薄弱，脉虚弱无力者属虚。腹痛胀满，痛而拒按，痛时窘迫欲便，便后里急后重暂时减轻者为实；腹痛绵绵，痛而喜按，便后里急后重不减，坠胀甚者为虚。

（2）识寒痢、热痢

痢下脓血鲜红，或赤多白少者属热；痢下白色黏冻涕状，或赤少白多者属寒。痢下黏稠臭秽者属热，痢下清稀而不甚臭秽者属寒。身热面赤，口渴喜饮者属热；面白肢冷形寒，口和不渴者属寒。舌红苔黄腻，脉滑数者属热；舌淡苔白，脉沉细者属寒。

治疗原则

（1）祛邪导滞

痢疾的基本病机是邪气壅滞肠中，只有祛除邪气之壅滞，才能恢复肠腑传导之职，避免气血之凝滞、脂膜血络之损伤，故为治本之法。因此，清除肠中之湿热、疫毒、冷积、饮食等滞邪颇为重要。常用祛湿、清热、温中、解毒、消食、导滞、通下等法，以达祛邪导滞之目的。

（2）调气和血

调气和血即是顺畅肠腑凝滞之气血，去除腐败之脂膜，恢复肠道传送功能，促进损伤之脂膜血络尽早修复，以改善腹痛、里急后重、下痢脓血等临床症状。正如刘河间所说："调气则后重自除，行血则便脓自愈。"常采用理气行滞、凉血止血、活血化瘀、去腐生肌等治法。

（3）顾护胃气

"人以胃气为本，而治痢尤要"，这是由于治疗实证初期、湿热痢、疫毒痢的方药之中，苦寒之品较多，长时间大剂量使用，有损伤胃气之弊。因此，治痢应注意顾护胃气，并贯穿于治痢的始终。虚证痢疾应扶正祛邪。因虚证久痢，虚实错杂，若单纯补益，则滞积不去，贸然予以通导，又恐伤正气，故应虚实兼顾，扶正祛邪。中焦气虚，阳气不振者，应温养阳气；阴液亏虚者，应养阴清肠；久痢滑脱者，可佐固脱治疗。此外，古今学者提出有关治疗痢疾之禁忌，如忌过早补涩，以免关门留寇，病势缠绵不已；忌峻下攻伐，忌分利小便，以免重伤阴津，戕害正气等，都值得临床时参考借鉴。总之，痢疾的治疗，热痢清之，寒痢温之，初痢则通之，久痢虚则补之。寒热交错者，清温并用；虚实夹杂者，通涩兼施。赤多者重用血药，白多者重用气药。始终把握祛邪与扶正的辨证关系，顾护胃气贯穿于治疗的全过程。

分证论治

湿热痢

症状：腹痛阵阵，痛而拒按，便后腹痛暂缓，痢下赤白脓血，黏稠如胶冻，腥臭，肛门灼热，小便短赤，舌苔黄腻，脉滑数。

治法：清肠化湿，解毒，调气行血。

方药：芍药汤。

分析：方中黄芩、黄连清热燥湿，解毒止痢；大黄、槟榔荡热去滞，通因通用；木香、槟榔调气行滞；当归、芍药、甘草行血和营，缓急止痛；肉桂辛温，反佐芩、连。大黄之苦寒，共成辛开苦降之势，以散邪气之结滞。

加减：痢疾初起，去肉桂，加银花、穿心莲等加强清热解毒之力。有表证者，加荆芥、防风解表散邪，或用荆防败毒散，逆流挽舟。兼食滞者，加莱菔子、山楂、神曲消食导滞。痢下赤多白少，肛门灼热，口渴喜冷饮，证属热重于湿者，加白头翁、黄柏、秦皮直清里热。痢下白多赤少，舌苔白腻，证属湿重于热者，去黄芩、当归，加茯苓、苍术、厚朴、陈皮等运脾燥湿。痢下鲜红者，加地榆、丹皮、仙鹤草、侧柏叶等凉血止血。湿热痢，也可用成药香连丸治疗。

疫毒痢

症状：发病急骤，腹痛剧烈，里急后重频繁，痢下鲜紫脓血，呕吐频繁，寒战壮热，头痛烦躁，精神极其萎靡，甚至四肢厥冷，神志昏蒙，或神昏不清，惊厥抽搐，瞳仁大小不等，舌质红绛，苔黄腻或燥，脉滑数或微细欲绝。临床亦可下痢不重而全身症状重者，突然出现高热，神昏谵语，呕吐，喘逆，四肢厥冷，舌红苔干，脉弦数或微细欲绝。

治法：清热凉血，解毒清肠。

方药：白头翁汤合芍药汤。

分析：本方以白头翁清热解毒凉血，配黄连、黄芩、黄柏、秦皮清热解毒化湿，当归、芍药行血，木香、槟榔、大黄行气导滞。

加减：临床可加金银花、丹皮、地榆、穿心莲、贯众等以加强清热解毒的功效。高热神昏，热毒入营血者，合犀角地黄汤，另服神犀丹或紫雪丹以清营开窍。痉厥抽搐者，加羚羊角、钩藤、石决明、生地等熄风镇痉。壮热神昏，烦躁惊厥而下痢不甚者，合大承气汤清热解毒，荡涤内闭。症见面色苍白，四肢厥冷而冷汗出，唇指紫暗，尿少，脉细欲绝，加用生脉（或参麦）注射液、参附青注射液静脉滴注或推注，以益气固脱。疫毒痢（或湿热痢）可用白头翁汤加大黄等，煎水保留灌肠配合治疗，以增强涤泻邪毒之功效。若厥脱、神昏、惊厥同时出现者，则最为险候，必须采用综合性抢救措施，中西医结合治疗，以挽其危急。

寒湿痢

症状：腹痛拘急，痢下赤白黏冻，白多赤少，或纯为白冻，里急后重，脘胀腹满，头身困重，舌苔白腻，脉濡缓。

治法：温中燥湿，调气和血。

方药：不换金正气散。

分析：本方以藿香芳香化湿；苍术、厚朴、法夏运脾燥湿，陈皮、木香、枳实行气导滞，桂枝、炮姜温中散寒，芍药、当归和血。

加减：兼有表证者，加荆芥、苏叶、葛根解表祛邪。挟食滞者，加山楂、神曲消食导滞。若湿邪偏重，白痢如胶冻，腰膝酸软，腹胀满，里急后重甚者，改用胃苓汤加减，以温中化湿健脾。寒湿痢亦可用大蒜烧熟食用治疗。

虚寒痢

症状：久痢缠绵不已，痢下赤白清稀或白色黏冻，无腥臭，甚则滑脱不禁，腹部隐痛，喜按喜温，肛门坠胀，或虚坐努责，便后更甚，食少神疲，形寒畏冷，四肢不温，腰膝酸软，舌淡苔薄白，脉沉细而弱。

治法：温补脾肾，收涩固脱。

方药：桃花汤合真人养脏汤。

分析：两方以人参或党参、白术、粳米益气健脾，干姜、肉桂温阳散寒，当归、芍药和血缓急止痛，木香行气导滞、赤石脂、诃子、罂粟壳、肉豆蔻收涩固脱，两方合用，兼具温补、收涩、固脱之功，颇合病情。

加减：肾阳虚衰者，加附子、破故纸温补肾阳。肛门下坠者，去木香，加黄芪、升麻益气举陷。下痢不爽者，减用收涩之品。滑脱不禁者，加芡实、莲米、龙骨、牡蛎收敛固脱。虚寒痢，也可配合成药理中丸、归脾丸治疗。

休息痢

症状：下痢时发时止，日久难愈，常因饮食不当、感受外邪或劳累而诱发。发作时，大便次数增多，便中带有赤白黏冻，腹痛，里急后重，症状一般不及初痢、暴痢程度重。休止时，常有腹胀食少，倦怠怯冷，舌质淡苔腻，脉濡软或虚数。

治法：温中清肠，佐以调气化滞。

方药：连理汤。

分析：本方以人参、白术、干姜、甘草温中健脾，黄连清除肠中余邪，加木香、槟榔、枳实调气行滞，加当归和血。发作期，偏湿热者，加白头翁、黄柏清湿热；偏寒湿者，加苍术、草果温中化湿。

加减：休息痢多因寒热错杂，虚实互见，病情顽固者，也可用成药乌梅丸治疗。若大便呈果酱色而量多者，用鸦胆子仁治疗效果较好，成人每服15粒，每日3次，胶囊分装或用龙眼肉包裹，饭后服用，连服7~10日，可单独服用或配合上述方药使用。休息痢中，若脾胃阳气不足，积滞未尽，遇寒即发，症见下痢白冻，倦怠少食，舌淡苔一白，脉沉者，治宜温中导下，方用温脾汤加减。若久痢伤阴，或素体阴虚，阴液亏虚，余邪未净，阴虚作痢，痢下赤白，或下鲜血黏稠，虚坐努责，量少难出，午后低热，口干心烦，舌红绛或光红，治宜养阴清肠，方用驻车丸加减。

临床上，还可见噤口痢，即下痢而不能进食，或下痢呕恶不能食者。朱丹溪说："噤口痢者，大虚大热。"基本病机是大实或大虚，致胃失和降，气机升降失常。属于实证者，多由湿热或疫毒，上犯于胃，胃失和降所致，症见下痢，胸闷，呕恶不食，口气秽臭，舌苔黄腻，脉滑数，治宜泄热和胃，苦辛通降，方用开噤散加减。药取黄连、石菖蒲、茯苓、冬瓜仁苦辛通降，泄热化湿；陈皮、陈仓米、石莲子、荷叶蒂健脾养胃。全方合用，升清降浊，开噤进食。属于虚证者，以脾胃素虚，或久痢伤胃，胃虚气弱，失于和降所致，病见下痢频频，呕恶不食，或食入即吐，神疲乏力，舌淡苔白，脉弱无力，治宜健脾和胃。方用六君子汤健脾和胃，再加石菖蒲、姜汁醒脾降逆。若下痢无度，饮食不进，肢冷脉微，当急用独参汤或参附汤以益气固脱。

转归预后

痢疾的转归预后取决于患者体质的强弱、感邪的轻重与治疗是否及时正确。急性痢疾，治疗及时得当，体质强壮者，一般在两周左右痊愈，发热、腹痛、里急后重、便脓血等症状在3~4天消失。若病邪重，或素体正气亏虚，或失治误治，致使痢疾长期不愈，转为慢性。

感受疫疠毒邪甚重，失治误治，未能控制病势而出现痢下如猪肝、鱼脑、赤豆汁，或下纯血，如屋漏水，高热神昏，或手足厥逆，内闭外脱，气急息粗或气息微弱，或噤口不食等危急症者，须积极抢救，否则预后很差。

预防与调摄

痢疾是一种急性传染病，在夏秋季节采取积极有效的预防措施，对于控制痢疾的传播和流行，是十分重要的，有效的方法是做好水、粪的管理，饮食的管理，消灭苍蝇等。另外，药物预防也很有必要。在流行季节，可适当食用生蒜，每次1~3瓣，每日2~3次，或将大蒜放人菜食之中食用。亦可用马齿苋、绿豆适量，煎汤饮用，或马齿苋、陈茶叶共研细末，大蒜瓣捣泥拌和，人糊为丸，如龙眼大小，每次1丸，每日2次，连服1周。

痢疾的调护，应做好床旁隔离，视病情适当休息，饮食宜忌很重要，一般宜食清淡易消化之食品，忌食荤腥油腻难消化之物。《千金要方》说：凡痢病患，"所食诸食，皆须大熟烂为佳，亦不得伤饱，此将息之大经也，若将息失所，圣人不救也。"痢疾是临床上常见多发的外感传染病，以夏秋为主要发病季节。主要病因是外感时邪疫毒，内伤饮食不洁；病位在肠，与脾胃有密切关系；病机为邪从口入，湿热疫毒蕴结于肠腑，气血壅滞，脂膜血络受损，化为脓血，大肠传导失司，发为痢疾。临床以腹痛腹泻，里急后重，便赤白脓血为主要表现。辨证应分清寒热虚实，一般说来暴痢多实，久痢多虚。实证有湿热痢、寒湿痢和疫毒痢，以湿热痢为多见，疫毒痢病情凶险，宜及早图治；虚证有虚寒痢、阴虚痢和休息痢。若下痢不能进食或呕恶不能食者，为大虚大实的噤口痢。痢疾的治疗以祛邪导滞、调气和血为原则，又须随时顾护胃气，根据寒热虚实的不同，或清热化湿解毒，或温化寒湿，或辅以益气养阴，或寒热并用、攻补兼施，或通涩并举，对疫毒痢除加强清热解毒外，还应视病情配合清心开窍，熄风镇痉，救逆固脱等法治疗，对噤口痢则应分虚实开噤治疗。痢疾为外感病证，一般预后良好，因其具传染性，故重在预防，控制传播。

2. 葛根汤的临床应用

葛根汤是《伤寒论》治二阳合病下利的一张方剂，原文谓："太阳与阳明合病者，必自下利，葛根汤主之。"合病并病之说，历来争议很大，非本文讨论范围，兹仅就葛根汤治疗下利的有关问题及其临床效应，谈谈个人的粗浅体会。葛根汤是桂枝汤加葛根、麻黄组合而成。桂枝汤本身就是和脾胃、调营卫、祛风寒的一个方剂，并能培脾胃以资生营卫，故柯琴曾用之以治虚痢，而"屡获奇效"，加上葛根性味甘平，李东垣说它能"鼓舞胃气上行"，是"治脾胃虚弱泄泻圣药"，升举有大力，能驱邪出表，合麻黄开表以为先导，助其升浮之性，透达皮毛。可见，葛根汤具有开表和里之功。所谓下利，应包括泄泻与痢疾在内，因仲景之世，尚无"痢"字，《中国医学大词典》下利条云兼包泄泻与痢疾而言，后人沿用，则指痢疾，又改利为痢字。实践证明这个解释是对的，本方不仅治泄泻有效，用治痢疾，也同样有很好的效果。喻嘉言开创的逆流挽舟法，用人参败毒散为治疗痢疾独树一帜，它不仅能治初起有表者的痢疾，而对"虽经百日之久"的疑难痢证，尚用此法以挽狂澜于既倒，并以此而鸣高，"治经千人，成效历历可纪"，甚至于对于阴虚发热、阳气下陷等危难痢证，均用此法以救治。特别是人参一味，喻氏盛赞其祛邪出表之功。其实在临床上应用此方治痢，往往有效。想喻氏当日也曾尝过失败的苦头，故不得不"用布条卷成鹅卵状，垫坐肛门，以行堵截"的辅助疗法。当时一老医用人参败毒散治一痢疾患者，少痊而终不成功，喻氏也认为"缺此堵截一法"而深感惋惜。笔者有鉴于此，在治疗痢证时，往往舍败毒散而取葛根汤，开表和里、升阳止泻，同样收到了逆流挽舟治愈痢疾

3. 临床医案

案1，邱XX，男性，30岁，辰溪县汽车站工人。1980年8月2日就诊。据述，7月28日发热恶寒，头痛、体痛，当晚水泻4次。第二天恶寒头痛等证即罢，唯感觉头微晕，体微酸不适。大便转红白黏液，腹痛、里急后重。经当地医院检查，诊为菌痢，服过青霉素、氯霉素、阿托品等药，未获疗效，于是专程来我院就诊。刻诊：面色惨凄不乐，倦怠少食，痢下红白黏液，日十余行，里急后重，脉现弦数。处方：葛根汤加味：葛根18克，麻黄6克，桂枝12克，白芍12克，吴茱萸10克，白头翁12克，秦皮10克，生姜5片，大枣5枚，甘草5克。

二诊：上方进一剂，里急后重顿止，粪便中未见红白黏液，进二剂，诸证消失，与柴芍六君子汤以善后。

案2，向XX，25岁，女性，黔阳县织布厂工人，1980年1月29日就诊，诉：三个月前患痢疾，经中西药物反复治疗少效，上月在我地区住院治疗，症状好转而出院。1周后，症状转剧，因来我院门诊治疗。刻诊：脸色苍白少华，头晕痛，无寒热体痛等证。滞下红白黏液，日三四行，尤以里急后重为苦，咽喉红肿疼痛（双蛾），有碍吞咽、舌苔厚白、舌质淡红，脉来弦细，按之弱。处方：葛根汤方加白头翁。

二诊：上方服三剂，里急后重即止，红白黏液消失，喉蛾亦消，予补

中益气三剂以善后，随访至今，二年余未见复发。

案3，曹某某，女，30岁，国棉七厂子校教师。1977年10月诊治，患者下痢红赤，兼有脓血腹痛，里急后重，伴恶寒发热，头痛，脉浮。医用白头翁汤治之，服药三剂，仍每天下痢5~6次，症状未有改善。即求先生诊治。据其临床表现，证属表里同病，赤痢兼表。治法：解表清里，表里同治，处方：升麻6g，葛根12g，白芍12g，荆芥6g，防风9g，黄芩6g，炙草6g。患者服药一剂，表证解除下痢便血之里证亦痊愈。

按：患者既有表证：恶寒发热，头痛，脉浮又有里证下痢脓血，腹痛里急后重。前医不察，方用治疗热痢之白头翁汤单纯治里，不但下痢不解，表证亦不解。凡表里同病，皆当先表后里或表里同治，此乃常法。先生即用表里同治，方取葛根场合黄芩汤化裁，以葛根汤加防风重在解表以黄芩汤清热止利，和中止痛治下痢。此体现出了中医辨证论治不容趣视，看出先生医理精通，方药娴熟，组方严谨，更善变通。

案4，邱某，男，30岁，工人，1988年8月2日就诊。患者自述，7月28日发热恶寒，头身痛，当晚水泻四次，次日恶寒头痛消失。头微晕，全身不适，大便续转泻下红白黏液。日十余次，里急后重，经服青霉素、氯霉素等无效。现倦怠少食，痢下红白，里急后重，脉弦数。此系下陷之寒水，蕴成湿热奔迫胃肠以为痢，治宜升腾胃气，挽邪还表，净化瘀毒，以缓里急。处方：葛根汤加味：葛根18克，麻黄6克，桂枝12克，白芍12克，吴茱萸10克，白头翁12克，秦皮12克，生姜5克，大枣5枚。二诊，上方进一剂，里急后重顿止，红白黏液消失。

按：葛根汤是桂枝汤加麻黄、桂枝组合而成，桂枝汤是和脾胃、调营卫、祛风寒的方剂，并能培脾胃以资生营卫，是治胃肠疾患的佳方，故柯琴曾用治虚痢，屡获奇效。葛根性味平善，升举有力，能逆流直上，赖麻黄开表以为先导，提挚寒水，透达皮毛。麻桂与芍药、枣、草为伍，使辛温升浮之性，转化为和解缓汗之剂。况芍药能净化瘀毒，缓解痉挛，为止痛治痢良品。姜、枣为伍，能调和脾胃。由此可见，葛根汤有开表和里、升阳祛邪的功能。不仅火郁（肺移热于大肠）者，即使阴虚患者，均可服用。

十二、流行性感冒

1. 祖国医学对流行性感冒的认识与治疗

中医学称流行性感冒（以下简称"流感"）为"时行感冒"或"重伤风"，主要临床表现有：恶寒发热、头痛身重、咳嗽、咽痛、鼻塞流涕等。其认识素有"伤寒论"和"温病论"两种，初期病位于表（肺卫），按"伤寒"（六经）则属于太阳经表证（表热）；按"温病"（卫、气、营、血、三焦），卫分相当于人体的肌表、皮肤、上呼吸道、头部，故称"温邪上受"，即"卫分热证"。即温病的初期阶段，亦相当于"伤寒"的"表热"。明代《温疫论》谓之"疫者感天地之疠气，此气之来，无论老少强弱，触之即病，邪自口鼻而入"，故可见时行感冒不同于普通感冒，是由时邪病毒而引起的一种外感热病，无季节性和地域性，具有一定的传染性、流行性，因而，将时行感冒病纳入温病范畴较为合理，但又与温病有所不同。张氏等认为，时行感冒不具有传变的性质，在整个发病过程中没有大汗、大渴、痞、满、燥、实及神昏谵语、斑疹、吐衄等证候，故不像温病那样急骤与危险。

病因病机

（1）外感疫疠之邪 "五疫之至，皆因染易，无问大小，病状相似"（《素问·补遗·刺激论》）。"时行病者，是春时应温而反寒，夏时应热而反冷，秋时应凉而反热，冬时应寒而反温，非其时而有其气，是故一岁之中，病无少长，率相似者，此则时行之气也"（《诸病源候论》）。寒热异常，温凉失节，岁时不和是时行感冒的主要病因。疫疠之邪亦先入肺卫，邪入卫表，卫气与之抗争，卫阳被遏，不能达于外，故见恶寒发热。太阳经走表，邪阻不疏，则头项疼痛身重，关节酸痛。外邪犯肺，气道受阻，故鼻塞，肺气上逆则咳嗽，鼓邪外出则喷嚏，邪逼液出则流涕。咽喉属于肺系，受风寒则痒，热郁则痛。

（2）体虚邪凑。"邪之所凑，其气必虚"。时行感冒最根本的病因是正气不足，素体元气虚弱，表疏腠松，略有不谨，即感风邪疫毒。亦有饮食劳倦伤及脾胃，致脾肺气虚；中虚卫弱，不能输精于肺，肺气虚则不能输精于皮毛，致表卫不固，腠理疏松，易感风邪疫毒而发病。亦有素体阳虚、阴虚或病后、产后调摄不慎阴血亏损，复感外邪而发病。

中医辨证分型与治疗

（1）风寒束表，邪郁卫分

证候：发热，恶寒较重，无汗，头痛，身痛，流清涕，多喷嚏，稍有咳嗽，无痰或有少量白色稀薄痰液，苔薄白，脉浮紧。

治则：辛温解表。

主方：荆防败毒散加减。

组成：荆芥、羌活、独活、柴胡、枳壳、桔梗、川芎。

（2）风热犯肺，邪在卫分

证候：发热较重，稍有恶寒，有汗不多，头痛，咳嗽，痰少而黏稠，或咽喉肿痛，口干欲饮，舌红，苔薄黄，脉浮数。

治则：辛凉解表。

主方：银翘散加减。

组成：方药连翘、银花、苦桔梗、薄荷、竹叶、生甘草、荆芥穗、淡豆豉、牛蒡子。

（3）暑湿在表

证候：发热，恶寒，无汗或少汗，头痛，四肢困倦或疼痛，心烦口渴，胸闷脘痞，泛恶，小便黄或大便泄泻，舌苔薄黄腻，脉濡数。

治则：清暑化湿解表。

主方：新加香薷饮加减。

组成：方药香薷、银花、鲜扁豆花、厚朴、连翘。

（4）邪入少阳

证候：恶寒、时发热，口苦口干，咳嗽少痰，肢体乏力，纳差，二便尚可，舌苔薄黄，脉弦数。

治则：疏通营卫、和解少阳。

主方：小柴胡汤加减。

组成：柴胡、黄芩、人参、半夏、生姜、大枣等。

（5）肺胃郁热

证候：证见身热渐胜，咳嗽，全身疼痛，不思饮食，大便干，小便黄，心烦不眠，舌红，苔黄，脉浮微洪。

治则：解肌清热、宣肺泻胃。

主方：方用柴葛解肌汤合麻杏石甘汤。

组成：柴胡、黄芩、贯众、桔梗、牛蒡子、葛根、羌活、白芷、防风、荆芥、杏仁、麻黄、甘草、石膏。

（6）痰热壅肺

证候：高热不退，烦渴引饮，身有低热，肢节酸楚，咽喉肿痛明显，咳吐黄黏痰。

治则：清热泻肺、化痰止咳。

主方：清金化痰汤加减。

组成：黄芩、桔梗、知母、川贝母、桑白皮、瓜蒌、鱼腥草、茯苓、杏仁、栀子、甘草。

（7）肺脾气虚

证候：表现为憎寒壮热，头项强痛，肢体酸痛，无汗，鼻塞声重，咳嗽有痰，胸膈痞满，舌淡，苔白，脉浮而按之无力。

治则：散寒祛湿、益气解表。

主方：败毒散。

（8）阳虚

证候：表现为恶寒发热，热重寒轻，无汗肢冷，倦怠嗜卧，面色苍白，语言低微，舌淡，苔白，脉沉无力，或浮大无力。

治则：助阳益气、解表散寒。

主方：再造散。

组成：黄芪、人参、桂枝、甘草、熟附子、细辛、羌活、防风、川芎、煨生姜、芍药。

（9）阴虚

证候：表现为头痛身热，微恶风寒，无汗或有汗不多，咳嗽，心烦，口渴，咽干，舌红，脉数。

治则：治宜滋阴解表。

主方：方用葳蕤汤。

组成：生葳蕤、葱白、桔梗、白薇、淡豆豉、薄荷、炙甘草、红枣。

针灸治疗

丁氏等收治流感210例，取大椎、少商（双）、合谷（双）、扁桃体穴（双）。用三棱针快速刺入大椎、少商，点刺放血3~5滴，大椎拔罐，合谷针刺用泻法，咽喉痛加扁桃体穴，强刺激不留针，一般放血1次，少数患者2～3次，疗效可与口服药物相媲美。骆氏等以泻热解毒、宣肺通窍为治疗大法，应用针灸、刺络放血、走罐三法配合辨证分型治疗西南非流感186例，取得较显著的临床疗效，总有效率达89.7%。

中医对流感的预防

（1）治未病贵在权制

早在两千多年的《素问·四气调神大论》中就指出，"不治已病治未病，不治已乱治未乱……夫病已成而后治之，譬犹渴而穿井，斗而铸锥，不亦晚乎"，明确提出治未病的思想。在这二治则理论的指导下，中医对于流行性感冒强调预防为主，具体体现在两个方面：①保护正气。中医学认为"邪之所凑，其气必虚"，《灵枢·百病始生》指出："风雨寒热，不得虚，邪不能独伤人。卒然逢疾风暴雨而不病者，盖无虚，故邪不能独伤人。此必因虚邪之风与其身形，两虚相得，乃客其形。"中医学在长期与疾病作斗争的实践中发现，时行感冒与其他疫病的发生，多是在人体的正气虚弱，不足以抗御外邪时，病邪才能乘虚而入，侵害人体。吴又可继承《内经》的这一观点，并做了进一步的阐述，他认为："本气充实，邪不能入，《经》云：'邪之所凑，其气必虚。'因本气亏虚，呼吸之间，外邪因而乘之。昔有三人，冒雾早行，空腹者死，饮酒者病，饱食者不病。疫邪所着，又何异耶？"因此，要预防流感就必须保护正气，应做到适寒温调冷暖，维持天人相应的阴阳平衡；饮食调养，顾护脾胃后天之本，使四季脾旺不受邪；加强锻炼，增强其抗御外邪的能力；调节情志，使体内气血流畅，只有这样才能"正气存内，邪不可干"。②避其毒气。古代医家很早就认识到时行感冒的病因，是外感了一种疫病之气，经由口鼻侵犯人体而致。这种疫病之气与一般的六淫不同，具有强烈的传染性和流行性。明代医学吴有性在他所著的《温疫论》中说："温疫之为病，非风非寒，非暑非湿，乃天地间别有一种异气所感。""夫疫者，感天地之庚气也。决气者，非寒、非暑、非暖、非凉、亦非四时交错之气，乃天地间别有一种决气。"吴又可认为，庚气具是一种肉眼观察不到的微小致病物质，"气无形可求，无象可见，况无声，复无臭，何能得睹得闻？""夫物者，气之化也；气者，物之变也。气即是物，选方用药、配伍用量上，进行相应调整。体质强壮者，腠理致密，正气强盛者，汗散可峻；体质羸弱，腠理疏松，正气不足者，汗散宜缓。垂暮老人，阳气已虚，汗散之中注意养阳；童稚之子，阴气未长，汗散之时宜顾护阴液。

(2) 因地制宜因地制宜

是指不同地域，气候环境不同，人们的生活习惯不同，因而对发病特点和治疗也有一定的影响，因此，虽同为一种流感病毒其治疗时，选用的药物也有不同。例如，北方严寒，人之腠理固密，又多兼内热，故多选用发汗力强的解表药，配以清泻里热之品；南方气候酷热，人之腠理疏松，又多兼湿，故多选用发汗力弱的解表药，配以清热祛湿之品。

(3) 扶正祛邪标本兼固

流感病毒与一般的六淫不同，具有强烈的传染性和流行性，中医认为是一种疫病之气，它具有以下几个特点：①具有明显的传染性和流行性。庚气侵犯人体，多自口鼻而入，通过空气或接触传染，吴又可在《温疫论》中指出："此气之来，无论老少强弱，触之者即病，邪从口鼻入。"②发病急，传变快，病情重，症状相似。庚气异常毒烈，具有强烈的传染性，无论壮弱老幼，触之即得，并具有发病急骤，传变迅速，病情重笃，症状相似的特点。③庚气致疫常受气候和环境的影响，具有明显的季节性和地域性。由于流感病毒的特性，临床治疗时，往往强调祛邪方药的应用，强调祛邪务早务尽，但时行感冒的发生、发展、转归与预后，无不与人体的正气盛衰和致病邪气的毒性强弱有关，二者之中，人体的正气是内因，它在抗御外邪侵袭，促进疫病向愈中，占有主导的地位。中医学认为外感热病是邪正双方对立斗争的过程，在流感的治疗中要正确处理好祛邪与扶正的关系，就必须掌握好病变过程中邪正双方力量的消长情况。因而在治疗时除了要重视祛邪外，还必须顾护人体的正气，做到祛除病邪和顾护正气二者兼顾。祛邪时必须处处注意不可妄用攻伐，以免损伤正气，更不能"只见病不见人"，不管正气的盛衰存亡，而一味攻邪，这样不仅达不到祛邪的目的，还会导致各种变证，严重时可造成病人正气外脱而亡。临床在选方用药时，必须注意病人的体质和正气。如叶天士在《温热论》中说："如面色白者，须要顾其阳气，湿胜则阳微也。法应清凉，然到十分之六七，即不可过于寒凉，恐成功反弃。何以故耶？湿热一去，阳亦衰微也。"在流感病程之中，如果出现了人体阴液或阳气明显耗伤，则应考虑使用扶正之法，但也要把握分寸，"恐炉烟虽熄，灰中有火也"。数千年来，由于瘟疫（如流感、天花、霍乱、鼠疫）的反复流行，曾给中华民族带来了深重的灾难，据不完全统计，仅明清两代约50年间就有367次大的瘟疫流行，虽然中国历史上曾发生过多次包括流感在内的大规模的流行性传染病，但却不像西方国家发生该类疾病时，对当地人群造成的损害严重，其原因就在于中医发挥了巨大的作用，在长期与传染病的斗争中，中医学积累了许多宝贵的经验，我们应继承和发扬其理论，更好地防治未来可能暴发的流感，为促进人类的健康服务。

2. 葛根汤对流行性感冒的实验与临床研究

实验表明，葛根不仅能抗流感病毒、提高干扰素的活性、促进白细胞介素－12和INF－r的产生，诱导TH1系统免疫应答，增强机体免疫功能，而且能抑制白细胞介素－1a的产生，抑制流感异常亢进的病理反应，使流感早期症状减轻，并能明显降低发热反应。此剂不宜用于流感恢复期和体质虚弱患者，是广泛用于临床的免疫促进剂。实验表明，本方可促进小鼠的体液免疫、细胞免疫和巨噬细胞吞噬功能，并对流感病毒有抑制和灭活作用，可用于年迈或体弱多病者的流感预防。选择雌性DBA/2Cr小鼠，用乙醚麻醉，经鼻腔内接种流感病毒。葛根汤口服给药3次/d（间隔8h＞，连续给药7d，在接种的前一天开始给药。结果：葛根汤可推迟小鼠体重下降、促进下降的体重提前恢复正常，且可拮抗肺的变性，小鼠感染后，葛根汤可使小鼠肺的病理改变明显减轻，并可降低小鼠的死亡率。对流感小鼠细胞因子生成的影响：虽然葛根汤组的肺炎比模型组要轻，但两组在肺中产生的病毒数量却相差很少。因此，对肺炎的疗效可能是调节了机体抗流感感染的免疫病理反应而不是直接作用于病毒的复制。例如它可增加干扰素的活性，但又抑制白细胞介素－la的产生。对产热机制的影响：IL－Ia作为一种内源性的致热原它只是在小鼠流感的早期，由于肺部的细胞炎性浸润而产生的。IL－la可能是流感感染中的内源性致热原，小鼠在流感感染2d后发热达到高峰的时候，血清中IL－la的水平也明显升高。葛根汤与阿司匹林可显著降低血，清1L－1a的水平，同时也表现出明显的解热作用当流感病毒感染后，使干扰素的活性升高，从而导致了1L－1a水平升高。1L－1a水平的升高一方面会使肺部细胞出现炎性浸润，引起肺炎。另一方面是使前列腺素酶活性升高，促使前列腺素E产生增多，导致发热。由于葛根汤抑制了血清中IL－Ia的生成，因而使肺炎减轻，发热减轻。葛根汤在抑制肺炎的发展以及延长小鼠的存活时间方面具有显著的作用,尤其对流感急性期出现的发热,葛根汤具有明显的解热作用。上述作用都与葛根汤抑制 IL－Ia 的生成有关,IL－la 在预防流感感染的防御系统中起着重要作用,而实验结果表明葛根汤并不破坏机体的防御系统,这可能是流感感染后,机体防御系统机能异常亢进导致 IL－1a 的过量生成,葛根汤可能是通过抑制 IL－Ia 的生成有效地抑制了机体对流感感染之异常亢进的病理反应。

长年临床经验表明,应用中药葛根汤治疗感冒综合征疗效可靠。葛根汤,在日本的医疗机构每年处方数达 2000 万件,此外,在民间,其作为感冒治疗药物也被广泛使用,葛根汤治疗流感及感冒综合征的疗效已获得了科学实验的肯定。流感病毒通常是由呼吸道 Clara 细胞分泌的称作类胰蛋白－Clara 的蛋白分解酶,引起感染所必需的血凝集素活化,进而导致感染增殖。为此,流感的感染部位,多局限在呼吸道上皮。流感的感染部位虽然局限在呼吸道,却伴有明显的全身症状,流感的全身症状是由于细胞因子所引起。葛根汤对细胞因子的产生具有明显的修饰作用,而引起感冒综合征的鼻病毒及冠状病毒等,与流感病毒一样也为呼吸道感染伴全身症状,为此为使治疗流感获得的确切疗效,葛根汤适于治疗感冒综合征。

(1) 流感病毒与葛根汤

确定流感感染的实验系统,选用 7 组小鼠进行了实验,其中 4 组由于感染出现了发热,3 组未见发热。为认定对于流感病毒及干扰素(IFN)有感受性而导致小鼠发热,即确定中医所力倡的"证"(适应证),于是作者选用对发热反应最明显的 DBA/2 小鼠进行了如下的实验:DBA/2 小鼠感染流感病毒后,蒸馏水灌胃组小鼠均死亡,而葛根汤灌胃组小鼠则存活,或生存时间延长。感染病毒小鼠死因均系肺炎,为此对小鼠的肺组织进行了病理分析发现,葛根汤灌胃组小鼠肺炎轻微,而蒸馏水灌胃组小鼠的肺炎严重。为进行定量化分析,将感染的整个肺组织制成切片,对其中肺炎部分的总面积进行了比较,结果葛根汤灌胃组较蒸馏水灌胃组肺部炎症面积明显地缩小,故可以认定葛根汤具有减轻流感肺炎的功效,其原因可能与肺内病毒量相关,但两组间并无显著性差异。机体感染流感病毒后,可引起 IFN、白介素(IL)－1α 产生,其可作用于丘脑下部的环氧化酶,合成 PGE2,引起发热。葛根汤作用机制在于促进 IL－12 及 IFN－γ 的产生，诱导 Th1 系统免疫应答，增强细胞性免疫，从而减轻肺炎。葛根汤与阿司匹林的解热效果比较表明，感染流感病毒后，蒸馏水灌胃组小鼠，肛温为 37.5℃（流感症状），此时 IL-1α 量上升；而葛根汤灌胃组 IL-1α 值无变化，且无发热；阿司匹林灌胃组有明显的解热作用，但 IL-1α 值亦上升，但二者都具有解热功效，而葛根汤组的 IL-1α 值未升高与非感染组无差异。关于肺泡灌洗液中的 IL-12 的升高，从使用抗菌素的实验中可见，第二天开始 IL-12 值即明显升高，第三天 IFN-γ 值升高，而肺泡灌洗液中的病毒量却明显减少（肺整体的病毒量无明显差异，但肺泡洗净液中病毒量存在显著差异）。将 IL-12 经小鼠鼻腔灌服的实验表明，IL-12 作用只在第二天即可见到，而葛根汤组的 IL-12 值则能在最适宜的时机诱导细胞性（Th1 型）免疫应答，增强其抗病毒反应，缓解肺炎。机体感染流感病毒后，诱导的 IFN 及 IL-1α 产生，属正常反应，为此曾有人提出这样的疑义，即"葛根汤抑制 IL-1α 的产生，是否对机体本身有副作用"，其实葛根汤能抑制 IL-1α 非但并不影响肺内病毒的量，同时还能改善肺组织病理变化，改善全身症状，从而达到解热的功效，为此葛根汤能抑制 IL-1α 值，但对机体并无副作用。即由 IL-1α 生成所引起的全身性反应为流感病毒导致的过度反应，而葛根汤显示了抑制功效。

（2）有效成分的分析

葛根汤，由葛根、麻黄、桂枝、芍药、甘草、生姜、大枣 7 味中药组成，各组成成分均具有解热作用及抑制 IL-1α 产生的功效，其中以桂枝作用最强，桂枝的活性成分为肉桂化合物，肉桂化物有 50 种，其中 13 种化合物具有解热及抑制 IL-1α 产生的作用，但也有能引起发热作用者，说明肉桂化合物具有各种不同的功效。肉桂化合物不同于阿司匹林，而与葛根汤的功效相同。另外，肉桂化合物具有调节细胞因子的功效，而 7-hydroxycoumarin 与葛根汤同样能降低流感病毒感染小鼠肛温及延长生存时间的功效。此类化合物在细胞培养水平也显示了其具有调节细胞因子产生的功效。葛根汤为治疗感冒的代表方剂。实验表明，其机制在于调节因感染流感病毒而产生的细胞因子而发挥的治疗用，另外，其对鼻病毒及冠状病毒等。因系黏膜感染导致的感冒亦非常有效，只要对"证"即能有效地治疗流感及感冒综合征。

目前，西医治疗流感尚无理想的方法，所用药物如病毒唑、金刚烷胺等毒副作用较多，治疗疾病的同时又带来新的隐患。而中医药治疗流感有其独特的方法及疗效，经临床验证，其效果显著。中医治疗流感不仅能抗病毒，还能调节人体总体阴阳平衡，增强机体的免疫功能，驱邪的同时给予扶正，提高机体自身对病毒的清除能力。

但中医需要辨证论治才能处方，应用起来不是很方便。需要开创一种新的方法，不断地发展自己。如提取中药有效成分，制成新剂型，简便高效的治疗疾病；还可以使用中医临床治疗流感的有效方剂，加用西药病毒唑、金刚烷胺、干扰素、疫苗等，组成全面复合制剂，或者联合用药，从而更有效的治疗流感等疾病，充分发挥中西药的优势。

十三、落枕

1. 祖国医学对落枕的认识

中医学对本病认识较早，称失枕，落枕。《素问·骨空论》首次论述："失枕在肩上横骨间，折使愈臂齐肘正，灸脊中。"清代胡廷光《伤科汇纂·旋台骨》"有因挫闪及失枕而颈强痛者。"明代医家王肯堂在《证治准绳·杂病》引戴云："颈痛非风邪，既是气挫，亦有落枕而痛者。"这里称之为落枕。古代关于落枕的病因病机多从三个方面论述，即睡姿不良，颈筋受挫；风寒侵淫；肝肾亏虚，复感外邪。《灵枢·经脉》："膀胱足太阳之脉二八二是动则病，冲头痛，目似脱，项如拔……"症似落枕，认为属于筋病，与足太阳膀胱经有关。叶兵习认为"寒气"客于肌肤经脉为主要致病原因。

辨证分型

目前中医对本病尚无统一的的辨证分型，邵福元等将本病分为睡姿不良，颈筋受挫型、风寒侵淫型和肝肾亏虚，复感外邪型。梁力等将本病分为关节错乱型、风寒阻滞型和郁而化热型。康献勇等将本病分为单纯型、反复发作型和颈椎病型。

2. 葛根汤加减治疗落枕及临床研究

应用条件

①一般无外伤史，多因睡眠姿势不良或感受风寒后所致。

②急性发病，睡眠后一侧颈部出现疼痛、酸胀，可向上肢或背部放

射，活动不利，活动时伤侧疼痛加剧，严重者头部歪向患侧。

③患侧常有颈肌痉挛，胸锁乳突肌、斜方肌、大小菱形肌及肩胛提肌等处压痛，在肌肉紧张处可触及肿块和条索状的改变。

治疗方法

葛根30g，麻黄9g，桂枝10g，连翘10g，生姜3片，炙甘草6g，白芍15g，大枣12枚。每日1剂，水煎分2次服，将药渣再煎一次，取汁热敷患侧颈部，并进行适当按摩。

毫针治疗。黄颂敏按中医辨证分型，将落枕分为阳明经型、督脉型、太阳型和少阳型四型，分别远道选取合谷、水沟、后溪和悬钟。治疗落枕100例，治愈89例，好转8例，未愈3例，总有效率为97.10%。陈明玉针刺阳池穴，针尖朝上，向肘部方向，刺入深度约15~20mm，用捻转泻法，刺激稍强，留针10分钟，间歇运针2次，同时让患者做颈部左右旋转及前后活动。治疗100例，总有效率为100%。柴恒彬等针刺绝骨穴，行上下左右大幅度摆动行提插捻转得气后用泻法，嘱患者向健侧转动颈部，再转向患侧，幅度由小到大。78例患者大多1~2次治愈，总有效率为100%。

按摩治疗。王仙梅选取患侧风池、天柱、大杼、风门及阿是穴，采用一指推法、按法、摩法、拿法轮流按摩上述各穴，手法由轻到重，以患者出现酸、麻、胀等感觉为度。按摩同时，嘱患者小幅度、慢频率转动颈部，然后逐渐加大转动颈部的幅度，并加快转颈频率。每穴按摩3~5min，36例病例，1次治愈32例。

灸法治疗。徐凤荣采用隔姜温和灸经渠，在寸口桡动脉搏动处放置厚约0.5cm并刺有小孔的姜片，将艾灶放在姜上施灸，以患者感觉舒适、不灼伤皮肤为宜，灸治15~20min。每日1次，共治疗3次。治疗36例，总有效率为100%。

刮痧治疗。周锡芳等先在脊柱两侧（颈椎到胸椎12）轻刮3行至出现潮红为止，并重点刮颈椎及其两侧3行，至出现痧痕为止。再刮颈侧区与肩上区（重点刮患侧）1~3行，再刮枕区、肩胛区、肩胛岗区、锁骨上下区及肘弯区，每日1次，手法力度视证情而定。亦可用刮痧法先刮大椎、肩井，再刮颈肩部至出现痧痕为止，然后刮落枕穴、养老及外关，每日1次。

特种针法治疗

腹针治疗。冯葬等按薄智云行腹针疗法，选取中脘、下脘、滑肉门（患侧）、商曲（患侧）与痛点相对应的腹部全息影像点，均取得了良好的疗效。

平衡针治疗。华云辉等选取平衡针的特定穴颈痛穴，快速平透刺，行提插手法，以局部酸、麻、胀感为主并向肘关节放射为宜。每次留针5min，留针期间嘱患者活动头颈部，3天1疗程。治疗组157例，总有效率为93.5%。

腕踝针治疗。何静取上6区，伴斜方肌疼痛者加上6区，毫针沿皮下浅层刺入，留针30min，留针过程中做颈部运动，疗程5日，每日1次。全部32例，痊愈18例，显效14例。

中药热敷。代传伦等采用组方：羌活15g，川芎10g，姜黄10g，葛根12g，威灵仙12g，白芍15g，甘草10g。每日1剂。将中药置于布袋内，把袋口扎紧放入锅中，加适量清水，以浸没药袋为宜，煮沸30分钟，趁热将毛巾浸透后烘干并折成方形或长条形敷于患部，待毛巾欠热时即用另一块毛巾换上，两块毛巾交替使用，每次热敷20~30分钟，每日热敷两次。热敷时适当配合颈部转动。治疗3~5天。治疗落枕126例，痊愈108例（85.17%），显效12例（91.5%），有效6例（41.8%），总有效率为100%。

综合疗法

麻莉等应用葛根汤加味，每日1剂，水煎分2次服。将药渣再煎一次，取汁热敷患侧颈部，并进行适当按摩。治疗落枕23例，经用药1~4剂全部治愈，其中用药1剂痊愈者9例，2~3剂痊愈者13例，4剂痊愈者1例。马宁取肩井、风池、天宗、大椎、风府、落枕、阿是穴等穴位，应用扳、揉、滚、拿、一指禅等手法，加服桂枝加葛根汤治疗落枕38例，获良好的效果。杨家贵先用泻法针刺大椎、阿是穴、后溪、悬钟、落枕穴，在行针的同时，嘱患者向前、后、左、右活动颈项部。再内服《伤寒论》之葛根汤加羌活、白芷、川芎、细辛、姜黄。全部168例，1次而愈者123例，2次而愈者35例，3次而愈者9例，4次而愈者1例，总有效率为100%。

3. 典型病例

案1，陈某，男性，45岁。患者淋雨后，次日晨起感颈项疼痛，活动受限。不能前屈后伸和旋转诊见颈部活动明显受限，颈椎无改变，右侧斜方肌隆起，压痛明显，无放射，诊为落枕，治宜散寒解肌、活血通络、柔筋止痛。予葛根汤加减：葛根30g，麻黄9g，桂枝10g，连翘10g，生姜3片、炙甘草6g，白芍15g，大枣12枚。每日1剂，水煎分2次服，并将药渣煎汁热敷患侧颈部，对痛点进行按摩治疗。治疗2天而愈，随访3个月无异常。

按：中医认为落枕多因外感风寒，侵袭经络，使经筋气血阻滞，脉络不利所致。葛根汤方中葛根有显著的解肌柔筋作用，应重用；麻黄辛温具有温通发散之力，可温通血脉，活血通络，祛瘀定痛，虽药籍记载本品有较强的发汗作用，但临床用治疗落枕时多不发汗，亦未见明显毒副作用；桂枝辛温通阳助麻黄以通行气血；芍药配甘草之甘酸，助葛根柔筋缓急止痛，又可制麻黄辛散太过；连翘具升浮宣散之力，能疏通气血；姜枣调和营卫全方共奏散寒解肌、柔筋脉活血止痛之功，配以按摩及局部热敷，对加强局部血液循环，促进症状改善有较好作用。

案2，李某，女，37岁，家庭主妇，于2013年1月25日初诊，以颈后部酸痛伴活动受限3天余为主诉。患者3天前晨起发现颈部僵硬疼痛，头向左侧倾斜，无法动弹，遇冷或活动则加剧，用热毛巾敷住患处稍有缓解，片刻如初。平素纳可，二便调，舌淡红苔白，脉沉细。查体：颈部左侧胸锁乳突肌压痛明显，局部可触及条索状隆起，左侧斜方肌紧张，X线检查示轻度颈椎生理曲度变直，余未见异常。诊断为落枕，属中医痹证范畴，证属风寒侵袭，气血凝滞。治宜祛风散寒，舒筋止痛，投以加味葛根汤：葛根40g，麻黄10g，桂枝10g，白芍15g，炙甘草6g，熟附子10g（先煎），杜仲10g，柴胡15g，桑枝6g。每日1剂，复煎1次，5剂为1个疗程。火针选穴：风池（左侧）、后溪（左侧），常规消毒，涂擦少量万花油，以右手拇食指持细火针针柄，左手持酒精灯，注视穴位的同时将针于灯上烧灼至红亮，迅速将针刺入穴内0.3寸，并立即而敏捷的出针，每穴位相同操作3~5次，直至皮肤略微起泡为佳，随后迅速用消毒干棉球按压针孔片刻并拭干残余万花油。初诊当日治疗1次，隔3日治疗第2次，第5日复诊，患者左侧颈部疼痛缓解，其胸锁乳突肌与斜方肌压痛大为减轻，活动受限消失。守方继续服用，随访3日后，告愈。

按：该病症状与《伤寒论》中的"太阳病，项背强几几，无汗恶风，葛根汤主之"相似，风寒外束颈项，脉络闭阻，气血凝滞，不通则痛。主方中用大剂量葛根升津舒筋，祛风解痉，柴胡助葛根调畅气机，桂枝、麻黄、熟附子解表散寒，通络止痛，白芍缓急止痛，杜仲补肝肾，强筋骨以治病求本，桑枝引药上行，甘草调和诸药，全方标本兼顾，扶正祛邪。火针古称"燔刺"，它是通过加热的针体，通过俞穴将火热直接导入人体，既有针刺之功，又有温灸之效，加强了对经络的疏通作用，正如《医学入门》曰："药之不及，针之不到，必须灸之。"风池属足少阳胆经俞穴，针刺风池穴可舒筋活血，通经导气，通络止痛，从而达到疏调少阳、解痉止痛的目的。如《针灸甲乙经》云："颈痛，项不得顾……引项筋挛不收，风池主之。"又《灵枢·经筋》记载："手太阳之筋……出足太阳之筋前……绕肩胛引颈而痛……颈筋急则为筋痿颈肿。"所谓"经络所过，主治所及"，故可治疗颈肩病症，与《针灸大全》"颈项拘急引肩背痛取后溪"之说相符，后溪为治疗落枕要穴，具有舒经活络止痛之功。针药并用治疗落枕，临床疗效确切。

十四、慢性鼻窦炎

1. 祖国医学对慢性鼻窦炎的认识

慢性鼻窦炎属中医"鼻渊"范畴，以鼻流浊涕、鼻塞、头痛、嗅觉减退、经久不愈为主要表现。最早对鼻渊病因病机描述的是《素问·气厥论篇》："胆移热于脑，则辛频鼻渊，鼻渊者，浊涕下不止也。"后代医家多在此基础上补充和发展相关认识。中医认为鼻渊的发生，多与湿热关系密切：鼻渊的发病多因饮食不节，嗜食肥甘之品，湿热内生，脾胃运化失常，清气不升，浊阴不降，湿热邪毒，循经上蒸，停聚窦内，灼损窦内肌膜而致。①明代李时珍《本草纲目．卷四》说："鼻渊流浊涕，是脑受风热。"②陈实功《外科正宗·卷四》说："脑和漏者，又名鼻渊，总因风寒凝入脑户与太阳湿热交蒸乃成。"③《景岳全书·卷二十七》说："鼻渊证，总由太阳，督脉之火，甚者上连于脑，而津津不已，故又名为脑漏。此病多由酒醴肥甘，或久用热物，或火由寒郁，以至湿热上熏，津汁溶溢而下，离经……"

鼻窦深伏于颅骨之内，窦口细小，鼻窦豁膜与鼻腔勃膜相互连续。每当鼻腔受到病邪的侵袭，鼻窦均难免受难。发病之始，多为外邪内犯，肺经受邪，邪郁稍久则化火生热，火热循经上犯则累及鼻窍，内入鼻窦。邪入鼻窦则久恋难除，火热久蕴，阻碍气机，灼腐血肉，溶溢成浊，遂成鼻塞不通，浊涕量多，久流诸症不止。鼻窦火热之邪，每致肌膜肿胀，闭锁窦口，闭门留寇，邪毒深藏，邪得荫庇而不出，缠绵难愈，日久致正气不足，则更难鼓邪外出。

近年来，广大中医药工作者为了用中医药更为高效快捷地治疗本病，做了大量的探讨和研究。郭兆刚认为，本病始于邪，成于热，酿脓涕，久致虚，兼痰瘀，病变的中心环节是病邪伏于窦腔深处，灼腐化脓。许凤山等认为本病虽为鼻部疾患，但其临床表现和病机实际上是经络脏腑功能失调，气机上下升降不利，卫气失固，抵御外邪能力减弱，风寒乘虚入侵，邪热熏蒸，灼津为痰、为涕，痰浊壅遏，清窍不利，以致鼻塞不通，流涕黏浊黄稠。徐轩认为鼻渊乃肺脾气虚，鼻失温养，浊积鼻窍不化所致。杨锐华等认为急鼻渊为外感风热或外感风寒，入里化热，壅遏肺经，肺失清肃，致使邪毒循经上犯，结滞鼻窍，热灼肌膜，炼津为涕而成，慢鼻渊之发病与脏腑功能失调，中焦脾胃不足密切相关。

中医认为鼻渊的病因病机有虚实之分，与外邪、脏腑虚衰有关。实证多区外邪侵袭，引起肺、脾胃、胆之病变而发病；虚证多因肺、脾脏气虚损，邪气久羁，以致病情缠绵难愈。

急性者以实证居多，多因起居不慎，冷暖失调，或过度劳累，风热邪毒，袭表犯肺，或风寒侵袭，郁而化热，风寒壅遏肺经，肺失清肃，致使邪毒循经上犯，结滞鼻窍，鼻窍不利，出现鼻塞，浊涕内生，流而不止。如《类证治裁·鼻口证论治》曰："有脑漏成鼻渊者，由风寒入脑，郁久化热。……宜辛凉开上宣郁，辛夷消风散加羚羊角、苦丁茶叶、黑山栀。"蔡文茹等认为鼻窦炎是因外感风寒，或风热之邪，首先犯肺，肺气失宣，致肺窍不利，失治日久，肺气化功能紊乱，终成顽疾；情志不遂，喜怒失节，胆失疏泄，气郁化火，胆火循经上犯，移热于脑，伤及鼻窍，或邪热犯胆，胆热上蒸鼻一窍而为病。《素问·气厥论》："胆移热于脑，则辛頞鼻渊。"饮食失节，嗜食肥甘煎炒、醇酒厚味，致湿热内生清气不升，浊阴不降，湿热邪毒循经上蒸鼻窍而为病。

慢性者多由于久病体弱，或病后失养，致肺脏虚损，肺卫不固，易为邪犯，正虚托邪无力，邪滞鼻窍而为病。傅惠萍等认为长期流涕不止，津液流失，阳气随之而泄，日久必损及脏腑而致虚寒。反之，脏气虚寒，鼻失温养，阴寒痰凝凝滞鼻窍，水津不布而外渗，发为鼻窦炎；疲劳思虑过度，损及脾胃，致使脾胃虚弱，运化失健，气血精微生化不足，鼻窍失养，加之脾虚不能升清降浊，湿浊内盛，困聚鼻窍而为病。此外，也有医家认为肾经虚寒者可引起本病，《赤水玄珠·鼻门·鼻齆》："脑漏有老人肾经虚寒使然者，用八味丸及暖肾之剂而愈。"

中医治疗

（1）辨证论治

辨证论治是临床上常用的治疗慢性鼻窦炎的方法之一。多数学者把慢性鼻渊分为四种类型。①肺经风热型，②胆经郁热型，③脾肾阳虚型，④肺脾气虚型，也有学者分为实热证和虚热证。肺脾气虚型患者常反复感冒，黏液涕量多，头重头昏，局部鼻甲肿胀，常气短乏力，面色黄白，咳嗽痰白，舌质淡。治法：治法：补益肺脾，益气通窍。方药：温肺止流丹加减或健脾利湿通窍方（院内协定处方）。党参、荆芥、辛夷、白芷、桔梗、甘草、苍耳子各10g，鱼脑石、薏苡仁各30g，细辛3g，诃子6g。脾肾阳虚型患者多表现为鼻涕黏白清稀，量多不止，久病持续难愈。常见畏寒怕冷，局部鼻黏膜苍白水肿，鼻甲肿胀有息肉或息肉样变，舌淡白。治法：温补肾阳，通窍止流。方药：归脾汤合肾气丸加减。熟地20g，党参、黄芪、茯苓、白术、怀山药、山萸肉、枸杞、辛夷各10g，附子、甘草、当归各6g。王燕妮自拟鼻渊汤加减治疗慢性鼻窦炎78例，总有效率80.77%。魏仲迨认为慢鼻渊多属虚寒证，分为肾阳亏虚型和肺脾气虚型，分别给予五子衍宗丸加减和补中益气汤治疗60例，痊愈48例，总有效率为93.3%。董红军将慢性鼻窦炎针对不同时期进展分型论治，鼻窦炎急性期分为风寒型和实热型，分别采用荆防败毒散与苍耳子散加减和银翘散+五味消毒饮加减。鼻窦炎的慢性期分为肺气虚寒型、湿热内停型、脾肾两虚型，分别采用温肺止流汤，温卫汤加减、丹栀逍遥散十二陈汤加减和补中益气汤加左归饮加减治疗鼻窦炎，取得良好的疗效。

（2）鼻腔熏吸疗法

慢性鼻窦炎主要病因与肺、脾、胆、肾的功能相关。在临床上，我们在辨证论治的同时，往往结合采用鼻腔熏吸疗法。胡洪汉采用白芷、升麻、防风、苏梗、木通、薄荷、苏梗、辛夷花、葱白、蔓荆子、茶叶、苍耳子中药煮沸后，以鼻吸其热蒸汽，每天重复2次。采用此法治疗420例鼻窦炎患者，治愈252例，显效110例，好转38例，总有效率为95.24%。樊银亮采用通窍散熏敷治疗慢性鼻窦炎150例，痊愈120例，显效16例，有效12例，总有效率98.67%。张洁等采用中医辨证施治与熏吸疗法治疗慢性鼻炎，熏吸方药为藿香20g，荆芥20g，辛黄花15g，苍耳子30g，黄芩15g，细辛10g，川芎20g。每次10min，每天2次。连续治疗1个月，总有效率92.5%。

（3）针灸疗法

潘氏采用针刺肺俞、大椎、迎香、印堂、足三里，鼻塞重者加素髎、禾髎，前额痛重加上星、头维，两颖痛重加太阳、丝竹空、风池。治疗共42例，总有效率95.2%。鼻背及两内眦痛重加攒竹，顶枕部痛重加四迟氏运用穴位透刺加刺络放血治疗慢性鼻54例，主穴取迎香、攒竹、睛明，配穴取上星、通天、风池、合谷、太溪，总有效94.49%。

（4）按摩疗法

张氏用按摩方法治疗该病50例。方法如下：用双手拇指螺纹面紧贴框内角，自上而下推移，由鼻梁、鼻唇沟而至鼻翼，用力要均匀轻柔，深透病所，而不伤表皮。每次按摩5～10min，睡前配合按揉合谷、迎香、山根、禾髎、印堂、攒竹、列缺等穴，总有效率60%。朱德宇采用足部反射区按摩，治疗慢性鼻窦炎取得一定的效果。依据足部按摩的神经反射原理，由于某一器官患病，其相对应的反射区往往会出现对压痛异常敏感的现象，当施行足部反射区按摩时，这些敏感点会受到较强烈的刺激，这种刺激传入神经中枢，引起中枢做出修复的反应，使患病器官的机能得到迅速调整，从而恢复其正常的生理功能。

（5）中医雾化吸入

超声波雾化法是利用超声波声能（振荡、空化作用）使药液变成细微的气雾状微粒（气溶胶），由呼吸道吸入，直接作用于病灶局部的一种治疗方法。金丕琳采用鼻窦灌注方（黄芪60g，辛夷花、白芷、淫羊藿、桂枝、当归、薄荷、野菊花、栀子各 30g）超声雾化鼻吸入治疗慢性鼻窦炎，对照组口服藿胆丸，结果显示治疗组治愈率 66.67%，对照组治愈率 36.36%。王爱民等治疗儿童慢性鼻窦炎，常规治疗组（A）均采用口服鼻窦炎口服液并根据病情配合鼻腔负压吸引、咽鼓管吹张治疗；辅舒良治疗组（B）：在 A 组的基础上加用辅舒良喷鼻；复方熊胆通鼻治疗组（C）：在 A 组的基础上，加用复方熊胆通鼻喷雾剂喷鼻治疗，治疗结果显示复方熊胆通鼻治疗组疗效优于其他 2 组。此法适用于耳鼻喉科等多科疾病的治疗，临床应用广泛。药物可直接作用于病灶使局部药物浓度增高并可随症加减，全身的副作用轻微，具有使用方便、无痛苦、药量精少、作用快速、小儿患者易接受等优点。现代雾化设备，雾量大小可调节，雾滴小而均匀，部分雾化设备能产热，对雾化液有加温作用，使病人吸入温暖、舒适的气雾，适合老幼患者和行动不便者。但雾化器在工作中产热也易使药物有效成分挥发，影响临床疗效。雾化后要注意有无呛咳和哮喘发生，雾化水分应适量，吸入雾量不宜过大，时间不宜过长，避免吸入对呼吸道有刺激性的药物，以免引起水中毒或支气管痉挛，部分患者可出现过敏反应，因此使用时应密切观察。清代名医吴尚先《理瀹骈文》曰："外治之理即内治之理，外治之药亦内治之药，所异者法尔。"中药鼻腔给药是以鼻腔作为用药部位，通过不同方式将中草药或其制剂纳入鼻中，从而平衡阴阳，疏经通络，调和脏腑，传注气血，抗御外邪，发挥局部或全身性作用达到预防或治疗疾病为目的的一种疗法。

外治法

中医外治法亦取得较好疗效，有如下方法：

（1）**洗鼻法**：此法是将已煎煮冷却至接近体温（37℃左右）的药液通过某种装置输送到鼻腔进行冲洗，通过药液与鼻腔黏膜组织的接触，以清洁鼻腔和治疗鼻病的方法。阙汀贤等以银花 50g，黄芩 30g，甘草 15g 制成中药冲洗液治疗慢性鼻窦炎，以生理盐水＋庆大霉素＋地塞米松为对照组，结果显示治疗组有效 95%，对照组有效率 85%。曾旭东等运用自行研制的冲洗液（乳香、没药、黄芩、紫花地丁、白芷、丹参、桔梗、石菖蒲、黄芪、金银花、蒲公英）定期冲洗治疗慢性鼻窦炎鼻内窥镜术后患者术腔，以生理盐水＋庆大霉素＋地塞米松为对照组，结果治疗组在术腔清洁和上皮化时间及总疗效上均优于对照组。鼻腔灌洗是局部治疗中不可或缺的重要环节，可以清除鼻腔内分泌物，改善鼻腔通气和引流，部分特殊成分的鼻腔灌洗液还可以通过药液与鼻腔黏膜靶点接触，有效减轻鼻黏膜炎症反应。中药冲洗液冲洗鼻腔，操作简单、安全低价，药物直达病所起效快且不良反应轻。临床可随症加减，辨证施治，增加洗鼻疗效。冲洗过程中必须尽量张口，用嘴呼吸，不可吞咽冲洗液以免呛到。鼻腔冲洗液应符合鼻黏膜生理要求，既达到局部治疗的目的，又减少冲洗液对鼻黏膜生理功能的影响。冲洗液温度应接近体温或视个人感觉而定，以舒适为度。清鼻术后一定要将鼻子弄干且不要太用力，以免鼻孔受伤。患有慢性鼻出血的人不要洗鼻，且为安全起见，小儿禁用。

（2）滴鼻法：此法是将中药制成各种液体制剂，滴入鼻腔后通过鼻黏膜的吸收达到治疗疾病目的的一种外治疗法。中医滴鼻法历史悠久，早在唐代孙思邈的《千金要方》中便有滴鼻治疗的记载。滴鼻疗法相对于其他给药方式具有用药量少、作用直接、起效迅速等优势，现为治疗鼻窦疾病的主要方法之一。刘琳等以院内制剂黄柏滴鼻液治疗急慢性鼻炎、鼻窦炎，对照组用0.5%～1%氯麻液同法滴鼻，结果显示治疗组疗效明显优于对照组。白安福等以苍耳子50g，辛夷10g，薄荷10g，白芷12g，细辛5g，茜草15g，金银花15g，野菊花15g，甘草12g，荆芥15g，黄柏9g，知母9g，五味子15g，栀子9g，冰片10g，麝香0.6g，新鲜麻香油1000g制成鼻炎滴剂治疗慢性鼻炎、鼻窦炎，以鼻康水（苍耳子、鹅不食草、白芷、麻黄、薄荷脑）为对照组，结果显示治疗组有效率和治愈率均明显高于对照组。由于鼻黏膜对药物的吸收能力具有差异及对此相关研究较少，故滴鼻剂的疗效差别较大。滴鼻前应擤净鼻涕，常采用仰卧垂头位，使咽喉及口腔高于鼻腔顶部，若侧卧位，则患侧向下。滴管应距前鼻孔约2cm，不得插入鼻孔碰及鼻毛和鼻翼，以防污染。滴药后交替按压鼻翼，使药液与鼻黏膜广泛接触，维持体位5～10min。小儿滴鼻时避免哭闹。

（3）熏蒸法：此法是借药治和热力的共同作用，以煮沸后产生的热药蒸汽以对流和传导的方式，熏入鼻内，以治疗疾病的方法。中药熏蒸历史悠久，西周时期就盛行于宫廷王室。从晋唐起，开始应用到临床各科，至明清，进入鼎盛阶段。《黄帝内经》、《金匮要略》、《理瀹骈文》、《医宗金鉴》、《五十二病方》等中医经典，对此都有详细记载。现乌恩其其格报道将蒙药玛努西汤5g煮沸熏鼻降温后服下，再根据病情服用其他蒙药，对照组用鼻炎糖浆口服液配合院内制剂复方麻黄素滴鼻液，结果显示治疗组有效率100%，对照组有效率98.4%。毛秀文以通窍方（蝉蜕、防风、石膏、苍耳子、鹅不食草、辛夷、细辛、黄芩、薄荷、乌梅等）水煎后熏吸治疗慢性鼻炎、鼻窦炎。鼻炎组有效率为82%，鼻窦炎组有效率为80%，2组疗效比较差异无显著性。熏煎煮时产生含药蒸汽，可使皮肤毛孔开放且局部血管扩张，中药的有效成分可渗透入皮肤黏膜，起到治疗作用。中药熏蒸疗法使用方便，熏蒸后的药液可洗、可饮，药简价廉，安全无创，为广大患者所接受。但现阶段熏蒸设备不规范，药物蒸汽浓度不能控制且熏蒸时鼻孔应与器皿距离适当，在发挥最大治疗作用的同时避免烫伤。

（4）吹鼻法：将单味或复方中药研为极细末，以管状器皿或喷药器把药粉吹入鼻内，经鼻黏膜吸收而治疗头面及五官疾病的方法。吹鼻疗法起源较早，汉代张仲景《伤寒杂病论》即载有吹鼻救猝死，晋代葛洪《肘后备急方》已有吹鼻与吹鼻取嚏之分，《本草纲目》、《理瀹骈文》、《万病验方大全》等均收录了许多颇有疗效的吹鼻验方，至今仍为医家广泛应用，如高国生等取苍耳子5g，辛夷2g，白芷2g，菊花2g，晒干研成细粉末吹入鼻孔治疗急、慢性鼻窦炎，临床观察43例，有效率98%。贾维刚报道以煅鱼脑石粉3g，冰片1g研细末制成鱼冰散治疗慢性鼻窦炎24例，有效率91.67%。本法药物所需剂量小，制备简单且药物直接作用鼻腔。每次吹药前应拭净鼻腔，吹药时，令患者口含水或吹时暂时屏气，以防药物误入气道，引起呛咳、喷嚏。若吹鼻后鼻部感到严重不适应，则需停止应用。

（5）塞鼻法：本法是将药物研细，加附形物制成栓子，纳入鼻腔，以治疗鼻病的方法。此法是中医治疗鼻病等各科疾病的传统疗法，在历代中医文献中几乎均有记载，仅《理瀹骈文》中就收载了约30首塞鼻方，所治病证涉及多个学科。现代医疗仍用此法治疗鼻病，如高留泉等采用内服阳和汤外合塞鼻法（辛夷10g，白芷5g，苍耳子5g）治疗慢性鼻窦炎，治疗22天后鼻通涕止、嗅觉正常、头痛消失，随访1年未见复发。塞鼻时为保证安全必须依据病情和所用药物，严格掌握塞鼻时间及用量，凡刺激性较强的药物，不宜直接接触鼻腔黏膜，可减少药物剂量并加之外裹，以免造成损伤。

2. 临床医案

程某，女，体格强健，19岁，河间市一中学生。2011年5月17日初诊。患慢性鼻窦炎半年有余，鼻塞，流浊涕，头晕头痛，易感冒，常常反复发作，精神忧郁，睡眠欠佳。曾服用鼻炎宁冲剂，外点鼻炎滴剂，未见明显效果。无奈求中医治疗，曾服清热散风之中药，感觉不甚理想。几经周转，来我门诊治疗。患者面黑，舌苔白腻，脉滑。

处方：葛根30g，麻黄10g，桂枝10g，白芍10g，柴胡15g，黄芩10g，半夏10g，党参10g，细辛10g，生姜3片，大枣5个。

7剂药后，患者鼻塞大轻，浊涕减少，头晕头痛较前好转。前方再进14剂，药后随访两年无发作。

按：慢性鼻窦炎，当前西药治疗乏效，时有手术治疗者，大多也不甚满意；中医或以清热解毒，或以祛风散寒，或以通络止疼，疗效明显。上案采用了葛根汤合小柴胡汤。葛根汤《伤寒论》记载："项背强几几，无汗恶风，葛根汤主之。"多用于感冒初期的头痛、发热、颈项肩背强直者。日本经方家认为此方可以广泛用于头面部炎症，治疗鼻炎、鼻窦炎的经验很多。当代经方家叶橘泉先生用此方治疗鼻窦炎，也积累了丰富的经验。黄师用此方治疗鼻窦炎的体质为：体格壮实，肌肉丰满，面色黧黑或黄暗粗糙，嗜睡，易疲劳，咽喉不红的青壮年。又因患者反复发作，久治不愈，符合小柴胡汤寒热往来之延伸的方证，为提高患者免疫力，遂在运用葛根汤的同时合用了小柴胡汤。对于鼻窦炎之鼻塞、头痛，余之经验，大剂量细辛有很好作用，故加用之。

十五、尿路感染

1. 祖国医学对尿路感染的认识

慢性尿路感染属于中医"淋证"的范畴，其基本病理变化为湿热蕴结下焦，肾与膀胱气化不利。其病理因素主要为湿热之邪。其病位在膀胱与肾，但又与多脏腑功能失调有关，其中肝脾等脏又尤为关键。淋之名称，始见于《内经》，《素问·六元正纪大论》称本病为"淋"，指出了淋证为小便淋沥不畅，甚或闭阻不通之病症。汉代张仲景在《金贵要略·五脏风寒积聚病脉证病治》中称其为"淋秘"，将其病机归结为"热在下焦"。

巢元方在《诸病源候论·诸淋病侯》中对淋证病机进行了高度概括："诸淋者，由肾虚而膀胱热故也。"这种以肾虚为本、以膀胱热为标的淋证病机分析，成为多数医家临床诊治淋证的主要依据。张景岳在《景岳全书·淋浊》中提出：淋证初起，虽多因于热，但由于治疗及病情变化各异，又可转化为寒、热、虚等不同证型，从而倡导"凡热者宜清，涩者宜利，下陷者宜升提，虚者宜补，阳气不足者宜温补命门"的治疗原则。这又说明了淋证病因病机的复杂性，这也导致了淋证临床表现的各异，对于劳淋指出"劳淋者，谓劳伤肾气而生热成淋也，其状尿留茎中，数起不出，引小腹痛，小便不利劳倦即发"。宋代太医局编写的《太平惠民和剂局方》，谓治"小便白浊，夜暮走泄，遗沥涩痛，便赤如血，男子五淋，气不收敛，阳浮于外，五心烦热"，劳淋初起多为阳虚，由阳虚气虚转而伤阴，"阳损及阴"形成气阴两伤。明代张景岳《景岳全书》对淋证的治疗提出"热者宜清，涩这宜利，下陷者宜升提，虚者宜补，阳虚者宜温补命门"，以辨证论治为基础，对于淋证的治疗具有指导意义，在临床上值得充分参考。清代何梦瑶撰《医碥·淋》："劳淋，劳则动火，热流膀胱所致。"脾劳（劳倦所伤）补中益气合五苓。肾劳（色伤），阳虚肾气汤，阴虚知柏地黄汤，心劳（思虑所伤），清心莲子饮。

陈以平教授把尿路感染按照卫气营血来分型：①卫分证相当于西医的单纯型膀胱炎。本证是正邪相争于膀胱的黏膜，湿热蕴结。膀胱气化失司，一般是尿感的初期阶段，见小便短数，灼热刺痛，寒热起伏，苔薄黄，脉浮数，体温明显升高。②气分证相当于西医的急性肾盂肾炎。多由于邪热传里，壅塞肺气所致，正盛邪实，阳热亢盛所表现的里实热证候。③营血证相当于西医的慢性肾盂肾炎，慢性肾衰竭，是由于病邪内陷深入阴血，导致动血动风耗阴，扰乱心神，瘀热互结。尿感日久，久病体虚，以致脾肾两虚，湿浊留恋不去，遇劳即发，气血不足，故舌淡脉弱，治疗健脾益肾。

孙建实教授认为劳淋的发病机理表现为发作期和缓解期两个不同发病阶段"发作期以膀胱湿热邪实为主，兼有脾肾虚，邪多虚少；缓解期以肾气不足之正虚为主，兼有余邪，邪少虚多；而肾气不足易招致邪毒感染，湿热邪毒又损伤肾气。因此，两个阶段相互联系，互为因果，脏病及腑，腑病传脏，邪伤肾气，肾虚易感，如此循环，持久难愈"。所以应把本病的发作期与缓解期联系起来认识，看成是同一疾病的不同表现阶段，而当前尤其应重视缓解期的病理变化：脾肾不足是缓解期之本，膀胱湿热为发作期之标，反复发作乃本病之特点。

黄文政教授、朴承洛、张福产等认为慢性尿路感染以肾虚为本，以湿热为标，乃本虚标实、虚实夹杂之证。湿热蕴结下焦，膀胱气化不利，病延日久，肾气耗伤；或脾肾气阴不足，或肝肾阴亏；加之先天不足，经产所伤，疲劳过度，房室不节，使正气倍伤，而见疲乏无力、腰痛、腰膝酸软。湿热毒邪稽留不去，乘虚而入，少阳三焦枢机不利，膀胱气化失司，则小便淋沥不已、尿频、尿急，阴虚火旺，灼伤血络，血随尿出而见血尿。病初多以邪实为主，久病则内实转虚。如邪气未尽，正气已伤则表现为本虚标实，虚实夹杂，循环往复，缠绵难愈。

冯继伟等认为淋证均有肾虚及膀胱湿热的病理因素存在。劳淋的病机以肾气不足为本，膀胱湿热为标，本虚标实，虚实错杂。在发作期和缓解期又各有特点：劳淋缓解期以肾气不足为主，发作期以膀胱湿热为主，兼见肾气不足，邪多虚少劳淋由肾气不足而生，得膀胱湿热而发，肾虚为劳淋反复发作的病理基础及变证之源。

孙志新等认为脾胃与淋证有着密切关系。脾胃为后天之本，气血生化之源，五脏六腑，四肢百骸，皆禀气于脾胃，而且脾主运化，故脾胃功能之盛衰影响着三焦水液运行与膀胱之气化功能。①痰湿困脾，小便淋涩不通。②脾气下陷，膀胱开合失约。③脾不统血，小便淋沥色赤。④脾胃气虚，州都气化失司。

姜良铎认为三焦与水液输布与排泄须以气机、气化为动力，而气的运行又必须以水液为载体。因此，三焦的两个功能相辅相成、相互为用。三焦既是气化场所，也是水液运行的通路，水液的正常代谢有赖于气机调畅，气化有司。三焦以通调为顺，其功能正常，则水液输布通畅，浊液外泄顺利；若三焦功能失常，失却通调，则气化功能失常，水液代谢紊乱，而见小便不利、肌肤水肿、小腹胀满之症，即为胀。从三焦论治淋证，合乎淋证的基本病机，通利三焦，使之气化有司，水道通调。临证以三焦为切入点，运用通利三焦、扶正达邪，调理人体表里和内外状态的平衡，常取得良好疗效。

辨证施治

（1）膀胱湿热型

多见于慢性尿路感染的发作期，症见尿频尿急，淋漓疼痛，尿黄灼热，腰酸痛，少腹胀痛，血尿，尿脓细胞（++~+++），舌红苔黄腻脉数。李慧、杨毅等认为膀胱湿热实证表现为主，虚证多不明显，故急宜清热解毒，利湿通淋，切忌滋补留寇。偏湿者，治以三仁汤合四妙散；偏热者，治以八正散合五味消毒饮。兼有寒热往来，腰胁胀痛。心烦口苦等少阳郁热者，可配合小柴胡汤加减治疗，或用龙胆泻肝汤；兼有持续高热、腹胀、便秘，苔黄燥者，可配合黄连解毒汤加减治疗。

（2）脾肾亏虚型

症见尿频急痛、腰酸软，面浮足肿，脘痞纳呆，泛恶欲呕，口干黏腻，尿频质清，舌淡苔薄白或白腻，脉濡细。文先惠健脾益肾通淋汤治疗慢性尿路感染 115 例，同时与用氟哌酸胶囊治疗的 83 例做对比观察，近期治愈率：治疗组为 73.9%，对照组为 31.3%，组间比较，治疗组近期治愈率明显优于对照组（$P<0.01$）；完全治愈率：治疗组 38.7%，对照组 13.0%，组间比较，治疗组完全治愈率较对照组明显增高（$P<0.05$）；治疗前后主症积分值，尿路刺激征消失时间组间比较，治疗组明显优于对照组（$P<0.01$）；尿细菌培养转阴时间：组间比较有非常显著意义（$P<0.01$）；复发率及再感染率组间比较，治疗组明显低于对照组（$P<0.05$）。

侯永茂等用益气补肾、解毒通淋法，治疗慢性尿路感染组：药用黄芪、生地黄、山药、山萸肉、牡丹皮、茯苓、泽泻、黄柏、车前子、乌药、苍术、白花蛇舌草。益气补肾、解毒通淋组：痊愈 186 例，显效 65 例，有效 31 例，无效 28 例，总有效率 90.96%；消炎组：痊愈 32 例，显效 18 例，有效 16 例，无效 14 例，总有效率 82.5%，两组比较，有极显著差异。

（3）气阴两虚，夹湿热瘀。

症见：倦怠乏力，少气懒言，腰酸胀痛，尿意不尽，低热口干，手足心热，头晕耳鸣。舌红，苔薄黄或黄腻，脉细弦。于家菊、毛春、黄九龄等认为用益气养阴、清利湿热、活血化瘀法治疗。常用药：太子参、黄芪、白术、天冬、麦冬、女贞子、枸杞子、黄柏、冬虫夏草、旱莲草、生地、赤芍、丹皮、丹参、三七参。加减：气虚偏重：合补中益气汤化裁；

血虚偏重：加当归、阿胶、鸡血藤、熟地、何首乌；阴虚阳亢加鳖甲、白芍、夏枯草、怀牛膝、天麻、生石决明、枸杞子、菊花。水煎服，每日一剂。

孙起武用知柏地黄汤加减：知母、黄柏、丹皮、生甘草梢各9克，生地、山药、猪茯苓、白茯苓、连翘各15克，白茅根、地锦草各30克，山芋肉10克。每日1剂，煎2次，分早晚温服，并嘱多饮水，15天为一疗程，治疗结果45例中临床治愈23例（51.1%），有效18例（40%），无效4例（均为上尿路感染），占8.9%，下尿路感染总有效率则为100%。

（4）肾阴不足

症见腰酸疼痛，头昏耳鸣，精神疲乏，尿频而短，尿有余沥或低热口干，甚至盗汗，梦遗，月经不调，舌质红苔少脉细数。李淑娥六味地黄汤治疗复发性泌尿系感染50例临床观察。笔者从1995—2003年对50例，男18例，女32例，年龄在25~74岁之间，平均年龄为44.3岁。其中25~40岁男4例，女10例；41~60岁，男5例，女13例；61~74岁，男9例，女9例。六味地黄汤基本方：熟地24g，山药12g，山萸肉12g，茯苓9g，泽泻9g，丹皮9g。水煎服。每日1剂，上下午半饥半饱时分服。结果50例泌尿系感染患者治愈41例显效8例，无效1例。其中慢性膀胱炎治愈5例，显效2例；尿道炎治愈11例，显效1例；慢性肾盂肾炎治愈25例，显效5例，无效1例。治愈率82.5%，有效率98%。

中医传统上对于淋证的治疗大多以清利湿热为主，甚至有"禁补"之说。《丹溪心法·淋》谓淋证"最不可补气，气得补而愈胀，热得补而愈盛"。《景岳全书》对淋证的治疗提出"热者宜清，涩者宜利，下陷者宜升提，虚者宜补，阳虚者宜温补命门"。大量临床实践中，证明对于淋证的治疗具体问题具体分析，时刻注意辨证论治。如淋证初期，正气耗伤不明显，而以发热恶寒，口苦咽干，恶心呕吐，大便秘结，小便频数，点滴而下，尿色黄赤，灼热刺痛，急迫不爽，痛引脐腹等一系列外感或湿热邪实症状为主时，当然应该"禁补"，以通淋除湿，清热解毒为主要治则，辨证应用八正散、小蓟饮子、黄连解毒汤、五味消毒饮之类，常能随手而愈，这时候如果误投以补药党参、黄芪、熟地、肉桂之类，则无疑令邪毒更盛，更有关门留邪之意。但是如果淋证日久成劳，正气耗伤，气血虚弱，阴津耗伤，阳气虚衰表现明显时，则必须以扶正固本为主，同时辅以清热利湿之品，标本同治，这时如果还单纯应用清热利湿之品如八正散之类，不仅不能缓解症状，反而更加进一步加重正气损耗的程度，使病情恶化，而犯"虚虚之戒"。

研究发现单味药物如白花蛇舌草、石韦、地锦草、鸭跖草和土茯苓在淋证的临床治疗中取得了良好的疗效。

白花蛇舌草，清热解毒药，主要用于痈肿疮疡的药物。甘、淡，微寒，归胃、肺、大肠、膀胱经。能显著增强机体的免疫能力，如刺激网状内皮细胞增生，使吞噬活跃，促进抗体形成，并使淋巴结、脾、肝等组织中嗜银物质呈致密化改变。有抗肿瘤作用，如对急性淋巴细胞型、粒细胞型、单核细胞型以及慢性粒细胞型的肿瘤细胞有抑制作用，对吉田肉瘤和艾氏腹水癌有抑制作用。施傲听应用白花蛇舌草为主配合黄柏、车前草、薏苡仁为基本方36例中临床痊愈10例，占27.7%；好转20例，占55.55%；无效6例，占16.66%，总有效率83.19%，发热患者13例。其中，4例配合青霉素滴点外，其余均用中药退热治疗，服药1天退热3例，2天退热6例，3天退热4例，尿常规检查恢复正常平均为12天，最短5天，最长20天，多数病人服药1周后临床症状均有改善。

石韦，《药典》示"主劳热邪气，癃闭不通，利小便水道"，"可止烦下气，通膀胱满，补五劳，安五脏，去恶风，益精气"，为水龙骨科石韦属多种植物的地上部分，始载于《神农本草经》，列为中品。味苦、甘，性微寒，归肺、膀胱经，具有利尿通淋、清热止血的功效。用于热淋、血淋、石淋、小便不通、淋漓涩痛，主治肺炎水肿、膀胱炎、泌尿系结石、尿血等。吴金英等报道复方石韦片对几种常见的引起泌尿系统感染的细菌均有不同程度的抑菌作用。体内抗菌实验表明，复方石韦片对小鼠体内大肠埃希氏菌和变形体杆菌致死感染有一定的保护作用。抗炎和利尿实验表明，复方石韦片可抑制角叉菜胶所致大鼠足肿胀和棉球肉芽肿增生，对水负荷大鼠均有不同程度的利尿作用。

鸭跖草，药典示"补养气血……生新血，止尿血……血淋"，为蕨类植物，广泛分布于我国各地，民间及临床用全草清热利湿、抗菌消肿、消肿止痛、凉血止血，主治痢疾、扁桃体炎肝炎，其根茎用于治疗糖尿病、抗肿瘤较佳。

吕贻胜等研究鸭趾草的镇痛作用、体外抑菌作用、体外抗细菌内毒素作用、及急性毒性实验，证明鸭跖草具有明显的镇痛消炎作用，对金黄色葡萄球苗、白色念珠菌均有抑菌作用，体外抗细菌内毒素作用随孵育时间的延长而增加。

地锦草，《药典》示"主通流血脉，亦可用治气"，"止血利尿，活血解毒，治尿路感染……"为人戟科植物地锦或斑地锦干燥的全草，具有清热解毒、利湿退黄、活血止血的功能，主治痢疾、肠炎、淋证、疮疖，目前临床多用于痢疾、肠炎、尿路感染、病毒性肝炎等。地锦草的乙醇提取物及地锦素在体外均对金黄色葡萄球菌有较强的抗菌作用，对肠道致病菌如多种痢疾杆菌、伤寒和副伤寒、致病性大肠杆菌及其他一些细菌均有不同程度的抗菌作用。褚小兰等研究表明，小叶地锦通乳草对杆菌、痢疾杆菌作用显著，而辅地锦、斑地锦、通乳草对金黄色葡萄球菌作用明显。

土茯苓，甘缓、淡渗，性平偏凉，清热解毒兼清利湿热其主要化学成分皂苷有发泡性、溶血性，还有乳化剂作用，有利于清除发炎部位的炎症，而具有抗菌消炎作用，从而减轻局部刺激症状。白茅根性寒昧甘，功能清热利尿、导热下行、凉血止血，其化学成分三萜化合物及甘露醇等有良好的抑菌利尿作用。董礼明、毕建光用土茯苓、鲜白茅根、鲜金银花各30g，淡竹叶10g，水煎分2次服，日1剂，并频饮水，一般1～2d内消除或减轻尿急、尿频、尿痛症状，效果显著。

其他疗法

针灸治疗：周志勇用针刺治疗慢性尿路感染。选20例病人，男6例，女14例；年龄最大83岁，最小15岁；病程最长10年2个月，最短3年，"均经抗生素治疗无效后改行针刺治疗"。取穴：太溪、阴陵泉、中极、气海、次、肾俞，施提插结合捻转补泻，得气为度，每日1次，5次为1个疗程20例病例中，治愈18例：治疗结束后第2周，第6周复查尿细菌均为阴性，6个月后无复发；有效1例：治疗结束后第2周，第6周复查尿细菌均为阴性，6个月后复发；无效1例：达不到有效标准者，治愈率90.0%，有效率95.0%。顾圣高针刺治疗慢性尿路感染30例，取穴：脾俞，肾俞、阴陵泉三阴交、关元，30例，痊愈23例占76.67%，好转6例，占20%，无效1例，占3.33%。

外治法。（1）灌肠。王秋英、霍凤娟用金黄汤加减保留灌肠治疗劳淋。药物组成：黄连10g，黄芩10g，黄柏10g，天花粉30g，白芷20g，厚朴 15g，肉桂 15g，川乌 10g，半夏 10g，胆南星 10g，甘草 10g。上药加水 500ml，煎沸后用文火浓缩至 200ml，每晚睡前保留灌肠，治疗结果，临床痊愈 19 例，显效 7 例，无效 4 例，有效率 86%。（2）熏洗坐浴。蔡雪映等自拟中药苍柏洗液（药物组成：苍术 20g，黄柏 20g，蛇床子 30g，苦参 30g，白鲜皮 20g，生百部 15g，土茯苓 30g），加水 1500~200ml，沸后煎煮 20min。患者以温开水清洗外阴后熏洗坐浴 10~20min；待药液变冷，再加水 500ml 煎煮 10min，熏洗坐浴方法同上。对照组用温开水治疗前后中段尿培养结果比较有差异，治疗组好于对照组。

静脉点滴：穿琥宁注射液王丽君用穿琥宁注射液治疗尿路感染 20 例治疗组：显效 17 例，占 85%，好转 3 例，占 15%，总有效率 100%，平均疗程 5.2d；对照组：显效 13 例，占 65%，好转 5 例，占 25%，无效 2 例，占 10%，总有效率 90%，平均疗程为 8.3d。血栓通注射液彭贵军等观察血栓通注射液治疗女性复发性尿路感染的疗效，方法将 50 例患者随机分为治疗组和对照组，治疗组采用血栓通注射液治疗，对照组采用三金片治疗，2 组疗程均为 4 周。结果治疗组近期痊愈率、总有效率高于对照组，治疗组腰酸痛、神疲乏力消除时间快于对照组，随访发现治疗组复发率低于对照组，结论血栓通注射液治疗女性复发性尿路感染有明显疗效。王纯廉用鱼腥草注射液治疗老年尿路感染共 116 例，男 48 例，女 68 例，年龄 60~92 岁，平均 72 岁。基础疾病有 2 型糖尿病、冠心病、高血压、脑梗死、慢性支气管炎等，部分患者有留置导尿管。所有患者结合临床表现及相关实验室检查得以确诊，均做清洁中段尿培养和药敏 3 次，细菌培养阳性，结果治疗组总有效率明显高于对照组。

2. 治疗尿路感染的实验与临床研究

华西医科大学的孙大锡等通过实验研究发现八正散对普通大肠杆菌无明显抑制作用，但对尿道致病性大肠杆菌的菌毛表达和对尿道上皮细胞产生的黏附作用有抑制作用，并认为该药治疗尿路感染的原理就是通过上述作用而使致病性大肠杆菌失去黏附作用；而那些已黏附到尿道上皮的细菌，由于尿道上皮更新迅速，随着上皮细胞的脱落而被排出，不能再黏附到其他新生的上皮细胞上，从而达到治疗和预防尿路感染的目的。

龚学忠等用益肾清利化瘀汤治疗急性肾盂肾炎的研究表明，其能部分减轻急性肾盂炎症，通过建立急性肾盂肾炎大鼠模型，以左氧氟沙星为对照，观察益肾清利化瘀汤对该模型的肾脏病理学改变的影响。结果与模型组相比，益肾清利化瘀汤组和左氧氟沙星组肾盂炎症较轻，表现在肾脏纵切面仅见有黏膜充血，第7天肾盂黏膜病理和间质区较少的灶性淋巴细胞浸润；而模型组可见到肾包膜紧张和肾盂扩张，以及光镜下明显的灶性淋巴细胞浸润。

杨培民等通过体内外实验，观察到经清利冲剂处理后人尿道上皮细胞细菌黏附的数量及透射电镜下观察细菌的形态和P菌毛，以观察清利冲剂对尿道致病性大肠杆菌在人尿道上皮细胞的黏附效应及对其P菌毛表达的影响，结果发现无论在体外经清利冲剂处理的，或口服清利冲剂在体内经尿液处理后的尿道致病大肠杆菌，其黏附在尿道上皮细胞上的细菌数量均较未经中药处理的明显减少。经清利冲剂在体外和体内处理的细菌，大部分表面未见有菌毛，仅个别有少量菌毛，细胞壁被破坏，菌外沾有培养基和药物结晶，说明清利冲剂通过抑制P菌毛的表达，阻止尿道致病性大肠杆菌对人尿道上皮细胞的粘附而起到治疗尿路感染的作用。

李氏等用六草清利汤内服治疗慢性尿路感染70例，治疗组总显愈率84.62%，且中医症状改善显著，副反应少，复发率低。向氏自拟止淋汤观察30例下尿路感染患者的临床疗效，总有效率90.00%，且使用中未发现明显不良反应，认为止淋汤治疗下尿路感染效果好，应用安全可靠。王氏用银翘石斛汤注治疗尿路感染100例，临床治愈98例，显效2例，显效率为100%。中成药治疗本病在近年应用日益广泛，如李氏等用肾苓颗粒治疗下尿路感染下焦湿热证患者96例，结果肾苓颗粒用于治疗下尿路感染下焦湿热证较好疗效，未发现明显不良反应，安全性好。王氏临床观察银花泌炎灵片治疗急性尿路感染，用三金片为对照组，结果表明，银花泌炎灵片治疗急性尿路感染有良好疗效，且和对照组相比副作用未见明显差异。卢氏等报告鱼腥草注射液治疗尿路感染48例疗效观察，研究结果表明两组对比，疗效无明显差异，并且治疗组副作用远远少于治疗组。也有从具有中医特色的针灸方面研究的，如：李氏针药并用治疗反复尿路感染18例，将患者随机分为治疗组和对照组，两组均予抗生素治疗，治疗组加服中药，并施以针刺。结果治疗组疗效优于对照组，其他相关指标的改善亦优于对照组。高氏等运用针灸方法治疗尿路感染58例，取穴中极、阴陵泉、三阴交，证明用针灸治疗尿路感染疗效显著。

3. 临床医案

案 1，胡某，女，49 岁，泰和县南溪乡。2011.7.15 诊：右寸浮弦稍滑、关弦细、尺沉细弦，左寸细弦、关沉细弦、尺沉细微弦，舌淡红，苔薄白。诉：经常尿路感染，尿急尿频尿痛，头晕头痛，腰酸困，四肢乏力，大便软，月经尚正常。处方：葛根 60g，麻黄 10g，桂枝 10g，赤芍 15g，生姜 15g，大枣 30 枚，甘草 10g，猪苓 15g，滑石 15g，泽泻 10g，茯苓 15g，阿胶 10g。七剂。服药后诸症缓解。

按：慢性尿路感染在育龄妇女尤其老年妇女多见，气虚、肾虚、膀胱湿热等思路治疗，取效不易。本案从六经病、脉、证分析，辨为太阳与少阴合病。故取太阳病主方葛根汤通阳化气、补虚和中，与少阴病水热互结小便不利的主之治方——猪苓汤合方使用，标本兼治，效若桴鼓。

十六、梅尼埃病

1. 祖国医学对梅尼埃病的认识

祖国医学中该病属"眩晕"范畴，中医对眩晕证的病因病机说法不一，《素问·至真要大论篇》说"诸风掉眩，皆属于肝"；《景岳全书·眩晕篇》指出"眩晕一证，虚者居其八九，而兼火、兼痰者不过十中一二耳"，强调"无虚不作眩"，在治疗上认为"以治虚为主"；《丹溪心法·头眩篇》认为该病病因是"痰挟气虚与火"或"气虚挟痰"，有"无痰不作眩"的主张，提出"治痰为主"；《金匮要略·痰饮咳嗽篇》中说："自下有支饮，其人苦眩冒。"也认为该病的病机与痰饮有关。可见该病的病机多与"虚"、"痰"有关。现代医家多从肝阳上亢、气血亏虚、肾精不足、痰湿中阻等方面阐述眩晕的病因病机。笔者认为梅尼埃综合征之本属虚，病标属实，以脾肾之虚、肝阳上亢居多。脾气虚弱，水湿分布失司、聚湿成痰、成饮，痰浊上犯于头，蒙闭清窍，可见眩晕、胸闷、纳呆；若旧病及肾而肾阳虚，寒水上泛，可见眩晕、心悸、畏寒肢冷；若肾阴虚、肝阳上亢、化火生风、风火上扰，可每因情绪波动而发眩晕、口苦、咽干；而肝风挟痰上扰之证亦属常见，此外气血亏虚、肾精不足皆可发为眩晕。

病因病机

肾精不足肾为先天之本，主藏精生髓，脑为髓之海。若年事已高，肾精亏虚，髓海不足，无以充盈于脑；或体虚多病，病后失养，损伤肾精精气，或房劳过度，耗伤肾精，以致髓海空虚而发为眩晕；或阴精亏损，阴不维阳，虚火上炎，扰于清窍；或肾水不足，水不涵木，肝阳上亢，扰及清窍而致眩晕。

肾阳虚衰久病、房劳伤肾或肾阴虚久，阴损及阳，均可导致肾阳虚衰，以致命门火衰，不能温化津液，气化失司，则水湿内停，上泛清窍而致眩晕。

心脾两虚脾胃为后天之本，气血生化之源。若思虑过度，劳伤心脾，以致气血生化不足，或久病体虚，脾胃虚弱，或失血之后，耗伤气血，均可导致气虚血少。气虚则清阳不升，不能上承于脑，血虚则清窍失养，故而发为眩晕。又脾虚则运化失职，不能升清降浊，清气不升，反受浊阴所蒙，故而发生眩晕。

肝阳上扰由于情志不遂，肝失条达，肝气郁结，气郁化火，肝阴受损，风阳易动，上扰头目，发为眩晕；或因暴怒伤肝，怒则气上，升发太过，上扰清窍而致眩晕。

痰湿中阻由于饮食不节，过食肥甘或嗜酒如命，损伤脾胃，或思虑劳伤，或过食寒凉，损伤脾胃，以致运化失职，不能输布津液，水湿内停，聚湿生痰，痰湿中阻，阻遏阳气，清阳不升、头窍失养，浊阴不降、蒙蔽清窍，因而发为眩晕。

辨证论治

本病的辨证首当分清虚实。凡发作急，病程短，眩晕重，视物旋转，伴恶心，呕吐痰涎，面赤，头痛，形体壮实，脉弦滑数者，多属实证；若病程较长，反复发作或持续时间长，遇劳即发，眩晕轻，伴面色白，两目干涩，心悸气短，神疲乏力，脉沉细弱者，多属虚证其次还要辨相关脏腑。因梅尼埃综合征所致眩晕虽病在清窍，但却与肝、脾、肾三脏功能失调密切相关。肝阳上亢之眩晕常兼见头胀痛，面色潮红，烦躁易怒，口苦脉弦等症，肾精不足眩晕常兼见耳鸣如蝉、腰膝酸软等症，肾阳虚衰之眩晕常兼见恶寒肢冷、精神萎靡等症，脾失健运、痰湿中阻之眩晕常兼见头重如裹、胸闷、纳呆呕恶、苔腻等症，心脾两虚、气血不足之眩晕常兼见心悸面白、神疲乏力、食少便溏等症。本病的治疗原则是补虚泻实，调整阴阳。虚者当滋养肝肾，益精填髓，补气养血；实者当平肝潜阳，清肝泻火，除湿化痰。本病的证治分类可概括为：

（1）肾精不足证

眩晕日久不愈，发作较频繁，发作时耳鸣较重，听力减退明显，多伴有两目干涩，视力减退，精神萎靡，腰膝痿软，失眠多梦，健忘，五心烦热，舌红苔少，脉细数。治以滋阴补肾，填精益髓。

代表方：杞菊地黄丸加减。

常用药：熟地10g，山茱萸10g，山药30g，枸杞子10g，菟丝子10g，黄精10g，杜仲10g，龟甲30g（先煎），鳖甲30g（先煎）。若阴虚火旺，症见五心烦热，舌红苔少，脉细数者，可加盐知母10g，盐黄柏10g，地骨皮10g，丹皮10g，秦艽10g等。

（2）肾阳虚衰证

眩晕时心下悸动，四肢不温，形寒怕冷，腰痛背凉，精神萎靡，舌淡、苔白润，脉沉细弱。

治以温阳壮肾，散寒利水。

代表方：真武汤加减。

常用药：制附子10g（先煎），炒白术10g，茯苓15g，桂枝10g，泽泻10g，肉桂5g（后下），盐杜仲10g，菟丝子10g，山茱萸10g，炒山药20g，巴戟天10g，炙淫羊藿10g等。

（3）心脾两虚证

眩晕动则加剧，遇劳即发，发作时面色白，唇甲不华，发色不泽，神疲乏力，嗜睡，表情淡漠，纳少腹胀，大便溏薄，少气懒言，动则气喘，心悸少寐，舌淡苔薄白，脉细弱。

治以补益气血，健脾养心。

代表方：归脾汤加减。

常用药：人参6g（另煎），党参10g，炙黄芪10g，炒白术10g，茯苓15g，炒薏苡仁20g，炒扁豆10g，当归10g，熟地10g，龙眼肉10g，大枣10g，远志10g，炒酸枣仁10g，夜交藤10g，合欢皮10g等。

（4）肝阳上亢证

眩晕每于情绪波动、烦劳郁怒而发或加重，耳鸣，头晕胀痛，面红目赤，口苦咽干，胸胁苦满，心烦易怒，少寐多梦，肢麻震颤，舌红苔黄，脉弦或数。治以平肝息风，滋阴潜阳。

代表方：天麻钩藤饮加减。

常用药：天麻10g，钩藤10g（后下），石决明30g（先煎），生栀子10g，生黄芩10g，怀牛膝10g，桑寄生10g，盐杜仲10g，菊花10g，白芍10g，夏枯草10g，龙胆草5g，羚羊角0.3g（冲服），生龙骨30g（先煎），生牡蛎30g（先煎）等。

(5) 痰湿中阻证

眩晕欲倒，头重昏蒙或如裹，或视物旋转，胸闷不舒，恶心、呕吐较剧，痰涎多，食少多寐，舌淡苔白腻，脉濡滑。

治以健脾和中、除湿祛痰。

代表方：半夏白术天麻汤加减。

常用药：法半夏10g，炒白术10g，天麻10g，陈皮10g，化橘红10g，茯苓10g，炒薏苡仁20g，旋覆花10g（包煎），生代赭石30g（先煎），广藿香10g，厚朴10g，炒苍术10g，石菖蒲10g，郁金10g，砂仁5g（后下），白豆蔻5g（后下）等。

临证应当注意的是，在本病的病变过程中，各个证候之间常相互兼夹或转化。如肾精不足，本属阴虚，阴损及阳，或精不化气，可以转为肾阳不足，或阴阳两虚之证。脾胃虚弱，气血亏虚而生眩晕，而脾虚又可聚湿生痰，二者相互影响，临床上可以表现为气血亏虚兼有痰湿中阻的证候。若痰湿中阻，郁久化热，形成痰火为患甚至火盛伤阴，形成阴亏于下，痰火上蒙的复杂局面。此外，风阳每夹有痰火，肾虚可以导致肝旺，故临床常形成虚实夹杂之证候。因此，临证治疗本病时应当相互兼顾，方能达到满意的疗效。

2. 葛根汤治疗梅尼埃病的临床运用

赵养生用加减葛根汤治疗内耳眩晕病，方剂组成：一号加减葛根汤：葛根45克，蝉蜕10克，珍珠母、磁石各30克，煅龙齿10克，柴胡8克，苦丁茶5克，桂枝、甘草、白芍各10克，黄芪30克，当归15克。二号加减葛根汤：即一号方去桂枝加丹参20克，钩藤15克（后下），决明子15克。笔者共收治110例患者，分两个服药组进行观察。1组（肝郁血虚组）：其主症为阵发性眩晕、耳鸣，伴有呃逆，及昏厥史，面色微黄，脘痞纳少，血压不高或较低，脉弦微数，舌苔白，舌质淡或暗红。共60例，服一号加减葛根汤。2组（肝旺肾虚组）：其主症为阵发性眩晕、耳鸣、心悸少眠，间有呃逆，伴有头痛及昏厥史，其面色光红，脉弦滑有力，血压较高，苔白少津或微黄，舌质暗红或赤，共计50例，服二号加减葛根汤。观察方法：两组病人在服药前、服药中和服药后均须测量血压，必要时测血糖。如遇血压过低或血糖过低，除对症处理外，应同时停服本方。上述药方五剂为一疗程，约三至五个疗程，症状即可缓解以至消失，重者仍需续服膏剂1~3月，每服一匙，早晚各一次，高血压较甚者，则同时服用罗布麻片。疗效分析：痊愈：服药后三年未发晕厥及耳鸣者。显效：晕厥未发，但仍间有轻度晕厥及耳鸣者。有效：晕厥仍间有发作，但程度较轻，发作次数亦远较前为少，耳鸣、眩晕症状亦显著减轻或消失。无效：症状、体征仍同治前。110例患者中，痊愈80例，占72.7%；显效8例，占7.3%，有效20例，占18.2%；无效2例，占1.8%。其葛根用量从12克到60克，每剂45克为常用有效量，均无不良反应。

3. 临床医案

案1，阎某，女，38岁，1985年11月2日初诊，患者患眩晕年余，多方求治少效，症见头晕目眩，不能抬头，呕恶厌食，恶风畏寒，头项强痛，背部酸楚，舌淡苔白，脉弦紧，此次卧床已达10余天。治拟疏通经气，升举清阳，方用葛根汤。处方：葛根30克，麻黄6克，桂枝6克，白芍12克，生姜5克，大枣12枚，甘草6克。服用4剂，诸症好转，随访至今，眩晕未再复发。

按：风寒之邪干于太阳，太阳经气不疏，清阳阻遏，不能上承清窍，故而引发眩晕。头项强痛，背部酸楚，恶风畏寒，脉弦紧等，皆葛根汤之征，故原方投之，药到病除。

十七、面神经麻痹

1. 祖国医学对面神经麻痹的认识

面神经麻痹在古代称之为"面瘫"，被最早记载于《黄帝内经》中，其又叫"口㖞"、"卒口僻"，《金匮要略》称它为"㖞僻"，《诸病源候论》称其为"风口㖞"，《三因方》则叫"口眼㖞斜"，另外其还有"掉线风"、"㖞嘴风"等病名。对本病的病因历代医家论述颇多，加以总结后发现，内因、外因为其总的病因，记载的外因很多，"颊筋有寒则气急，引颊移口"载于《灵枢·经筋》。"风邪入于足阳明、手太阳之筋,遇寒则筋急引颊故使口歪僻。"又"口歪邪僻,是风入于额颊之筋故也"。"偏风口歪,是体虚受风,风入于央口之筋也"载于隋巢元方《诸病源候论风口歪候》。内因的论述也颇为翔实,如清林佩琴《类证治裁》解释其病因为:"口眼歪斜,血液衰涸,不能荣润筋脉。"喻嘉言《医门法律》说:"口眼歪斜,面部之气不顺也。"《金匮要略》曰:"贼邪不泻,或左或右,邪气反缓,正气即急,正气引邪,歪僻不遂。邪在于络,肌肤不仁。"由于面神经麻痹病位在头,"头为诸阳之会"、"清阳之府",面为阳明所主,五脏六腑之气血皆上注于头面,且头面部位唯风可到,故多数医家认为,脉络空虚,风寒或风热之邪乘虚侵袭阳明、少阳经络,导致经气阻滞、经筋失养,筋肉纵缓不收是面神经麻痹的主要病机。《灵枢经筋》曰:"足阳明之筋……其病……卒口僻,急者目不合,热则筋纵,目不开。颊筋有寒,则急引颊移口;有热则筋弛纵缓,不胜收故僻。"李梴在《医学入门·卷五·杂病提纲》说:"风邪初入反缓,正气反急,以致口眼歪斜。"《诸病源候论偏风口歪候》说:"偏风口歪是体虚受风,风入于夹口之筋也,足阳明之筋,上夹于口,其筋偏虚,而且因乘之,使其经脉急而不调,故令口歪僻也。"面神经麻痹从经络上看与多条经脉有关,如足阳明胃经、手阳明大肠经、手少阳三焦经、足少阳胆经等。皇甫谧在《针灸甲乙经》说到"口僻,刺太渊,引而下之","歪僻,水沟主之"。《铜人腧穴针灸图经》曰:内庭主治"口歪齿龋痛",冲阳主治"偏风口眼歪斜"。《循经考穴》说,合谷主治"凡一切头面诸症,及中风不语、口眼㖞斜"。《针灸逢源》载:"口襟先须申脉详,颊车合谷与承众,歪斜添入地仓穴,不效谷风听会良。"《针灸甲乙经手足阳明脉动发口齿病》云:"口僻……大迎主之;口僻不正……翳风主之,歪戾不端,通谷主之,口僻,刺太渊,引而下之。口僻,偏历主之。"而《千金要方口病》记载:"承泣、四白、巨髎、禾髎、上关、大迎、强间、风池、迎香、水沟主口歪不能言;颊车、颧髎主口僻痛,恶风寒,不可以嚼;外关、内庭、三里主口僻噤;水沟、龈交主口不能噤水桨,歪僻。"

病因病机

面神经麻痹的病因主要为"正气"相对虚于内,头面部受风寒之邪侵袭所致,导致筋脉失养而致本病。病理变化为患者在劳累和体力下降的情况下，正气相对虚于内，脉络空虚，头面部受风寒之邪侵袭，导致经络阻滞，气血瘀阻经络，筋脉失养，而见口眼㖞斜诸症。祖国医学把周围性面瘫归属于"中风"，因其症在表，病状较轻，认为只是"中络"。其病因病机为：经络气血亏损，风邪乘虚而入，滞于经络。中于寒则筋急，于是"引颊移口目歪"。如果把中西两方对病因的探讨做分析、归纳，可以看出，其主要点是一致的。当然，由中耳、乳突疾患、病毒感染、腮腺疾患引起的面瘫，多半病因明显，自当别论了。

诊断要点

（1）发病年龄多在20～40岁之间，男性居多，多有面部受凉、风吹病史。

（2）起病急骤，伴面瘫侧耳后、耳内、乳突或面部轻微疼痛，清晨洗漱时发现口角流水，面部活动不灵，口角㖞斜；或于进食时发现食物存积于一侧齿颊间隙，并有口水从口角淌下。

（3）病侧面部表情肌瘫痪，眼睑闭合不能或不全，泪液分泌减少，病侧角膜反射消失，鼻唇沟变浅或平坦，口角下垂，病侧做闭目、蹙眉、皱额、鼓气、噘嘴、露齿等动作均不能。

辩证分型

（1）风邪入络

症状：每于晚间受风寒或受潮湿之后，次日晨起即发现面瘫，口眼㖞斜，或有头痛，苔薄白，脉浮。

证候分析：正气相对不足，脉络空虚，感受风寒之邪，侵袭头面，筋脉痹阻，故面瘫乃作，口眼㖞斜；风寒之邪外束，故头痛，苔薄白，脉浮。

（2）气血两虚

症状：口眼㖞斜，日久不复，头晕乏力，纳差，心悸眼花，苔薄，脉细。

证候分析：正气不足，感受风寒之邪之后，经络阻滞，气血瘀阻不利，筋脉失养，故口眼㖞斜，日久不复；病久不复，致气血两虚，故头晕乏力眼花；血不养心，故心悸阵作；脾不健运，则纳差；苔薄，脉细为气血不足之征。

（3）痰瘀互阻

症状：口眼㖞斜，头痛，肢体麻木，头晕，神疲乏力，纳呆，舌质黯，苔薄腻，脉细滑或细涩。

证候分析：气血不足，脉络空虚，风寒之邪入络，夹痰夹瘀痹阻经络，故口眼歪斜而致面瘫；瘀血阻络，清窍不利，故头痛肢麻；气血不足，故头晕，神疲乏力；健运失司则纳呆；舌质黯，苔薄腻，脉细滑或细涩为气虚血滞、痰瘀互阻之象。

分型治疗

（1）风寒外袭，脉络闭阻型

主证：风邪外袭，突然口眼㖞斜，或发热，或不发热，全身酸楚，微恶风寒，头痛，口不渴，尿清长，舌淡红，苔薄白，脉浮紧或浮缓。

治则：疏风散寒，通经活络。

方药：荆防败毒散合牵正散加减。荆芥（后入）10g，防风9g，羌活6g，独活9g，紫苏10g，川芎9g，生姜3g，葱白3寸，白附子6g，白僵蚕6g，全蝎15g。

（2）风热外袭，阻滞脉络型

主证：突然口眼㖞斜，伴有患侧头痛，耳根部疼痛，心中烦躁，口渴、口苦、咽干，小便黄赤，大便秘结，舌质红，苔薄黄，脉弦数。

治则：清热疏风，通经活络。

方药：清热疏风汤。荆芥（后入）9g，防风9g，菊花9g，薄荷6g。

（3）风湿外袭，脉络闭阻型

主证：身重体倦，头胀如裹，脘痞胸闷，口中黏腻，大便不爽。兼热者口苦，溺赤，苔黄厚腻，脉濡滑；兼寒者口不渴，溺清，苔白厚腻，脉濡缓。

治则：祛风化湿，通经活络。

方药：羌活胜湿汤合牵正散加减。羌活6g，防风9g，藁本9g，蔓荆子9g，川芎6g，赤芍10g，白附子6g，白僵蚕6g，全蝎6g，甘草10g。偏热者加山栀、黄芩、连翘，偏寒者加藿香、紫苏、白芷，胃脘痞闷、湿阻中焦者加苍术、半夏、陈皮、砂仁，小便不利者加云苓、泽泻、竹叶、通草。

（4）气虚风袭，阻滞脉络型

主证：突然口眼㖞斜，伴乏力，气短，动辄汗出，口不渴，纳食少，尿清长，大便或溏，舌淡红，苔薄白，脉细弱。

治则：益气疏风，通经活络。

方药：保元汤合防风汤加减。黄芪30g，党参15g，桂枝6g，防风9g，羌活6g，葛根10g，当归9g，甘草6g。

（5）血虚风袭，阻滞脉络型

主证：突然口眼㖞斜，伴面苍唇淡，头晕心悸，舌淡苔薄白，脉细弱。

治则：养血疏风，通经活络方药消风散，注意心理护理，耐心诱导病人，此证属情志致病，情绪波动是诱因，情绪稳定是病人接受治疗的最佳心理状态，此类型患者血压往往偏高，因此要观察血压变化，必要时给予降压、镇静剂。中药宜温凉服，忌食辛辣温燥及刺激性食品，以免助火生风。针刺：合谷、太冲、三阴交、肝俞，平补平泻以平肝潜阳。气血亏虚型，若眩晕时作，因劳而发，并见耳鸣、耳聋、神疲乏力，气短懒言，声音低怯，肢体倦怠，面色不华，心悸不宁，食少腹胀，大便溏薄，舌质淡，苔薄白，脉细缓无力者为气血虚弱，耳聪失养证。究其病因，或为劳伤气血，或为思虑伤脾，暗耗气血。应注意心理和饮食护理，取得患者信任，多做开导工作，解开患者思虑的症结，使其心情和悦，安静调养。饮食宜清淡而富营养，适量增加血肉有情之品，每日加点心两餐，选用红枣桂圆汤、羊肝鸡肝汤粥。若食欲不振，可食茯苓粉粥，先益气健脾和胃，后施调补。针刺：气海、三阴交、足三里、脾俞，补法以补益气血。痰浊中阻型上蒙清窍者，眩晕头额胀重，胸闷不舒，恶心、呕吐剧烈，痰涎多，心悸、纳差、腹胀、倦怠乏力，苔白腻，脉濡滑或兼弦，多因饮食不节，伤及脾胃，脾运失调，聚湿生痰，痰浊蒙蔽清窍而失昏失重，湿邪停阻中焦则纳呆倦怠。应注意饮食护理，可选用芳香之品以刺激食欲，醒脾助运。可食冬瓜、绿豆粥，祛痰利湿，忌食生冷油腻之物，以免脾胃不能纳运而助湿生痰。针刺：中脘、丰隆、内庭，泻法以祛痰解痞。

预防调养

平时应注意锻炼身体，增强体质，起居有常，饮食有节，一般宜低盐饮食，少饮浓茶、咖啡，少食刺激性食物，戒烟、酒，并注意劳逸结合，调摄精神，舒畅情志，避其发病诱因。

中成药

（1）大活络丸每次1丸，每日2～3次，适用于本病有寒象者。

(2) 牛黄清心丸每次 1 丸，每日 2~3 次，适用于本病有热象者。

简便方

(1) 蜈蚣、全蝎和僵蚕，其用量为 1∶2∶3，焙于研末，每服 2 克，每日 3 次。

(2) 用生蓖麻仁 7 粒去壳，捣烂，贴敷于患侧牵正穴，即左斜敷右，右斜敷左。

其他疗法

针灸疗法：取风池、翳风、阳白、四白、地仓、下关、合谷。迎香穴，每次取 2~4 穴，急性期每日治疗，慢性期隔日治疗。亦可用透穴法治疗，如阳白透鱼腰、迎香透四白、地仓透颊车等。除合谷穴外，均取患侧穴。局部针刺治疗面神经麻痹时，应注意刺激强度，以局部不出现发僵发紧感为宜，以免影响面瘫的恢复，导致面肌痉挛的出现。

按摩法：本法对于改善局部的木僵感，促进面瘫恢复有一定帮助，而且不易导致面肌痉挛，以点揉手法为主，穴位选用可参照体针治疗。

理疗法：急性期可以在耳后茎乳突孔附近进行热敷、红外照射，或短波照射，以改善局部血液循环，消除水肿，减轻或缓解局部疼痛症状。

功能锻炼：早期的面部表情肌功能锻炼对于缩短疗程有重要意义，尽早进行皱眉、抬额、闭眼、露齿、鼓腮、吹口哨等动作的训练，每日进行数次，每次进行数分钟。

敷药疗法：取桂枝 9 克，麻黄 6 克，防己 6 克，荆芥 6 克，川芎 15 克，防风 15 克，附子 4 克。共为细末，葱白捣泥调和，敷于手心，令微汗出，每日 1 次。

2. 面瘫的临床研究

本病病因是多数病人病前往往都有面部遭受风寒史，部分病人病发于急性鼻腔部感染之后，一般认为可能是面神经的营养血管因受风寒或局部炎症因素导致微血管痉挛，造成面神经本身循环障碍，或微血栓形成，使之神经缺血、缺氧、水肿肿胀山而发此病。据现代神经生理研究证明：当人体患有外感热性病时，神经体液调节功能失调，通过 cAMPc/GMP 第二信使或其他介质，改变了肌肉正常紧张度，因此作者认为周围性面神经麻痹发生可能是外邪侵犯面神经肌体而使面部肌肉正常紧张度失常有关。据现代药理研究证实：葛根含有黄酮甙等成分，黄酮甙具有缓解肌痉挛及扩张血管降低阻力，有较强的解热作用；又含大豆黄素具有解痉作用，麻黄对重症肌无力具有特殊的疗效。桂枝含桂皮醛，有中枢及末梢性扩张血管作用，能增强血流循环。白芍、甘草同用可治中枢性或末梢性肌肉痉挛。生姜含有芳香成份姜油，它能促进血液循环。总之，诸药配合具有其调节中枢及末梢性扩张血管和促进周围性血管循环及缓解肌肉痉挛，矫正其神经体液调节失调，从而使面神经缺血、缺氧及水肿等病理状态得到解除，达到治愈此病的。

吴微观察经筋刺法配合中药葛根汤治疗周围性面瘫28例。56例患者随机分成治疗组和对照组，各28例。治疗组中男22例，女6例，年龄28～62岁，平均年龄40.6岁；病程1～90d。对照组中男22例，女6例；年龄30～64岁，平均年龄42.9岁，病程2～88d；两组患者性别、年龄、病程等一般资料比较差异无统计学意义中（P>0.05），具有可比性。治疗方法为治疗组经筋刺法以瘫痪经筋透刺、排刺、围束为主，阳白以四枚针分别向上星、头维、丝竹空、攒竹方向透刺，进针1～1.5寸，施捻转平补平泻1min；攒竹，透向睛明，进针0.5寸，施捻转平补平泻1min；丝竹空，沿眉横刺，进针1.5寸，施捻转平补平泻1min；四白、迎香分别透向睛明，进针1.5施捻转平补平泻1min；太阳，向下穿颧弓透向地仓，进针2.5～3寸，施捻转平补平泻1min；水沟、承浆，颊车分别透向地仓，进针1.5寸，施捻转平补平泻1min；沿颊车至地仓下关至迎香每间隔1寸刺入1针，以进入皮内为度（浅刺），施捻转平补平泻，总计施术2min。以上施术后留针30min，1次/d，10次为1个疗程，并予患者口服中药葛根汤加味治疗，药用葛根、桂枝、甘草、生姜、大枣、地龙、桔梗、羌活、大青叶、防风、白芷，1剂/d，水煎3次温服，10d为1个疗程。对照组针刺取穴，患侧攒竹、阳白、太阳、四白、迎香、下关、地仓、颊车、水沟，承浆，健侧合谷以上穴位1.5寸毫针刺，进针1寸左右，平补平泻，留针30min，10次1个疗程，以上两组2个疗程后统计疗效。疗效评定标准，治愈：患侧抬眉高度同健侧，眼睑闭合完全，无露睛，无流泪，鼓腮人中沟居中，不漏气，双侧鼻唇沟对称，呲牙时双侧露出牙齿数量相同。转：以上症状趋于好转，各个症状有效得到改善。无效：以上症状没有改善。总有效率=（治愈十好转）/总例数×100%。结果显示，治疗组总有效率达96.43%，高于对照组的78.57%，差异有统计学意义。

卫又峰观察葛根汤治疗周围性面瘫12例。12例患者为门诊病人，有完整的临床资料和随访记录。其中：男性5例，女性7例，年龄最大56岁，最小25岁，农民6例，干部3例，其他3例，病期最短18天，最长3个月，初诊患者10例，2例因西药、针灸、理疗等治疗无效而转为中医治疗。12例患者均排除中枢性面瘫，全部就诊患者服用葛根汤：葛根30g，麻黄10g，桂枝15g，白芍30g，生姜10g，炙甘草6g，大枣5枚。用冷水浸泡30分钟后，武火急煎15分钟，两煎取汁300ml，分两次饭后温服，每日1剂，6日为一疗程。12例全部治愈，治愈率100%。其中：一疗程治愈9例，二疗程5例，三疗程1例，四疗程2例（此2例为经其他治疗无效而转为中医治疗的患者，平均病程为66天）。

曹先明观察加味葛根汤治疗贝尔氏面瘫35例。35例中男性21例，女性14例；年龄最小者18岁，最大者50岁，平均年龄33岁；单侧面瘫34例，双侧面瘫1例。临床表现：突然发病，先有耳后钝痛或压迫感，继而出现患侧口角歪斜，面肌痉挛，眼睑闭合不全。加味葛根汤：葛根、钩藤各30g，白附子12g，白菊花、白芍、僵蚕各10g，全蝎6g，红枣15g，蜈蚣2条，生姜5g。风寒甚者加桂枝、防风各10g，麻黄6g；恶心者加法半夏10g；气血两虚者加黄芪、当归各15g，每剂中药加清水500～800ml，煎至100～150ml，口服3次/d，1剂/d，7天为1个疗程。最终，治愈（症状及体征消失）30例，好转（症状及体征好转）4例，无效（症状及体征无改变）1例。治疗时间最短者为1个疗程，最长者为8个疗程，一般为2～4个疗程。

3. 临床医案

案1，张某，男，36岁，面神经麻痹已9个月。曾用针灸及中西药治疗，迄今无明显好转。症见：左侧面部麻木，平静时左额纹消失。睑裂扩大，鼻唇沟变浅，口角偏向右侧，在表情活动时更加明显，皱额、抬眉、鼓颊、露齿和吹口哨等功能丧失，说话尚可，但吐字不清。左侧前庭沟内有食物残渣滞留，左眼流泪，闭合不全。毫针刺激上、下眼睑有闭合动作，但不能完全闭合（垂直距离约有0.2m闭合不上）。耳、鼻科检查，听力、味觉正常，神经系统检查无其他异常。舌质淡，苔薄白，脉浮紧。此系风寒之邪侵袭，留滞面部经络，经气痹阻，津液输布障碍。筋肉失养，纵缓不收所致。治宜开表散邪，疏通经络，升发津液，濡养筋肉。方选葛根汤：葛根 5g，麻黄 5g，桂枝、白芍、生姜各 15g，甘草 6g，大枣 12g。连续用药 20 天，自觉面部麻木已缓解，再用药 20 天，诸症悉除，面部表情肌活动如常，病告痊愈。

按：本病多由风寒侵袭，营卫不和，经络痹阻，经气运行不畅，津液不能输布，面部经筋失养，纵缓不收而致。《内经》云："足阳明与手太阳之经急，则口目为僻而眦急不能正视。"邪本由经络而入之，亦必从经络以泄之。葛根汤散太阳之风寒，解肌表之滞邪，方中重用葛根起阴气而生津液，滋筋脉而舒其牵引，芍药、甘草、大枣同用舒筋缓急，麻黄、桂枝、生姜解表散邪。因药证切合，故而达到了驱邪外出，营卫调和，经气流畅，津生液布，筋肉得养，麻痹之面神经复康，瘫痪之面部肌肉恢复正常之目的。配合外治，使药物直达病所，可明显提高疗效。另据日本研究报告，葛根汤对重症肌无力有良好疗效，而周围性面神经麻痹在肌肉弛缓方面与之有类似之处，故采用本方也收到效果。笔者在治疗本病时，葛根常用量为 30～50g，最多用至 100g，当某些病例使用常量效不佳时，加大葛根用量常能获得满意疗效，但治疗本病最适宜的用量尚待进一步研究总结。使用过程中除个别病例开始服药时排软便次数增多（每日 3～4 次）外，不需停药继续服药 3 天左右，可恢复正常，未见其他副作用。

案 2，张某，男，43 岁。农民。因口眼㖞斜 8 天，于 1989 年 10 月 21 日就诊。患者自述 10 月 2 日在田间劳动，汗出当风，当晚恶寒，头项不适，次日晨起感左侧面部紧张不舒，洗漱时发现口角流涎，口角㖞斜，即前去某医院诊治。经中西药和针灸治疗 7 天，病情无好转，且感左侧面肌胀痛，头项强痛，后经友人陪同，找吾师诊治。症见左眼眼睑闭合不全，左额纹消失，鼻唇沟变浅，口角下垂流涎，向右歪斜。舌苔薄白，脉浮紧，诊断为左侧面神经麻痹。证属风邪入中经络。治当祛风通络，投加味葛根汤 5 剂。服药 1 剂后，汗微出，项觉舒，药完其病告愈。随诊至今，未见复发。

按：周围性面神经麻痹，祖国医学称之为"口僻"，俗称"歪嘴风"。本病多因风邪骤袭，经络闭阻而成。病变主要在太阳、阳明二经，足太阳经起目内眦，足阳明经夹口环唇。风寒之邪侵袭太阳、阳明经脉，致头面受邪，经气不利，筋脉收引拘急，太阳外中风邪，阳明内蓄痰浊，风邪痰浊阻于两经头面之络，遂致经络瘀滞，气血不畅，筋脉失养，故见口眼㖞斜等症。治须祛风寒、逐痰浊、通经络，因而拟加味葛根汤治之。方中葛根能升津舒经，又能发汗祛邪，麻黄、桂枝发汗解表以祛风寒之邪，白附子善散头面之风以解痉，且能祛风痰，蜈蚣、全蝎善搜络中之风以通络解痉，白芍养血和营敛阴，且能抑发汗之过多，杜绝风药之过燥，白菊、钩藤平肝熄风，甘草、姜枣调和诸药，益中焦而和胃气，是故方药切合病机，屡施甚验。

案3，胡某，女，27岁，干部。病人产后2个月，于发病第2日就诊。主诉：于昨日清晨发觉右眼流泪不止，遂即发觉口眼歪斜。予诊查之：周身微不适，无汗，眼裂约1.5mm，耳根痛，咽干，舌淡红苔白欠润，脉稍浮缓。诊断为右面神经麻痹，治以清阳明解肌发汗之法。方药：葛根、桂枝、白芍各15g，麻黄、炙甘草各10g，生姜3片，大枣5枚。按法服药3剂，眼裂消失，口眼活动自如而愈。

按：此方效验于驱除在表的实邪。方中生药葛根，辛凉解表，散风寒湿邪凝结，配伍桂枝、麻黄、生姜等辛温解表，温通经脉。芍药、甘草相伍，缓筋脉挛急而止痛，大枣甘温以缓和药之峻猛。据实验研究，葛根能扩张脑和冠状血管，桂枝能扩张皮肤小血管。这对于西医的畅通小动脉（诸如枕动脉的小分支以营养面神经）、对于中医的通筋活络，解表散寒都是对症贴切的。麻黄、生姜进一步加强了上两药的作用，效如桴鼓。

案4，陈某，男，25岁，2001年6月3日初诊。患者2月前因车祸致头部外伤而口眼歪斜，左眼闭合不全，左前额皱纹消失，左口角漏口水，舌向右歪斜，左鼻唇沟消失，说话吐字不清，舌淡边青紫，证属外伤致阳明经络受阻，气血不畅治宜行气活血，疏通阳明经络。方用葛根汤加味，处方：葛根、炙甘草、白芍各6g，麻黄、桃仁、生姜各9g，大枣4枚，当归10g。每天1剂，水煎，分2次服，3剂。二诊：服药后前额出现皱纹，左眼闭合稍好，面部自感柔和．继用上方。三诊：病情继续好转。共服药20余剂，闭眼自如，前额皱纹恢复，口不歪，吐字清晰，饮食如常随访数月未复发。

按：葛根汤为桂枝汤加麻黄、葛根而成，有发汗解肌、开津液、舒经脉的作用，是治疗太阳经证未罢转入阳明证无汗之方剂，侧重阳明经以上3例主症不同，但均为阳明经循行部病症。本病为外伤而致阳明经之气血瘀阻，故加当归、桃仁以活血化瘀；为湿邪阻滞阳明经脉，故加苍术、茯苓以燥湿渗湿，四诊去苍术、茯苓，是因其肿胀已消，湿邪已去之故。

十八、慢性胃炎

1. 祖国医学对慢性胃炎的认识

胃痛，又称"胃脘痛"、"胃气痛"、"肝胃气痛"，是以胃脘部近心窝部疼痛为主要症状的一种病证，相当于西医学中的急、慢性胃炎，胃、十二指肠溃疡病，胃神经官能症，胃下垂，胃痉挛等疾病。胃痛是临床上最常见的多发病证之一，胃痛主要是与肝、脾关系最为密切，早在《黄帝内经》中就有所记载。《灵枢·邪气脏腑病形》中云"胃病者，腹䐜胀，胃脘当心而痛"，《素问·六元正纪大论》云"木郁之发……民病胃脘当心而痛"，其特点为病程长，易反复发作。随着人们生活节奏的加快及饮食结构的改变，胃痛的发病率有逐年增高的趋势，且发病越来越年轻化。面对这影响人类健康的疾病，很多医家、学者在祖国医学的指导下，对本病的研究日益深入，现归纳如下。

病因

中医认为胃脘痛是多种致病因素共同作用的结果。历代医家对这些原因的论述，大致可分为外感六淫、内伤情志、饮食起居失宜和体质因素等四类。

（1）外感六淫。《内经》认为风、寒、湿、热诸邪单独或相兼犯胃，皆可导致胃脘痛发作。如：《素问·举痛论》云："寒气客于肠胃间……故痛而呕。"《素问·至真要大论》曰"少阳之胜，热客于胃，烦心心痛……"，《素问·五常政大论》云："少阳司天，火气下临……心痛，胃脘痛。"又云："太阴司天，湿气下临……大寒且至……心下否痛……"

对于导致胃脘痛的外因，历代医家观点各有不同，《内经》认为风寒湿热之邪皆可致病，其后对于外感病因的认识大致分为三种：一为客寒犯胃说：肇端于《诸病源候论》，隋唐以降"客寒犯胃"说成为外邪致病的主流，多数著作论外感病因只言寒邪或寒湿。二为六淫皆可致病说：宋代陈言认为六淫之邪皆可致病，清代叶天士结合体质对六淫致胃脘痛说加以丰富。三为寒湿暑（热）邪致病说：明代秦昌遇、程国彭等从临床角度分析，认为寒湿热邪，是致病的主要外部因素。结合临床实际，笔者以为外感六淫之邪为胃脘痛的重要诱发因素，其中，寒湿暑（热）之邪致胃脘痛最为常见。风为百病之长，风邪常与寒湿暑（热）相兼致病，燥邪亦可引发胃脘痛。

（2）内伤情志。精神情志的平静安宁是维持机体健康状态的必要条件。《灵枢·百病始生》曰："喜怒不节则伤脏，脏伤则病起于阴也。"《素问·举痛论》又云："思伤脾"，"思则……气结矣。""愁忧者，气闭塞而不行"。"怒伤肝"，"怒则气逆，甚则呕血及飧泄，故气上矣。"忧思可以直接损伤脾胃，导致脾胃气机郁滞不畅。肝主疏泄，调畅气机，又主情志，情志失调，首先使肝脏疏泄失常，最易横犯脾土，影响气机升降。

历代医家对情志因素导致胃脘痛论述甚丰。陈言在《三因方·九痛叙论》中云："若五脏内动，泪以七情，则其气瘀结聚于中脘，气与血搏，发为疼痛。"认为七情过用均可损伤五脏导致胃脘痛。李东垣在《脾胃论·脾胃胜衰论》中分析情志致病的机理云："喜怒忧恐，损耗元气，资助心火，火与元气不两立，火胜则乘其土位，此所以为病也。"元代医家危亦林在《世医得效方·大方脉杂医科》中也认为"忧气、喜气、惊气、怒气"皆可致"心腹刺痛，不能饮食"。明代方贤在《奇效良方》中曰："胃心痛者……皆脏气不平，喜怒忧郁所致，属内因。"又云："喜、怒、忧、思、悲、恐、惊七气为病，发则心腹刺痛不可忍……"虞抟在《医学正传·胃脘痛》)中亦认为情志是引发本病的主要原因之一："胃脘当心而痛……未有不由痰涎食积郁于中，七情九气触于内之所致焉。"汪机在《医学原理·心痛门》中则认为情志郁结致血虚或气机逆乱是导致胃脘痛重要原因："有因心事郁结，致血不生而痛……有因七情内郁，以致清阳不升，浊阴不降，清浊混淆而痛者。"秦昌遇除认为"怒则气上，思则气结，忧思日积，气不宣行，则气滞而成痛"外，还在《症因脉治·胃脘痛论》云："七情六欲之火，时动于中……热久成燥，积热之痛作矣。"

认为情志内动可以化火、化热，热久化燥伤阴，致胃热阴虚之胃脘痛。叶天士《临证指南医案·胃脘痛》把怒、忧、思、悲、恐、惊诸情志作为导致胃脘痛的最常见因素。

（3）饮食起居失宜。《素问·太阴阳明论》云："食饮不节，起居不时者，阴受之。"《素问·痹论》又云："饮食自倍，肠胃乃伤。"《灵枢·小针解》谓："寒温不适，饮食不节，而病生于肠胃。"饮食不节，起居失宜是导致脾胃病发生的主要原因。五味偏嗜，可直接损伤五脏，《素问·生气通天论》曰："味过于酸，肝气以津，脾气乃绝……胃过于苦，脾气不濡，胃气乃厚。"饮食起居失宜一方面可直接影响脾胃的受纳运化，使升降失调，导致胃脘痛；另一方面可逐步改变机体的气血状态，形成各种易发胃脘痛的体质类型。当体质过度虚衰时，就可在诱因的作用下形成胃脘痛。

（4）体质因素《灵枢·百病始生》曰："风雨寒热，不得虚，邪不能独伤人。"《内经》非常重视体质因素对发病的影响，其中《五变》、《本脏》、《天年》、《行针》、《通天》、《逆顺肥瘦》、《阴阳二十五人》、《寿夭刚柔》等均有论述。张仲景也非常重视体质与发病的关系，《伤寒论》中的"强人"、"羸人"、"虚家"、"饮家"、"亡血家"等，即是指患者的体质而言。

辨证论治

中药治疗胃痛虽然是较单纯的病证，但其成因却很复杂。古往今来，根据病因病机的不同，胃痛的治法也不尽相同，很多医家根据自己的临床经验从不同的方面对胃痛进行辨证论治，均取得较好疗效。

（1）气血双调法

《景岳全书·心腹痛》曰：胃脘痛"无不皆关于气，盖食停则气滞，寒留则气凝。所以治痛之要，但察其果属实邪，当以理气为主"。祖国医学认为"气为血之帅"、"气滞血亦滞"。通则不痛，气血调和也；痛则不通，气血瘀滞也。在这一理论基础上，采用气血双调法治疗胃痛，在治疗胃痛临证施治时，常通过调气以达到和血之目的，使"气行血亦行"，气血调和，自然痛止。采用自拟胃痛方，其中有党参30g，苍术10g，生地30g，麦冬10g，三棱10g，莪术10g，柴胡10g，陈皮10g，白术10g等理气化瘀之品，治疗慢性胃炎22例进行疗效观察，总有效率达100%。在临床实践中把胃痛分成气滞、血瘀和虚证三大类型，本着郁者疏解、瘀积者消导、虚损者补之的原则，采取调气以和血、和血以调气、调气以温中的治则，以六郁汤为基本方加减治疗胃痛，使气通血和，疗效甚佳。概括胃痛的常见病因有三种，即：滞、虚和瘀。叶天士在《临证指南医案》中深刻地揭示了胃痛发病的机理，"其初在经在气，其久入络入血"，"胃痛久则屡发，必有凝痰聚瘀"。气滞是胃痛发病早期和常见病因，胃痛长期不愈或反复发作，久病入络，即可形成瘀血，这是胃痛反复发作，缠绵难愈的关键所在，所以在治疗上运用丹参饮理气活血来治疗胃痛取得很好疗效。以"调气以和血，调血以和气，补气以温中，和血以养阴"为根本法宝，谨守"腑气以通为和、腑以通为补"的原则，用调和气血法来治疗胃痛，取得很好效果。在临床上从气血方面来治疗胃痛，都取得了一定成效。

（2）疏肝和胃法

流行病学调查的结果表明：胃痛患者除肝阳化风、血虚生风外，其余各型肝证的总积分均高于正常人。即肝证越严重，则越易罹患胃痛，可见胃痛与中医肝证有着较为密切的关系。慢性胃脘痛的发生与肝失疏泄、气机郁滞有密切关系，肝病在先，胃病在后，临证表现以肝胃不和型多见，治疗慢性胃痛应以疏肝和胃法治疗为主。脾胃的受纳运化，中焦气机的升降，均有赖于肝之疏泄，《素问·宝命全形论》云："土得木而达。"在这一理论基础上，认为胃痛当首责之于肝，因肝之疏泄功能失常，气机升降失调，脾胃运化失司，胃失和降，不通则痛，故发胃痛，所以在临证治疗胃痛时常常以柴胡疏肝散为主方进行加减，收到较好的疗效。胃痛虽然病位在胃，而脏腑则与肝有密切关联，因为在生理上，肝气以疏，胃气方降，而胃为水谷之海，以通为用，以降为顺，降则调和，不降则滞，反升为逆，通降是胃和的表现，通降正常则出入有序。因此，在治疗胃痛上，主张重在调肝，以疏肝和胃、疏肝泄热和柔肝和胃为治疗胃痛的大法。

（3）辛开苦降法

"辛开苦降"法源于张仲景《伤寒论》，是将辛温与苦寒两种截然不同性味的药物配伍使用。此法用以治疗胃痛，以左金丸为主方进行加减，黄连、吴茱萸二药一辛一苦，一热一寒，一升一降，开散之中寓通泄，通泄之中寄开散。清热不忧寒，散寒不忧热，相反相成，调整气机，平衡阴阳，在临床上取得很好效果。

其他疗法

（1）药膳治疗

药膳治疗胃痛，既可保护胃黏膜，又可增强胃气，助长药物发挥作用，粥能养脾胃，生津液，与药同煎相得益彰，适合于慢性病中长期治疗的特点，而且患者易于接受。用云南白药、红枣、饴糖为主料，将大枣去核，同饴糖放入碗中，置锅中蒸熟，先食枣肉，再倒入云南白药于碗内，拌匀即成，趁热空腹饮服，可化瘀止痛，适用于胃溃疡、血瘀胃痛。针对伤食胃痛、寒凝胃痛、气滞胃痛、燥热胃痛、瘀血胃痛和脾虚胃痛，分别选用不同的药粥进行治疗，在临床上也取得了一定效果。遵循中医食疗学理论的基础上，将谷物、干果、蔬菜分类、归经，进行平衡、配伍，合理应用于临床，进行辅助治疗，既起到营养保健作用，又起到治疗胃痛的效果，集防治于一身，在临床上取得了满意的疗效。

（2）神阙贴敷法

神阙穴为经络之总枢，通过任、督、冲、带四脉而统属全身经络，联系五脏六腑。神阙贴是一种远红外线治疗贴剂，根据"内病外治"理论，采用神阙贴敷贴神阙穴对30例胃痛患者进行临床观察，通过经络调节作用和远红外线的理疗作用，调节各脏腑经络的功能活动，促使中焦气机调畅，使脾胃功能恢复正常，结果取得很好疗效。

（3）针灸疗法

针法具有快捷、安全、经济的优点，灸法具有使用方便、药源广阔、成本低的优点，总之针灸疗法很易于被广大患者接受。用针刺合谷、足三里、内关治疗急性胃痛，肌肉注射山莨菪碱进行对比，结果针刺镇痛效果不逊于山莨菪碱，而且针刺镇痛起效的时间、对抗复发、减少毒副反应方面优于山莨菪碱。另外穴位注射法，隔姜灸法分别灸中脘、足三里、内关、公孙、行间和脾俞、胃俞、中脘、章门、足三里、内关、阴陵泉治疗寒滞肝脉和脾胃虚寒胃痛者，结果总有效率竟达94%。

（4）推拿、按摩疗法

推拿、按摩不失为临床一种简单有效且又经济的治疗方法，采用推拿法治疗急性胃痛100例，不同的证型，选取不同的穴位和采用不同的手法，结果症状消失79例占79%，症状缓解18例占18%，症状好转3例占3%。选用肝俞、胆俞、脾俞、胃俞，若背部有压痛区，以压痛区为主，使用按揉法按摩背俞穴治疗胃痛150例，结果有效率96%。对62例胃痛患者采用摩腹点按九转法进行治疗，结果第一个疗程有效率61%，第二个疗程有效率82%，第三个疗程有效率85%，取得较满意的临床效果。中医治疗胃痛与西医相比，中医治疗胃痛具有较大的优势，中药药源广泛，而且安全，无毒副作用，容易被广大患者所接受，因此，中医治疗胃痛具有广阔的应用前景和很好的临床研究价值。大力推广中医适宜技术，应用中药、针灸、推拿、按摩、穴位注射、穴位贴敷等方法，节约了成本，解决了疼痛，方便了患者。

（5）耳穴、耳针

耳穴耳针包括耳穴贴压和耳穴针刺。耳穴贴压是利用药丸、药籽、谷类等置于大小适当的胶布上，贴在相应的耳穴上，用手指揉按刺激耳穴，达到治病的目的。如孙景胜采用王不留行贴压治疗慢性胃炎，主穴取胃、脾、肝、三焦、腹，配以神门、膈、贲门穴。耳穴针刺是通过针刺耳穴，疏通经络，调和阴阳，扶正祛邪达到治疗目的，一般取脾、胃、肝、交感、神门、皮下等耳穴。贾玉生等采用耳穴掀针治疗胃脘痛269例，主取胃、脾、肝、皮质下、神门、交感、十二指肠穴，总有效率99.39%。蔡国伟等电针双胃穴治疗消化性溃疡35例，总有效率91.49%。

（6）穴位埋线

穴位埋线是用铬制羊肠线埋置于穴区皮下组织内，利用羊肠线对穴区的持续性刺激作用，达到调和气血，提高机体免疫能力，治疗胃脘痛的方法。魏金垒采用1号羊肠线埋置胃俞、中脘、足三里穴，1个月为1疗程，治疗慢性胃炎和消化性溃疡取得较好疗效。

（7）药物穴位贴

敷药物贴敷穴位是通过药物刺激穴位和局部吸收，调节整体生理功能，增强机体免疫力和抗病修复能力的治疗方法。凌关忠等将逍遥丸数粒研末和水调敷脐部，外敷食盐少许，再用豆粒大小的艾粒施灸，治疗胃脘痛取得较好疗效。

（8）穴位注射

穴位注射是通过注射药物对穴位的刺激和药理作用，调整机体机能，改善病理状态的治疗方法，常用药物有维生素B族、当归、胎盘液等。如刘华元曾采用维生素B_1、B_{12}混合液穴位注射治疗消化性溃疡。李占东等曾以5%当归注射液取中脘、双足三里注射，治疗慢性胃炎。周国芳等曾采用人胎盘组织液和维生素B_{12}混合液，交替取二组穴注射：脾俞、胃俞、内关、中脘、关元穴，治疗胃脘痛取得满意效果。

（9）物理疗法

物理疗法是指利用声、光、电、磁、热、机械等物理能作用于人体，以达到止痛、改善局部血液循环和新陈代谢状态，促进组织再生及提高机体免疫能力等目的的治疗方法，常用的有直流电刺激治疗、模拟人体频谱治疗等方法。

2. 临床医案

案1，杜某某，男，69岁，1982年9月29日初诊。胃痛已30多年，近七八年加剧，经常隐隐作痛，项背强，上肢有时发麻，全身发紧，易感冒。曾善饮酒，但近七八年来已戒除。三年前曾做X线钡餐透视，诊断为慢性胃炎。苔薄白，脉浮紧。中医诊断：胃痛。辨证：表邪不解，内迫阳明。治则：表里双解。葛根15克，麻黄9克，桂枝6克，白芍6克，生姜6克，甘草6克，大枣3枚。6剂，水煎服。服药后诸症状消失，春节期间曾多次饮酒，也未出现胃痛。

按：胃脘疼痛，隐隐而作，不呕不利，乃阳明经气郁滞也；项背强急，全身发紧，上肢发麻，脉象浮紧，乃太阳之邪不散也。太阳阳明合病，表邪内迫，放以葛根汤双解之则愈。

案2，患者，男，44岁，2013年8月19日就诊。患者原有慢性胃炎病史，3个月前于贪凉饮冷后出现上腹胀痛，痛不可忍，伴发热，纳差，在附近医院按"胃炎"给予抗生素治疗后热退，但仍纳差，胃脘痛，进食后加重，症状时轻时重，曾先后服用香砂六君子汤、小建中汤等，皆未获效。刻诊：上腹部疼痛，按之亦痛，伴低热，心烦，口干苦，恶心，时有呕吐，腹胀，乏力，大便干，小便黄，舌淡，苔薄腻，脉寸浮关弦。肝气郁而化火，则心烦、口干苦；肝气横逆犯胃，则恶心腹胀，时有呕吐，脉弦亦为肝火内盛之征。故辨证为肝火犯胃，治宜疏肝清热、和胃止痛。予小柴胡汤合小陷胸汤加减：柴胡15g，黄芩12g，姜半夏12g，党参9g，黄连6g，瓜蒌12g，炙甘草9g。3剂，每日1剂，水煎服。

服上药后，腹痛加重，伴发热、呕吐、腹胀，细询得知，患者上次患病后常反复出现低热、畏寒，伴头痛、项背强，身困乏力，遇风寒则胃痛加剧。发热、恶寒、项强提示表邪未解，反内迫阳明，胃失和降，则胃痛、恶心、呕吐。故应辨为太阳阳明合病，治宜发汗解表、和胃降逆。方选葛根汤加减：葛根15g，麻黄9g，桂枝9g，白芍12g，姜半夏12g，炙甘草9g，大枣4枚，生姜5片。继服3剂。服上方后，周身微微汗出，胃痛、呕吐减轻，未再发热，守方去麻黄，加党参10g，继服5剂后痊愈。

按：胃脘痛为临床常见疾病，中医治疗多从脏腑辨证入手，或疏肝和胃，或行气活血，或消补兼施，多有效果。然本案患者服药后症状加重，是因忽视其伴随症状，患者虽有胃家实的表现，但同时伴有低热、畏寒、项强等症状，提示病虽日久，未离太阳；表邪不解，内迫阳明，胃气上逆，则腹痛、呕吐，故辨为太阳阳明合病且以太阳为主。病未在少阳，故用小柴胡汤无效；里气不和，但未成腑实，故予小陷胸汤攻伐后症状加重。《伤寒论·辨太阳病脉证并治》有"太阳与阳明合病，不下利但呕者，葛根加半夏汤主之"，故选葛根汤加减，重在解肌发汗、宣达外邪，加入姜半夏增强降逆止呕之功。服药后汗出，表邪得散，经气运行正常，则里气自和，诸症缓解。若拘于脏腑辨证，机械地以五行生克制化论治，必蹈首诊覆辙。

十九、脑梗塞

1. 祖国医学对脑梗塞的认识

脑梗塞属于中医"中风"的范畴，"中风"又名"卒中"，因为中风起病较急骤，表证多样化，变化很迅速，并且与风善行数变的特征有高度的相似性，故而以中风命名。关于中风的记载最初见于《内经》，其病名有㖊风、薄厥、大厥、偏枯、扑击等。中风这个疾病名最初见于《金匮要略·中风历节病脉证并治》，曰："夫风之为病，当半身不遂，或臂不遂者，此为痹，脉微而数，中风使然。"中风发病率较高，起病较急，变化较快。中风的发生其主要因素是患者平时的气血亏虚，同时存在有心、肝、肾三脏的阴阳失调相关，并且忧思而且恼怒，饱食伴有劳倦的诱因导致气血运行的受阻，患者的肌肤筋脉没有濡养或者阴亏于下，同时肝阳暴涨，伴有阳化风动，患者血随气逆，从而挟痰和挟火，并且横窜经髓，伴有蒙蔽清窍，出现形成上实及下虚，患者出现阴阳互相不相维系的表证，《太平圣惠方》曰："夫脏腑而久虚，气血的衰弱，腠理的开泄，阴阳的不和谐，真气的散失，荣卫的虚竭，邪气的毒风，从体外而入内，伤于患者经络。"该病其主因为气虚不能运输血，或者阴枯而血少，患者脉络缺乏充盈而出现气血的停滞，脉络的痹阻，从而导致脑部血栓的形成。

病因病机

中医对中风病病因的认识中风疾病的病因机制非常的复杂，主要的因素在于患者的平素气血的亏虚，与心、肝、肾三脏的阴阳的失调相关，再加上忧思的恼怒，饱食的劳倦的诱因等导致气血的运行上受阻，肌肤的筋脉没有濡养或者阴亏于下，肝阳暴涨、阳化风动、血随气逆、挟痰挟火、横窜经髓、蒙蔽清窍，而成上实下虚、阴阳互相不维系的危重症候。中风病的主要病因是气虚导致不能运输血，或者阴枯而血少，脉络的不充盈而导致了气血的停滞，脉络的痹阻，引起了脑部血栓的形成。"中风者，脑脉气血之病变也，由于气滞血瘀，气凝脉塞，导致缺血性中风；由于气逆血热，脑脉溢血，导致出血性中风。"祖国医学认为中风的病因机理是脏腑的阴阳失调，从而导致的经络塞涩，中风的病因病机是在气血内虚的基础上，因劳倦内伤、忧思恼怒、嗜食厚味及烟酒等诱因，引起阴阳失调、气血逆乱，直冲犯脑，导致脑脉痹阻或血溢脉外，病变过程会出现风、火、痰、气、虚6类病理因素，初期以风、火、痰、瘀为主，后期以虚、瘀为主的缺血性中风。清代的叶天士编著的《临证指南医案·中风》里面记载着"风中的廉泉，舌肿的喉痹，麻木的厥昏，内风也令其阻窍，上则语言的难出，下则出现二便借而不通调"，"叶氏所指的内风，乃是身中的阳气为之变动。肝是为风脏，因而精血的衰耗，水不能涵木，木少则滋荣，故而肝阳的偏亢，内风时而起。若偏枯在左侧，血虚则不荣筋骨，导致内风的袭络"，并且指出了偏瘫、言謇、便涩、麻木均为内风的乘袭所致，强调肝风的内动是中风的主要的发病原因。清代的王清任主编的《医林改错·半身不遂论叙》述道："若病患的元气一亏，则经络自然的空虚，便有空虚的之隙，难免导致其气向一边并且归并，如若右半身或者二成半的归并于左侧，则出现右侧半身的无气；……无气则导致不能动，而不能动则名曰为半身不遂。"从而认为患者"元气已虚，必不能够通达到血管，血虚而无气，必定停留而致瘀"，并且针对于气虚所导致血瘀，自创制通络、活血、益气的补阳还五汤。这个时期，医家认识到中风的内虚为本，而火、痰、风、瘀为其标，从而进一步的认定肝风、气虚、阴虚、血瘀的重要的作用。

汉朝时医圣张仲景曾指出"络脉的空虚，贼邪的不泻"、"寒虚的相搏，邪在其皮肤"是中风疾病的发病机制，"邪气出现反缓，正气则即急，正气则引邪，僻导致不遂"。"正气而引邪"从而导致了偏瘫致半身的主要原因。若邪气所伤，导致筋脉不用而反缓；其无邪之处，致其正气独治而急（清代陈修元《金匮要略浅注》）。上述说法提示，中风疾病发病时有血脉的郁滞、正气的奋发性的机理。唐代的孙思邈认为，凡风多从背部五脏俞穴入脏受病。贼风邪气所中则伤于阳，阳外先受之，客于皮肤，传入孙脉。孙脉满则入传络脉，络脉满则输于大经中成病，治疗易"温卧取汗，益其不足，损其有余，乃可复也"。到了金元时期，对中风的病因及病理机制的认识从内虚的邪中逐步发展为内因成患，而最具有历史性意义的是刘河间的心火暴甚，以及张之和的肝风偏胜，以及李东垣的正气自虚，以及朱丹溪的血虚有痰，诸多理论的出现，充分说明了中风疾病在正虚为根本的基础上有气、风、火、痰等多种病理性因素。金代的刘河间主张心火暴甚理论，他在《素问》病机中的十九条"诸风掉眩皆属于肝"、"诸暴强直皆属于风"的开导下，以内风为立论，同时在《素问玄机原病式·六气为病·火类》中述"中风偏枯者，是由于心火暴盛，而水衰不能制，则火实克金，金却不能平木，则致肝木胜，兼于导致火热。则卒暴僵仆"。他指出，中风是由内风起因，中风的病因是因为平素将息得失宜，诱因是因为情绪的波动，病理机制是心火暴甚、肾水虚衰、阴虚阳实、热气怫郁。刘河间明确指出了正虚是为阴虚、肾阴而虚衰，为我们后来中风的理论中的肝肾不足、阴血的亏虚而奠定了一定的基础，但他的重点是强调了发病是因为心火亢盛、热气怫郁。金代另一位医者张之和在《儒门事亲·卷四·风》中云："夫风者，厥阴风木之主也。诸风掉眩，风痰风厥，涎潮不利，半身不遂……肝木为病，人气在头。"《儒门事亲·卷一指风痹痿厥近世差玄说》中述道："夫的肝木是以自甚而导致此者，并非独风而为然。故盖肺金以为心火所牵制，并且不能够胜木。"他的肝木之风事实上和刘河间的肾水的虚衰、心火的暴甚各有他的侧重点，因此"肝风"学说有了开始。金李东垣《医学发明·中风有三》记载："中风者，非外来风邪，乃本气病也。平凡的人年到四旬而气衰之际，或者因为忧喜的忿怒而伤其气血者，多会患有此疾。壮岁之时无有也，若肥盛则间有之，亦是形盛气衰而如此。"论述本病乃正气自虚所致，此后气虚与中风关系确立了基础。元代时的朱丹溪提倡中风是因为血虚而有痰所导致，他肯定了刘河间的"将息失宜，致水不能够制火"，但是他认为也不可能一概而论，"东南方的人，多为湿土生痰，故痰生热，故而热生风也。邪之所凑，其气必虚。"并且进一步指出"中风大率主血虚有痰，治痰为先，次养血行血。

或属虚挟火与湿，又须分气虚血虚"。因此，其治疗中风急期，见痰壅盛者治痰为先，气滞者理气，后期养血行血。到此是举出了血虚而有痰是中风疾病的病因，因为"痰湿"导致疾病被着重的提出，故而痰湿是因为体质的因素。金元时候，中风疾病的病因以及病理机制的轮廓初步出现，心火、肝风、气虚可以导致疾病；若素体有痰，并且痰湿而生热生风故而致病，同时已经明确指出，中风疾病的病因是痰湿、血虚、气虚、肝风、心火。由《内经》时代起就有了两大理论系统，一派发展了《素问·风论》中荣卫亏虚，外邪入中，主张是以虚证为主，他们中的代表人物是孙思邈、巢元方、张仲景、王清任、李东垣；而另一派发展了《素问·生气通天论》的"气血上冲，血苑于上"，他们主张实邪为主因，同时认为邪实是标正虚是本，标志性的人物是朱丹溪、张之和、刘河间、戴思恭、缪希雍、叶天士。到民国初张伯龙、张山雷、张锡纯结合中医理论，提出中风发病原因，"气血不足"、"肝阳肝风挟气血并走于上"、"脑髓空"，逐步形成和完善了中风病病因病机学说，与现代中医中风病病因病已经非常接近。

辨证分型

历代文献对于中风病的证候分类记载较多，也较为复杂。隋代巢元方根据临床症候进行了划分，在《诸病源候论》中提出"有中风候、风癔候、风痹候、风偏枯候等之分"。唐代孙思邈《千金要方》分类为"一曰偏枯，二曰风痱、三曰风癔、四曰风痹"。而分类较为详细，对后世产生深远影响的、具代表性的是张仲景，在《金匮要略》中提出中风病"邪在于络，肌肤不仁；邪在于经，即重不胜；邪入于腑，即不识人；邪入于脏，舌即难言，口吐涎"，首次将中风病进行证型分类，将中风病按病情轻重、病位深浅分为中络、中经、中腑、中脏等四证。清代尤在泾的《金医翼·中风统论》更明确指出："而其为病，则有在脏腑经络深浅之异。口眼歪斜，络病也，其邪浅而易治；手足不遂，身体重痛，经病浅也，邪差深矣，故多从倒仆后见之；卒中昏厥，语言错乱，腑病出，其邪尤为深矣。大抵倒仆之候，经腑皆能有之，其倒后，神清识人者在经，神昏不识人者在腑耳。至于唇缓失音、耳聋目瞀、遗尿声鼾等症，则为中脏，病之最深者也。然其间经病兼腑者有之，脏病连经者有之，脏腑经络齐病者有之，要在临证详察之。"清代沈金鳌则在《杂病源流犀烛·中风源流》中也指出："盖中脏者病在里，多滞九窍……中经者病在表，多着四肢，其症半身不遂，手足不随，痰涎壅盛，气喘如雷，然目犹能视，口犹能言，二便不秘，邪之中犹浅。"此类分法，对病情深浅轻重以及预后的认识有一定的意义，至今仍在沿用。我们从以上的理论中看出，历代的医者对中风疾病的辨证类型是主要分成中腑、中经、中络、中脏等的四证，并且他们认为病变是随着四证的临床的表现从表及里、从轻到重。

当代医学者结合并借鉴西方医学中的诊断原则，逐步从古代的医者对中风疾病的定性认识向着诊断指标的量化原则中转变，从而使中风疾病证候的诊断在临床症状上趋向于量化。在制定的中风疾病诊断及疗效评定的标准试行的方案时，一些学者非常明确的提出了中风疾病的主症为言语謇涩、神昏、半身不遂或者不语、偏身麻木、口舌歪斜，次症为眩晕、头晕、头痛、呕吐以及二便的失禁或者不通、抽搐、烦躁、呃逆、痰多等。通过大量古今文献调研，经大量临床实践，并结合流行病学、计算机学、数学、国际量表学的有关原则，研制出《中风病证候诊断标准》。1993年全国急症脑病协作组第二次会议，使中风辨证的证候诊断在症状学方面向客观化、定量化方向迈进了一步。中医高等医药院校教材《中医内科学》对中风疾病的辨证分类也在不断变化，第五版注重从内外因两方面来立论，很明确地划分为中经络和中脏腑两大类，其中中经络分成络脉空虚，风邪入中证以及肝肾阴虚，风阳上扰证；在中脏腑则分闭证（其中包括了阳闭和阴闭）以及脱证。另外，列出了后遗证来进行辨证论治。在第六版中将中风疾病归入了心脑病证进行辨证论治，分成为风痰瘀血痹阻脉络证、肝阳暴亢风火上扰证、痰热腑实风痰上扰证、气虚血瘀痹阻脉络证、阴虚风动证、痰热内闭清窍证、痰湿蒙塞心神、元气败脱神明散乱证8个证型。在《中医病证诊断疗效标准》中对于中风疾病的证候分类提出中脏腑、中经络，其中中经络分为肝阳暴亢、痰热腑实、气虚血瘀、阴虚风动，中脏腑分为风火蔽窍、痰火闭窍、痰湿蒙窍、元气衰败。在《中医内科学》（21世纪）中对中脏腑、中经络以及恢复期进行了论治，其中中经络分为阴虚风动证、风阳上扰证、风痰入络证，中脏腑分为闭证（包括痰火瘀闭证、痰热腑实证、痰浊瘀闭证）、脱证（阴竭阳亡），恢复期分风痰瘀阻证、气虚络瘀证、肝肾亏虚证。王永炎等认为中焦气机不通、痰热腑实可生内风。张鹤年等总结历代文献结合中风先兆症状及治疗前后血液流变学变化等研究，认为气虚血瘀是缺血性中风的重要发病病机。张树泉等认为，中风病脑梗死的发生是由于肾虚痰瘀内生或其他因素致生痰瘀，阻于脑络而发。中风病中医辨证诊断标准也在不断地进行变化，力图完善，更好的适应临床辨证需要，但仍然存在着一定的问题：①中风病病因机制非常复杂，多种因素相互影响、相互作用，导致中风病的证候繁杂多变。在中风病整个疾病进程中，随着病机的变化，中风病的证候随之发生动态变化，从不同的标准角度能够有着不同性归类。②证候诊断缺乏定量化的标准，一些经验不能重复验证，证候的深入性研究缺乏统一客观的基础。③辨证类型不具备确切的现代化检查指标，如已经广泛在临床使用的CT、MRI、DSA等。这些大型检查设备对中风疾病有了较为深入的研究，但辨证诊断、疗效评定和康复治疗仍然较局限。④中风疾病证候的动态变化受到了病程、药物以及并发症等诸多因素的影响。

2. 临床与实验研究

体内实验证明，葛根汤能显著对抗血栓形成，体外实验证明，葛根汤可显著抑制ADP诱导的家兔血小板聚集，这可能是它治疗早期血栓形成及脑动脉硬化的机理之一。王平等用葛根汤加丹参、当归、川芎、红花为基础再加减，1剂/d，水煎服。治疗缺血性脑梗塞58例，痊愈43例，好转14例，无效1例，总有效率98.3%。葛根素主要具有保护动脉血管内皮细胞，阻止动脉粥样硬化，防止血栓形成和促进心肌血液循环，减低心肌耗氧量及心脏负荷，抗心律失常，降血压，扩张冠状动脉，保护心肌超微结构，减少心肌梗死范围等作用，广泛地应用在预防及治疗心血管方面的疾病中。近年来的研究表明，炎症反应在很多心血管疾病的发生发展与持续过程中都产生了很大作用，特别是在动脉粥样硬化的发生发展过程中。有实验以二甲苯所致小鼠耳廓肿胀与大鼠棉球肉芽肿为模型，研究葛根素一般抗炎作用。建立小鼠股动脉套管导致的血管损伤模型，通过Real-time-PCR检测COX-2、TNF-α、ICAM-1、MCP-1的mRNA表达，Western-blot方法检测受损血管COX-2、TNF-α蛋白表达的变化，通过组织形态学方法观察受损血管内膜面积变化，结果显示葛根素能显著抑制二甲苯所致小鼠耳廓肿胀，能显著抑制肉芽肿组织的重量，且呈量效关系。对于股动脉套管致血管损伤模型，葛根素能抑制COX-2、TNF-α、ICAM-1的mRNA表达。葛根素可抑制股动脉套管导致的COX-2、TNF-α蛋白水平的升高。高剂量葛根素使内膜/中膜面积比显著降低，抑制内膜增生。

3. 临床医案

案1，杜某，男，56岁，2011.6.1初诊：脉右寸浮弦滑过寸、关细弦滑、尺沉细涩稍弦，左寸浮弦滑过寸、关细弦滑、尺沉细弦滑，舌淡紫，苔白腻水滑，舌下络脉稍紫。血压130/65mmHg。家属诉：平时有高血压史，前日突然间头昏，感觉头重足轻，当日下午语言不利，右半身偏瘫麻痹，及时去泰和县医院检查，CT提示：脑梗塞。现正住院。由别人介绍，要求中药治疗。处方：葛根300g，麻黄30g，桂枝30g，赤芍60g，生姜30g，大枣15g，甘草10g，怀牛膝60g，三七10g，益母草30g，石菖蒲15g。三剂，日三服。

2011.6.4二诊：脉右寸浮弦紧过寸、关弦滑稍紧、尺沉弦紧，左寸浮弦滑过寸、关弦、尺沉弦滑，舌红略紫，苔黄白腻。诉：服药后不由自主想笑，现语言流利，手臂活动自如，但右腿感觉不仁，偶有抽筋。已出院，嘴角稍有向左歪斜，喷嚏多。处方：葛根300g，麻黄30g，桂枝30g，赤芍60g，生姜30g，大枣15g，甘草10g，怀牛膝60g，制南星15g，益母草30g，石菖蒲15g，黄连15g，地龙30g。五剂，日三服。

2011.6.10三诊：脉右寸浮弦短过寸、关弦软、尺细弦，左寸浮弦、关细弦、尺沉细弦，舌红稍青，苔白腻。诉右半身乏力，语言稍吃力，嘴角微斜，出汗重。血压150/75mmHg。葛根300g，麻黄30g，桂枝30g，赤芍30g，白芍30g，生姜15g，大枣15g，甘草10g，川芎15g，怀牛膝60g，石菖蒲30g，附片10g，地龙30g，钩藤30g，黄芪50g。五剂，日三服。

2011.6.18四诊：脉右寸浮弦短滑过寸、关弦短滑、尺细弦短滑，左寸浮弦短滑向内斜，关细弦短滑、尺细弦，舌淡红，苔薄白。诉：右半身乏力，睡眠差，余症不显。处方：葛根300g，麻黄10g，桂枝15g，赤芍30g，干姜10g，大枣15g，甘草10g，怀牛膝60g，菊花30g，地龙15g，牡蛎30g，细辛10g，防风10g，茯苓30g，党参15g，当归30g，川芎10g，黄芩15g，明矾3g。五剂，日三服。

2011.6.25五诊：脉右寸浮弦短滑过寸、关弦短滑、尺沉细弦，左寸浮弦短滑过寸、关弦稍滑、尺沉细弦，舌淡红，苔薄黄，出汗明显，血压148/70mmHg。诉：感觉全身乏力，偶喷嚏，无余症。葛根300g，麻黄10g，桂枝30g，赤芍60g，生姜15g，大枣15g，甘草10g，怀牛膝60g，川芎10g，黄连10g，石菖蒲10g，附片15g，山茱萸60g，龙骨30g，牡蛎30g。五剂，日三服。

2011.7.5 六诊：血压145/80mmHg。右寸浮弦过寸、关弦、尺沉稍弦，左寸缓稍弦、关弦偏紧、尺沉细，舌淡苔白水滑。诉：偶有发笑，喷嚏多。处方：葛根300g，麻黄10g，桂枝30g，赤芍60g，生姜15g，大枣15g，甘草10g，怀牛膝60g，川芎10g，黄连10g，石菖蒲10g，附片10g，威灵仙30g，黄芪60g，地龙30g。五剂，日三服。

2011.7.12 七诊：血压155/80mmHg，右寸浮弦稍硬过寸、关弦细稍紧、尺沉弦，左寸浮弦短滑、关弦稍紧、尺沉细涩微弦。舌淡红，苔薄白、根黄腻。诉：偶有右半身麻木，无明显不适。处以侯氏黑散加制南星，巩固治疗。处方：菊花40g，桂枝15g，细辛10g，干姜10g，防风15g，党参15g，桔梗10g，牡蛎30g，当归15g，白术15g，茯苓30g，川芎10g，黄芩10g，明矾10g，怀牛膝60g，制南星15g。七剂，日三服。

按：脑梗塞属中医"中风"范畴，一般咎于"内风"所致，故名"类中风"。从六经病辨证原则，即从"病、脉、证、治"诊疗模式论治，头部病变多与太阳、阳明两经相关。推求脑梗塞的病机，首先在于血液流变学改变，血液黏稠、血管脆弱，是内因；次则遭受风寒，血管被动收缩，是外因。血液得热则行，烦劳则张，血管破裂即是脑溢血；得寒则凝，血脉阻塞即是脑梗塞。故"中风"之证，内外因素缺一不可，所以古人有"外风引动内风"的见解，治疗强调表里同解、攻补兼施，如大、小续命汤之类。而自明代张景岳、赵献可发明"类中风"，以肾水亏虚、肝阳上亢论治以来，现代医家皆宗其说，治疗不外乎镇肝熄风、活血化瘀，并且忌麻黄为虎豹。本案例的脉证符合六经病辨证之太阳阳明病、厥阴病合病的诊断，采用太阳阳明病主方葛根汤，超大剂量的葛根与麻黄配伍，以发散表里风邪，合厥阴病主方附子泻心汤、大黄附子汤，寒热并用，釜底抽薪，少量频服，甚至鼻饲灌服，迅速起到清上与泄下并举，既可以消除脑水肿，又可以扩张脑血管、防止炎性感染，提前预防因脑梗塞导致的机能减退，起到立竿见影的急救效果。

二十、强直性脊柱炎

1. 祖国医学对强直性脊柱炎的认识

历代中医文献中无强直性脊柱炎病名,最初隶属于"风寒湿三气杂至合而为痹"之"痹病"的范围,后又依临床症状将其归属于"龟背风"、"骨痹"、"竹节风"、"顽痹"、"驼背"、"肾痹"、"腰痹"、"龟背风"等。焦树德教授认为本病病因为"阳气不得开阖,寒气从生",《内经》曰"骨痹不已,复感于邪,内舍于肾。肾痹者,善胀,尻以代踵,脊以代头"等形象地描述了 AS 晚期和脊柱强直畸形的状态。中医药在 AS 治疗方面具有一定优势,现将近年来 AS 中医药治疗的相关进展阐述如下。

病因病机

骨痹不都属于始发病证,故其病因病机较为复杂。《张氏医通》和《类证治裁》均提到:"骨痹,即寒痹、痛痹也。"这种提法有一定的道理。因为寒痹、痛痹的疼痛症状都很剧烈,容易演变为肢蹰筋缩、肢节废用的骨痹,其他如历节、痛风、鹤膝风等亦有类似情况。骨痹的外因并不只限于感受寒邪,六淫之邪皆可致病。至于感邪的诱因可以多种多样,或饮酒当风,或水湿侵渍,或露宿乘凉,或淋雨远行,或嗜食辛辣厚味,等等,不胜枚举。

无论是现代医学还是传统中医学,对于病因病机的认识都是其治疗疾病的指导原则,也是从根本上治愈疾病的基础。因此,对于 AS 的病因病机研究是医学界对 AS 的基础与前提,在该领域的进展将直接影响其他领域的进步,当代中医学者对于 AS 的病因病机认识各具特色。

焦树德认为本病乃"阳气不得开阖,寒气从之"而形成。肾阳虚是 AS 的内因,寒邪入侵是其外因,内外合邪,阳气不化,寒邪内盛,影响筋骨的荣养润泽,而致发病。陈纪藩认为,强直性脊柱炎的遗传倾向与 HLA-B27、肠道肺炎克雷伯氏菌感染等因素的密切相关性,说明先天肾气不足是发病的关键,风寒湿邪等因素起着诱发的作用。在病变的发展和转归中正虚邪侵,邪恋损正,如是反复,虚虚实实,终则筋挛骨损,关节畸变,腰背强直。病程中随着阴阳偏胜、药食等因素的影响,易致内生之寒、热、湿邪及痰浊、瘀血等新的病理因素,使病情迁延难愈,总的病机则为虚实错杂、寒热相兼。莫成荣认为，本病是由于先天禀赋不足，肾精亏虚，风寒湿热之邪乘虚深侵肾脏，筋脉失调，骨质受损所致。其性质为本虚标实，肾精亏虚为本，风寒湿热为标，痰浊、瘀血使强直性脊柱炎的病机纷繁错杂。尹玉茹认为AS多属肾精不足，太阳经腧不利，督脉失养，风寒湿热诸邪由足太阳膀胱经而入，内舍督脉，消伐肾精所致。病机可归纳为湿、热、寒、风、毒、痰、瘀、虚八端。许文波认为AS是经络气血受风寒湿三气侵犯闭塞而成之痹证。其本在血虚，标在三气外袭。左芳认为AS乃是正气不足，外邪内侵，日久化热，湿热之邪雍滞经络、脊柱，气血运行不畅，血脉痹阻而发病。高根德从痰论治本病，认为AS乃由于患者体内气血津液运行失常，痰浊内生，流经络伏于督脉则病发龟背，痰浊流于骨节经络，阻滞气血流通而发腰背疼痛。刘耀升认为阴阳偏虚是本病发病之根本，风寒湿热等外邪乘虚侵入机体，着于筋骨闭阻经络，气血不畅为本病的基本病理变化。苗后清认为AS初起外因于邪毒侵袭，内因为素体阳盛，感邪后则邪从热化。病久热毒灼津为痰，炼血成瘀，痰瘀交凝，与热毒相合，消耗肾精、气血而成本病，并指出热、毒、痰、瘀是AS病变中之基本病理因素。于兆安认为AS的病因病机为：机体阴阳失调，正气不固，外感风寒湿热之邪，闭阻经络，气血痹阻，邪气化热，致肾气虚，精血亏，关节经脉失荣养而发病。陈湘君认为AS是由于先天肾阳虚衰，督脉失温，外感寒邪，内寒与外寒相合，寒性凝滞，凝痰成瘀所致。端木庆认为AS的发病应属"肝邪"。周翠英认为，本病以肾虚督空为本，湿热瘀血为标，肾精亏虚贯穿疾病始终，而在急性活动期则主要为湿热瘀邪痹阻经络。姜泉认为应以肝肾阴虚为本，肾中所藏先天之精匮乏为本病发生的内因，感受风寒湿之邪，以及过食肥甘厚味是本病的外因。钟广玲认为强直性脊柱炎多因肾精不足，外邪由膀胱经内侵，内舍督脉，督脉受邪则阳之布化受抑，阴之营荣乏源，肾受邪则骨失其养，消伐肾精，故筋挛骨损，关节板硬强直，发为骨痹。肝肾亏虚为本，风寒湿痰瘀浊，瘀血相伴兼夹，虚实夹杂，本虚标实，但总以"肾虚督滞"为其基本病因。

由上所述可见AS的病因病机是复杂的，其发病分内外两个环节，其内因于诸虚不足、素体营卫、气血、阴阳不足，作息调养失当，尤以肝肾亏虚，督脉失养为着，其外因乃风、寒、湿、热等诸邪乘虚入侵，最终导致气血凝滞，痰浊瘀血胶着，或寒，或热，筋骨失养，活动不利以致拘挛萎弱不用。亦有个别医者在诊治 AS 的过程中，抓住疾病的某个阶段的某个特出表现，或主痰，或主瘀，或主热，或主寒，亦取得了较好的疗效。

辨证论治

（1）风寒湿痹证

①证候：四肢关节疼痛，或有肿胀，疼痛固定，痛如刀割，屈伸不利，昼轻夜重，怕风冷，阴雨天易加重，肢体酸胀沉重。舌质淡红，苔薄白或白腻，脉象弦紧。以关节疼痛、肢体酸胀沉重、怕风冷、阴雨天易加重为辨证要点。

②治则：散寒除湿，祛风通络。

③主方：薏苡仁汤加减。

④方药：薏苡仁、川芎、当归、麻黄、桂枝、羌活、独活、防风、制川乌（先煎）、川牛膝。

如关节肿胀或有积液，可加茯苓、泽泻、车前草；如上肢痛甚加细辛、片姜黄；下肢痛甚加松节、钻地风；如服药后有咽干、咽痛等症出现，可酌加麦冬、生地、玄参。

（2）湿热蕴结证

①证候：关节红肿，灼热焮痛，或有积液，或有水肿，肢节屈伸不利，身热不扬，汗出烦心，口苦黏腻，食欲不振，小便黄赤，舌红，苔黄腻，脉象滑数，以关节红肿热痛、口苦黏腻、纳呆、苔黄腻为辨证要点。

②治则：清热解毒，祛风利湿。

③主方：除湿解毒汤合羌活胜湿汤加减。

④方药：生薏米、土茯苓、山栀子、金银花、连翘、川牛膝、木通、羌活、独活、防风、川芎。

如发热、关节红肿明显者加黄柏、板蓝根，如关节积液或有浮肿者加车前草、泽泻、防己，如关节僵硬、疼痛剧烈者加炮山甲、全蝎、白花蛇。

（3）肝肾亏损证

①证候：腰尻疼痛，上连项背，下达髋膝，僵硬拘紧，转侧不利，俯仰艰难。腹股之间，牵动则痛，或有骨蒸潮热，自汗盗汗。舌尖红，苔白少津，脉象沉细或细数。以腰髋疼痛、脊柱僵硬拘紧、腹股之间牵动则痛为辨证要点。

②治则：补益肝肾，活血通络。
③主方：大补元煎合身痛逐瘀汤加减。
④方药：熟地黄、葛根、羌活、杜仲、枸杞子、秦艽、土鳖虫、桃仁、红花、乳香、川牛膝。

如有骨蒸潮热、自汗盗汗、腰髋灼痛者，加金银花、丹皮、知母，熟地黄改用生地黄；如恶寒、肢冷、得热痛减者加桂枝、川椒、熟附子。

（4）痰瘀互结证
①证候：关节疼痛肿胀明显，甚则变形，难以屈伸转动，动则痛剧，或寒或热，寒热错杂，全身乏力，两手时有震颤，四肢常有抽动。舌质紫暗，或有瘀斑，苔多白腻，脉象沉细或涩，以关节疼痛、肿胀变形、全身乏力、动则痛剧、难以屈伸、舌质紫暗为辨证要点。
②治则：补益气血，化痰破瘀。
③主方：趁痛散合圣愈汤加减。
④方药：黄芪、党参、当归、川芎、桃仁、红花、制乳香、制没药、炮山甲、土鳖虫、白芥子、全蝎（研冲）。

关节红肿疼痛或有低热者加金银花、板蓝根、虎杖，关节冷痛，得热痛减者加桂枝、川椒。

中医药治疗疾病的优点很大程度上体现于其辨证论治的特色，在病因病机研究的指导下，辨证分型论治的研究也取得了很大的进展。陈纪藩将其分为三型治疗：（1）湿热毒瘀型，治以清热解毒、化湿通络、活血止痛，方用四妙丸加味；（2）寒热错杂型，治以温清并用、祛风除湿和血通络，方用桂枝芍药知母汤；（3）肝肾气血亏虚型，治以补益肝肾、调和气血，方用独活寄生汤加减，并提出临证应根据患者阴阳气血的偏盛而选用药物，同时重视扶正与祛邪；认为扶正重在气血，而祛邪重在除湿。焦树德曾将强直性脊柱炎辨证分为三型：（1）肾虚督寒证；（2）邪郁化热证；（3）痹阻肢节证。后根据临床所见又加入邪及肝肺证共四型，分别治以补肾强督化湿汤、补肾强督清化汤、补肾强督利节汤及补肾强督调肝汤。阎小萍谨遵其恩师焦树德教授主张，并根据临床实践体会将本病扩大为六种证型：（1）肾虚督寒证；（2）邪郁化热证；（3）湿热伤肾证；（4）邪痹肢节证；（5）邪及肝肺证；（6）缓解稳定证。其中以肾虚督寒症最为多见。前五证临床分别治以补肾壮督祛寒汤、补肾壮督清热汤、补肾壮督清化汤、补肾壮督利节汤、补肾壮督燮理汤，缓解稳定证选用上五方中疗效明显的最后一诊方药制为散剂治疗。郑显才分为四型治疗：（1）风寒湿痹治以祛风除湿、散寒壮督予乌头汤加减。（2）风湿热痹治以祛风除湿、清热壮督，予白虎加桂枝汤加减；（3）气血虚痹治以壮督除痹，予圣愈汤加调和气血；肝肾虚痹治以补肝益肾、扶正壮督通痹，予独活寄生汤加减。关彤将本病分为七种证型：（1）风湿痹阻型，治以祛风通络除湿，方用桂枝芍药知母汤加减。（2）寒湿痹阻型，治以温经散寒除湿，方用乌头汤加减。（3）湿热痹阻型，治以清热祛湿，方用白虎加人参汤加减。（4）瘀血阻络型，治以活血化瘀，方用大黄䗪虫丸加减。（5）肝肾不足型，治以补益肝肾，方用肾气丸加减。（6）气虚型，治以益气除湿，方用防己黄芪汤加减。（7）血虚型，治以养血健脾利湿，方用当归芍药散加减。陈丽华将本病分为四种证型：（1）气虚血瘀型，治以益气祛瘀，方用补阳还五汤加全虫、蜈蚣、田七、延胡等。（2）脾虚湿阻型，治以健脾祛湿，通络止痛，方用参苓白术散加蕲蛇、五爪龙、制川乌等。（3）肝肾阴虚型，治以补益肝肾，壮筋通络止痛，用六味地黄汤加地龙、花蛇、鸡血藤、制川乌等。（4）下焦瘀阻型，以活血祛瘀，行气止痛为治则，用桃红四物汤加田七、黄芪、山甲、延胡等治疗。许峰等根据强直性脊柱炎的临床特点，涉及的病位分为中枢型（骨痹）、周围型（络痹）、迁延型（顽痹）。张思胜等将本病归为六型：（1）阳虚督寒型，方用右归丸合桂枝汤加减。（2）肝肾阴虚型，方用左归丸合芍药甘草汤加减。（3）血瘀型，方用身痛逐瘀汤合活络效灵丹加减。（4）寒湿型，方用肾着汤合薏苡仁汤加减。（5）湿热型，方用四妙丸加减。（6）痰瘀痹阻型，方用桃红饮加减。

还有部分医家依据AS病情的发展变化将其分期辨证论治：周翠英将治疗过程分缓解期和活动期，活动期治疗当以清热利湿为法则，方用五味消毒饮加减；缓解期以肾虚督空为主，补肝肾、强筋骨是其治疗原则，方用右归饮加减。周正球认为本病初期或急性活动期，邪胜标实，以散寒除湿化痰通络为主，方以乌头汤合身痛逐瘀汤化裁。本病中后期或缓解期，病情相对稳定，当从本论治，自拟壮脊汤治疗。尹玉茹将本病分三期进行辨证论治。（1）隐匿期，治以祛风化湿，散寒通络。（2）活动期，治以清热利湿解毒，活血通络。（3）稳定期，重在滋补肝肾，化痰逐瘀。并主张各期均以活血化瘀贯穿始终。赵永刚等将本病分期与分型结合分为：

(1) 早期：湿热温结型，治以除湿通络，清热散结。(2) 中期：肝肾阴虚型，治以滋补肝肾，扶正祛邪。(3) 后期：阳虚瘀阻型，治以补肾壮阳，活血通络。

2. 葛根汤治疗的临床研究

近年来，不少医家致力于高效、无毒的单方验方研究并且已经取得了喜人的成绩。焦树德自创方剂补肾强督汤：熟地黄15～20g，淫羊藿9～12g，金狗脊30～45g，制附子9～12g，鹿角胶（烊化）10g，川续断12～20g，骨碎补15～20g，羌活、独活各10g，桂枝12～20g，赤芍、白芍各12g，知母12～15g，地鳖虫6～9g，防风10～12g，麻黄3～9g，干姜6～9g，怀牛膝12～18g，炙穿山甲6～9g，制草乌头3～6g，杜仲15g，白僵蚕9g。杨春雷等以温阳蠲痹汤（鹿角片、雷公藤、制川乌、狗脊、淫羊藿、黄芪、当归、赤芍、白芍各15g，制附子10g，马钱子3g，水蛭粉3g，三七粉3g。治疗40例AS，总有效率87.5，疗效高于对照组（40例，口服保泰松片，总有效率55%）。张俊莉等用独活寄生汤加减（药物组成：独活、寄生、川断、秦艽、当归、川芎各12g，青风藤30g，杜仲、川牛膝各15g，狗脊、薏苡仁、白芍各20g，甘草6g。偏寒湿加制附子9g，细辛3g，偏湿热加苍术12g，黄柏9g，治疗AS58例，总有效率89.7%。章光华用自拟方（由忍冬藤、青风藤、雷公藤、威灵仙、鸡血藤、巴戟天、金狗脊、仙灵脾、骨碎补、杭白芍、桑寄生、鹿茸等组成）治疗AS共142例，总有效率达95%。

中医外治法治疗AS近些年有了无论是从方法的数量还是科技创新性上都有了很大进步，并且以综合性疗法居多。临床应用较为广泛的有药浴法、针灸法、推拿法、光波浴、蜂针蛰刺法等。杨洁以独活寄生汤为基本方外加药浴（当归30g，桂枝20g，防风30g，寄生50g，伸筋草50g，透骨草50g，千年健50g，海桐皮20g，羌活20g，红花10g。放在锅内加水5000ml，文火煎沸2小时，去渣滤汁放在浴池内加温开水浸泡1小时，5天浸一次，一个月为一个疗程。治疗100例AS患者，临床缓解48例，显效44例，无效8例，总有效率92%。张吉采用针药并用治疗AS37例。取穴：以大椎、至阳、命门、曲池、合谷、秩边、环跳、风市、足三里为基础穴。若风邪盛则加风池、风府，寒邪甚加肾俞、关元，痰浊甚加间使、丰隆、太冲，血瘀明显加血海、地机、膈俞，肾虚明显加曲泉、照海、阴虚明显加太溪，阳虚明显加复溜，心肾阳虚加大陵、神门。操作：局部常规消毒后，选用 0.35mm×40mm 毫针刺入穴位，得气后采用平补平泻法，针刺隔日 1 次，每次留针 30 分钟，留针期间每隔 10 分钟行针 1 次。合用自拟经验方：炒杜仲 12g，狗脊 12g，补骨脂 12g，独活 10g，桑寄生 12g，青风藤 12g，海风藤 12g，炙黄芪 10g，骨碎补 10g，秦皮 6g，炙甘草 6g。治疗 3 个月后痊愈 11 例，占 29.7%；显效 18 例，占 48.7%；好转 7 例，占 18.90%；无效 1 例，占 2.7%，总有效率 97.4%。袁志太采用针刺"王氏夹脊穴"配合推拿治疗 AS23 例，取"王氏夹脊穴"，配以后溪穴，同时可用红外线灯照射背部，并配合推拿治疗，痊愈 12 例，显效 6 例，有效 3 例，无效 2 例，总有效率 91%。张艳峰等用光波浴及水疗治疗 AS60 例，临床治愈 13 例，显效 32 例，有效 15 例，总有效率 100%。伦新等采用病变脊柱及其附近的夹脊穴配合大杼、膈俞、肾俞、秩边、阳陵泉等穴交替进行蜂针疗法，平均每次取 10 个穴左右，隔日治疗 1 次，15 次为 1 疗程。连续治疗 3 个疗程后观察患者腰背部、外周关节疼痛程度、血沉、C-反应蛋白等指标，结果 30 例中临床控制 12 例，有效 14 例，无效 4 例，总有效率 86.7%。郑春雷用药浴治疗 37 例，结果临床治愈 48 例，显效 68 例，好转 14 例，无效 7 例，总有效率为 94.9%。

3. 临床病例

案 1，患者，男，33 岁，颈腰板痛 5 年。患者 5 年前始觉腰背板痛，口服消炎痛、强地松等药，疼痛暂得缓解，但颈腰板痛逐年加重，常年靠服消炎镇痛药度日。两年前因颈腰板痛加重，僵硬，小可转侧，经地区医院确诊为强直性脊柱炎，服雷公藤片、小活络丹、壮骨关节丸、消炎痛、地塞米松等药物治疗，仍无明显好转，颈腰部僵硬疼痛逐日加重，小可转侧，腰背无汗，遂求治于中医。根据上述病理表现，辨证为肾督亏虚，风寒湿邪侵袭关节，闭阻脉络，致关节粘连、增生、僵硬。治以驱风散寒、温经通阳、解肌除湿、补肾、强筋壮骨为主，佐以活血化瘀、通络、缓急止痛，给予上方治疗。10 剂后自觉疼痛减轻，颈腰活动较前灵活。效不更方，守方继服，嘱其将药渣晾干做药枕，加强功能锻炼。20 剂后自觉颈腰痛大减，腰以上有汗，且汗后倍觉轻松，脊柱功能活动范围大增。嘱其配合药枕和功能锻炼，继服上方，共服药 50 剂，除颈部功能活动略受限外，其余自觉症状全部消失，已能从事一般体力劳动。遂将原方改制成丸剂，每服9g，早晚各1次，巩固治疗2个月，注意避风寒，随访1年无复发。

按：本病属祖国医学肾痹、骨痹范畴，病机为肾督亏虚，筋脉失濡，风寒湿邪侵袭关节，痹阻脉络，致局部软组织血循环阻滞、肿胀、关节粘连、增生、僵硬。本病临床常因发病缓慢，症状不明显，易被忽视，导致误诊误治。本病虽以肾督亏虚、筋脉失濡为本，但其主要病因为风寒湿邪侵袭关节，经络痹阻所致。因此，本病单以温补肾督达不到治疗目的，须以驱风散寒、温经通阳、解肌除湿为主，方能获得良效。

葛根汤出自《伤寒论》太阳病中篇，原文"太阳病，项背强几几，无汗，恶风者，葛根汤主之"，又《金匮要略》痉病篇，原文"太阳病，无汗而小便反少，气上冲胸，口噤不得语，欲作刚痉，葛根汤主之"，都比较详细地描述了本方用于治疗因风寒湿邪侵袭、脉络痹阻所致之项背僵硬、无汗等的病理表现。此虽言太阳病，但脊柱僵硬疼痛、无汗等的病理机制实与本证相同。据此笔者拟本方为主加味治疗，收到很好临床效果。方中以葛根汤驱风散寒、温经通阳、解肌除湿、利关节、舒筋、缓急止痛为主，以黄芪、狗脊、牛膝补肾、强筋壮骨；佐以川芎、地龙、土元、乳香、没药活血化瘀、通络止痛、软化关节，切合病机，故收效显著。

二十一、糖尿病

1. 祖国医学对糖尿病的认识与治疗

糖尿病在中医学上应属"消渴"名下。中医善于通过切脉、望色、听声、写形，而后言病之所在，很多中医的病名都以主证或者病机而命名。《说文解字》中解释："消"：涸，尽也，为消瘦、消耗、消散的意思；"渴"：干而欲饮的意思。而消渴则是以"消"、"渴"两个主证联合命名，属是多饮、多食、多尿、形体逐渐消瘦乏力的病证。

另有《景岳全书》卷之十八理集·杂证谟三消干渴载："盖消者，消烁也，亦消耗也，凡阴阳血气之属日见消败者，皆谓之消，故不可尽以火证为言。"说明消渴的病名还揭示了糖尿病的内热伤阴的病机。

消渴的病名首见于《黄帝内经》，辨证论治与方药出自于《金匮要略》，证候分类始见于《诸病源候论》，而理论体系形成和发展于唐宋，成熟于明清。

病因

（1）禀赋虚弱

先天享赋不足，五脏虚弱，元精气血不足，而至精液乏竭，则病消渴。《灵枢》曰"五脏皆柔弱者，善病消瘅"，明代赵献可的《医贯·消渴论》曰："人之水火得其养平，气血得其养，何消之有？"即为此理。

（2）饮食失节

《素问·奇病论》中记载："此人必数甘美而多……故其气上溢转为消渴。"《千金要方·消渴》又云："饮啖无度，咀嚼鲊酱，不择酸咸，积年长夜，酣兴不懈，遂使三焦猛热，五脏干燥，木石尤且焦枯，在人何能不渴。"《圣济总录·渴》中曰："消瘅者，均膏粱之疾也，肥美之过积为脾瘅，瘅病既成，乃为消中……"能说明膏粱美酒，长年累月等饮食不节是病发消渴的主要病因之一。

（3）情志失调

《灵枢》中记载"怒则气上，胸中蓄积，血气逆留……转而为热，热则消肌肤，故为消瘅"。《症因脉治》中云"或悲哀伤肺，煎熬真阴，或思虑伤脾，脾阴伤损"，《河间六书》亦云"耗乱精神，过违其度……阳气悍而燥热郁甚之所成也"。《儒门事亲·三消》载："消渴者……耗乱精神，违其过度……之所成也。此乃五志过极，皆从火化，热盛伤阴，致令消渴。"叶天士临《证指南医案·三消》中也提到："心境愁郁，内火自燃，乃消症大病。"情志失调，可致人体气机逆乱，气血阴阳失调，继而脏腑功能紊乱，正所谓"七情动之，内伤脏腑"，情志失调是导致消渴的重要因素。

（4）劳欲过度

房事太过，纵欲过多，精血同源，阴津暗耗，致真水亏虚，然虚火内生，继而消灼阴津，致使阴虚燥热，基本病机已成，而后病发消渴。唐代孙思邈《千金方·消渴》曰："消渴是由于"盛壮之时，不自慎惜，快情纵欲，极意房中，稍至年长，肾气虚竭"。《外台秘要·消渴消中》篇有："房事过度，劳欲太过，致令肾气虚耗故也，下焦生热，则肾燥，肾燥则渴"的记载，此皆由房室不节所致。

（5）过服温燥之品

《素问·腹中论》载"热中消中，不可服膏粱芳草石药"。《诸病源候论》载"内消病者……由少服五石，石热结于肾，内热之所作也"。《儒门事亲·三消之说当从火断》的"夫石药之药悍，适足滋热，与热气相遇，必内伤脾，此药石之渴也"的记载亦从侧面论述了药石亦为病因之一。

（6）外感六淫

《灵枢·五变篇》说："余闻百疾之始期也，必生于风雨寒暑，循毫毛而入腠理，或复还，或留止，或为风肿汗出，或为消瘅。"认为外感六淫循毫毛入腠理有可能成为消瘅，故把外感六淫亦纳入消渴病因之一。

病机

中医病机学是中医诊疗的核心所在。中医对消渴的病机认识主要以阴虚燥热为主，现代中医学将其总结为阴虚为本、燥热为标为基本病机。现代阴虚为本、燥热为标的基本病机包括：热是始动因素，热则伤阴耗气，阴虚是基本病理，两者贯穿整个消渴病的发展。阴虚又分肺、胃（脾）、肾三种，肺燥、胃热、肾虚分别对应上、中、下消。其中又以肾阴虚为根本，肾藏元阴元阳，肾阴为一身之阴。但古代中医源远流长，考证历史古籍，学术百家争鸣，对于消渴病因病机的认识自是仁者见仁，智者见智。

阴虚燥热：《素问·阴阳别论》载"二阳结谓之消"，指出胃肠热结，津液亏虚是消渴病发病的主要机理，结合病人体质分为膈消、肺消、消中，总体注重于消，"三消"之中上焦。仲景继承《内经》学术观点，并加以发挥，在《金匮要略》中从趺阳脉象之浮数来阐述消渴病胃热津伤，阳明燥结病机。

金元时期，消渴病阴虚燥热的病机理论逐渐形成。金元时期刘完素提出"燥热怫郁"，张从正提出"三消当从火断"，李东垣则受《内经》"二阳结，谓之消"的影响，提出"血中伏火"致消论，朱丹溪强调"阳有余阴不足"在消渴病因病机中起重要作用。明代，李梴在其《医学入门·消渴论》也说："热伏下焦，肾亏精竭，引水自救，随即溺下，小便混浊如膏淋然，腿膝枯细，面黑耳焦，形瘦。"清代，消渴病阴虚燥热的病机理论得到确立，受到医家的普遍认同。叶天士在《临证指南医案》中曰："三消之症，虽有上中下之分，其实不越阴亏阳亢，津涸热淫而已。"陈士铎《石室秘录》："消渴之证，虽分上中下，而肾虚而致，则无不同也。"

热毒：虽考宋以前文献，如《内经》、《诸病源候论》、《千金方》等论述消渴的内容，揣其文意，其不乏因热毒致消渴的论述，然宋代《太平圣惠方》中方首次明确提到了"热毒"一词,"热毒在内,不得宣通,关膝闭塞,血脉不行,热气蒸于脏腑,津液枯竭,则令心肺烦热,咽喉干燥。故令渴不止,而饮水过度也。"认为其病机为"元气衰虚,热毒积聚于心肺,口苦舌干,日加燥热"。

血瘀:至于瘀血阻滞病机,最早见于《内经》:"怒则气上逆,胸中积蓄,血气逆留……血脉不行,转而为热,热则消皮肤,故为脾瘅。"唐容川《血证论》:"瘀血在里则渴,所以然者,血与气本不相离,内有瘀血,故气不得通,不能载水津上升,是以为渴。"论述的是血瘀致渴的病机。

脾虚:宋代医家亦有治消渴治脾的,《圣济总录》在论述消渴腹胀的病机时就曾指出:"脾土制水,通调水道,下输于膀胱,消渴饮水过度,内溃脾土,土不制水。"窦材《扁鹊心书》中也指出:"消渴虽有上中下之分,总由于损耗津液所致,盖肾为津液之源,脾为津液之本,本源亏而消渴之证从此致矣。"杨士瀛的《仁斋直指方论》中也认为消中的病机是:"热蓄于中,脾虚受之。"

肝郁:清代著名医家黄载坤在《四圣心源·消渴》曰:"消渴者足厥阴之病也,厥阴风木与少阳相火为表里……疏泄不遂则相火失其蛰藏。"论消渴从厥阴,五年后著《素灵微蕴·消渴解》再次论述"消渴之病,则独责肝木,而不责肺金"。同朝代医家郑钦安与黄元御持一种观点,《医学真传·三消起于何因》载:"消症生于厥阴风木之气,盖么厥阴下水而上火,风火相煽,故生消渴诸症。"清朝两位医家首创消渴从厥阴肝论治,实为先河。

肾阳虚:医圣张仲景《金匮要略》中道:"男子消渴,小便反多,以饮一斗,便一斗,肾气丸主之。"此责肾虚所致也可见仲景亦主张消渴从温阳补肾治,唐《外台秘要》:"消渴者,原其发动……腰肾既虚冷,则不能蒸于上,谷气则尽下为小便也,故味甘不变。"其"肾虚虚冷"视为肾阳虚,王表认为肾阳虚可产生消渴。明代张介宾分消渴为阴渴、阳渴,曰三消证无不由乎命门者也,在其《景岳全书·三消干渴》曰:"阳不化气,中渴则水精不布,水不得火,则有降无升,所以直入膀胱而饮一溲二,以致泉源不滋,天壤枯涸者,是皆真阳不足,火亏于下之消证也。"是故阳虚火亏可致消,同朝代医家赵献可《医贯·消渴》中也提出命门火衰而致消渴的观点。

气虚:《灵枢·口问》曰:"中气不足,溲便为之变。"《金匮要略》

曰:"寸口脉浮而迟,浮即为虚迟即为劳;虚则卫气不足,劳则营气竭,阳脉浮而数,浮即为气,数即消谷而大坚,气盛则溲数,溲数即坚,坚数相搏,即为消渴。"《类证治裁·三消论》:"小水不炙反甜者,此脾气下脱整最重。"孙思邈《千金要方·消渴》中说:"内消之为病,当由热中所致,小便多于所饮,令人虚极短气,内消者,食物皆消作小便也。"气虚可致消渴,消渴病就亦可致气虚。

糖尿病全程辨治

目前有关糖尿病中医辨证不囿古代"三消之说",而从临床实际出发,依据地域、就诊人群体质及学术师承、经验积累之不同,形成了不同流派或学说。如:主白虎加人参汤之"阴虚燥热说",主葛根黄芩黄连汤之"湿热说",主桃核承气汤之"瘀热说",主茯苓四逆汤之"阳虚说",主四逆散之"肝郁说"等。其学说以一为主,或二三组合,同时结合临床辨证。虽各执一端,但无一不以《伤寒论》方证为立足点,并获得良好疗效,实为糖尿病中医临床辨治一大特色。

一般而言,糖尿病初发期,往往多由体检发现,患者尚无特殊不适,偶尔问及,方感觉体重下降,或口渴多饮。患者体质较实,年纪较轻,病在胃、肠、胆、膀胱之腑;中期,患糖尿病五年以上,或初次发现血糖高,但症状已存在多年,或由于慢性并发症,检查时方发现血糖高。病由腑传脏,多虚实挟杂;后期,病程多在十年以上,往往出现多脏器功能衰竭,如脑溢血、心肌梗塞、心衰、肾衰、失明、截肢等,病重在肝肾心脾肺之脏,以虚为主,或虚中挟实。

并发症

大血管病变冠心病。从证候言,以心悸、胸闷、甚或气促为主;从病机言,主心阴阳虚损,邪气上扰。心阳虚有桂甘系列,如桂枝甘草汤、桂甘龙牡汤、桂枝去芍药加蜀漆牡蛎龙骨救逆汤、桂枝加桂汤;脾虚有苓桂系列,如苓桂术甘汤、苓桂甘枣汤、苓桂甘姜汤;肾阳虚有姜附系列,如真武汤、茯苓四逆汤、白通汤、通脉四逆汤;心阴阳两虚之炙甘草汤;气血不足,邪气内扰之小建中汤;心阳受损,兼表邪未尽之桂枝去芍药汤、桂枝去芍药加附子汤;气机郁滞之四逆散;热扰心膈之栀子豉汤。脑中风后遗症从病机言瘀热互结有桃核承气汤、抵当汤;从病证言,主眩晕者,脾虚水停有苓桂术甘汤,肾虚水泛有真武汤,肝郁气滞有小柴胡汤、柴胡加龙牡汤，痰热内阻有小陷胸汤。糖尿病足以下肢疼痛、麻木、拘挛为主，血虚寒凝有当归四逆汤，阳虚寒盛有真武汤、附子汤，阴阳两虚有茯苓四逆汤、芍药甘草附子汤，肝阴不足有芍药甘草汤。

微血管病变肾病。从病证言，以全身浮肿、小便减少为主，病机责之于脾肾阳虚，不能制水。肾虚水泛之真武汤，脾虚水停之苓桂术甘汤、桂枝去桂加茯苓白术汤，兼外感有麻黄附子细辛汤、麻黄附子甘草汤。眼底病变从病机言，兼水肿者有苓桂术甘汤、真武汤、五苓散，兼出血者有黄连阿胶汤。从病证言，气郁有小柴胡汤、四逆散，瘀热有桃核承气汤。心肌病变临床表现为心悸，甚或气促、水肿，可参考冠心病心阳虚或兼水饮相关方证辨析。

小血管病变周围神经病变。表现为以肢体疼痛、麻木、或灼热感。血虚寒凝者有当归四逆汤，气津不足者有桂枝新加汤，阳虚寒凝有附子汤、四逆汤，肝郁气滞有小柴胡汤、四逆散。内脏植物神经病变合并胃轻瘫，表现为胃脘痞满者，寒热错杂有半夏泻心汤、生姜泻心汤、甘草泻心汤，胃热为主有大黄黄连泻心汤，兼肾阳不足者有附子泻心汤，气虚气滞有厚朴生姜半夏甘草人参汤，脾虚兼痰湿者有旋覆代赭汤，脾虚水停有苓桂术甘汤，胃虚停水有苓桂甘姜汤；合并神经源膀胱，表现为小便不利，偏寒有五苓散、真武汤，偏热有猪苓汤，气郁有小柴胡汤、四逆散；合并心脏植物神经损伤，表现为心悸者，多气阴不足或阴阳两虚，兼夹肝郁，即炙甘草汤与四逆散合方运用。

脂肪肝。从病机言，多为肝气郁滞，兼夹痰热或痰浊，如四逆散证、小柴胡汤证合并苓桂术甘汤证，或小陷胸汤证之类。

感染。合并肺部感染咳喘，热者有麻杏甘石汤，寒者有小青龙汤、桂枝加厚朴杏子汤，湿热者有葛根芩连汤；合并上呼吸道感染发热者，辛温解表有麻黄汤、桂枝汤、桂麻各半汤；合并肠道感染下利，寒者有葛根汤、桂枝加葛根汤，热者有黄芩汤、葛根芩连汤、白头翁汤，虚寒有理中汤、真武汤、四逆汤之类，阴虚水热互结有猪苓汤；尿路感染，小便不利，寒者有五苓散，热者有猪苓汤，气郁者有四逆散、小柴胡汤。

辨证论治

（1）肺胃燥热

证候：烦渴引饮，消谷善饥，小便色黄、次频量多，身形渐瘦，舌红苔少，脉滑数。

治则：清热生津，止渴除烦。

主方：白虎加人参汤或玉泉丸、玉液汤等。

（2）肠燥津伤

证候：多食易饥，口渴引饮，大便燥结或不通，舌红少津，苔黄燥，脉实有力。

治则：滋养津液，润肠通腑。

主方：增液承气汤。

（3）肝肾阴虚

证候：头晕耳鸣，腰膝酸软，多梦遗精，皮肤瘙痒，尿频量多，浑浊如脂膏，舌红少苔，脉细数。

治则：滋养肝肾，滋阴养血。

主方：六味地黄丸。

（4）脾胃气虚

证候：口渴引饮，多食与便溏并见，或精神不振，纳食减少，四肢乏力，舌淡苔白，脉细弱无力。

治则：健脾益气，生津止渴。

主方：七味白术散或参苓白术散。

（5）阴阳两亏

证候：手足心热，口干舌燥，腰膝酸软，畏寒怕冷，小便频数，甚则饮一溲一，舌淡苔白而干，脉沉细无力。

治则：温阳滋阴补肾。

主方：金匮肾气丸。

（6）湿热中阻

证候：多食善饥，渴而多饮，脘腹痞满，舌苔黄腻，脉濡缓。

治则：清热化湿。

主方：黄芩滑石汤。

以上各型治疗两个月左右，若血糖控制满意者可继续服用中药，不满意者应根据患者不同情况选用口服降糖药或胰岛素治疗。

张庚良从认为消渴与心火有着密切的关系，认为心火是病发消渴的重要病因病机之一，并在临床中辨证属心火的消渴患者采用泻心火治法。心火分实火与虚火,实火表现为口干口渴,心烦,失眠多梦,烦躁,多汗,口舌生疮,小便短赤,便秘,舌尖红或舌红,苔黄,脉滑大或左寸滑大而数。实火予以清心泻火,止渴除烦。虚火则表现为口干饮水不多,心烦,心悸,盗汗失眠,手足心热,疲乏无力,舌红苔少而干,脉细数,给予滋阴养血,清心安神,并指出辨证市常以脉滑大有力,或左寸滑大,为心火亢盛的主要辨证依据。治疗宜选用入心经、苦寒、甘寒之药,如黄连、竹叶、连翘、牡丹皮、木通等。

李惠玲等从肝主疏泄,能协调平衡人体气机升降出入运动出发,得出肝失疏泄可致脏腑功能紊乱,可致情志失畅,可致津血运行失常这三个方面来论述,失疏泄,气机失调,从而犯肺、克脾、伐胃,或耗肾、伤津、损血抑或挟痰,使人情志抑郁,最后导致人体气血津液输布失调,病发消渴。

刘振杰等通过消渴从脾胃论文献溯源,认为即是脾虚、胃实(热)这一矛盾病理消长的结果,脾虚与胃实同时存在。糖尿病早期脾胃虚弱,胃实尚未化火;典型期胃火盛,脾虚益甚,肠胃功能失调,并发症期以脾虚燥热、多脏腑受累、百症由生为特点。而脾虚胃强(胃热)贯穿糖尿病的各个时期,在糖尿病的发生发展中起着重要的作用。治疗上以扶脾抑胃为主,用白虎人参汤加减,根据脾虚胃强这一矛盾的主次,兼顾病程分期,或健脾或清胃。早期以健脾为主,清胃为辅;中期以清胃火为主而辅以健脾;后期以脾胃兼顾,滋阴润燥,加以辨证施治,并在临床中取得了较好的疗效。

向文政等认为肾藏元阴元阳,是人机体先天之本。肾的阴阳失调是消渴病的根本原因,肾阴充足,可滋肺胃之阴,肾阴亏虚,阴虚火盛,金水无源,肺金受损,则水液代谢失常,直趋而下成小便数;肾阴虚火旺,虚火可灼胃,胃热而消谷。肺燥、胃热、肾虚三者并存,相互作用相互影响,但以肾虚为主。消渴的病机演变也跟肾有密切的关系,治病要求本,最后指出调补肾中阴阳,使阴以配阳,阴阳平和方是治疗消渴的大法。

岳新认为调气法在消渴病的治疗中发挥着至关重要的作用,气机失调是病发消渴的关键。脾气虚、肝气郁、气滞血瘀等都因气机失调而致,故气机失调贯穿糖尿病发生发展的始终。无论是健脾补气、疏肝理气、滋阴益气、温阳益气还是行气散瘀均是针对气机失调的具体辨证治疗方法,总之调理气机是消渴治疗的根本方法。

陈娟等分别从热毒、瘀毒、痰毒、湿毒这四个方面论述由"毒"致糖尿病的病因病机观点，认为热、瘀、痰、湿四者既是消渴发生的重要病因，也是消渴发展变化的病理基础，导致变证百出，这四者既能单独致病，又可相兼为患。

刘玲等从八纲虚实辨证论治消渴，总结从虚论治可分脾虚、肾虚、气阴两虚以气虚为主、阴阳两虚，从实论治分痰湿致消、血瘀致消、胃热致消、肝郁致消。

刘志龙等认为真阳元气虚弱是导致消渴病的主要病机之一，认为消渴患者一定时期表现的"三多一少"的症状，是标实的表现，究其本因，应属机体阳虚脏腑虚弱，无以推动脏腑。又阳气不足的病机分心阳不振，血脉阻滞；脾阳不足，水饮不化；肾阳亏耗，命门火衰，治宜温补心阳活血通络、温阳健脾以及温补肾阳。

汪剑认为消渴为津液病证，病机为津液的不足与不运，致水津不足或津液不能输布，在论治上推崇清代医家柯琴的"六经为百病立法"，受此启发，临床以仲景《伤寒论》六经辨证结合津液辨证，以六经津液辨治消渴病，以阴阳为纲，三阳消渴多见实证、热证，三阴消渴多见虚证、寒证，实热证、虚热证的消渴即为阳消，虚寒证消渴是为阴消。阴消、阳消条目下再分六经，具有执简驭繁的特点，能够灵活发挥经方用以治疗消渴。六经与津液辨证合用，再结合后世方，能弥补六经辨证的局限以及经方的不足，可更大程度的发挥六经辨治消渴的长处。

2. 葛根汤对糖尿病应用与研究

葛根均是中医临床常用的中药材，用药历史悠久，早在《神农本草经》中就有葛根"主消渴"的记载，其后《日华子本草》指出黄芪治"消渴"。《证治汇补》将此二药按2：1配比组成黄芪葛根汤，用治疗酒郁。"现代药理研究表明黄芪、葛根具有降血糖、改善胰岛素抵抗等作用，近年来研究表明黄芪葛根汤具有降糖调脂的作用。有研究黄芪与葛根配伍对糖尿病大鼠肝脏糖脂代谢的影响，新近研究显示，糖尿病是一种低水平的炎症性疾病，IL-12，IL-15被认为是较强的促炎因子。推测IL-12可能直接作用于T细胞及NK细胞，通过T细胞和NK细胞产生。干扰素-γ（IFN-γ）抑制了胰岛素的分泌，加重了胰岛素抵抗，研究证实IL-12，

IL-15 与糖尿病的血管并发症也密切相关。本研究发现，黄芪、葛根虽均具降低糖尿病大鼠血糖作用，但二药配伍后并未呈现药效叠加作用；黄芪、葛根下调血清 CHO 浓度无交互作用、降低血清 TG 浓度则有交互作用，合用比单一用药效果好。黄芪降低糖尿病大鼠肝组织 IL-12 浓度作用佳，而葛根作用不明显，两药合用效果不如单用黄芪；黄芪、葛根均能降低肝组织 IL-15 水平，且两药有交互作用，合用比单一用药效果好。黄芪与葛根配伍对糖尿病大鼠血清 CHO，TG 以及肝组织 IL-12，IL-15 浓度等指标综合评分，发现黄芪与葛根均有交互作用，合用效果优于单一用药，由此提示，黄芪、葛根改善糖尿病的发生、发展的环节。有研究观察糖尿病合并高血压危象患者采用西医疗法基础上应用葛根汤治疗的临床效果。按照入院顺序将 95 例高血压危象患者分为研究组和对照组，两组患者入院即采用西医降糖降压等治疗措施，研究组加用葛根汤治疗，比较两组患者的降压效果及治疗 7d 后两组患者的中医证候积分效果差异。结果两组的收缩压、舒张压在入院后第 1、2、6、12、24、48、72 小时较入院前均显著降低（$P<0.05$），两组间比较治疗前与治疗后第 72 小时的收缩压、舒张压差异无统计学意义（$P>0.05$），在治疗过程中对照组的血压波动较研究组显著（$P<0.05$）。治疗前两组中医证候积分差异均不显著（$P>0.05$），治疗后两组患者的中医证候积分均显著降低（$P<0.05$），研究组降低较对照组更加显著（$P<0.05$）。治疗前后两组患者血糖波动不显著（$P>0.05$）；治疗后，研究组显效率优于对照组（$P<0.05$），总有效率差异无统计学意义（$P>0.05$）。说明糖尿病合并高血压危象患者采用西医疗法基础上应用葛根汤治疗具有显著的降压治疗作用，且具有缓解中医证候的作用。有学者观察葛根汤对实验性糖尿病及胰岛素抵抗（IR）的影响。方法是建立链脲佐菌素（STZ）ip 所致糖尿病小鼠模型，氢化可的松诱导的 IR 小鼠模型，以及采用给大鼠 1 次 ip 小剂量链脲佐菌素，并加饲高热量饮食（富含脂肪和蔗糖），制备 2 型糖尿病（T2DM）伴胰岛素抵抗（IR）大鼠模型，观察黄芪葛根汤对糖脂代谢以及 IR 的影响。结果葛根汤降低糖尿病小鼠的空腹血糖（FBG），提高糖耐量（OGTT），改善小鼠对胰岛素的敏感性。葛根汤能显著降低 2 型糖尿病胰岛素抵抗大鼠的 FBG，提高 UGTT，降低高胰岛素水平，提高胰岛素耐量，增加胰岛素敏感指数（ISI）和降低 IR 指数（HOMA-IR）指数。同时，葛根汤还可调节血脂、下调血清中游离脂肪酸（FFA）的水平。结论：葛根汤通过改善糖脂代谢、提高胰岛素的敏感性，发挥其治疗糖尿病及胰岛素抵抗的作用。小鼠灌胃给予葛根素，对四氧嘧啶诱发小鼠高血糖有抑制作用。对肾上腺素诱发的小鼠高血糖，仅在葛根素与阿斯匹林并用时显示降血糖作用，葛根煎剂对正常家兔有轻微降血糖作用。

3. 临床病例

案1，王某，男，48岁，中等身材，面黑，体格壮实。大约4月初诊：主述耳鸣难受半年余，胰岛素依赖已有十几年，其他都基本正常；耳鸣治疗半年，中西医不效。诊之，脉浮，微大，舌体微胖大两边有齿痕；给以葛根汤7副。二诊脉已基本正常耳鸣减轻。余考虑糖尿病日久肯定有瘀，效不更方，给予葛根汤合桂枝茯苓丸8副。三证耳鸣再度减轻，其他一切良好。劝其胰岛素减量，患者本人说胰岛素依赖已久不敢轻易减量试，又给葛根汤桂苓丸方10副。四诊耳鸣基本已愈，一切良好。再次劝其减胰岛素，患者接受，原方又拿5副。五诊耳鸣不再，胰岛素已减，感觉一切良好，患者信心倍足，继续服中药有望争取半年摆脱胰岛素。

案2，刘某，女，62岁，吉安市人。2011.4.23初诊：脉右寸浮弦细、关细弦、尺沉细弦稍紧，左寸细弦、关沉细弦、尺沉细微弦，舌淡偏胖，苔薄白。诉：头晕头昏，咽喉不适，左偏头掣痛，眼睛视力朦胧，大小便如常。检查血糖偏高。正服西药降糖药。处方：葛根12g，麻黄10g，桂枝15g，赤芍15g，生姜15g，大枣15g，甘草10g，黄芩15g，黄连30g，大黄10g，附片10g，细辛10g，草决明15 十剂，日三服。

2011.5.1二诊：自测血糖早餐前6.20，餐后8.0，脉象：右寸浮细弦稍滑、关细弦滑、尺沉细弦稍紧；左寸浮细弦、关弦滑稍硬、尺细弦滑，舌淡青、偏胖，苔薄黄，舌下络脉稍粗。诉：疼痛，视力好转。咽喉不适，饥饿感。嘱停降糖药。处方：葛根120g，黄芩15g，黄连30g，甘草10g，大黄15g，附片10g，细辛10g，知母15g，竹叶10g，石膏20g，麦冬10g，党参10g，花粉15g，陈皮15g。10剂，日3服。

2011.5.20三诊：脉右寸浮弦稍滑、关沉细弦、尺沉细弦稍紧，左寸沉细弦、关弦实、尺沉细弦，舌红偏胖，苔薄黄。舌下络脉青紫粗壮。血糖：早餐前5.8。诉：头晕，呃逆，头重足轻，手臂、下肢痛。头部左侧痛感。处方：葛根12g，麻黄10g，桂枝15g，赤芍15g，生姜15g，大枣

15g，甘草 10g，黄芩 15g，黄连 30g，大黄 10g，附片 10g，细辛 10g，草决明 15g，怀牛膝 10g，川芎 10g。10 剂，日 3 服。

2011.6.1 四诊：脉右寸浮细弦稍滑、关沉细弦、尺沉细微弦，左寸沉细弦、关弦稍滑、尺沉细稍弦，舌淡青，苔薄黄，偏胖。诉：血糖稳定正常。偶有头痛，稍有口渴，不喜饮。处方：葛根 12g，麻黄 6g，桂枝 15g，赤芍 15g，生姜 15g，大枣 15g，甘草 10g，黄芩 15g，黄连 30g，大黄 10g，附片 10g，细辛 10g，草决明 30g，怀牛膝 10g，川芎 10g，泽泻 10g，白术 15g。10 剂，日 3 服。

2011.7.5 陪随丈夫来诊，告诉已停西药两个月、停中药一个月，血糖正常，现无任何不适。

按：糖尿病在西医认为是个不能逆转需要终身服药的疾病。从中医药治疗，却屡屡见效，认为糖尿病的病程从六经病辨证论治，其提纲挈领的优势不可替代。糖尿病初始于太阳阳明病，以阳明经证、腑证多见，表现为肺热胃火的机能亢奋之象，继而发展为厥阴病，寒热错杂，气机不利，表现为脏腑器官功能受损；厥阴病阶段失治，则进入少阴病，则阴盛阳微，水火不济，为糖尿病终末期，脏器已损，机能衰竭，并发症层出不穷，是生命垂危阶段。故糖尿病之治，若能阻断于太阳阳明，则事半功倍；即便病已经转入厥阴，治之得当，尤可逆转。但在少阴，沉疴难起，但治有重剂，亦是苟喘延年，半死半生。所以，糖尿病的治疗，重在六经病提纲挈领的辨证，从太阳阳明病阶段予以截断逆转法的治疗，是疾病向愈或恶化的关键。如本案例示，辨证为太阳阳明厥阴合病，将主治太阳阳明的葛根汤、葛根黄芩黄连汤，与主治厥阴的大黄附子汤，三方合用，及早予以截断逆转，疗效证明方法有效。

案 3，某患，女，62 岁。患糖尿病 2 年，经口服诺和龙，血糖控制在较正常范围。2001 年 6 月 14 日来诊述，近 1 个月来时感项强痛，并伴有汗出，后背发凉如掌大，口中黏，二便尚可。诊见舌淡红，苔白，脉沉予桂枝加葛根汤加味，处方：葛根 12g，桂枝 10g，白芍 10g，白术 10g，茯苓 15g，大枣 10g，炙甘草 10g，生姜 3 片。水煎服，日 1 剂，服药 3 剂后头项强痛消失，汗出明显减少，余症同前，又予苓桂术甘汤调理，5 剂而愈。

按：患者以头项强痛伴汗出、后背发凉为主要临床表现，显为太阳经气不利。《伤寒论》第 11 条曰："太阳病，项背强几几，反汗出恶风者，桂枝加葛根汤主之。"故投用本方获效满意。

二十二、项背肌筋膜炎

1. 祖国医学对项背肌筋膜炎的认识

祖国医学中虽然没有项背肌筋膜炎的病名记载，根据其临床表现，本病属祖国医学"痹证、痹病"范畴，如《素问·长刺节论》中曰："病在筋，筋挛节痛，不可以行，名曰筋痹……病在肌肤，肌肤尽痛，名曰肌痹，伤于寒湿。"本病主要是由于长期慢性劳损导致背部经络气血损伤，气血运行不畅而致疼痛。加之正气亏虚，贪凉受冷，或劳累汗出，复感风寒，外邪乘虚侵袭，内客经络筋脉，久留不去，导致局部经脉凝滞阻遏，气滞血瘀，经络不通则筋脉失养，挛急而痛，致颈、肩背部疼痛不适，日久则肌筋挛缩，僵硬成结。其病变部位为十二皮部的太阳经所属，经脉的分支为络脉，皮部为络脉分区，经脉病变反映到皮部，引起皮部气血运行不畅，产生酸胀疼痛不适等症状。

本病因病程长，气机郁闭日久，气血运行不畅，营卫之气行涩，而致正气不足脉络瘀阻，此即古医家之"久病必瘀"、"久病入络"及"久病必虚"的辨证观点。又如《灵枢·贼风》云："若有所堕坠，恶血在内而不去，卒然喜怒不节……寒温不时，腠理闭而不通，其开而遇风寒，则血气凝结，与故邪相袭，则为寒痹。"故祖国医学认为本病多为劳逸不当，气血筋骨活动失调或汗出当风，睡卧贪凉，寒湿侵袭痹阻络脉，久而不散，肌筋转趋弛弱，而患者劳作如故，则弛弱之肌筋易引损伤，使劳损与寒湿并病，如若年老体弱，肝肾亏虚，骨位不足，则气血运行失调愈显，督带俱虚，筋骨懈惰而引起经络不通，脉络不荣，即"不通则痛，不荣则痛"。

2. 葛根汤治疗项背肌筋膜炎的临床研究

2.1 应用标准

1）常有劳损或外感风寒等病史；

2）肩背部疼痛，为自发性局部酸痛、钝痛或难以忍受的剧痛；

3）在局部有明显压痛的同时伴有弥漫性疼痛；

4）疼痛常与天气变化有关，阴雨天及劳累后可使症状加重；

5）肩背部肌肉僵硬发板，有沉重感，可触及局部有硬结或条索带；

6）肩背部活动功能有不同程度障碍；

7）影像学及实验室检查一般无异常；

8）排除颈椎病、肩周炎、细菌性炎症等其他类似疾病。

2.2 治疗方法

基本方：葛根、芍药、防风、白芷各12g，桂枝、桑枝、羌活、炙僵蚕、广地龙各10g，麻黄6g，甘草、细辛各3g加减；寒重者北细辛增至12g，加制川乌、草乌各6g；湿重者加威灵仙15g，苍术10g；痛剧者加全蝎粉、蜈蚣粉各3g；血瘀者加三棱、莪术各10g。每日一剂，水煎服，饭后服。药渣用纱布包裹敷患处30min，1周为1疗程。

中药内服法近年来，各医家依据中医基本理论，提出了相应的治疗法则。沈氏整理戴云彼老中医之经验，认为：①阳虚为本，痹阻为标，治痹证的关键在于振奋和固护机体的阳气。②温阳通络为治痹证的根本大法，切不可动辄就用祛风、除湿、散寒之法。通法有温通法、行气通络法、活血通络法、搜风通络法、益气通络法等。刘广合认为背属阳，督脉贯脊行于中，太阳经循行背部；又肾阳不足、卫外不固、屏障失调，风寒湿邪乘虚而入，使气血运行不畅，经脉瘀滞不通，筋喜温，热则流通，寒则凝滞，分别以温阳益气活血祛风、解肌祛风、濡养经脉为原则，自拟黄芪附子汤治疗背肌筋膜炎75例获得满意效果。结果：显效42例，占56%；好转27例，占36%；不显效6例，占8%，总有效率92%。肖雷等认为中药温经散寒、通络止痛，配合推拿手法松解粘连、改善局部血液循环、理顺颈背部肌纤维，达到"得温则行"、"松则不痛"的目的。用解凝汤，配合推拿治疗颈背肌筋膜炎60例。结果：治愈44例（73.3%），好转15例（25.0%）；无效1例（1.7%），总有效率98.3%，明显优于对照组。曹健以身痛逐瘀汤加手法治疗项背肌筋膜炎56例，收效较好。总有效率90.3%。陈学先等用葛根汤加味治疗项背肌筋膜炎142例，142例患者中，痊愈（疼痛消失，功能恢复，休息一月无复发者）54例，显效（疼痛轻微，功能恢复，无反复发作者）48例，有效（症状和体征均有所改善）33例；无效（治疗一个月后症状无缓解）7例，总有效率95.07%。其中，用药1疗程治愈36例，用药2疗程治愈68例，用药3疗程治愈41例。乔佳认为本病主要因寒冷、潮湿、慢性劳损等原因而使肌筋膜及肌组织发生水肿、渗出及纤维性变而导致的一系列临床症状。黄芪桂枝五物汤为治疗血痹主方，亦可治疗风痹，可以益气和营、通阳行痹。用本方加减治疗肌筋膜炎患者78例，临床疗效显著。通拉嘎用养血舒筋活络通阳汤加减治疗背肌筋膜炎，特别是病程短者获得很好的佳果。瘀血难化，更使伤筋恢复缓慢，病程较长。

  药物外用也越来越受到重视，采用局部外敷、药物熏蒸、药浴等方式，药力可以直达病所，可改善颈背部软组织血运，促进炎症吸收和炎性介质的稀释和转移，从而减低末梢神经的兴奋性，达到镇痛消炎的目的，避免了口服或静脉给药可能引起的毒副作用。赵道洲等外用通络方治疗肌筋膜炎287例，取得了良好的疗效。结果：治疗1~5个疗程后，治愈96例，占68.3%；显效58例，占20.2%；有效31例，占10.8%；无效2例，占0.7%，总有效率99.3%。王树人等根据李贵教授多年临床经验研制的肩背去痛膏，肌筋膜炎98例，结果治疗组（有效率94.3%）疗效明显优于对照组（82.2%），Riddit检验$P < 0.01$。刘秀清等采用中药熏蒸疗法治疗背肌筋膜炎，药用：川乌、草乌、细辛等。57例患者经2个疗程治疗后，治愈32例；好转22例；未愈3例，总有效率94.74%。采用传统中医熏疗法治疗60例，治疗组与对照组单纯服用消炎镇痛药进行比较。结果治疗组有效率90%，对照组有效率72.92%，两组比较有显著性差异。在疗程方面，治疗组与对照组也有明显差异。张玉镇认为寒邪入侵肌筋经络血脉之中，寒邪凝滞收引，久留不去，以致血脉不行，凝滞而痛；甚者麻木不仁，肢体软弱，乃寒伤筋脉，营卫运行受阻所致，所以要以温通经脉，祛风散寒，舒筋活血，通达营卫为治。采用《内经》寒痹熨法治疗项背肌筋膜炎60例，结果总有效率96.17%。和玉英等采用"舒筋活络酒药方"加广西民间药材进行传统中药烫疗治疗，具有散寒止痛、活血化瘀、温通筋络、祛瘀化滞、宣通气血的功效，以去除阻滞筋络的风寒湿邪，从而改善局部血液循环，增强肌肉的氧化作用，使病变组织新陈代谢逐渐恢复。蔡元龙等用葛根汤加味治疗背部筋膜炎5例，5例患者都于服药5~7天后，疼痛缓解，3周后痊愈。

针灸治疗

  近年来针灸疗法已成为中医治疗肩背肌筋膜炎的主要方法，但单纯针刺疗法较少，针刺与其他疗法的综合使用为多用，反应出综合疗法的作用优于单纯针刺疗法，其次艾灸疗法、温针疗法、电针及穴位注射也有不少应用。治疗时注重以局部反应点和局部取穴为主，多施以平刺、浅刺、刺络等手法，加强针感，可明显提高疗效。如吕颖霞等用针刺夹脊加导气法治疗颈肩背肌筋膜炎62例，取相应脊髓节段的夹脊穴、阿是穴，用导气法使穴处有胀麻触电感，向患处放射，总有效率经卡方检验，差异有统计学意义，治疗组疗效显著优于对照组。陈素兰等用长40mm、直径为0.30mm的毫针行皮下平刺法，穿过痛点中心的皮下组织，以针下有松、软感觉，病人无酸、痛、麻不适为宜。治疗项背肌筋膜炎61例，结果皮下平刺组疗效明显优于痛点封闭组。徐福等采用腕踝针配合曲垣穴直刺治疗肩背肌筋膜炎228例，治疗结果：228例患者中，治愈183例，其中经治疗1个疗程135例，2个疗程48例，有效43例，无效2例，治愈率达80.26%，有效率为99.12%，效果较满意。李玉娥等采用针刺滞针疗法加闪罐治疗背肌筋膜炎，治疗组26例，总有效率92.3%，对照组常规针刺25例总有效率72.0%。本临床观察显示，滞针加闪罐的综合治疗和常规治疗相比，疗效明显。康明非等用热敏点灸治疗肌筋膜疼痛综合征50例，随机分配到热敏点灸治疗组和针+罐+特定电磁波谱治疗仪（TDP）对照组，结果热敏点灸治疗组与针+罐+TDP对照组积分比较有极显著差异（$P<0.001$）；治疗组痊愈率和显效率为20.00%，73.33%，对照组痊愈率和显效率为15.00%、62.33%，两组显愈率93.33%、15.00%，两组比较有极显著差异（$P<0.001$）。唐文中根据针刺消灶原则，对经筋病症的"结灶"，进行"消灶解结"，达到"灶去病除"的治疗目的，采用痛点或筋结处予刺络拔罐，配以相邻愉穴电针治疗，舒筋解结，疏通经络。治疗颈肩腰背肌筋膜综合症40例中痊愈19例，占47.5%；显效15例，占37.5%；好转6例（占15%），有效率100%，病程短者疗效更佳，气滞血瘀型疗效优于风寒湿痹型。刘晓琴用火针对压痛点、条索状物及结节处点刺治疗背肌筋膜炎108例，3天治疗1次，3次为1个疗程，结果治愈58例占53.7%，显效42例占38.9%，无效8例占7.4%，总有效率92.6%。闫晓星等用物理因子疗法联合运动疗法治疗肌筋膜炎，观察温热式低周波与远红外辐射、拔罐加颈肩腰背肌功能训练综合治疗肌筋膜炎的临床疗效，结果治疗组治愈显效率86.54%，VAS评分2.55 ± 1.59，优于对照组的65.38%和

3.29 ± 1.53（$P<0.05$）。王黎明等根据此理论运用火针治疗肌筋膜炎215例，总有效率达94.40%。针刺特别是电针疗法具有良好的抗炎镇痛以及改善血循环的效应，现代研究认为，电针选用连续波时加快频率能更好地降低神经应激功能，镇痛解痉效果明显。邱晓虎等应用电针结合走罐等治疗背肌筋膜炎80例，疗效满意。治疗前后疼痛积分比较利用视觉模拟评分法进行疼痛评分，提示经治疗疼痛积分明显下降。治愈51例，显效17例，好转12例，无明显差异。李颖文等采用腹针治疗，取天地针，既补先天，又补后天，使脾肾两脏的功能得到调整，恢复机体的稳定，增强机体的逐邪能力。取商曲位于腹全息颈肢出处，与颈部相应，可改善颈部的血液循环，商曲还是足少阴肾经经穴，肾与膀胱相表里，足太阳膀胱经循行于项背部，故取商曲可治疗颈背部的疾病。督脉经行于背部，督脉又总督一身之阳气，配合夹脊穴和局部阿是穴，具有调理脏腑、温煦阳气、激发经气、疏散邪气的功效，故配合腹针治疗风寒湿颈痹取效迅捷。腹针取中脘、关元、滑肉门、商曲，艾灸主穴取大椎、双侧大杼、肺俞、心俞、颈部阿是穴，结果63例患者，总有效率94%，痊愈率33%。

推拿治疗

推拿手法可使痉挛的肌肉及筋膜松解、改善局部血液循环、理顺颈背部肌纤维，从而改善背肌的营养，达到活血消肿、舒筋祛瘀、解痉止痛的目的。近年来临床多以手法与其他疗法相配合运用为主，其中与走罐法配合较多。高书图等用揉按弹拨手法治疗肩背肌筋膜炎，总有效率99.17%。洪伟认为推拿有很好的放松肌肉作用，既可以通过肌肉牵张反射直接抑制痉挛，又可通过消除疼痛而间接解除肌痉挛。由于消除了肌痉挛这一中间病理环节，使软组织损伤得以痊愈，手法推拿治疗肌筋膜疼痛综合征56例，痊愈42例（75%），显效6例（11%），有效8例（14%），无效0例，总有效率100%。班庆海等采用推拿配合走罐治疗项背肌筋膜炎36例，收效较好，经治疗及2~3年随访，症状体征消失无复发者30例，占83.33%，显效5例，占13.89%；无效1例，占2.78%，总有效率97.22%。推拿配合走罐，可以改善局部血液循环，活血化瘀止痛，通经活络，促进无菌性炎症的吸收，消除筋膜条索或结节。走罐以红花油为介质，更加强活血化瘀、通络止痛的效果，能够缩短疗程，达到治愈的目的。李明灿采用手法配合补中益气汤加味治疗项背肌筋膜炎42例总有效率达88.1%，手法治疗配合补中益气汤，共奏助卫固表、养血舒筋、宣通脉络、解痉止痛之效。唐学章等通过临床体会到痛点推拿同传统推拿一样起到舒通经络、解痉止痛等作用，其最大优势是能直达病所，通过手法的局部治疗可使局部毛细血管扩张，血流量增加，改善损伤部位的血液供应，促使组织修复，对背肌筋膜炎有较好的疗效。传统推拿组进行常规推拿手法治疗，辨证论治，操作部位以背部肌群为主，取穴以太阳经穴为主，手法包括㨰法、按揉法和一指禅推法等操作组合。手法治疗各组每次均为15min，每周3次，共3周。3周后两组分别进行治疗前后疗效评价、疼痛评分及热像图比较，客观评价两种推拿疗效。痛点推拿组有效率为96.67%，其中痊愈和显效患者占86.67%；常规推拿组有效率为90%，其中痊愈和显效患者占66.67%，表明痛点推拿组效果较为明显。王新丽等通过手法治疗，以条索状物为重点，采用点、提、拨、拍、揉等方法配合西方手法中的肩关节松动法，降低痛闭以减轻疼痛从而治疗顺利进行，达到了很好的效果。

拔罐疗法

背部督脉为人身"阳脉之海"，足太阳膀胱经主一身之表，走罐能启发阳气，驱邪外出，达到温经补气、祛湿除寒之功；李惠源应用走罐法治疗背肌筋膜炎93例，部位为督脉上自大椎，下至缩筋，足太阳膀胱经循行背部的二经脉线，上自大椎、附分，下至肝俞、魂门。结果：显效77例，有效15例，无效1例，总有效率98.92%。王志华采用背部走罐（督脉大椎—腰俞，足太阳膀胱经背部第一二侧线）加反应点刺血留罐的方法治疗68例，治愈36例，好转30例，无效2例，总有效率为97.06%。陈玉玲采用针罐四联疗法治疗颈肩部肌筋膜炎，针罐组采用走罐、电针、穴位注射、电磁波照射四联疗法，对照组除不用走罐外，余同针罐组，共治疗38例。针罐组总有效率88.89%，而对照组为73.68%，差异有统计学意义。陈成在患部施闪罐法兼电针排刺治疗背肌筋膜炎60例，总有效率100%，认为运用闪罐法治疗此病关键在于找准压痛点（阿是穴），掌握其大小、深浅，每次取2~3个为宜，但须消除全部痛点，以免复发。

小针刀疗法

小针刀疗法近年来备受关注，以其既能松解粘连、硬化，解除肌肉痉挛；又可疏通经络，加速局部气血流通，促进局部炎症吸收；治疗肌筋膜综合征效果确切，部分患者起到根治的作用，是所有疗法中最好的方法。韩震认为肌筋膜炎属慢性软组织损伤，针刀分离松解效果极佳，242 例随访 198 例，疼痛感消失，无不适者 132 例；有明显好转，但仍有不适，天气变化仍感有轻度疼痛者 66 例，有效率 100%。大多数病人经过 1～3 次治疗即可治愈，合并肩周炎者需治疗 3～5 次，1 个月左右多能获得满意的治疗效果。裴军武运用小针刀治疗肌筋膜炎 30 例，治愈 21 例，显效 8 例，有效 1 例。多数病人只需 1～3 次治疗即可治愈，合并肩周炎者需 3～5 次。认为对于肌筋膜炎，只要定位准确，针感明显，多能获得满意效果。黄丽等应用针刀、拔罐配合星状神经节阻滞治疗颈肩背部肌筋膜炎患者 196 例，先行针刀松解术，继而在针刀松解处拔火罐，针刀术后第 2 天配合星状神经节阻滞，每日 2 次，20 次为 1 疗程。结果：治愈 152 例，显效 41 例，有效 3 例，无效为 0，总有效率为 100%。此法具有疗程短、治愈率高、标本兼治等特点。张挺运用小针刀松解术配合温灸治疗腰背肌筋膜炎，总有效率治疗组 93.3%，对照组 73.3%，差异均有非常显著性意义。小针刀松解后又会出现少量渗出重新粘连，所以取艾条温和灸的活血祛寒、温通气血、舒筋活络作用，加快血运，增加组织细胞通透性，消除渗出，防止再粘连。

其他疗法

临床上治疗的方法呈多样性，且都有一定的疗效，如刮痧、穴位注射等。王全权等用血塞通注射液穴位注射，首先选取阿是穴，病灶在颈部加其相应节段的夹脊穴、百劳、风池，肩背部加其相应节段的夹脊穴、肩外俞、肩贞、天宗、秉风等穴及邻近的部位。程爱萍等将 55 例背肌筋膜炎患者随机分为局部穴位注射治疗组 35 例和针灸常规治疗对照组 20 例，其中治疗组采用局部穴位注射当归、维生素 B_{12} 注射液为主，对照组采用针刺＋TDP 照射＋拔罐为主，采用局部穴位注射疗法治疗背肌筋膜炎的疗效优于常规针灸治疗方法。

3. 临床病例

案 1，王某，女，63 岁，退体工人。2006 年 2 月 14 日就诊。主诉：项背部疼痛 1 周。患者于 1 周前因打牌而感项背部疼痛，颈部转动不利，局部喜温而恶寒检查；项背部广泛性压痛，以斜方肌为甚，可触及条索状物，舌淡紫苔稍腻，脉弦滑。诊断：项背肌筋膜炎证属寒湿痹阻，气滞血瘀，拟祛寒除湿，活血通络。予以基本方加三棱、莪术各 10g，制川乌、制草乌各 6g。服药 3 剂，诸症悉减，继服药 7 剂，痊愈 3 月后复查，无不适。

按：项背肌筋膜炎亦称肌肉风湿病，是指筋膜肌肉、肌腱和韧带等软组织的病变，是引起项背部疼痛僵硬运动受限和软弱无力等的一种常见病。现代医学认为本病与外伤、免疫机制、血管炎症受寒因素有关祖国医学认为本病属痹症范畴，认为与外伍劳累、潮湿、寒冷等有关《素问·痹症》认为"风寒湿三气杂至，合而为痹也"。《类证治裁·痹症》亦云"诸痹……良由营卫先虚，腠理不密，风寒湿乘虚内袭，正气为邪所阻，不能宣行，因而留滞，气血凝滞，久而成痹"，说明风寒湿邪的浸淫是形成痹症的原因机体遭受风寒湿邪侵袭，留驻体内，寒凝而湿阻，使经脉凝滞，气血运行失畅，而有气滞血瘀，瘀阻络脉则筋脉失养，故有疼痛乏力诸症《伤寒论》云："太阳病，项背强几几，无汗，恶风，葛根汤主之。"是故我们采用葛根汤为基本方，发汗祛邪，舒经解表止痛；羌活、防风白芷祛风除湿，通络止痛；细辛祛寒通络止痛；炙僵蚕、广地龙化瘀通络止痛。诸药合用，共奏祛寒除湿、化瘀通络之功，切中病机，故收捷效。

二十三、小儿腹泻

1. 祖国医学对小儿腹泻的认识

小儿腹泻病相当于中医的小儿泄泻是由多种因素引起，以大便次数增多、粪质稀薄或如水样为特征的一种小儿常见病，有别于便痢脓血赤白、里急后重之滞下痢症。本病常年小儿泄泻的病因病机有其自身的特点，古代文献已有较多的论述，究泄泻之因，皆与脾胃功能失调有关。如《景岳全书·泄泻》云："泄泻之本，无不由于脾胃。"现代医家又多有发展。王静安认为，泄泻主要责之于脾，呕吐主要责之于胃，久泻则釜底无薪，又与肾有关，惊泻牵之于肝，但临证少见。其病因常由外感、内伤、本脏自病和卒受惊恐所致，发病机理系脾气下陷，失于健运而成。江育仁认为小儿腹泻以夏秋季为多，主要是湿邪为患，临床以湿泻和湿热泻为常见，尤好发于 2 岁以下的婴幼儿。陈昭定认为小儿为稚阴稚阳之体，脏腑娇嫩，形气未充，而小儿腹泻则多以脾胃虚弱为主、病邪居次，治疗当以健脾扶正固本为主，祛邪为次。王雪峰认为引起泄泻的原因，主要以湿盛和脾虚为主,"湿盛则濡泄"。急性泄泻以湿盛为多,慢性泄泻以脾虚为多。湿盛和脾虚二者互为因果,导致湿盛和脾虚主要有3个方面的因素,一为感受风、寒、暑、湿外邪,二为饮食所伤,三为先天禀赋不足或后天失养而致脾胃虚弱。若素体虚弱,下利过度,热甚伤津,则气阴两伤,阴伤及阳可导致阴竭阳脱。治疗上重点把握"夫泄泻之本,无不由于脾胃"、"无湿不成泻"的基本规律。

辨证分型研究

关于本病的辨证分型,各医家的经验略有不同。韩新民等将小儿泄泻分为湿热泻、风寒泻、伤食泻、脾虚泻、脾肾阳虚泻、气阴两伤、阴竭阳脱泻等7个类型,并详列各证型的临床表现和治疗方药。笔者认为此分型虽为标准,但临床实施多有不便。王静安认为泄泻一病,古代分型过繁,根据古人长期"泄泻乃脾虚专病"和"久泻必伤及肾"之说,结合临床实际,在辨证上紧扣"脾虚"和"肾虚"两个关键,将此病分为脾虚和肾虚两大类型。贺小梅将该病分为3型:风寒型、湿热型、脾虚型。陈富明将该病分为4型辨治,湿热泻、脾胃虚寒泻、脾肾虚寒泻、伤食泻。

常见证型

(1) 伤食泻

证候:大便稀溏,夹有乳凝块或食物残渣,气味酸臭,或如败卵,脘腹胀满,便前腹痛,泻后痛减,腹痛拒按,嗳气酸馊,或有呕吐,不思乳食,夜卧不安,舌苔厚腻,或微黄。

分析:本证常有乳食不节史。乳食不节,损伤脾胃,运化失常,故泻下稀便夹有不消化的乳凝块或食物残渣。食滞中焦,气机不利则腹胀腹痛;泻后积滞见减,气机一时得畅,故见泻后腹痛暂时减缓。乳食内腐,浊气上冲,胃失和降,嗳气酸馊,或有呕吐。舌苔厚腻或微黄,大便酸臭,或如败卵,不思乳食,夜卧不安,皆为乳食积滞之证。

治法:消食导滞。

方药:保和丸加减。常用药:山楂、神曲、莱菔子消食化积导滞,陈皮、半夏理气降逆,茯苓健脾渗湿,连翘清解郁热。腹胀腹痛加木香、厚朴、槟榔理气消胀止痛,呕吐加藿香、生姜和胃止呕。

(2) 风寒泻

证候:大便清稀,中多泡沫,臭气不甚,肠鸣腹痛,或伴恶寒发热,鼻流清涕，咳嗽，舌淡，苔薄白。

分析：调护失宜，感受风寒，寒邪客于肠胃，寒凝气滞，中阳被困，运化失职，故见大便清稀，粪多泡沫，臭气不甚。风寒郁阻，气机不得畅通，故见肠鸣腹痛。恶寒发热，鼻流清涕，咳嗽，舌淡，苔薄白，均为风寒外袭之象。

治法：疏风散寒，化湿和中。

方药：藿香正气散加减。常用药：藿香、苏叶、白芷、生姜疏风散寒、理气化湿，大腹皮、厚朴、陈皮、半夏温燥寒湿、调理气机，苍术、茯苓、甘草、大枣健脾和胃。大便稀，色淡青，泡沫多，加防风炭以祛风止泻；腹痛甚，里寒重，加木香、干姜以理气温中散寒止痛；夹有食滞者，去甘草、大枣，加焦山楂、神曲消食导滞；小便短少加泽泻、猪苓渗湿利尿；表寒重加荆芥、防风以加强解表散寒之力。

（3）湿热泻

证候：大便水样，或如蛋花汤样，泻下急迫，量多次频，气味秽臭，或见少许黏液，腹痛时作，食欲不振，或伴呕恶，神疲乏力，或发热烦闹，口渴，小便短黄，舌红，苔黄腻，脉滑数。

分析：湿热之邪，蕴结脾胃，下注肠道，传化失司，故泻下稀薄如水样，量多次频。湿性黏腻，热性急迫，湿热交蒸，壅阻胃肠气机，故泻下急迫，色黄而臭，或见少许黏液，腹痛时作，烦闹不安。湿困脾胃，故食欲不振，甚或呕恶，神疲之力。若伴外感，则发热；热重于湿，则口渴；湿热下注，故小便短黄；舌红，苔黄腻，脉滑数，均为湿热之征。

治法：清热利湿。

方药：葛根黄芩黄连汤加减。常用药：葛根解表退热、生津升阳，黄芩、黄连清解胃肠之湿热，甘草调和诸药，共具解表清肠、表里双解之功。热重于湿，加连翘、马齿苋、马鞭草清热解毒；湿重于热，加滑石、车前子、茯苓、苍术燥湿利湿；腹痛加木香理气止痛；口渴加生石膏、芦根清热生津；夏季湿浊中阻加藿香、佩兰芳化湿浊；呕吐加竹茹、半夏降逆止呕。

（4）脾虚泻

证候：大便稀溏，色淡不臭，多于食后作泻，时轻时重，面色萎黄，形体消瘦，神疲倦怠，舌淡苔白，脉缓弱。

分析：脾胃虚弱，清阳不升，运化失职，故大便稀溏，色淡不臭，时轻时重。脾胃虚弱，运纳无权，故多于食后作泻。泄泻较久，脾虚不运，精微不布，生化乏源，气血不足，故面色萎黄、形体消瘦、神疲倦怠、舌淡苔白、脉缓弱。

治法：健脾益气，助运止泻。

方药：参苓白术散加减。常用药：党参、白术、茯苓、甘草益气补脾，山药、莲肉、扁豆、薏仁健脾化湿，砂仁、桔梗理气和胃。胃纳不振，舌苔腻，加藿香、陈皮、焦山楂以芳香化湿，理气消食助运；腹胀不舒加木香、枳壳理气消胀；腹冷舌淡，大便夹不消化物，加干姜以温中散寒，暖脾助运；久泻不止，内无积滞者，加肉豆蔻、诃子、石榴皮以固涩止泻。

（5）脾肾阳虚泻

证候：久泻不止，大便清稀，完谷不化，或见脱肛，形寒肢冷，面色㿠白，精神萎靡，睡时露睛，舌淡苔白，脉细弱。

分析：久泻不止，脾肾阳虚，命门火衰，不能温煦脾土，故大便清稀，完谷不化。脾虚气陷，则见脱肛。肾阳不足，阴寒内生，故形寒肢冷，面色㿠白，精神萎靡，睡时露睛，舌淡苔白，脉细弱。

治法：补脾温肾，固涩止泻。

方药：附子理中汤合四神丸加减。常用药：党参、白术、甘草健脾益气，干姜、吴茱萸温中散寒，附子、补骨脂、肉豆蔻、五味子温肾暖脾、固涩止泻。脱肛加炙黄芪、升麻升提中气，久泻不止加诃子、石榴皮、赤石脂收敛固涩止泻。

变证

（1）气阴两伤

证候：泻下无度，质稀如水，精神萎靡或心烦不安，目眶及前囟凹陷，皮肤干燥或枯瘪，啼哭无泪，口渴引饮，小便短少，甚至无尿，唇红而干，舌红少津，苔少或无苔，脉细数。

分析：本证多起于湿热泄泻，由于泻下无度，水液耗失，阴津受劫，液亏气虚，肌肤失养，故目眶及前囟凹陷，皮肤干燥或枯瘪，啼哭无泪，唇红而干，精神萎靡。水液不足，故小便短少，甚或无尿。胃阴伤，无津上承，故口干、口渴引饮。气阴不足，心失所养，故心烦不安。舌红少津，苔少或无苔，脉细数，均为气阴损伤之象。

治法：益气养阴，酸甘敛阴。

方药：人参乌梅汤加减。常用药：人参、炙甘草补气扶脾，乌梅涩肠止泻，木瓜祛湿和胃，四药合用且能酸甘化阴，莲子、山药健脾止泻。久泻不止加山楂炭、诃子、赤石脂涩肠止泻，口渴引饮加石斛、玉竹、天花粉、芦根养阴生津止渴，大便热臭加黄连清解内蕴之湿热。

（2）阴竭阳脱

证候：泻下不止，次频量多，精神萎靡，表情淡漠，面色青灰或苍白，哭声微弱，啼哭无泪，尿少或无，四肢厥冷，舌淡无津，脉沉细欲绝。

分析：本证多见于暴泻或久泻不止，耗伤津液，阴损及阳，气随液脱。阴伤于内，故见啼哭无泪，尿少或无；阳脱于外，则精神萎靡，表情淡漠，哭声微弱，面色青灰或苍白，四肢厥冷。舌淡无津，脉沉细欲绝，为阴津耗竭、阳气欲脱之象。

治法：挽阴回阳，救逆固脱。

方药：生脉散合参附龙牡救逆汤加减。常用药：人参大补元气，麦冬、五味子、白芍、炙甘草益气养阴、酸甘化阴，附子回阳固脱，龙骨、牡蛎潜阳救逆。

2. 葛根汤治疗小儿腹泻的临床研究

通过对葛根汤化裁治疗消化道外感染引起的小儿腹湾的临床观察表明：治疗组总有效率高于对照组，提示治疗组优于对照组，同时，中药对照组优于西药对照组。在改善发热、头痛、呕吐、咳嗽、流涕症状方面，治疗组与两组对照组（除中药对照组中的呕吐症状）有明显差异，提示治疗组在发热、头痛、咳嗽、流涕方面优于两组对照组；在呕吐方面明显优于西药对照组，而与中药对照组疗效相当；在症状消失时间方面，各项数据表明，治疗组快而稳定；在显效时间方面，治疗组，西药对照组，中药对照组，有明显差异，提示治疗组治疗时间较对照组短，而且稳定。以上说明葛根汤化裁治疗消化道外感染引起的小儿腹泻，能有效的改善患儿的临床症状，可以快速稳定的治疗该病，值得广泛推广与应用。

张文从脾胃论治，用参苓白术散加减治疗小儿泄泻 45 例，对风寒、伤食、脾虚等不同证型对症施治，治愈 27 例，好转 15 例，无效 3 例，总有效率93.3%。王勤用温肾固肠汤加减治疗小儿腹泻103例，全部治愈，患儿大便正常。其中服药2剂者32例，3剂者37例，4剂者22例，5～9剂者12例，有13例采用母乳间接服药法（原方药剂量加倍，并加木通6g，待乳母服药1h之后即哺乳），随访3月，未见复发。丁连平用健脾化湿汤治疗小儿腹泻52例，结果治愈22例，占42.3%；好转25例，占48.1%；无效5例，占9.6%，总有效率90.4%。蔡莉君用查肛理脾法治疗小儿腹泻60例，并与60例采用蒙脱石散口服治疗的对照组比较，观察两组疗效及主要症状恢复正常的时间，结果临床总有效率治疗组为100%，对照组为76.7%，治愈及显效率分别为81.7%和61.7%，治疗组治愈率、显效率和主要症状恢复正常时间明显优于对照组（$P<0.05$）。外用中药治疗杨顺华在依据病情给予抗感染、补液、纠酸、喂养指导及对症治疗的基础上，采用黄连素粉剂加思密达联合保留灌肠治疗泄泻患儿85例，治疗后显效78例（91.8%），有效5例（5.8%），无效2例（2.4%），总有效率为97.6%。曹向东等用中药散剂外敷脐部（即神阙穴）治疗小儿腹泻，治疗组（45例）按临床表现和体征分为风寒泻和湿热泻两型，风寒泻者采用寒泻散治疗，湿热泻者用热泻散治疗。将诸药研成药末，用时将药末加植物油调成糊状，敷于脐部。对照组（45例）常规抗病毒、补液及对症治疗，所有病例均给予流质淀粉类非脂饮食。结果治疗组显效37例（82.22%），有效7例（15.56%），无效1例（2.22%），总有效率为97.78%。对照组显效17例（37.78%），有效15例（33.33%），无效13例（28.89%），总有效率为67.11%。

讨论

上呼吸道感染引起的消化道外感染性小儿腹泻，俗称肠胃感冒，临床表现为鼻塞、流涕、咽痛、发热、头疼、全身不适、食欲不振、呕吐、腹泻、腹疼、口干、烦渴等。从中医六经辨证角度分析鼻塞、流涕、咽痛、发热、头疼、全身不适属于太阳经病变。太阳主一身之表，为诸经之藩篱，统一身之营卫，营卫调和，则卫外固密。若正气虚弱，卫外失固，风寒侵袭，太阳经首当其冲。营卫失调，卫阳被遏，则见恶寒发热；太阳经脉上额交巅入络脑，夹肾抵腰，终于足，故太阳经气失于温煦，见头项强痛，身疼腰痛。食欲不振、吐、腹泻、腹疼、口干、烦渴属于阳明经病变，感邪较重，邪气内迫阳明，迫于大肠则下利，迫于胃则呕不能食。由于下利伤阴及呕吐伤胃则可见口干、烦渴，由此可见此病为太阳与阳明合病即"邪客阳明"。所以，西医中上感引起的小儿腹泻即为中医里"邪客阳明"引起的泄泻。

张仲景《伤寒杂病论》原文条中指出："太阳与阳明合病者，必自下利，葛根汤主之。"尤在泾："伤寒之邪，在上则为喘满，入里则为下利，两阳合病，邪气盛大，不特充斥于上，抑且浸淫于里，故曰必自下利，其不下利者，则必上逆而呕。晰而言之，合病下利者，里气得热而下行也；不下利但呕者，里气得热而上行也。夫邪盛于外而之内者，仍当先治其邪。"陈修园："太阳之恶寒发热，头项强疼等症，与阳明之热，目疼鼻干等症，同时均发无有先后，名曰合病。合病者，两经之热邪并盛，不待内陷，而胃中之津液为其所逼而不守，必自下利。然虽下利而邪犹在表，未可则之于里。既非误下邪陷之里虚，断不可以协热下利之法治之，仍当以两经之表证为急，故葛根汤主之。"成无己："伤寒有合病，有并病，本太阳病不解，并于阳明者，谓之并病；二经俱受邪，相合病者，谓之合病，合病者，邪气甚也。太阳阳明合病者，与太阳少阳合病，阳明少阳合病，皆言必自下利，有以邪气并于阴，则阴实而阳虚，邪气并于阳，则阳实而阴虚。寒邪气甚，客于二阳，二阳方外实，而不主里，则里气虚，故必下利，与葛根汤以散经中甚邪。"汪苓友："太阳之里为膀胱，其府主水，阳明之里为胃，其府主谷，二府之气不和，则水谷虽运化而不分清，所以必自下利也。治发与葛根汤，以发散二经中合病之表邪，而利自止。"张令韶："下利者，气下而不上也，葛根汤主之，利自止矣。"总的来说，二阳合病，固然是指二经症状同时出现，但究其病机却偏重在表，下利有表邪内迫所致，所以不是两经同治，而是专治其表，表解则利自止。从表象来看，存在着两种矛盾，从实质来说，表邪是主要矛盾，于是集中力量去解决表邪问题，这是极其宝贵的经验总结，充满了辨证思想，也是仲景专门提出合病、并病证治的意义所在。同时，在葛根汤的基础上，后世医家通过临床经验的积累与总结，对葛根汤进行了化裁，如"幼科之鼻祖"钱乙，认真钻研《伤寒论》，曾著有《伤寒论指微》卷，可惜已散佚，其七味白术散被后世称为"治泄作之神方"，其中葛根升举阳气，解太阳之表邪，与葛根汤异曲同工，可见葛根汤治疗消化道外感染性小儿腹泻的可行性。中医治疗泄泻有治泻九法：淡渗、升提、清凉、疏利、甘缓、酸收、燥脾、温肾、固涩。此九法概括性较强，包括了临床上治泻的基本方法，但在此条中张仲景还给我们提供了此九法之外的一种治泻思路，那就是以汗止泻法。下利因于表郁，所以治疗重点是发汗以解太阳之邪，同时兼顾升津以解刚明之邪，故治用葛根汤。解表药大都升散，气升则津升，水出玄府，水液敷布归于正常，则下利必止。仲师在《金匮要略》中还有"下痢脉反弦、发热身汗出者，自愈"的条文，此乃下痢后冲和之气生，病势由里而趋外，阴阳表里自和的反应。提示对于病情尚有可挽之势者，可以因势利导，运用具有引领病势向外的药物引导邪气同还于表，可促使疾病向愈。

葛根汤中以葛根升举清阳、鼓舞脾胃清刚之气上行而奏止利之功，既能疏解表邪，又能入阳明而升刚起津，使津不下趋大肠，合麻黄、桂枝汤发散风寒，宣达肺气，宣通毛窍，疏利肠胃，使内陷之表邪从里出来，使内陷之津气达于体表，攘外以安内，表解而里自和；复用生姜、大枣、甘草健脾和胃，脾胃健运，升降复常，则下和可止。下利，乃大肠之病，解表药开提肺气，肺又为水之上源，肺宣发则津液升，肺气调则大肠和，故下利必止。此即所谓源清流自洁，体现了肺与大肠相表里的整体观。从这里我们可以得到提示，在遇到消化系统的疾病也可以考虑从肺论治，以解表法治下利，此方开其端，也为后世逆流挽舟之法的创立开了先河。至清代喻嘉言精研治痢方法，将逆流挽舟法治痢明确为治疗大法，其在深究仲景等学术思想的基础上结合实践提出取汗止痢，必从汗，先解其外，后调其内，以人参败毒散为代表方。但逆流挽舟又与以汗止泻法略有不同，逆流挽有中多用升提陷气之药，而少解表发散之品，故对于一些表闭致泻之疾治疗效果不佳，而以汗止泻法则能弥补逆挽之不足，为中医临床治疗泄泻提供了新的治疗方法。

小儿泄泻病是儿科常见的消化道疾病，其病机复杂，兼夹症多，传变迅速，祖国医学对本病的认识已有久远的历史，论述非常丰富。近年来中医在治疗小儿泄泻的临床和实验研究方面都取得了很多成绩，对小儿泄泻的病因病机、辨证分型、诊疗标准及临床治疗等方面都进行了深入的研究。目前存在的问题是：（1）泄泻与腹泻的名词使用很混乱，泄泻是中医的一个病名，而腹泻是西医的一个症状，腹泻可以是大便稀薄，或是水样便，甚至黏液脓血便。而泄泻的症状是大便次数增多，泻出稀薄，甚则如水样，或完谷不化。如果出现黏液脓血便，当属痢疾的范畴，这说明以腹泻为主症的疾病在中医的诊断中可能是泄泻，也有可能是痢疾。所以腹泻是不能代替泄泻的，同样泄泻也不能代替腹泻，但在很多文章中腹泻和泄泻是混用的。（2）近年来，越来越多的学者意识到建立统一的小儿泄泻的诊断及疗效评定标准已成为中医学术发展的需要，标准的制定、修改充实，鉴定推广，将会对小儿泄泻的规范化研究起到推动作用。（3）从收集到的资料看，许多科研设计方案尚不够严密，多数没有随机对照，因此目前尚难选出一个比较公认的重复性较好的治疗方案。今后中医关于小儿泄泻的临床研究，既应突出中医特色，做到理法方药完整统一，也要严格科研设计，遵循随机化原则，设置公认的西药对照组，并尽可能地利用现代科研手段，开展中医辨证论治与现代客观指标的相关研究，探求具有特异性的指标体系，进一步阐明中医药治疗本病的机理。（4）中医药治疗小儿非感染性腹泻具有明显优势，目前的研究也多局限在小儿非感染性腹泻方面，小儿感染性腹泻中医治疗的报道较少，但中医药治疗小儿感染性腹泻确有优势，在治疗小儿急性感染性腹泻方面既有满意的疗效，又可以避免因应用抗生素而出现的细菌耐药等问题。下一步应结合中医"辨证治疗"和西医"辨病治疗"的特色，对小儿感染性腹泻做规范研究，观察远期疗效，提高可重复性。

综上所述，中医治疗小儿泄泻具有方法独特、疗效确实而且安全简便的特点，显示出较大的临床优势和可喜的发展前景，但也暴露出许多亟待解决的问题。今后应着重开展针对上述问题的科研协作，建立和推广统一的诊断和疗效评定标准，采用以辨证论治为主体的综合治疗方法，不断地总结出新治法新方药，提高临床疗效，丰富和完善小儿泄泻的病机理论，以更好地指导临床实践。

3. 临床医案

刘某，男，4岁，1984年3月5日诊。患儿前日汗后受凉，昨日起发生肠鸣腹泻，大便清稀带泡沫，日数次，伴见恶寒发热，无汗，鼻塞流涕，纳呆，舌淡红，苔薄白，脉浮数。证属外感风寒腹泻，拟解表散寒为治。用葛根汤原方：葛根12克，麻黄5克，桂枝6克，白芍10克，大枣3个，生姜2片，炙甘草3克。药进1剂腹泻减，表证除，再剂则泻止而痊。

按：外感所致之小儿腹泻，其治但须解表，表解则里自和，葛根汤对此有较好疗效。

二十四、小儿遗尿

1. 祖国医学对小儿遗尿的认识

遗尿症是儿科常见病、多发病，现在医学认为遗尿症可分为原发性和继发性、单纯性和复杂性，儿童最常见的仍为原发性单纯性遗尿症。中医认为遗尿症的病位主要涉及肺脾肝肾四脏，发病以先天禀赋不足，下元虚寒或久病失于调养，肺脾气虚，膀胱气化功能失调或因饮食失调，湿热内蕴，郁于肝经，肝经疏泄失利，移热于膀胱而致。现代医学至今对原发性遗尿症的病因仍不十分明确，近年的研究认为是多病因所致，文献报道与遗传因素、睡眠觉醒障碍、膀胱功能紊乱、夜间抗利尿激素分泌缺陷等因素有关，现综述如下。古医籍关于遗尿症的认识小儿遗尿症，祖国医学称之为"夜尿"、"遗溺"等，是指患儿夜间睡眠中小便自遗不知，醒后方觉的一种病证。临床表现为小儿睡中小便自遗、醒后方觉。轻者数夜次，重者可一夜数次，没有排尿困难或淋漓不尽。遗尿症中医古籍早有记述，中医《黄帝内经·灵枢经·本输篇》有"三焦者……络膀胱，约下焦，实则闭癃，虚则遗溺，遗溺则补之，闭癃则泻之"的记述，《素问·宣明五气篇》又有"膀胱不利为癃，不约为遗溺"的记载，《灵枢·九针论》又言"膀胱不约为遗溺"。此处所论遗溺实际包含两层意思，一指排尿不能自控而遗尿之症，二指小儿睡中遗尿，醒方知觉的病症。后人进一步发展了内经的理论，隋代巢元方《诸病源候论》中列有"遗尿候"、"尿床候"，并说："夫人有睡眠不觉尿出者，是其禀质阴气偏盛，阳气偏虚，则肾与膀胱俱冷，不能温制于水，则小便多，或不禁而遗尿。"明代王肯堂《证治准绳幼科·遗尿》曰："肾与膀胱俱虚，而冷气乘之，考试不能拘制，其水出而不禁，谓之遗尿。"基本上继承了前人的理论。清代沈金鳌《杂病源流犀烛·遗尿》云："肺主气以下降生水，输于膀胱，脾虚则不能为气化之主，故溺不禁也。"明代张介宾《景岳全书·遗尿》又云："盖小水虽利于肾，而肾上连于肺，若肺气无权，则肾水终不能摄，故治水者，必须治肺。"他们发展了古人的理论，为后人提供了治疗小儿遗尿的思路。所以我们认为，小儿遗尿的发生与肺脾肾膀胱的功能失调密切相关。在水液代谢与尿的生成排泄中，这些脏器发挥着重要的作用。肺主一身之气，主通调水道，脾主运化，肾主水，主气化。水液的代谢，依靠的传输、肺的散布、通过三焦，清者运行于脏腑，浊者化为汗与尿排出体外，在此过程中，肾的气化作用贯彻始终，甚为重要。膀胱为储尿、排尿器官，肾气固摄膀胱，肾的气化功能正常则膀胱开合有度，正如《素问·灵兰秘典论》所说："膀胱者……津液藏焉。气化则能出矣。"若肺脾肾虚弱不足致气化失常、膀胱失摄，则遗尿，由于小儿贪凉喜冷，致使寒凉伤及中焦脾胃而发遗尿者不乏其人。

中医认为遗尿症主要是因先天禀赋不足、后天失养而至肺脾肾虚，或由于湿热内蕴、肝胆气机不畅，最终至膀胱气机失调所至。从发病角度认识遗尿的发病有虚实二因。属虚者，因先天禀赋不足，素体虚弱，常表现为肾气不足、下元虚冷，使膀胱功能失职。闭藏不固，而致遗尿亦因病后失调，致使肺脾气虚，不能约束水道而患遗尿若由肺脾及肾，导致肾虚，则膀胱闭藏不固而遗尿。属实者，多因湿热内蕴，郁于肝经。肝失疏泄，热迫膀胱，膀胱不约而遗尿。属虚实夹杂者，为心肾不交，水火不济，心火上炎或痰蒙心窍。心志不能下达于肾，肾水失于闭藏，而致遗尿，此类患儿多有睡眠深沉，不易唤醒，即使唤醒也神志朦胧，常常梦中遗尿。从脏腑学说分析遗尿小儿遗尿症古来多以为系下元虚寒，膀胱失约所致。但也有的医学如张景岳认为小儿遗尿不仅与元阳虚弱有关，同时又与神明有密切关系，并提出"阳元在下者温暖，在上者昭明"。同时也指出，小便虽利于肾，而肾上连于肺，若肺气无权，肾气终不能摄。提出了肺与遗尿的关系。结合内经中有关尿液代谢的述说和历代医家的论述，可看出，遗尿一证，不仅和肾与膀胱有关，同时，与肺、脾、肝、心、三焦、小肠等脏腑都有非常密切的联系。肾为先天之本，藏真阴而寓元阳，肾主水液，调节人体的水液代谢，膀胱与肾相表里，有化气行水的功能。先天禀赋不足，肾气不充下元虚寒，肾气不足，膀胱气化功能失调，闭藏失职不能制约水液，故发生遗尿。脾为后天之本，气血生化之源。《金匮要略》有"四季脾旺不受邪"之说。《内经》曰："饮入于胃，游溢精气，上输于脾，脾气散精，上归于肺，通调水道，下输膀胱。"是脾也者，原位居中焦，为水饮上达下输之枢机。遗尿者，枢机不旺，清阳不升，反而下陷，以及由气失摄纳所形成。肺主皮毛，其气宣发肃降，通调水道，寒邪外来，肺气失宣，津液不得四布，水液下流膀胱。膀胱为足太阳经，主一身之表，为人身之藩篱，寒邪外来，经脉不利。膀胱气化失司，故发生遗尿。肝主疏泄，条达全身之气机，厥阴肝经布胁肋，下行绕阴器。外湿入浸或嗜食辛辣，肝气郁滞，湿热内生，肝经湿热循其经络下注膀胱，致使膀胱气化功能失调则遗尿。心主神志，为五脏六腑之大主。心气不足，复固大惊卒恐，过悲伤肾耗精，气失所养，下及肾虚。心肾不交，下元亏虚，膀胱气化失常，则发生遗尿。

证候特点

本病临床上见下元虚寒、肺脾气虚、肝经湿热、心肾不交四种证候类型，又以下元虚寒最为多见，分述如下。

（1）下元虚寒证

症见睡中遗尿，长期不愈，反得出现，遗尿量多次频，或一夜效遗，醒后方觉，患儿面白神怯，形寒畏冷，四肢不温，平时小便清长，舌淡苔白，脉象沉细或沉弱，此证还多见于先天不足、生长发育迟缓、智力低弱的小儿。为肾气虚弱，下元虚寒，不能温化固摄，膀胱制约无权所致。肾为先天之本，脾为后天生化之源，患儿常因先天禀赋不足，后天失养所致，患儿常见脾虚貌，小儿脾肾常虚，先天不足则肾虚，后天饮食所伤、调理不当或久病失养，中伤脾胃，后天生化无源，肾火虚衰，又不能温健脾阳，如此脾肾两虚，进而下元虚寒，膀胱气化失施，故见遗尿此类证常用治法为温补肾阳，佐以固摄，治宜用升阳益肾，引火归原法。补肾以治先天这不足，升举阳气以温健脾阳，脾得健运，以治后天之失，引虚浮之火，归入元阳，以治虚寒之下元。此证重在调脾固肾，引火归原。此类患儿无论春夏秋冬皆可发病，而冬寒季节为甚。为临床上最常见的证型。

（2）肺脾气虚证

症见睡中遗尿，量不多但次数频，面白神倦，懒言少动，纳少便溏，四肢欠温或虚胖或消瘦。肌肉松软，常汗出，易患感冒，舌淡苔白，或舌质胖嫩，脉象细弱。气虚证病位在肺、脾为主，肺为水之上源，主通调水道，输布津液，脾主运化水湿，故治疗宜健运疏利为主。患儿见肺脾两虚之证，脾不健运，肺失通调，脾主后天，生化无元则后天失养，肺主皮毛，卫外而为固，肺虚卫外不固故见表虚证，肺脾气虚则制下无权，开合失司，故见遗尿之证，进一步可发展为下元虚寒之证，故治宜健运脾阳，固护卫气。脾土生肺金，虚则补其母，故重在补脾益肺。此证多见于病后失调，肺脾两虚的小儿而且多反复不愈。此证与上述下元虚寒证的区别在于本证病情较轻，肾虚之象不显，若长期不愈，也可发展成下元虚寒证。

（3）肝经湿热证

症见睡中遗尿，尿量不多，次数也较少，但尿味臊臭难闻，尿色黄，平时性情急躁、好动多汗，或夜闻梦吃啮齿，夜卧易惊，大便偏干，形体多偏瘦，或手心灼热，口中气臭，唇舌红赤，舌苔黄或黄腻，脉象滑数。此证为实证，多因素体内蕴湿热，郁于肝经，而使肝之疏泄失常，热迫膀胱而致遗尿。《幼科释谜》说："遗尿不禁者……亦有热客于肾部，干于足厥阴之经，廷孔郁结极甚，而气血不能宣通，则痿痹而补无所用，故液渗入膀胱，而旋溺遗失，不能收禁也。"肝为将军之官，肝主疏泄，条达全身之气机。外湿入侵或饮食不当，肝气郁滞，湿热内生，肝经湿热循其经络下注膀胱，致使膀胱气化功能失调则遗尿。治宜疏肝清热，佐以利湿。小儿肝常有余，肾常虚，加之肝肾同源，所以此证疏肝清热不宜过，当适时而止，反之伤及肾阳则反生他证。

（4）心肾不交证

症见睡中遗尿，时作时休，白天多动少静，性情急躁，神恍健忘，注意力不集中，夜寐多，睡眠深沉，不易唤醒，即使唤醒亦神识朦胧不清，梦中遗尿。舌质或红或淡红，脉象细数。此证为心肾不交，心气不足虚热内扰，心志不能下达于肾，肾失闭藏而致遗尿。这些证以遗尿为主症，主肾失交虽因心肾不足所致，但气阴两虚之外证多不显著，形体稍见消瘦。临证辨证除抓住上述主要症状表现外，还应分辨心、肾，以及郁热的轻重。丹溪说："人之有生，心为火居上，肾为水居下水能升而火能降，一升一降，无有穷已，故生意存焉。"心为君主之官，心主神明，心气不足，虚火扰神，心火不能下达于肾，肾水不能上济于心，心肾不交，肾失闭藏而致遗尿。治宜清心滋肾，安神固本，交通心肾，佐以收摄。

治疗

（1）经方治疗

夏承义运用补中益气汤合补肾汤治疗小儿遗尿症，具有确切的疗效。共58例患儿，痊愈32例，基本痊愈15例，好转5例，无效6例，总有效率89%。方中以白术、黄芪、太子参等健脾补气，芡实、菟丝子、益智仁补肾固涩缩尿，桂枝温阳化气，石菖蒲开窍化湿，白芍调和营卫，佐以甘草调和，诸药合用，共奏健脾补气、固涩益肾之功。丁樱教授认为，小儿遗尿多为虚证或本虚标实，以"下元不固"贯穿本病始终，治疗当以固涩益肾为主，兼补肺清心疏肝等。临床以五子衍宗丸加减治疗小儿遗尿症取得了显著疗效，五子衍宗丸由枸杞子、菟丝子、车前子、五味子、覆盆子组成，功效填精益髓，温肾补阳，疏利肾气，再加以益智仁暖肾缩尿固精。王红欣用六味地黄丸加补骨脂治疗小儿遗尿症具有良好的效果，方法：将180例遗尿症患儿随机分为2组，即对照组60例和治疗组120例；对照组与治疗组均给予六味地黄丸口服，治疗组在上述基础上加补骨脂治疗。结果显示：治疗组治愈90例，有效28例，总有效率98.3%；对照组治愈21例，有效14例，总有效率为58.3%；2组总有效率比较有显著性差异。冯天明教授认为，邪热积肺，肺气无权，脑窍不通，肾水不摄是导致小儿遗尿的主要原因之一。治疗上予麻杏石甘汤化裁治疗，寓"下病上取"之意。方中麻黄、石膏两药相配，取其味辛，助膀胱气化，发散经脉郁滞之阳气，从而约束小便。石菖蒲性温味辛，有开窍安神醒脑之效。杏仁归肺与大肠经，味苦，擅降气平喘，与石膏相配则清肃协同，与麻黄相伍则宣降相因。全方合用，使肺热清，肺气行，脑窍通，膀胱气化功能正常，则遗尿自止。

（2）温针

孙沫等治疗小儿遗尿40例，取穴：肾俞、膀胱俞、中极、关元、三阴交、内关、神门、阴陵泉，其中在中极、关元、三阴交处施以温针灸，每日1次，10次为1个疗程，疗程间隔3d，3个疗程后治愈34例，好转5例，无效1例。田萍等将240例肾气虚型遗尿患儿随机分为治疗组和对照组各120例，治疗组采用针灸治疗，取穴：关元、中极、肾俞、膀胱俞、命门、三阴交，以补法为主，并加灸15min，每日1次，7次为1个疗程，连续治疗2个疗程。对照组口服中成药缩泉丸，每日1次，每次3粒，连续服用2周。结果2组的总有效率分别为91.38%和77.67%，治疗后中医证候总评分分别降低（11.47±4.86）分、（7.06±3.16）分，说明针灸治疗小儿遗尿的疗效优于单独口服中成药。邢健莉将95例遗尿症患儿随机分成2组：治疗组予温针灸治疗，取关元、中极、膀胱俞、三阴交作为主穴，肾阳不足者加肾俞，脾肺气虚者加气海、肺俞、足三里，夜梦多者加百会、神门。针刺得气后给予补法并留针，将长约 2cm 艾条插在针柄上，点燃施灸，待艾条烧完后，易柱再灸，灸 5～10 壮。对照组采用单纯针刺，每日 1 次，10 次为 1 个疗程，连续治疗 2 个疗程。结果治疗组总有效率为 91.8%，对照组为 71.6%，2 组比较有显著性差异。

（3）体针

杨铁伟治疗小儿遗尿 45 例，取穴：①百会、关元、中极、三阴交；②肾俞、神门、足三里、膀胱俞。2 组穴位交替使用。操作方法：关元、肾俞、三阴交、足三里针刺用补法，其中三阴交向上斜刺，使针感向上传导至会阴部，余施平补平泻手法，留针 30min，每隔 10min 运针 1 次。每日 1 次，10 次为 1 个疗程，一般治疗 1～3 个疗程，治疗期间停用其他一切与治疗本病相关的中西药物。结果治疗 1 个疗程后痊愈 21 例占 47%，治疗 2 个疗程后痊愈 18 例占 40%，有效 5 例占 11%，1 例经 1 个疗程治疗后效果不明显而停止治疗。王玉平等治疗 56 例遗尿症患儿，以神门、委中为主穴，温补下元配中极、肾俞、膀胱俞、太溪，针用补法；补中益气配气海、太渊、足三里、三阴交，针用补法；清利湿热配太冲、行间、阳陵泉，针用泻法。总有效率 96%，常选用主穴三阴交、关元、中极、肾俞、命门、膀胱俞、百会、足运感区配穴足三里、阴陵泉、曲骨、神门、太溪、人中，临床根据病症酌情选穴，如下焦虚寒型取关元、中极、肾俞、三阴交、配内关、神门或百会、水沟。肺脾气虚取列缺、肺俞、脾俞、气海、足三里、配内关、神门或百会、水沟。针刺手法关元、中极、肾俞、三阴交、列缺、肺俞、脾俞、气海、足三里、内关、神门均用补法，捻转补法，其中关元、气海针后加灸列缺向上斜刺，使针感向上臂放射入中、百会平补平泻，以上各穴均留针，每日次，每次为疗程。耳针常用耳穴肾、膀胱、皮质下。首先用酒精棉球擦全耳廓去污脱脂，然后在所选耳穴区探寻敏感点，将粘有王不留籽的胶布对准敏感点贴压，嘱患儿每日按压次，使耳廓产生热、胀感等反应，每次一侧耳穴，天后换对侧耳穴，次为疗程。随症加减肾气不足加内分泌、脑点，肝胆火旺者加肝、胆。

（4）穴位注射

程坤将 150 例患儿随机分为 2 组：对照组口服盐酸丙咪嗪，初始剂量 12.5mg/d，睡前 1h 服用，1 周后增至 25mg/d，10 岁以上可用至 37.5mg/d，取得疗效后，巩固半个月逐渐减量，乃至停药。治疗组用维生素 B_{12}

0.1mg（0.05mg/ml），在中极、三阴交、太溪行穴位注射，每个穴位 0.6ml，隔日 1 次，连续治疗 5 次，结果治疗组总有效率为 97.5%，对照组为 88.57%。范美丽等治疗遗尿症患儿 1800 例，采取维生素 B_1 关元穴注射 0.5ml，再取双侧三阴交各注射 0.5ml，每日 1 次，3 次疗效不著者加双侧阴陵泉，5 次为 1 个疗程，夜间排尿 3 次以上者加压耳穴神门、膀胱、三焦等，结果痊愈 1353 例，显效 294 例，有效 153 例。穴位注射常用取维生素针，患儿取卧位，取关元穴，穴位常规消毒，针刺寸注射，再取双侧三阴交，常规消毒，直刺进针，提插至穴位有酸麻胀感，回抽无回血后各注射出针后压迫针孔，以防出血，每日次，次效不著者，加双侧阴陵泉，次疗程。该方法还可用于埋线、埋针等。

（5）敷脐疗法

敷脐疗法是将药物捣烂或研末，加水、醋或油脂等赋形荆敷于脐部，外用胶布或绷带等固定以治疗疾病的一种方法。脐又名神阙穴，神阙穴"内通脏腑之气，下连元气之根"，此处皮肤较薄，药力容易透过皮肤通达全身，很快起到治疗疾病的作用。常用方如五倍子、何首乌各，研末醋调敷于脐部，每晚次，连用。或用生硫黄末，鲜大葱根。先将大葱根捣烂，合硫黄末拌匀，睡前敷脐，油纸覆盖纱布固定次晨取下，次日晚连用次。

（6）推拿按摩法

推拿按摩法方法很多，常用方法是患儿仰卧位，医者施摩法于患儿小腹，其间配合震颤法，以透热为度。一指禅推法施于关元、气海、三阴交，要求动作轻，频率快。患儿俯卧位，医者以四指推法施于患儿双侧肾俞。辨证加减下元虚寒者加推太溪，肺脾气虚者加推足三里、太渊，肝经郁热者加推中极、膀胱俞、太冲、阴陵泉，寐深不醒者加推人中、心俞、神门。

（7）磁疗磁疗

是利用磁场作用于机体以治疗疾病的一种方法，祖国医学早就有磁石治疗疾病的记载。近期学者对磁石进行研究，发现磁场对细胞生物活性有、定影响，磁场产生的磁力线有促进血液循环等作用。磁场刺激穴位后，可通过神经调节人体的排尿功能从而达到治疗遗尿的目的。常用型电磁疗机，将双磁头线接通磁疗机后置于穴位上中极、关元、归来、三阴交，每穴每次 5 分钟，每天 3 次，10 次为疗程。

（8）激光疗法

激光穴位照射是用激光光束代替传统的针具，照射时可使局部皮肤温度升高，因此激光疗法具有针与灸的双重作用。常用一型激光医疗机或用低功能一激光针作经络穴位照射，主穴常选中极、会阴、三阴交、百会激光针头直接与穴位局部皮肤相接触激光照射穴位，无针刺之胀痛感，一般患儿都乐于接受。

（9）中西医结合治疗

李淑闽等在中医辨证治疗的基础上，给予盐酸丙咪嗪，睡前半小时服用，周为疗程，一般疗程，少数再巩固疗程，与中药同时治疗并同时指导进行夜间定时排尿训练。中西医结合治疗组治愈20例，2个疗程后遗尿消失，3个月至半年随访无复发，有效30例，2个疗程后遗尿次数减少一半以上，疗程遗尿消失，无效1例，2个疗程后遗尿次数有所减少，但仍有发作，本组总有救治愈率92.23%。

2. 临床医案

案1，李某，男，8岁，1984年1月7日诊。每在睡中遗尿三年余，一夜尿床一至二次，醒后方觉。曾服健脾益肾、固涩缩尿之品及针灸治疗，效果欠佳。患儿饮食尚可，发育正常，舌质淡，边有齿印，苔薄白，脉缓。处方：葛根10克，麻黄4克，桂枝、炙甘草、白芍各6克，生姜2克，大枣7枚。连服9剂，痊愈。随访至今，未再发生遗尿。

按：邪中足太阳经，膀胱气化失常而致遗尿，用葛根汤散太阳之邪，摄太阳之津，邪去经固，则遗尿自已。

案2，李×，男，8岁。1984年1月7日诊。每在睡中遗尿三年余，一夜尿床一至二次，醒后方觉。曾服健脾益肾、固涩缩尿之品及针灸治疗，效果欠佳。患儿饮食尚可，发育正常，舌质淡，边有齿印，苔薄白，脉缓。处方：葛根10克，麻黄4克，桂枝、炙甘草、白芍各6克，生姜2克，大枣7枚。连服9剂，痊愈。随访至今，未再发生遗尿。

按：葛根汤中麻黄是治疗遗尿症的主药。麻黄含麻黄碱，该成分对膀胱括约肌有明显的兴奋作用，故对夜间遗尿有效。但麻黄性温，长于发散，易耗损正气，故在治疗时，须调整方中各药用量，以顾护脾胃和津液。阴虚火旺者忌用。

案3，孙××，女，13岁，学生。1984年4月诊：夜寐遗尿一年多，经多方医治无效而就诊。据称，合目即寐，呼之难醒，寐中遗尿，衣被尽湿，口渴夜甚。证见心烦身倦，恶寒无汗，舌红苔少，脉浮滑。查尿常规未见异常。病为遗尿，证属寒邪束表，膀胱气化失调。治宜开发腠理，佐以化气行水。方用葛根汤加减：葛根90克，麻黄、白芍各10克，桂枝、杏仁、防风、桔梗各6克，茯苓15克，苏叶4克，甘草3克。3剂。二诊：前证减轻，继用前方2剂。三诊：夜睡能自醒解小便，已无尿床。再以补中益气汤加益智仁、桑螵蛸，5剂而愈，随访二年多未见复发。

按：风寒之邪侵袭太阳，邪束卫表，卫阳被遏，营阴郁滞，毛窍腠理闭塞，日久不愈，随经入腑，膀胱经脉失调，开阖失司而致遗尿。《素问·调经论》所云"上焦不通利，则皮肤腠理闭塞，玄府不通"，《灵枢·五盛津液别篇》又云："天寒则腠理闭，气湿不行，水留于膀胱，则为溺与气。"此病本在邪束太阳之表而不得宣泄，标在膀胱气化失常，开阖失司。故以葛根汤解肌表而开腠理，加防风、苏叶助麻桂发汗透邪，加桔梗助杏仁宣肺利气，加茯苓淡渗助桂化气行水，使膀胱开阖有序而遗尿得愈。再以补中立脾肺之气，固肾缩泉，以善其后。

二十五、椎—基底动脉供血不足

1. 祖国医学对椎—基底动脉供血不足的认识

中医学对于本病的认识，早在《黄帝内经》就有描述，认为其发生与外邪和体质有关，外邪以风邪上犯有关，而体质与肝肾亏虚有密切关系。《素问·至真要大论》指出"诸风掉眩，皆属于肝"，《灵枢·卫生》则认为"上虚则眩"，《灵枢·海论》云："髓海不足。"以上这些皆是《内经》对眩晕病机的精辟论述。明代严用和在《重订严氏济生方·眩晕门》中指出："所谓眩晕者……由此观之，六淫外感，七情内伤，皆能导致（眩晕）。"古代各医家对眩晕病因病机的论述，为后世医家提供了宝贵的经验，对指导临床治疗发挥了重要作用。现代医家对眩晕病因病机的研究多宗古人之说，结合当代名家经验进一步探讨，其观点各有侧重。名老中医专家张绚邦根据清代医家叶天士有关内风的理论，总结肝风的病因病机、辨证施治，提出了有特色的理论阳化内风的主要病机是：①肝肾阴亏，精血不足。②温热伤阴，火生风动。③脾胃中虚，土虚木盛，气伤风动。④

情志内伤，五志之火化风而动。⑤气血不足，阴阳俱亏，虚阳上逆，内风浮动。何洪阳概括本病病因病机不论外感风寒，痹阻络脉，或脾虚失运，聚湿生痰，痰浊中阻，或肝郁化火，横逆犯胆，少阳枢机不利，升降失常，或肝肾亏虚，精血不足，均可使脑髓失养而成眩晕。其认为眩晕与风（肝风）、火、痰、瘀、虚及外风均有关，在眩晕由内伤发病的基础上，进一步强调外邪致病的重要性。孔伯华认为眩晕多由恣食肥甘厚味，或郁怒过劳，饮食不节，致伤脾胃，中气反虚，脾为湿困，聚湿成痰，蒙蔽清窍而发。路志正认为脾胃功能失调，水谷精微无以化纳，升降之机紊乱，清阳之气不能上升，致气血生成不足而致眩晕，且致病因素中无论是"外感六淫"或"内生五邪"，兼挟湿邪伤人的最多。顾仁樾认为眩晕与虚、痰、瘀等有关，其中虚为眩晕发病之本，而与虚形成关系最为密切的脏腑当属脾胃，脾胃健而五脏安，脾胃受损，则易殃及四旁，致使脑功能紊乱，产生眩晕等症状。白长川从中医临床角度分析眩晕的病机及辨证分型规律，选取本医院近5年1816例眩晕病例进行详细辨证，可分为34型。统计结果显示眩晕最常见的证型依次为肝阳上扰（阴虚阳亢）、肝肾阴虚、风痰阻络、痰浊中阻（上蒙）、气血（阴）亏虚、肾精不足、瘀血为患，其病机多为气、血、阴虚及血瘀，病变脏腑多责之于肝、脾、肾。吴立文认为在引起眩晕的诸多因素中，痰瘀占有重要地位，其认为痰瘀同病的形成可分为两个方面，一是由痰致瘀，痰瘀同病。痰形成之后，可随气血运行，无处不到，内至脏腑，外达经络。痰滞经络，则气机不畅，血行瘀滞，以致痰瘀互阻。二是由瘀致痰，痰瘀同病。津血同源，血行瘀滞，则津液停滞，又可以促进痰浊的形成，而致痰瘀同病。痰和瘀均为津血代谢运行失常所致，既是病理产物，又是致病因素，二者常互为因果。陶根总结眩晕的特点多本虚标实，本虚为肝肾亏虚，标实以肝风、痰浊为多见，其认为眩晕常在本虚的基础上发生，病久虚实夹杂，可导致痰阻脑络、气滞血瘀之证。津血同源，气血相关，在此病理过程中，痰瘀相互胶结，既为病因，亦为病理产物，故主张痰瘀互结为眩晕的根本病机。周子芳在论述眩晕时指出，老年性眩晕多因血瘀致眩者居多，年高之体，多肝肾亏虚，肾水不足，虚火旺盛，灼津耗血，血稠成瘀，引动肝风；或肾阳不足，命门火衰，阳虚生寒，血液凝滞，引动肝风而致眩晕。常富业等认为，金曰从革，邪扰清窍之眩晕必宣肺祛邪；金水相生，肾虚精亏之眩晕必补肺益肾；子盗母气，气血不足，清窍失养之眩晕必补肺益脾；肺朝百脉，瘀阻清窍之眩晕必宣肺理气，脑络瘀阻之眩晕必理肺通络；肺为贮痰之器，痰浊中阻之眩晕必祛痰理气；上源之水淫溢脑窍之眩晕必宣肺利水；水滞脑窍之眩晕，当宣肺开玄利水；高处不胜寒，寒凝脑气之眩晕，必温肺益气，临证治疗眩晕多从肺卫。《内经》的"诸风掉眩，皆属于肝"、"无虚不作眩"、"上气不足"等观点奠定了眩晕病因病机的基础。至汉唐，多数医家宗奉《内经》"肝肾虚损、上气不足、肝阳化风、外邪入侵"等观点，对眩晕病证病因病机理论的探究逐步深化和具体。张仲景首倡"痰饮致眩"之论。巢元方《诸病源候论》则从风邪立论的角度探讨了眩晕证的发病机制，并提出"由血气虚，风邪入脑"的病源学说。孙思邈在《千金方》中首次立论"风热痰致眩"的观点。两宋时期，医家则更为重视对外因致眩的研究。金元时期，"无虚不作眩"及"无痰不作眩"的思想对后世医家启发颇深。至明清时期，在继承和发扬前贤诸论的基础上，"瘀血致眩"之说开始受到广泛的重视，同时，也更加注重"肝肾阴虚，以肾为本"的学术思想，而当代医家则主要在古人对眩晕病因病机的研究基础上进一步深入发挥。总之，古今医家对眩晕病证病因病机的认识随中医学的发展而逐步深入，各医家对本病的认识虽在不同时代各有所侧重，但纵观中医学发展历史，详审历代医家的著作，从中不难看出，眩晕病证的病因病机理论，在历经历代传承与发展过程中已逐步形成比较完整的理论体系，对后世临床治疗颇有裨益，值得各医家进一步研究探讨。

眩晕是由于风、火、痰、虚、瘀导致清窍失养，临床以头晕、眼花为主症的一类病证。其轻者闭目可止，重者如坐车船旋转不定，不能站立，或伴有恶心、呕吐、汗出、面色苍白等症状，甚者可突然仆倒。可见于多种疾病，其中就包括椎—基底动脉供血不。眩晕病证，医家多从内伤论治，外感眩晕提及很少，临床容易忽视以眩晕为主的外感疾病，贻误治疗。患者在感受外感六淫时眩晕加重，风寒湿邪与之相持，既不能向外透达，又不能向下通行，逆而上冲，项背转侧不利，眩晕加重。葛根疏通经络，经脉通，血得行。现代药理研究，葛根能改善脑部血液微循环，其提取物葛根素注射液临床应用广泛；桂枝辛温发散，祛风除寒；同时患者因日久劳伤气血，筋脉、脑窍失养，配以当归、川芎、杜仲、鹿角胶等补肝肾、强筋骨，标本兼治，眩晕自止。

2. 葛根汤临床应用

中医学认为，本病的发生，皆因正气亏虚、外邪侵袭清窍所致，而老年人多由肝肾亏虚，导致髓海不足，清窍失养，虚风内生，上扰清窍，故张景岳谓"虚者居其八九"。加以外感风邪，导致三阳经阻塞，阳气不能上养清窍，髓海失养而发作眩晕。故笔者从正虚感邪之病因病机处方，以葛根汤中的葛根升阳解肌；麻黄、桂枝疏风祛邪；熟地、杜仲、白芍补肾养血，培元固本，以补虚熄风；红花活血化瘀；炙甘草补虚益中，调和诸药。诸药合用，共奏培元固本、补虚祛风止眩之功。现代医学研究认为，在椎—基底动脉供血不足性眩晕发病过程中，脑部血液流速减慢，往往会导致脑的有效血容量减少，血红蛋白的携氧能力下降，故引起眩晕的发生。根据本观察资料，椎—基底动脉供血不足性眩晕患者基本上都存在着脑部血液流速减慢的特点。中医学认为气为血之帅，阳气具有温煦血液、推动血液运行的功能，而阳气不足，则行血无力，导致血流速度缓慢。这与年龄变化的生理过程有关，而外邪的侵袭往往加重正气的损耗。有研究结果表明，临床上应用葛根汤加减治疗椎—基底动脉供血不足，除了改善患者眩晕症状外，还能增加脑血流速度，提示葛根汤确为治疗本病的有效方剂之一。葛根汤出自东汉张仲景的《伤寒论》，由葛根、麻黄、桂枝、芍药、生姜、大枣和甘草七味药组成，在太阳病脉证并治篇中记载："太阳病，项背强几几，无汗恶风者，葛根汤主之。"后世医家主要用于治疗风寒感冒和颈椎病。大量临床研究已经表明，葛根汤能够改善神经根型及椎动脉型颈椎病引起的脑供血不足，对脑供血不足引起的眩晕、头痛等症状具有独特疗效。药理研究也表明，葛根汤具有保护心脑血管和抗血栓等作用，但是其作用机制尚未清楚阐释。有研究显示，葛根汤组成药物具有一定的激素样作用，其中君药葛根中的主要成分之一大豆异黄酮具有雌激素样作用，葛根提取物可抑制围绝经期大鼠子宫萎缩。另外，还发现葛根汤可促进哺乳期妇女的乳汁分泌，缓解更年期综合征，抑制子宫平滑肌强直性收缩，用于产后乳汁分泌不足、更年期综合征和原发性痛经等与雌激素异常相关的疾病。去势雌性小鼠大脑中动脉阻塞模型成功地模拟了临床上绝经期妇女脑卒中的发病特点，该类模型被广泛用于评价雌激素通路与神经保护的相互作用以及探讨雌激素途径保护缺血性脑损伤的作用机制。本研究结果显示，给摘除双侧卵巢的小鼠灌胃不同剂量的葛根汤水提液，对去势小鼠大脑中动脉阻塞引起的缺血性脑损伤具有明显保护作用,可显著改善模型小鼠的神经行为学障碍,降低脑梗死面积,与模型组比较差异有统计学意义（P<0.05）。但对脑水肿程度几乎没有影响,与模型组比较差异无统计学意义（P>0.05）,提示葛根汤能够有效改善去势小鼠缺血性脑损伤,其保护脑损伤的作用机制可能与雌激素通路相关,为其治疗脑供血不足提供了一定的实验依据。有研究观察葛根汤加减治疗椎—基底动脉供血不足的临床疗效。采用葛根汤加减治疗,主要观察其治疗前后临床症状和 TCD 的变化。结果：35 例中,治愈 23 例,显效 6 例,有效 4 例,无效 2 例,总有效率为 94.3%。葛根汤加减治疗椎—基底动脉供血不足疗效明显。

3. 临床医案

案 1,张某,女,30 岁,因眩晕伴头痛 3h 就诊。患者晨起出现眩晕头微痛无恶心、咳嗽、鼻塞、流涕、咽喉肿痛等症,闭目眩晕减轻,纳可,眠可,二便调,舌淡苔白,脉紧。患者平素无眩晕病史。体温 37.2℃,血压 15.96/7.31kPa,心电图正常,血常规检查正常,血糖 5.2mmol/L。治以辛温通阳,疏通经脉。方用葛根汤加减,处方：葛根 10g,麻黄 8g,桂枝 8g,白芍 8g,甘草 6g,生姜 8g,羌活 10g。患者服用 3 剂后眩晕减轻,头痛消失,继服 3 剂,眩晕消失。

按：临床上引起眩晕的原因很多,如《济生方》云："六淫外感,七情内伤,皆能导致。"严用和于《重订严氏济生方·眩晕门》中也指出："所谓眩晕者,眼花屋转,起则眩倒是也,由此观之,六淫外感,七情内伤皆能导致。"提出六淫七情皆可致眩。外感风寒暑湿导致眩晕,虽为外感病的症状,而非主要证候。前人已认识到外感六淫致眩但未以主要证候论述。笔者所治就是以外感风寒所致眩晕病例,且以眩晕为主症,头痛为兼症。头为诸阳之会,风寒之邪侵袭肌表,卫阳被郁,清阳不展,脉络不和,故眩晕、头痛,苔白、脉紧皆为风寒之象。麻黄、桂枝、白芍、羌活、生姜辛温发散、祛风除寒,葛根升阳解肌、疏通经络,甘草调和诸药。诸药合用,标本兼治。

案 2,女,38 岁。眩晕伴恶心 2 年,加重 1 周。患者 2 年来,出现伏案日久即出现眩晕伴恶心症状,但无呕吐,稍适休息后眩晕减轻。近 1 周来,患者偶感风寒,眩晕次数增多,每次眩晕时间较前增长,休息后不能很快缓解,遂来诊。现患者眩晕伴有恶心、头痛、项背转侧不利,无呕吐、耳鸣、耳聋、腰酸膝软、记忆力减退等症,纳可,眠可,二便调,舌淡,苔白,脉迟。血压17.29/10.64kPa,脊柱检查可见旋颈试验阳性,神经系统检查可见双巴氏征阴性,柯氏征阴性。血常规检查正常,心电图检查正常,血糖4.7mmol/L。颈椎正侧位X线片示颈椎关节模糊,骨赘形成。治以祛风散寒,养血和血,补肝益肾,强筋壮骨。方用葛根汤加味,处方:葛根10g,麻黄10g,桂枝10g,白芍10g,甘草6g,生姜10g,川芎12g,大枣3枚,当归10g,杜仲15g,鹿角胶12g,牛膝15g,半夏10g。患者服用药物的同时配合米字操,6剂后,眩晕、恶心减轻,项背转侧不利消失,继续服用6剂后眩晕消失,后随访,每次做米字操10min,每日2次,2月内未再复发。嘱避风寒,减少伏案类工作,加强锻炼。

按:患者伏案日久,耗伤气血,以致气血两虚,气虚则清阳不展,血虚则脑失所养,故发生眩晕。加之患者偶感风寒,风寒侵袭人体,寒主凝滞收敛,经络不畅,故出现眩晕、头痛、项背转侧不利等症。寒邪犯胃,胃失和降,故恶心。舌淡,苔白,脉迟也为风寒之象。麻黄、桂枝、白芍、生姜辛温发散、祛风除寒,葛根解肌、疏通经络,大枣养血和血,当归补血养血川芎活血行气,杜仲、鹿角胶补益肝肾、强筋壮骨,半夏、生姜降逆和胃。诸药配伍,疗效明显。

二十六、急性乳腺炎

1. 祖国医学对急性乳腺炎的认识

急性乳腺炎属中医"乳痈"范畴,后世又分为外吹(哺乳期)乳痈、内吹(妊娠期)乳痈两种。中医学认为急性乳腺炎的发病原因主要是产后正气虚弱,风毒乘虚入络;情志内伤,肝气郁结;饮食不节,脾胃运化失司乳头皲裂,毒邪入络。导致厥阴肝气不行,阳明胃热壅盛,阻塞乳络,则出现乳房肿胀疼痛、结块、乳汁瘀滞。若乳络阻塞,热壅炽盛,肝郁化火则出现畏寒发热,局部红肿热痛。若热邪持续不泄,则郁久化热,热盛肉腐,肉腐成脓,则出现高热、搏动性疼痛。若脓毒得溃,气机畅通,正复邪退,则肿消痛止,乳汁复通,病转痊愈。若失治误治,毒邪炽盛,扩散流走,酿成危候。外吹乳痈常由乳汁郁积、情志内伤、饮食不节、感受外邪等因素而发，其中乳汁郁积是外吹乳痈的主要发病原因，许教授认为气血乖违，乳络失宣，可使乳汁郁积，郁久化热酿毒，进而腐肉成脓。正如《圣济总录》云："新产之人，乳脉正行，若不自乳儿，乳汁蓄结，血气蕴积，即为乳痈。"而内吹乳痈多由妊娠期胎气上冲，结于阳明之络而成，正如《外科正宗》说："内吹，因胎气旺而上冲，致阳明乳房作肿。"从"气"而论，分期治之。乳痈的发病过程中，一般新病或发病初期以乳汁郁积，气滞热壅多见。许教授常说，乳痈病因虽各不相同，但其初起的病理机制却是大体相同，即各种致病因素，以致乳络不畅，阻碍气血运行，导致乳汁郁积，气滞热壅，发为本病。乳痈的治疗，不论何种证型，必须设法将乳汁排出，才有消散希望，不仅初起如此，即溃脓之后，亦须将乳汁吸出，以有利于早期愈合，并能防止传囊之变，此为治疗乳痈之关键。因此，许教授治疗乳痈，着重在"气"字，无论新久虚实，消托攻补，方中总以理气通乳之品为主，使乳络疏通；况气为血之帅，气行则血行，乳为血化，气调血畅，自然壅者易通，郁者易达，结者易散。

（1）郁滞期此期中医学称之为妒乳，在晋《肘后备急方》中提到："凡乳汁不得泄，内结，名妒乳。"此期以乳汁郁积，气滞热壅为主。临证时常以乳痈散结汤加减治疗，收效颇佳。拟定基本方如下：蒲公英20g，青皮5g，橘叶10g，橘核15g，牡丹皮10g，赤芍药10g，漏芦20g，生甘草5g。方中以蒲公英为君，入肝、胃两经，古今列本品为乳痈之要药，取其疏郁通乳、消痈散结之效；与青皮、橘叶、橘核相使配伍，以加强疏导厥阴之滞；因气机阻滞乳络，常导致气血壅滞，郁而化热，热入血分或气郁化瘀，瘀热互结，故配伍牡丹皮、赤芍药以清热凉血、和营止痛；配伍漏芦以通经下乳，消痈散结；配伍生甘草以清热解毒，调和诸药。故全方共奏疏通乳络、和营散结之功，以促进乳汁通畅排出，使乳汁郁积处得以消散。若为单纯乳汁郁积，而热象尚不显者，常配伍郁金、路路通、荔枝核等，以增强理气通乳之效。若气滞热壅，症见全身热象较甚者，常配伍轻清的金银花、连翘以清热解毒。若肝郁气滞，郁而化火，症见烦躁易怒，舌边红、苔较黄、脉弦者，常配伍黄芩、夏枯草以清泄肝胆木火之郁结。依据许教授经验，若治之尚早，即初起乳房红肿或不红，局部皮肤不热或微热，乳内结块，不十分疼者，经治疗3~4d后，硬块软散，诸症减，可望消散而不致化脓溃破。

（2）成脓期和溃后期若经治疗3～5d后，硬块不消，而红肿疼痛加剧，发热，局部疼痛如针挑刺或鸡啄者，乃化脓之征，则难以消散。若见脓肿形成者，许教授常以乳痈散结汤为基础化裁，配伍皂角刺、炮山甲、生黄芪等以托毒排脓并及时手术切开引流或针管穿刺抽脓，以防毒邪旁窜，传囊之变。若产后气血亏虚，症见溃后伤口长期不愈，全身乏力、面色少华者，常以托里消毒散化裁治之，有补益气血，促其腐肉易脱，新肉易生之功。

（3）硬块期乳痈初期，若因寒凉药物使用太过，或大量使用抗生素治疗，而未配伍行气和血之剂，致热毒虽退而气血仍壅结不散，余邪未净，更与宿乳纠结为患，形成僵块；若体壮者尚能运其气血而自愈，若体虚者气血常留着而不行，每多与邪气相互搏结遗留肿块，或转为半阴半阳之证。因此，许教授用药反对过用苦寒之品，或妄投清热解毒之剂，因苦寒太过，既可防碍脾胃运化，又可攻伐正气，或致乳房气血凝结，局部肿硬不消。正如《疡科心得集·辨乳痈乳疽论》对乳痈的治疗提出："切戒清凉解毒，反伤脾胃也。况乳本血化，不能漏泄，遂结实肿，乳性清寒，又加凉药，则肿硬者难溃脓，溃脓者难收口矣。"中医理论认为气血"得温则行，得寒则凝"，故此时治疗，宜温通理气、和营散结，并佐以少量清解之剂，亦不致余烬复燃而再化脓。临证时常以乳痈散结汤为基础化裁，配伍鹿角霜、炮山甲以温通行血，促其消散。临床加减若因气机阻滞，导致阳明热盛，症见大便干结者，习用全瓜蒌以宽胸散结、润肠通腑。若产后恶露未净者，习用益母草以祛瘀生新。若产后乳汁过多或治疗期中需要回乳者，常与《外科大成》回乳汤化裁治之，以减少乳汁生成。若产后体虚汗出受风，症见恶寒发热等表证者，习用荆芥、防风以疏散表邪。若遇夏月黄梅之季，暑邪夹湿侵犯人体，阻碍气机，症见肢体困倦，舌苔黄腻者，习用藿香、佩兰以芳香化浊。

外治得宜，防治两利因乳汁郁积有利于细菌的生长繁殖，而乳头的破损或皲裂，易使细菌沿淋巴管入侵，所以针对多数患者有乳汁郁积、乳头破损或皲裂的情况，许教授在进行内治的同时，对于乳痈初起，尚未成脓者，还倡导喂乳前先湿热敷加按摩通乳的外治疗法。具体方法：先将新（较厚）毛巾泡入热水中，拧干后折叠数层（约4～6层），敷于肿痛处，上置热水袋，以加强湿热敷的穿透能力并能较长时间保持温度。湿热敷约

20min 后，取下热水袋及毛巾，患者取坐位，继而请家人或丈夫于乳房皮肤处，涂少许润滑油后，一手托着乳房，另手四指并拢用手掌小鱼际，由乳根向乳头方向顺着乳络，轻轻施以正压按摩，可使郁积的乳汁向外排出；按摩约 5~10min 后，可喂养婴儿或用吸乳器吸尽乳汁，既可促使乳汁通畅排出，又可达到疏通乳络、和营消肿止痛之目的。若乳房焮红漫肿者，或已成脓者则不主张按摩排乳，以防破坏护场，导致毒邪内陷。而对于因乳头乳晕处油脂分泌不足或婴儿吸乳而出现乳头有破损或皲裂者，常嘱患者可自制鸡子黄油，并用温水、肥皂洗净患侧乳头后局部涂抹。文献记载鸡子黄油具有润肤生肌的作用，对于破损或皲裂的皮肤可起到较好的治疗作用。鸡子黄油制作方法：水煮鸡蛋 4~5 个，将煮熟的蛋黄取出，放入锅中于煤气灶上，用小火熬炼，边熬边搅拌（防止烧焦），取油脂即为鸡子黄油，放入瓶中备用。

辨证论治

李春利等人将乳痈分为两型：①郁结型。临床上分为 4 期。初期：症见乳房有小肿块，常为单发，局部胀痛，拒按，但红肿不明显，乳汁排流不畅，全身低热。舌质暗，苔薄白，脉浮数或弦数。治法：和解散结，通乳消肿。方药：鹿青饮加减。中期：症见乳房红肿或结块部位亮红、灼烧感，疼痛加剧，高热，体温可达 39℃~40℃，口渴，尿黄，大便干结，舌质红，苔薄黄，脉弦大而数。治法：清热、解毒、散结。方药：银翘瓜蒌牛蒡汤加减。成脓期：症见乳汁不利，肿块不消，皮肤红肿、热痛，其特点为针刺样。肿块中央有波动感，高热可达 39℃，口干，尿黄，舌质红，苔薄黄，脉沉数。治法：清热解毒，活血化瘀。方药：仙方活命饮加减。溃破期：症见脓肿自破，疼痛减轻，脓稠，无大热，舌质嫩红，苔薄黄，脉多数而虚。治法：益气拔毒。方药：托里消毒散加减。②胃热熏蒸型。症状：病发急速，局部乳房红肿、热痛，全身壮热，口渴，胸闷，欲吐，便干，尿赤，舌质红，苔黄，脉滑数。治法：清热解毒、疏散通络。方药：内消汤加减。

叶秀敏根据临床表现将乳痈分为：临床以气滞为主要特征者，逍遥散为主方治疗，达到肝郁能解，血虚得养，脾虚得补，则诸症自愈。火（热）毒为主要特征者，临床以瓜蒌牛蒡汤为主方，服之达到疏泄肝气，解表清热之作用。以癖为主要临床表现者，临床以复元通气汤为主方。以虚为临床特征时，以十全大补汤为主方，用之使气血双补，则诸症可除。

杜耀战等根据病情进展将乳痈分为三期：（1）成脓期：成脓的早期，根据以消为贵的原则，先采用连翘汤内服，外以蒲黄草捣敷肿上或涂以地黄汁以使其内消。确不能内消者，施以刀针切开排脓，对于惧怕刀针者，可"取白鸡内翅第一茎，烧末服之，即决"。（2）排脓期：以芙蓉花或根二层皮研碎，蜜调敷，以达解毒消肿排脓之效。（3）收口期：《良方》收集"干脓散"等三方用于干掺疮口，以去腐生肌敛疮。

李东梅将乳痈分为郁滞期和成脓期：郁滞期以疏肝解郁，消肿通乳为法；成脓期以清热解毒，托里排脓为法。自拟乳痈汤由柴胡、全瓜蒌、金银花、牛蒡子、皂角刺、黄芩、青皮、桔梗、王不留行、鹿角霜、漏芦、路路通组成。并随症加减：热重者加石膏、蒲公英；肿痛明显者加乳香、没药、赤芍，乳汁瘀滞者加王不留行、木通，产妇不哺乳或断乳后乳汁壅胀者加麦芽、山楂，气郁者加香附、川楝子、枳壳，口渴者加芦根、天花粉，恶露未净者加川芎、益母草、五灵脂，硬结不消者加穿山甲、浙贝母，大便不通者加桃仁、火麻仁。

外治法

尹剑平采用中草药外敷治疗多例乳痈患者，均取得显著的疗效。方药组成：新鲜木芙蓉叶、凤尾草、蒲公英、冰片、制大黄。治疗方法：先将采集的新鲜木芙蓉叶（嫩叶为佳）、凤尾草、蒲公英各等份，用清水洗净、切段，置容器中，再加入少许冰片、制大黄粉（用生石灰将生大黄微火炒至桔红色研末），共同拌匀捣碎如泥状，将药泥均匀地敷于整个乳房上，用消毒纱布和绷带固定。每日1次，如病情较重，可换药1次。一般病例红肿热痛等症均在敷药当天明显减轻，3~7天后，轻者便可痊愈，病情较重者在半月左右亦可治愈。

蔡文科、史璋英用鲜蒲公英治疗急性乳腺炎20例，法为：取鲜蒲公英160g，洗净煎服，每日分4次服下，连服3日。另取鲜蒲公英400g，用水洗净后，在冷开水浸泡10分钟加两只鸡蛋清混合捣烂，渣和汁一起搅拌摊在消毒纱布上，外敷乳腺炎病灶处，每日外敷4次，连续3日。痊愈17例，好转2例，无效1例。

任芝勤、葛翠瑶用朴硝马齿苋调敷治疗急性乳腺炎126例，方为朴硝100g，鲜马齿苋200g，先将鲜马齿苋洗净，捣汁，去渣，再以其鲜汁调匀朴硝，涂布在纱布上，外敷患处，4~6小时更换一次。治疗观察126例全部治愈。

杨秀华、李力青用仙人掌加味外敷治疗急性乳腺炎20例，疗效显著，方为将仙人掌90g洗净、去刺，加生石膏30g，冰片少许，共捣成膏状即得。敷于患处，用量视患处大小而定外用纱布固定，每日1次，一般3~5次即可痊愈。

针刺疗法

王起槐、曾彦认为针灸的适应证是乳痈的郁乳期，一般只需取患侧肩井为特效穴。体壮者强刺激，弱者中等刺激，其针感散至用侧乳房部则疗效为佳。

李杰、程静应用针刺及护理指导治疗乳痈初期患者40例，所有病例均为乳痈初期，无切开排脓指标。针刺取穴以循经远端取穴为主，取患侧的手太阴肺经的络穴列缺，足阳明胃经的下合穴足三里。方法：列缺向上斜刺进针1.2~1.8寸，得气后，小幅度提插捻转，使针感向上端传导，为获得满意针感，可配合循法，使其直达病所；足三里直刺1.8~2.2寸，手法同列缺。留针40~60min，每隔10~15min行针1次，每日1次。病程超过3d，或疼痛明显者可配用梁丘、天宗、膻中。通过针灸治疗，在留针20min左右，乳汁则可慢慢溢出，随着留针时间的延长，乳汁会逐渐增多。此时可嘱患者轻揪乳头数次，以疏通乳头的乳络，有利于乳汁的排泄，随后局部肿胀疼痛减轻，积块缩小或消失。结果40例患者中痊愈36例（90.00%），好转4例（10.00%），无无效病例。一般治疗1次即可见效，最长5次，平均治疗3d。

周友龙以活血化瘀、通利乳络、清热解毒为原则，治疗急性乳腺炎88例，痊愈84例，显效2例，有效2例，无效0例，总有效率100%。取穴：足三里、乳根（患侧）、少泽（患侧）、膈俞。操作：患者仰卧，常规消毒后，先取足三里，用泻法，再取乳根沿皮横刺1.5~2寸，用泻法，使针感扩散到整个乳房，少泽用三棱针点刺出血，循着小指方向由近端向远端挤出血5~6滴，足三里、乳根留针10-15分钟，行针2~3次；起针后，俯卧位，用1~1.5寸针直刺膈俞穴，得气后行泻法，再以针为中心拔两罐，留针10~15分钟，每日1次。

艾灸疗法

侯桂英用艾灸治乳痈 30 例,以肩井、乳根为主穴,曲池、合谷和手足三里为配穴。用艾条温和灸患侧经穴,每穴灸 5～10 分钟,每天灸治 1 次,乳痈初起灸一二次即可以消散;已成脓者加少泽穴,可促其提前排脓,加速愈合。1 次治愈者 15 例,占 50%;2 次治愈者 9 例,占 30%;3～5 次治愈者 5 例,占 16.67%;1 例中途停灸,占 3.33%。

袁菲选择 50 例患者均为初产妇,取穴:膻中,乳根,阿是穴,少泽。点燃艾灸条距穴位 1 寸左右灸烤,以患者感觉温热为宜,灸后皮肤发红,并同时按摩局部。上述穴位各灸 5～10min,日灸 2 次。发热者可取少商,用三棱针放血。治疗同时将淤乳吸出。

推拿疗法

刘广兰、陈英丽用推拿治疗急性乳腺炎 140 例,治疗方法:患者取坐位,患侧乳房暴露。医者面对患者背侧而坐,用左手推住乳房,右手从乳房肿块的基底部和红肿边缘处轻轻向肿块方向按揉,轻按摩同时向乳头方向推进数次,然后左手、右手以拇指、食指,先轻后重的手法,按揉肿块使乳汁排出,多数患者乳腺管口溢出黄脓色的分泌物,患者症状立即减轻。有部分乳头皲裂小口为上行感染所致,乳头开口处被炎性结痂阻塞而致乳汁不通,可用无菌针头抽出乳腺开口处阻塞物,乳汁即外溢,乳汁排出则稍加用力直至肿块变小为止,对已化脓者禁忌推拿。按此法每日 1 次,3 次乳房肿块自然消失,不用任何药物。140 例中治疗 1 次痊愈者 75 例,治疗 2 次痊愈者 54 例,治疗 3 次以上痊愈者 11 例,总有效率 100%。

崔瑞芳按摩治疗 47 例急性乳腺炎,痊愈 28 例,占 59.1%;有效 17 例,占 36%;无效占 4.3%,总有效率为 95.6%。治疗方法:患者仰卧,掌或多指摩揉患乳周围的乳根、天溪、屋翳、膺窗等穴数分钟、多指末节指腹向乳头方向梳理乳腺数十次;由乳根部向乳头方向挤捏乳头,数遍。然后一足抵紧患侧腋部,同时用双手分别握拿手五指用力牵拉数次(虚者慎用)。坐位,患侧大杼到肝俞一段重推、点肝俞、天宗、拿肩井结束,以上操作每次约 15 分钟,3 次为 1 个疗程。

2. 葛根汤的临床应用

杜文孝用葛根汤为主治疗急性乳腺炎 21 例,治愈 15 例,有效 5 例,无效 1 例,有效率达 95.24%。21 例均为门诊患者,乳腺单侧发病 16 例、双侧发病5例，均为局部肿痛而未溃破病例；发于产后1周内7例，1～2周10例，2～3周3例，5周以上1例，其中部分病例系先经抗生素治疗效果不满意而转服中药治疗者。药物组成为葛根30g，麻黄10g，桂枝15g，杏仁12g，细辛6g，赤芍12g，丝瓜络15g，甘草6g，大枣30g，生姜3片。发热者加石膏、黄芩，胁肋胀痛者加枳壳、青皮，苔厚腻者加草果仁、槟榔；便秘者加大黄，患处红肿者加王不留行、夏枯草、蒲公英。每日1剂，加水1000ml，煎沸20～25min后取汁400ml。

熊新年用葛根汤对乳汁瘀滞性乳腺炎的疗效进行研究，研究者者对初产妇瘀滞性乳腺炎投予葛根汤后，就其主要成分向乳汁的转运进行了研究，结果增加了乳汁分泌，减轻乳房疼痛及乳房肿胀，给药组与对照组之间有明显差异。上述以外的自觉症状、体温的变化、激素值的变动，两组之间未见差别；葛根汤中有效成分向乳汁的转运，在受检查的患者中，10%病例为麻黄碱，50%病例为甘草酸，对产褥期乳汁瘀滞性乳腺炎投予葛根汤，具有预防炎症及促进乳汁分泌的双重效果。尚尚且无副作用。

3. 临床医案

案1，刘某，女，25岁。1989年3月4日初诊。患者哺乳期，病程1天就诊。头痛、发热、恶寒。检查：体温39.7℃，右乳房肿胀，外上部红、肿、热痛，触之内有硬块如鸡蛋大，无汗，乳汁郁而不出，口不渴，脉浮紧而数，舌质红，苔白。诊断：急性乳腺炎。证属卫阳被郁，风邪热毒蕴滞。治宜：解肌散邪。方药：葛根30g，麻黄10g，桂枝10g，白芍10g，生甘草6g，金银花30g，连翘15g，瓜蒌10g，青皮10g，生姜10g，大枣3枚。水煎服，日1剂。3月5日，二诊，服药后汗出，恶寒、发热已退，乳房肿胀消其半，仍服原方加党参10g，1剂痊愈。

按：本病之成，外由产后哺乳期，乳头破损，内由厥阴之气不行，阳明胃热蕴结，兼感外邪，风热炽盛，气血瘀滞，导致乳络闭塞，故红、肿、痛、热，乳汁郁而不除。治宜通法为主，解表邪以通卫气，通乳络以祛积乳，和营卫以散瘀滞。葛根汤出自《伤寒论》，即桂枝汤加葛根、麻黄而成，是为太阳病津不上润、筋脉失养而见项背强急者所设，具有解肌发汗、舒通络脉的作用。加金银花、连翘清热解毒消肿，瓜蒌散结通乳，青皮疏肝散结消滞。诸药合用，共奏疏达壅滞，热清毒解，汗出结散，乳络通畅，络通肿消之功，每遇急性乳腺炎初起者，屡用皆效。

二十七、痉挛性斜颈

1. 祖国医学对痉挛性斜颈的认识

此病隶属中医"痉证"、"痉风"、"颤证"、"振掉"范畴。

（1）痉证：颈项静止于一个位置，不发生间断抽搐或震颤。其中颈项向侧方倾斜的为斜颈型，颈项向水平方向旋转的为扭转型，向前后方倾斜的为仰抑型。

（2）痉风：颈项发作性的抽搐。

（3）颤证：颈项在一个角度上做有规律、小幅度、双向运动。

（4）振掉：颈项运动方向、幅度和力度均无规律。

病因病机

痉挛性斜颈的病机在于"窍闭神妄"，痰浊、湿热等病邪阻滞经络，上蒙清窍，或督脉失养、阴虚筋燥，导致神机妄动，经筋结聚无常，拘挛弛纵混乱，而发此病。

（1）痰浊内阻：素体脾虚或思虑过度，导致痰湿内蕴，升降失司，浊阻窍络，痰迷心窍，神明被扰，神机妄动而发此病。《素问·至真要大论》曰："诸痉项强，皆属于湿。"

（2）气机内郁：五志过极，忧思气结，气机郁滞，郁而生热，热阻清窍，扰动神明，窍闭神妄，致筋脉挛急而成此病。

（3）肝肾亏虚：先天禀赋不足，操劳过度，伤及肝肾，导致肝肾亏虚，阴虚筋燥而挛急，发为此病。《景岳全书·痉证》曰："愚谓痉之为病，强直反张病也。其病在筋脉，筋脉拘急，所以反张。其病在血液，血液枯燥，所以筋挛。"

（4）督脉失摄：颈部过劳，损伤督脉，督脉为诸阳之会，入属于脑，上巅，督脉受损，统摄失司，神明扰动，神气妄乱而发本病。

辨筋结筋聚结为颈项经筋凝结紧缩，具有坚硬、深牢、固定、持久的特点。聚为颈项经筋忽聚忽散，具有粗大、表露、浮浅、松软、不固定的特点。每个病人颈部的结聚有因果、对应关系，斜颈病人在发病过程中，一侧为主，另一侧为辅，结为主，聚为辅。如：旋颈，面朝向侧为结，对侧为聚；颈侧倾，倾侧为结，对侧为聚；颈前屈，颈前部为结，颈后部为聚；颈后仰，颈后部为结，颈前部为聚。

辨经络颈部分布有多条经脉及其对应的经筋，与本病有密切联系的经脉有少阳经、阳明经、太阳经、督脉、阳跷脉和阳维脉。临证时，应依据病变不同部位、颈筋结聚的位置，辨证选取不同经脉的经穴或经筋针刺。

辨证思路

痉挛性斜颈（ST）在临床上总属于"痉证"的范畴，然而根据其临床表现，又有自身辨治的特点。ST 的病位在于颈项筋脉，强直、抽搐等症状无一不是筋脉失养而拘急挛缩的表现，各种致病因素通过不同的发病途径损伤人体颈项部筋脉气血而致痉，其机理虽繁杂，但不外乎邪奎经络与气血亏虚。邪壅经络，是指人体经脉、络脉等为外邪壅滞而阻塞不通，不能正常运行气血以温养濡润颈部筋脉，则筋脉受病，拘急挛缩发为痉证。正如《灵枢·官能》中所云："经脉者，所以行气血而营阴阳，濡筋骨，利关节者也。"《灵枢·经脉》中亦云："脉道以通，血气乃行。"《难经·二十三难》说："经脉者，行血气，通阴阳以荣于身者也……别络十五，皆因其原，如环无端，转相灌溉。"说明经络在濡养筋脉中发挥着巨大的作用，若经络受阻必当引经筋受病。在外邪致病因素中，寒湿皆为阴邪，寒易伤阳，凝滞收引；湿性黏滞留着，阻碍气机；风邪为百病之长，常为寒湿之先导，又风邪易袭阳位，颈项部居于身体高处，又属阳位，因而风邪夹寒湿而邪上达，可使颈项部经络受阻，气血运行不畅，则发为痉证。

气血亏虚，是指人体气血两亏，或阳气虚弱，或阴血损伤，津液耗夺，即使不由外邪瘀滞经络，亦可因经脉失养而发为痉证。如《难经·二十二难》中所说："气注煦之，血主濡之。"《素问·生气通天大论》中云："阳气者，……柔则养筋"，均说明气血阴阳在濡养筋脉中发挥着无可替代的作用。因气血的化生在脾，血液的贮藏在肝，而肾又为水火之宅，一身阳气的根本，故就脏腑而言，阴血亏虚、筋脉失养皆与肝、脾、肾相关；阳气的不足，则主要责之于脾肾二脏。而就气（阳）、血（阴）两者亏虚在痉证发病中作用来看，又以阴血亏虚、筋脉失养为主。诚如明代张景岳所谓："总属阴虚之证。"

ST 的辨证与治疗首先应分清外感与内伤，属于外感者，应分辨邪气的性质；属于内伤者又当区别是素体亏虚，气血两虚，还是久病损伤，失治误治。ST 的治疗原则，外感以祛邪为主，可用祛风、散寒、除湿、清热之法通经络之壅塞；内伤多以扶正为要，宜用滋阴养血、益气温阳之法濡润经筋。然而，ST 的病机总以阴虚血少、筋脉失养为要，故而在治疗的过程中保津液、养阴血、荣筋脉之法为关键。

治疗

电针

（1）取穴

主穴：天容、容后、天窗、臂臑。

配穴：阳白、合谷。

（2）治法

每次取颈肌痉挛较突出之同侧颈部主穴一个和双侧臂臑穴，另酌取配穴一个（同侧）。颈部主穴和配穴，针刺入得气后，略作提插捻转，接通电针仪。其中，颈部穴接负极，配穴接正极。具体要求如下：天容穴，直刺 5~8 分，电针时头向针刺侧转动并有同侧耸肩运动；容后：直刺 0.5~1 寸，电针时头向针侧转动；天窗：直刺 5 分或向上斜刺 1 寸，电针时针侧有仰头及耸肩动作。臂臑穴，向内下方斜刺 1.5 寸，待有酸胀等得气感后，做捻转结合小提插运针 1 分钟，留针，不接电针。通电或留针时间为 20~30 分钟。每日或隔日 1 次。15 次为一疗程，未愈者停针 3~5 天后继续下一疗程。

（3）疗效评价

以上法共治 8 例，结果均获痊愈。其中 4 例，经 7~9 年随访，都未复发。

穴位电疗

（1）取穴

主穴：风池、肩井、扶突。

配穴：百会、合谷、安眠。

（2）治法

主要采用共鸣火花和感应电进行穴位刺激。主穴据痉挛性斜颈的不同症型而选取：水平旋转取全部 3 个穴，后屈型取扶突，前屈型取风池和肩井。先以感应电刺激，系采用普通电疗机的感应部分，输出为 0~18V 交流电。其中 1 挡为 3V，2 挡 5V，3 挡 9V，4 挡 15V，5 挡 18V；频率为 60~80 赫兹，为不规则针形波。感应电治疗时，将两个手柄同时置于两个穴位上，用断续电进行治疗。刺激方法如下：水平旋转型痉挛性斜颈患者，先置于双风池穴，断续通电3分钟；向下滑至肩井穴，断续通电3分钟；然后，再放置于双扶突穴，断续通电1~2分钟，并指导患者做头部运动，再在该穴通电2分钟。后屈型患者，将两手柄同时置于扶突穴，断续通电5分钟，指导患者做头部运动，然后再按上法重复1次。前屈型患者，先将两手柄置于双风池穴，断续通电3分钟，向下滑动至双肩井穴，通电3分钟。断电后，指导病人做头部运动，之后再按上法重复1次。感应电穴位刺激，开始时先调到3V，然后逐渐加大，直至肌肉出现明显收缩而患者又能耐受为止。

然后用共鸣火花进行治疗，以叉状电极或小圆电极接触穴位上，主要的刺激穴位为风池穴和配穴。其剂量为成年人中等量，老人或儿童弱刺激。每穴刺激3分钟。上述穴位除风池选用双穴外，安眠、合谷均用单穴（对侧或同侧），如患者失眠，则改双安眠穴。

感应电和共鸣火花穴位刺激，每日1次，15~20次为一疗程。疗程间隔3~5日。

(3) 疗效评价

疗效判别标准：痊愈：头颈部异常运动消失，颈部可做任何方向自主运动，局部肌肉硬化恢复正常。显效：头颈部异常运动消失或基本消失，在过度疲劳或紧张时偶发。有效：头颈部异常运动数减少，幅度减小。

以上法治疗42例，按上述标准评定：痊愈40例（95.2%），显效1例（2.4%），有效1例（2.4%），总有效率达100%。

针刺治疗

根据不同的辨证，施以不同的治则和配穴手法，主要有开窍顺筋法，以"五心穴"为主，适用于各型；通经散结法，以平刺风池、人迎、颈臂穴为主；消壅除聚法，以扬刺阿是穴为主；强督振颏法，以针刺风府、哑门、大椎等穴为主；滋阴熄风法，以针刺复溜、照海等穴为主。根据患者不同症状，临床可选取上法治疗或数法同用。

(1) 开窍顺筋法

①治则

开窍醒神，顺气理筋。以开窍醒神为主，此为针对病证根本所设，开窍以醒神，以治神安，神气调顺，经筋得以疏理。

②取穴及操作

取"五心穴",即水沟,双侧劳宫、涌泉。"五心穴"为经验用穴。水沟在头心,劳宫在手心,涌泉在足心,5个穴位在人体的5个中心而得名。水沟向上斜刺约45°,采用雀啄泻法,以眼球湿润、出汗为度;劳宫、涌泉直刺17～20mm,采用提插泻法。针刺水沟时,应给予病人能承受的最大刺激量以峻泻;对于耐受好的病人,要求一次性给予足够刺激量,对于耐受差的病人,可分次施行雀啄手法,直至达到足够刺激量。

(2) 通经散结法

取天柱、风池、天容、颈臂、人迎、天鼎、郄门,其中以人迎、颈臂为重点。

颈臂与传统取穴方法不同,取在平第4颈椎棘突下,斜方肌前缘与喉结后缘连线中1/3与后1/3交点处,直刺25mm。颈臂、人迎要求针感向手臂窜动2～3次,不可窜动过多,否则加重病情。风池横刺,即风池透风池,提插泻法,针入75mm许。郄门直刺17～20mm,提插泻法,针感放射至中指。其余诸穴,直刺17～20mm,提插泻法。

(3) 消壅除聚法

多选取筋聚之处,施扬刺法,先在正中刺一针,直抵经筋,再刺四周,取4～8针,均刺在筋聚之处,深约25mm以上。也可取阿是穴,在筋聚之处刺2～3针,均施以提插泻法,结聚不明显之处施平补平泻。注意先针其结,后针其聚。

(4) 强督振颓法

以督脉穴为主,多取风府、哑门、大椎、大杼等穴,刺25～30mm深,以有向手足放射针感为佳,可配用华佗夹脊穴。

(5) 滋阴息风法

选取足三里、太溪、复溜、照海等穴,施提插补法,要求有放射抽动针感。

(6) 降浊涤痰法

取郄门、内关,刺12～17mm,施提插泻法,使针感放射至中指。配丰隆,刺25mm许,施提插泻法,使针感放射至足趾。程丑夫教授认为,痉挛性斜颈发病多与风寒湿邪外袭相关,治疗此类病证,当以祛风除湿、散寒解肌、舒筋活络为要,故以活胜湿汤加味。痉挛性斜颈因其病因尚未完全明确，没有标准化的治疗方案。中医相对而言，不良反应小，有其独特的优势。虽然有些是个案，但临床疗效良好，为广大医患提供了新的治疗思路。针药结合、综合治疗和中西结合治疗都为临床治疗痉挛性斜颈提供了更多的方法和思路，但亦需大宗病例和长期随访的积累。单独的针刺或中药治疗也可以和结合或综合治疗做进一步对比研究，为临床治疗提供更多疗效显著的方法。总之，中医治疗痉挛性斜颈可以研探讨的空间还很大，广大医者可以相互探讨、学习，促进临床的进一步发展。

2. 临床医案

案1，张某，男性，33岁，因"颈部僵硬不适，活动受限2月余"收入中医院住院治疗。病史：2个多月前因工作原因，转头向左侧1个小时，工作结束后遂出现头部僵硬，无法转头向右侧，到工人医院住院治疗，具体治疗不详。经2个月的治疗仍无法正常转头，故来我院住院治疗。症见：头转向左侧，左侧颈部僵硬，肌肉张力增高，面色灰暗，舌暗，苔白，脉弦。诊断：中医：痉病（筋伤病）西医：痉挛性斜颈。治疗经过：取穴：风池（双）、风府、后溪（双）、绝骨（双）治疗效果：经针灸治疗3次后头部即可不用手扶持也能转头，但是仍有不太灵活的感觉。用桂枝加葛根汤，葛根30克，桂枝12克，芍药12克，生姜9克，炙甘草6克，大枣3枚。经治疗10天后，患者能正常转头，颈部微感僵硬。

按：葛根汤可以解肌祛风，疏经通络，解除经脉气血的凝滞，葛根还能升达阳明津液，滋阴润燥，以缓解经脉的拘急在根据其他症状适当加减运用。

二十八、流行性腮腺炎

1. 祖国医学对流行性腮腺炎的认识

流行性腮腺炎中医称作痄腮、痄腮、颊肿等，《内经》对"颊肿"一症已有了较为详细的记载。如《灵枢·经脉》云："肠手太阳之脉……是动则病嗌痛颔肿。"又《素问·至真要大论》云："岁太阳寒淫所胜，则凝肃惨栗。民病少腹控睾引腰脊，上冲心痛，血见，嗌痛颔肿。"《诸病源候论》认为本病是"风热毒气客于咽喉颊颔之间"所致，对病有了一定的认识。宋代确立了痄腮一名，对该病的病因病机、临床主症等有了较深刻的认识，治疗上也已经有了可行之法，但还未能将其作为一种传染性疾病加以认识。《证类本草》卷二十六稻米条下引用沈括《灵苑方》以"糯三升……炒令焦黑，碾为末"治疗"喉闭及咽喉肿痛呀腮"。《幼幼新书》卷三十四"咽喉肿痛"篇引用茅先生的论述认为"浑身壮热，耳边连珠赤肿，喉中或结肉瘤，为痄腮风壅，因积热冲上"，治疗上主张先"咳吐风涎"，次调理脾胃，接着用清热解毒之剂治其病本。金元时期对于本病病因的认识可归为"热"、"毒"、"湿"三方面，病机为少阳邪热炽盛及湿热、风毒壅阻凝滞于局部。治疗方面，李东垣创立"二黄汤、"普济消毒饮子"，成为后世治疗痄腮的基本方。明清以后，医家对此病的认识更加系统，在理法方药方面也有了一定的突破，主要体现在对症状的描写更加具体、形象对病因病机的认识更加深化，认为其发生不仅得之于外感邪毒，而且与饮食、情志等有很大关系，强调了内因致病的重要性，如薛己认为"痄腮属足阳明胃经，或外因风热所乘，或内因积热所致"，明确了痄腮与发颐等病证的区别，如万全与王肯堂以患病部位将二者加以区别，王洪绪、许克昌、吴师机等从症状上入手鉴别两病从整体观念出发，重视辨证论治，主张内外并治，如薛己指出痄腮虽多为"风热所致"，但治疗上应尤重辨证，寓清、温、消、补诸法于其中。新中国成立以后，在痄腮病的理论和实践方面逐渐走上了中西医结合的道路，使痄腮病的诊断有了客观依据，治疗方法更加丰富。尤其是近年来，各种辅助疗法和中西药制剂的单独或联合应用，取得了较为满意的疗效。

病因病机

痄腮病的病因主要有外感温毒病邪、内伤情志、饮食起居失宜和体质因素四类。基本病机是温毒时邪从口鼻而入，或感受风寒，郁久化热，或素有肝胃积热，情志不畅，与外邪互结，壅阻少阳经脉，郁结不散，与气血相搏，凝滞耳下腮颊，致使腮腺肿胀、疼痛而发为此病，具体分为温毒在表、热毒蕴结、邪陷心肝、引睾窜腹四类。《素向·至真要大论》认为该病"岁太阳在泉，寒淫所胜，则凝肃惨栗。民病少腹控睾，引腰脊，上中心痛，血见，嗌痛颔肿"。《景岳全书·卷之十三性集·杂证谟·瘟疫·大头瘟证治》载："大头瘟者，以天行邪毒客于三阳之经，所以憎寒发热，头目颈项或咽喉俱肿，甚至腮面红赤，肩背斑肿，状如虾蟆，故又名为虾蟆瘟。大都此证多属风热，然亦有表里虚实之辨。又外科有时毒证，亦即此也。"《诸病源候论》风热毒气客于咽喉、颔颊之间，与气血相搏，结聚肿痛。《幼科折衷·下卷·滞颐》总括"滞颐之症口流涎，脾家有热涌而然，亦有胃寒而作者，虫痛涎流湿热兼"。《疡科心得集·卷上·辨鸬鹚瘟（俗名土婆风）耳根痈异证同治论》云："夫鸬鹚瘟者，因一时风温偶袭少阳，络脉失和。生于耳下，或发于左，或发于右，或左右齐发。初起形如鸡卵，色白濡肿，状若有脓，按不引指，但酸不痛，微寒微热重者或憎寒壮热，口干舌腻。初时则宜疏解，热甚即用清泄，或挟肝阳上逆，即用熄风和阳。此证永不成脓，过一候自能消散。"《证治准绳·疡科》曰："此名腮颔发，肌肉浮而不着骨者名痄腮。俱属阳明风热所致，急服活命饮加玄参、芩、连，水酒煎服，及紫金丹汗之。或问颧骨之下，腮颔之上，耳前一寸三分发疽何如曰此名颐发。古云，不治之证，属阳明经热毒上攻。宜活命饮加升麻、桔梗、黄连，水酒煎服，紫金丹、夺命丹汗之。壮实者，一粒金丹下之老弱者，十全大补汤、黄芪内托散、人参养荣汤。若治不得法，延及咽磕，溃烂穿口不食者死。"

诊断与鉴别诊断

痄腮病的诊断是运用传统中医学望、闻、问、切四诊的方法进行辨病定性、辨证分型及辨别预后、顺逆等，其具体运用主要是依据流行病史及主要临床表现进行综合分析。另外，还应与发颐、痰毒、其他病毒性腮腺炎、其他原因引起的腮腺肿大等加以鉴别。陆以湉在《冷庐医话·杂病》记载："痄腮之症，初起恶寒发热，脉沉数，耳前后肿痛，隐隐有红色，肿痛将退，睾丸忽胀亦有误用发散药，体虚不任大表，邪因内陷，传入厥阴脉络，睾丸肿痛，而耳后全消者。盖耳后乃少阳胆经部位，肝胆相为表里，少阳感受风热，邪移于肝经也。"吴鞠通《疡科心得集·卷上·辨鸬鹚瘟耳根痈异证同治论》认为："夫鸬鹚瘟者，因一时风温偶袭少阳，络脉失和。生于耳下，或发于左，或发于右，或左右齐发。初起形如鸡卵，色白濡肿，状若有脓，按下引指，但酸不痛，微寒微热重者或憎寒壮热，口干舌腻。初时则宜疏解，热甚即用清泄，或挟肝阳上逆，好用熄风和阳。此证永不成脓，过一候自能消散。"吴谦等《医宗金鉴·外科心法要诀》云："作腮胃热是其端，初起焮痛热复寒，高肿焮红风与热，平肿色淡热湿原。此证一名髭发，一名含腮疮，生于两腮肌肉不着骨之处，无论左右，总发端于阳明胃热也。初起痛，寒热往来。若高肿、色红、热者，系胃经风热所发，若平肿、色淡不鲜者，由胃经湿热所生。"王洪绪在《外科全生集·发颐遮腮》已将痄腮和发颐进行了区别："患生于腮，有双有单，一曰遮腮，一曰发颐，当宜别治，腮内酸痛是遮腮，取嫩膏敷上，次日痊愈。倘病仍两腮发肿，不酸痛者是发颐，宜服表风散毒之剂，当用白芷、天麻、防风、荆芥各钱，陈酒煎半碗，送服醒消丸钱而愈。"

辨证论治

古代论述本病颇多，张景岳《景岳全书·卷之十三性集·杂证·瘟疫·大头瘟证治》论述大头虾蟆瘟治法："凡病在头目，内火未盛者，先当解散，宜正柴胡饮，或败毒散。若时毒咽喉肿痛，内火不甚，而便利调和者，葛根牛蒡汤。时毒表里俱热，头目俱肿，宜清宜散者，柴葛煎。若毒在阳明，表里俱热，多头痛鼻干，宜散者，柴葛解肌汤。若时毒三阳，热极狂躁，咽喉肿痛，宜清兼散者，栀子仁汤。若时毒遍行，邪热上浮，头面俱肿，咽喉不利者，普济消毒饮。若时毒风热上聚头面，宜升散者，犀角升麻汤。若时气盛行，宜清火解毒者，羌活升麻汤。若时毒血热烦躁，兼赤斑者，犀角散、人参白虎汤。若时毒内外俱实，当双解者，防风通圣散。若时毒焮肿作痛，脉实便秘，宜下者，五利大黄汤，或漏芦升麻汤，或连翘消毒散。若时毒虽盛，而外实内虚，脉弱神困，凡诸虚证有据者，必当救里内托，宜参芪托里散，或托里消毒散。其有阳虚假热，而兼呕恶泄泻者，如六味回阳饮之类，皆所必用，不可疑也。若头项肿甚，疼痛难忍者，宜用清凉救苦散敷之。"王肯堂在《证治准绳·疡医·卷之三》中记载："或向腮脸生毒，何如曰此名腮颔发，肌肉浮而不着骨者，名作腮，俱属阳明风热所致。急服活命饮加玄参黄连，水酒煎服及紫金丹汗之。痄腮属足阳明胃经或外因风热所乘，或内因积热所致。若肿痛寒热者，白芷胃风汤内热肿痛者，升麻黄连汤外肿作痛内热口干者，犀角升麻汤内伤寒凉不能消溃者，补中益气汤发热作渴，大便秘结者，加味清凉饮表里俱解而仍肿痛者，欲作脓也，托里散。若饮食少思，胃气虚弱也，六君子汤肢体倦怠，阳气虚弱也，补中益气汤。"吴鞠通《温病条辨·上焦篇·温毒》中记载了著名方剂普济消毒饮："温毒咽痛喉肿，耳前耳后肿，颊肿、面正赤，或喉不痛，但外肿，甚则耳聋，俗名大头温、虾蛤蟆温者，普济消毒饮去柴胡、升麻主之，初起一二日，再去芩、连，三四者加之佳。"薛己《外科枢要·卷二·论痄腮》云："痄腮属足阳明胃经，或外因风热所乘，或内因积热所致。若肿痛寒热者，白芷胃风汤。内热肿痛者，升麻黄连汤。外肿作痛，内热口干者，犀角升麻汤。内伤寒凉，不能消溃者，补中益气汤。发热作渴，大便秘结者，加味清凉饮。表里俱解而仍肿痛者，欲作脓也，托里散。若饮食少思，胃气虚弱也，六君子汤。肢体倦怠，阳气虚弱也，补中益气汤。脓毒既溃，肿痛不减，热毒未解也，托里消毒散。脓出而反痛，气血虚也，人参内托散。发热哺热，阴血虚也，八珍汤。恶寒发热，气血俱虚也，十全大补汤。若肿焮痛连耳下者，属手足少阳经，当清肝火。若连颐及耳后者，属足少阴经虚火，当补肾水。患此而有不治者，多泥风热，执用克伐之药耳。"历代记载多有内外同治。陈实功《外科正宗·卷四·作腮》曰："痄腮乃风热湿痰所生。有冬温后天时不正感发传染者，多两腮肿痛，初发寒热，以柴胡葛根汤散之，外敷如意金黄散。在里内热，口干二便不利者，四顺清凉饮利之。表里俱解，肿仍不消，必欲作脓，托里消毒散。脓成者，好针之，体虚人兼服寂托自愈。"邹存淦在《外治寿世方·卷四·儿科》中记载了用"橄榄核醋磨浓汁"治疗痄腮的方法，吴尚先在《理渝骄文》中记载了用"黎洞膏"治痄腮、发颐。总结各个医家治疗大法总以清热解毒为总则，在疾病的不同阶段，应根据病邪侵入的深浅轻重不同而灵活运用。归纳起来，早期要表，中期要清，后期要散。

对于痄腮病的治疗，现代医学还没有特效药物，一般以疫苗免疫和抗病毒治疗为主，而中医中药疗效较为满意，古今医家均积累了丰富的经验，尤其是外治疗法，在临床治疗中日渐显出研究和使用的迫切性、重要性。主要有中药敷涂疗法药泥敷贴、药膏敷贴、药液涂点等，针灸疗法毫针疗法、三棱针疗法、皮肤针疗法、耳针疗法、电针疗法、经络导平疗法、小剂量药物穴位注射疗法、灯火灸法等，其他疗法包括一部分物理疗法及特殊疗法等。同时用统计学方法，分析古今用药特点与异同，筛选高频药物，结果提示，历代医家临床组方多选用具有清热、解表、化痰之功的药物，其中使用最多的是连翘、金银花、黄芩、大黄四种。现代常用证型如下：

温毒在表证

轻微发热，恶寒，或两侧耳下腮部漫肿疼痛，触之痛甚，咀嚼不便，或有头痛、咽红咽痛、纳少，舌质红，苔薄白或薄黄，脉浮数。

热毒蕴结证

高热，一侧或两侧耳下腮部漫肿胀痛，范围大，坚硬拒按，张口咀嚼困难，或有烦躁不安，面赤唇红。口渴欲饮，头痛呕吐，咽红肿痛，颌下肿块胀痛。纳少，尿少而黄，大便秘结，舌质红，舌苔黄，脉滑数。

邪陷心肝证

高热不退，耳下腮部漫肿疼痛，坚硬拒按，头痛项强，烦躁，呕吐剧烈，或神昏嗜睡，反复抽搐，舌质红，舌苔黄，脉弦数。

毒窜睾腹证

腮部肿胀同时或腮肿渐消时，一侧或双侧睾丸肿胀疼痛，或少腹疼痛，痛时拒按，或伴发热，溲赤便结，舌质红，舌苔黄，脉弦。

毒结少阳证

腮部肿胀数日后，左胁下、上腹部疼痛较剧，胀满拒按，恶心呕吐，发热，大便秘结或溏泄，舌质红，舌苔黄，脉弦数。

治疗原则

流行性腮腺炎的治疗，以清热解毒、软坚散结为基本法则。温毒在表证治以疏风清热，散结消肿；热毒蕴结证治以清热解毒，软坚散结。软坚散结只可用宣、通之剂，以去其壅滞，不要过于攻伐。壅滞去除，则风散毒解，可达到消肿止痛的目的。邪陷心肝证治以清热解毒，熄风开窍；毒窜睾腹证治以清肝泻火，活血止痛；毒结少阳证治以清泄热毒，和解少阳。本病宜采用内治法与外治法结合治疗，有助于加速腮部肿胀的消退。

分证论治

温毒在表证

治法：疏风清热，散结消肿。

主方：柴胡葛根汤加减。

常用药：柴胡、黄芩、牛蒡子、葛根、金银花、连翘、板蓝根、夏枯草、赤芍、桔梗、甘草等。

加减：咽喉肿痛加马勃、玄参，纳少呕吐加竹茹、陈皮。

热毒蕴结证

治法：清热解毒，软坚散结。

主方：普济消毒饮加减。

常用药：柴胡、黄芩、黄连、连翘、升麻、板蓝根、蒲公英、挂金灯、玄参、夏枯草、陈皮、桔梗等。

加减：热甚便秘加生石膏、大黄，腮部肿胀甚，坚硬拒按加海藻、牡蛎、赤芍、牡丹皮。

邪陷心肝证

治法：清热解毒，熄风开窍。

主方：清瘟败毒饮加减。

常用药：栀子、黄连、连翘、板蓝根、生地黄、生石膏、牡丹皮、赤芍、玄参、钩藤、伍蚕、甘草等。

加减：头痛剧烈加用龙胆草、石决明，恶心呕吐甚者加竹茹、代赭石，神志昏迷加服至宝丹，抽搐频作加服紫雪丹。

毒窜睾腹证

治法：清肝泻火，活血止痛。

加减：睾丸肿大明显加莪术、皂荚，伴腹痛呕吐加郁金、竹茹、制半夏，少腹痛甚加香附、木香、红花，伴腹胀便秘加大黄、枳实。

毒结少阳证

治法：清泄热毒，和解少阳。

主方：大柴胡汤加减。

常用药：柴胡、黄芩、制半夏、蒲公英、郁金、枳壳、竹茹、川楝子、虎杖、大黄、白芍、甘草等。将以上药物混合、调匀，敷睾丸肿痛部位，并用布带。

加减：大便溏泄去大黄，加苍术、煨木香；腹痛托起睾丸，药干则用清水润湿继用，每日1次。睾丸肿痛剧烈加川芎、红花、牡丹皮。

中成药

（1）腮腺炎片：每服4~6片，1日3次，用于邪犯少阳证。

（2）安宫牛黄丸：3岁以内每服1/4丸，4~6岁每服1/2丸，7岁以上每服1丸，1日1次，用于邪陷心肝证。

（3）醒脑净注射液：每次2~4ml，肌肉注射日2次；或每次10~20ml，加入葡萄糖注射液静脉点滴，1日1~2次，用于邪陷心肝证。

（4）龙胆泻肝丸：每服3~6g，1日2次，用于毒窜睾腹证。

药物外治

（1）如意金黄散、青黛散、紫金锭（即玉枢丹）露膏、季德胜蛇药、大黄粉，任选1种，适量，以或茶水调，外敷患处。1日1~2次，用于腮部，已破溃者禁用。

（2）鲜仙人掌：每次取1块，去刺，洗净后捣或剖成薄片，贴敷患处。1日2次，用于腮痛。

（3）鲜生地、鲜蒲公英、鲜芙蓉花叶、鲜败酱草、鲜马齿苋：任选1种，也可两种合用，适量，捣烂外敷患处。1日1~2次，用于腮部肿痛。

（4）鲜芙蓉叶、鲜败酱草各适量，捣烂；青黛10g，大黄10g，皂刺10g，荔枝核10g。研细末。将以上药物混合、调匀，敷睾丸肿痛部位，并用布带托起睾丸，药干则用清水调湿继用。每日1次，用于睾丸肿痛者。

针灸疗法

（1）体针：主穴：翳风、颊车、合谷、外关、关冲。随证加减：温毒郁表加风池、少商，热毒壅盛加商阳、曲池、大椎，睾丸肿痛加太冲、曲泉，惊厥神昏加人中、十宣，脘腹疼痛加中脘、足三里、阳陵泉。用泻法，强刺激，每日1次，每次留针30分，或点刺放血。

（2）耳针：取穴：耳尖、对屏尖、面颊、肾上腺。耳尖用三棱针点刺放血，余穴用毫针强刺激，每次留针20~30分，每日或隔日1次，用于腮部肿痛。

（3）耳穴贴压：取穴：双侧腮腺、皮质下、肾上腺、面颊。用王不留行籽按压在穴位上，胶布固定，按压每个穴位，以耳廓发热为度。每日按4~5次，一般3~4日为1疗程，用于腮部肿痛。

激光疗法

用氦氖激光照射少商、合谷、阿是穴，每穴照射5~10分钟，1日1次，连用3~5天，用于腮部肿痛。

灯火燋法

取角孙、阳溪。剪去头发，取一根火柴棒点燃，对准穴位迅速灼灸。1日1次，连用3~4日，用于腮部肿痛。

推拿疗法

清天河水200次，退六腑300次，揉阳池100次，揉小天心300次，揉一窝蜂200次。发热重加推天柱骨300次；恶心呕吐加揉板门、运八卦各100次、推天柱骨200次；头痛加开天门、推坎宫、运太阳、揉耳后高骨各50~100次；烦躁加清心经、平肝经各200次；腹痛加拿肚角50次；

发热便秘加清大肠 300 次。1 日 1 次，重者 1 日 2 次。

2. 临床应用

近年来，山东济宁市中医院用加味葛根汤治疗流行性腮腺炎，取得了满意疗效，介绍于下：(1) 方药组成：葛根 10～15 克，麻黄 2～5 克，桂枝 5～9 克，白芍 6～9 克，大枣 5 枚，生姜 3 片，黄芩 6～9 克，板蓝根 20～15 克，桔梗 9～12 克，连翘 9～12 克。服用方法：上方加水 400～450 毫升，煎至 100～200ml，一次顿服，服后嘱病人多饮热水，助其微汗。对症状轻者每日 1 剂，重者可每日 2 剂，早晚各 1 剂服用。吕树平观察柴胡葛根汤加减治疗流行性腮腺炎 96 例。96 例均为本院门诊患者，男 42 例，女 54 例，年龄 6～16 岁，平均 9.5 岁，病程 2～7 天，均未并发脑膜脑炎、睾丸炎、卵巢炎等。诊断标准参照国家中医药管理局颁布的《中医儿科病证诊断疗效标准》制定：①病前有流行性腮腺炎接触史；②起病时可有发热，1～2 天后可见以耳垂为中心漫肿，边缘不清，皮色不红，压之有痛感及弹性感，通常先见于一侧，然后见于另一侧；③腮腺管口或可见红肿；④血白细胞总数可正常，或稍有增高和降低，淋巴细胞可相对增加。96 例均给予柴胡葛根汤加减。组方：柴胡、葛根各 9g，板蓝根 15g，黄芩、牛蒡子、桔梗各 9g，金银花、连翘各 12g，夏枯草、赤芍各 9g，僵蚕 6g。随证加减：发热、恶寒重加苏叶、生石膏清热解表，头痛加桑叶、菊花清利头目，咽喉肿痛加马勃、土牛膝、甘草清热利咽，咳嗽加前胡、浙贝母宣肺化痰止咳，痰黄量多加知母、瓜蒌皮清化痰热，纳少呕吐加竹茹、橘皮清热和胃。1 天 1 剂，水煎早晚分服。局部用青黛散适量，以醋或茶水调敷患处，1 天 1～2 次，共治疗 7 天。结果 96 例中，治愈 68 例，好转 24 例，无效 4 例，总有效率 95.80%。

3. 临床病案

案 1，付沁，女，6 岁。患儿于 19 年 4 月 17 日晨起发烧头痛，全身酸痛。当时家长给予"感冒冲剂"、"麦迪霉素"等药物，午后症状加重，出现高烧气促、面红心烦、双侧腮部肿大如桃核，局部灼热疼痛。检查体温 38.9℃，舌质淡红，苔薄黄，一脉滑数。诊断为流行性腮腺炎，投加味葛根汤治疗：葛根 15 克，麻黄 3 克，桂枝、甘草各 5 克，白芍 6 克，生姜 3 片，大枣 5 枚，黄芩 10 克，桔梗 9 克，板蓝根 15 克，连翘 12 克。每日 1 剂。翌日复诊，体温降至 36.7℃，两腮肿胀基本消失，唯感轻度口渴，再予上方加芦根9克，2剂善后。

按：流行性腮腺炎系病毒引起的一种急性传染病，以发病急骤、腮腺肿胀为特征，现代医学尚无特效疗法，祖国医学则认为本病是由风温病毒所致，临床上多以辛凉解表，清热解毒为其治疗原则，而应用麻桂之辛温类药物，似有逆其病机、助其病势之虞。临床体会到，应用辛温发汗类药物治疗腮腺炎，具有退热迅速、疗程短、疗效确切等优点，其机理：①此类药物能使皮肤毛细血管扩张，使体表血流量增加，有利于发汗与散热；②现代药理研究表明，此类药物通过发汗作用，还可使一些病毒、毒素等邪气，随汗液排出体外，使机体所受病毒侵害减轻，全身中毒症状可迅速缓解（注）。这一药理作用亦为辛温发汗类药物治疗由风温病毒所引起的某些外感温热性疾病，提供了理论依据。

二十九、突发性耳聋

1. 祖国医学对突发性耳聋的认识

暴聋，中医病名。系指耳内骤感胀闷堵塞，听力急剧下降的急性耳病。《灵枢·寒热病》已提到本证的针灸治疗："暴聋气蒙，耳目不明，取天牖。"《针灸甲乙经》进而提到"卒气聋，四渎主之"。之后从唐代的《备急千金要方》到清代的《神灸经纶》多部针灸著作中都有针灸治疗本病证的内容。所积累的经验，至今仍为临床所借鉴。现代医学中，某些急性听力减退或丧失的病症以及癔病性耳聋等可归入本证范畴。

病因病机

本证发病，多因风热邪毒由口鼻而入，侵袭胆经，阻滞经气，致耳窍闭塞不通而听力剧降；亦有因情志过极，肝失疏泄，郁而化火，循肝胆经脉上窜耳窍，发为暴聋。

暴聋多属实证，由肝肾两经，失调居多，或因体虚复感外邪所致。王永钦认为多由于六淫侵袭，遏阻少阳，情志失调、肝郁化火，气血瘀滞，耳脉痹阻，劳倦过度，心脾两虚，阴精亏损，虚火上炎。崔尚志认为实证为肝火上扰或痰火郁结，虚证乃肾阴亏损或脾胃虚弱。王德鉴主编的《十一五中医耳鼻咽喉科教材》将突发性耳聋辨证分型分为6种证型：风热侵袭型、肝火上扰型、痰火郁结型、肾精亏损型、脾胃虚弱型、气滞血瘀型。国家中医药管理局 1994 年颁布的《中医病证诊断疗效标准》将突发性耳聋辨证分型分为 6 种证型：风热侵袭型、肝火上扰型、痰火郁结型、肾精亏损型、脾胃虚弱型、气滞血瘀型，增加了气滞血瘀一型。王士贞主编的《中医耳鼻喉科学》2003 年版将突发性耳聋辨证分型分为 6 种证型：风邪袭闭型、肝火上扰型、痰火郁结型、气滞血瘀型、气血亏虚型、肾精亏损型。刘建华等对 108 例突发性耳聋临床资料分析后认为突发性耳聋中以气滞血瘀型、痰瘀互阻型、气虚血瘀型为多，特别是气滞血瘀型占 60.4%，其治疗效果是气滞血瘀型、肝火上扰型、气虚血瘀型较痰瘀互阻型、肝肾阴虚型、脾肾两虚型为好。因血液的运行有赖于气的推动、肝气的疏泄，即所谓"气行则血行"，通过补气或疏肝理气以调畅血液的运行，使耳得以濡养，故气滞、气虚者若治疗及时，收效往往较快。而痰为阴邪，其性重浊而黏滞，病后多缠绵难愈，治疗较难。因肾藏精，肝藏血，若肝肾亏损，精血不足，不易在短期内化生精血，故治疗也难，同样脾肾两虚在短期内也不会改善，故疗效较差。李凡成认为血瘀是突聋患者的主要病机。章毓甘对突聋患者进行血液流变学和甲皱微循环检查发现该病患者血浆比黏度、全血还原黏度、纤维蛋白原、血沉方程 K 值明显高于正常组，并从甲皱微循环检查中得到证实，提示血瘀是突聋患者的共同病机。陈国将 102 例突发性耳聋患者辨证分为感染邪毒型、气质血瘀型、肝火上炎型、痰火郁结型、肾精不足型，其中以气滞血瘀型（34 例）最多，其次是外感邪毒型（25 例），治疗效果以外感邪毒型最好，有效率达 92.6%。梁俊薇认为中医主要从风火痰瘀认识突发性耳聋，而风火痰瘀皆与肝相关，其发病多因情志不舒，郁而化火或暴怒伤肝，肝火上扰耳窍所致；耳窍与肝胆关系密切，从肝胆论治突发性耳聋，有其确切的理论基础，临床以疏肝泻火、活血通窍为治疗大法，组方遣药治疗突发性耳聋，疗效显著。田道法收集了近 11 年耳科住院病例证候资料，按统一标准确定证型，其中突发性耳聋证型可分为气滞血瘀型、肝火上逆型、痰热蕴结型、痰浊中阻型、肺脾气虚型，其中以气滞血瘀型最多，占 73.53%。魏慧妍认为突聋与血瘀关系最为密切，将血瘀耳窍分为：瘀血阻窍型、邪侵血瘀型、气滞血瘀型、痰瘀阻络型、血热瘀阻型、气虚血瘀型、血虚瘀滞型、阳虚血瘀和肾虚血瘀型，并根据临床多年实践，自拟活血通窍汤加减治疗突发性耳聋，基本方为：葛根、磁石（先煎）、丹参各 30g，川芎、赤芍各 9g，红花、桃仁各 6g，九节菖蒲 12g。临床上收到良好效果。曾屺生认为突聋的发生与多种因素关，如气滞、气虚、痰凝、血虚、血热、血寒等，但最终都因气血功能失调，气血运行不利，形成瘀血进而导致暴聋。曹济航研究突聋组与对照组的血液流变学，结果提示血浆比黏度、全血还原黏度、血沉及血程方程 K 值有显著性差异。36 例突聋患者中有 31 例血液流变学改变明显，这间接表明大多数突聋患者处于高血黏状态，即血瘀的存在。杨卫红把突聋中医病因病机分为外感风热、情志不遂、思虑过度、年迈肾虚或纵欲过度、肾阳亏虚、饮食劳倦、饮食失调和气滞血瘀 8 型。张爽对 192 住院突聋病人，由资深专进行辨证，并对患者纯音听阈检查进行研究，分为气滞血瘀型 47 例，肝火上扰型 28 例，痰火郁结 25 例，肾精亏虚型 11 例，脾胃虚弱型 14 例，气滞血瘀型 67 例，气滞血瘀型患者最多，风热侵袭型次之，肾精亏损型和脾胃虚弱型患者分布较少。听力学上，风热侵袭型患者中轻度聋和中度聋较多见，纯音听力损失以高频为主，损伤图形为高频听力损失型和碟型、平坦听力损失型；而肝火上扰型则以中度聋居多数，听力损伤图形与风热侵袭型相似，都以高频听力损失型和碟型、平坦听力损失型为主：痰火蕴结型、肾精亏损型、脾胃虚弱型和气滞血瘀型患者均以重度聋和极重度聋听力损失为主要表现形式。葛灏亦对突聋患者的听力测听与中医证型对照做了分析，认为轻度听力损失常见于风热侵袭型、肝火上扰型和气滞血瘀型等 3 型，尤其多见于风热侵袭型；中度听力损失除脾胃虚弱型外，其余 5 型均可见到，且无明显区别；重度听力损失则以气滞血瘀型多见，风热侵袭型少见。

综合诸家学说，突聋的中医病因病机可总结如下：实证有外感风热、肝火上扰、痰瘀互结、痰火结、气滞血瘀等，虚证有肝肾阴虚、脾胃虚弱、气血亏虚、肾阳亏虚等。其中血瘀耳窍为最主要的病机，也是最多学家推崇的中医病因病机，认为各种病因病机最终会发展为血瘀耳窍。文献研究中发现，突发性耳聋各证型往往相互夹杂或转化，其中与血瘀关系最为密切，血瘀是突聋发病的病理基础，因此，无论气滞血瘀、痰瘀互结，还是血虚血瘀、气虚血瘀，最终均导致气血凝滞，耳窍脉络不通，耳窍失用而发生暴聋，血瘀耳窍是暴聋发生的中心环节，而且贯穿于暴聋的始终，治疗上在辨证施治的基础上应酌加活血化瘀通窍之品。从现代医学的角度突发性耳聋与内耳血循环障碍相关，其论点与传统中医血瘀理论有一定的相关性，有学者对突发性耳聋病人的血液流变学进行研究，也论证了血瘀观点。

辨证论治

（1）风邪犯耳证

主证：多因感冒或受寒之后，突发耳聋，或伴耳鸣、头痛、耳胀闷，或伴身疼、恶寒、发热、鼻塞、流涕，舌质红，苔薄白，脉浮。

病机分析：风邪侵袭，循经入耳，损伤窍络，故发听闻之乱而致耳聋、耳鸣；邪在表，肺气不利，故见鼻塞、流涕等，全身及舌脉所见为风邪在表之证。

治法：疏风宣肺，散邪通窍。

方剂：三拗汤（《太平惠民和剂局方》）合通气散（《医林改错》）。

药物组成：麻黄6g，杏仁10g，甘草6g，柴胡10g，川芎10g，香附10g。

加减：酌加细辛、僵蚕、石菖蒲。耳内闭闷如有物阻者，酌加枳壳、青皮行气通窍。若属暑湿，酌减麻黄，加藿香、佩兰、厚朴、滑石、木通，以解表化湿。若属风热者，酌减麻黄，加金银花、连翘、蝉蜕、薄荷，以疏风清热。

临床上，若患者发病前有外感病史，突发耳聋，伴耳内胀闭、耳鸣，脉弦，亦可酌从少阳经脉痞塞辨治，治以和解少阳，用小柴胡汤（《伤寒论》：柴胡、法夏、党参、甘草、黄芩、大枣）为主，酌情加减。

（2）肝火上扰证

主证：耳聋暴发，多继郁怒等情志波动而发，或伴耳闷、耳鸣，鸣声宏而粗，或有头痛、眩晕，或有烦躁易怒，胁痛，口苦咽干。舌红，苔黄，脉弦数有力。

病机分析：肝喜调达，主疏泄。若肝气郁结，疏泄失调，或暴怒伤肝，致肝火上扰清窍，则容易引起突发耳鸣耳聋；耳属少阳，肝失疏泄，少阳经气阻滞，则耳闷；全身及舌脉所见，为肝气郁结，肝火上扰之证。

治法：清肝泻火，开郁通窍。

方剂：龙胆泻肝汤（《医宗金鉴》）加减。

药物组成：柴胡6g，黄芩10g，栀子10g，生地黄15g，当归10g，泽泻10g，车前子10g，木通10g，甘草6g。

加减：酌加郁金、石菖蒲。肝郁证明显者，加香附、川芎、青皮之类行气疏肝；挟胃火盛或大便秘结者，加大黄之类通便泻火；伴眩晕、耳鸣者，酌加牡蛎、磁石之类潜阳，定晕止鸣。

（3）痰火郁结证

主证：耳聋暴发，多因饮酒或过食炙煿厚味诱发。音感模糊，甚则闭塞无闻，多伴耳鸣，鸣声宏而粗，持续不歇，并见头昏头重，胸腹痞满，或有恶心，大便不爽，小便黄。舌质红胖，苔或黄腻，脉滑数或弦滑。

病机分析：酒食厚味伤脾，则痰热内生，壅滞气机，易致升降失调，清窍不利，则突发耳鸣耳聋；痰火郁结，闭阻清窍，则听觉音感模糊，甚则闭塞无闻，鸣声宏而粗，持续不歇。全身及舌脉所见，为痰火内郁，壅闭清窍之证。

治法：清火化痰，开郁通窍。

方剂：清气化痰丸（《医方考》）加减。

药物组成：胆南星 10g，瓜蒌仁 10g，半夏 10g，茯苓 15g，黄芩 10g，陈皮 10g，枳实 10g，杏仁 10g，天竺黄 10g，甘草 6g。

加减：酌加青皮、郁金、石菖蒲、路路通之类行气通窍。

（4）心脾亏虚证

主证：突发耳聋，多见于体质素差者，因于劳倦过度诱发，或伴耳鸣、眩晕，耳内闭塞感，并见面色萎黄不华，倦怠少力，失眠多梦，心悸不宁，舌淡，脉细或弦细。

病机分析：耳为清窍，为清阳游行交会之所。心脾两亏，气血不足，复因劳累过度，致清窍失于奉养，功能失司，故突发耳聋、耳鸣、眩晕；气血不足，清阳不升，致气机不利，故耳内闭塞感；全身及舌脉所见为心脾两亏，气血不足之证。

治法：补益心脾，养血聪耳。

方剂：归脾汤（《校注妇人良方》）加减。

药物组成：白术 10g，茯苓 15g，黄芪 20g，炙甘草 6g，龙眼肉 10g，酸枣仁 15g，木香 6g，党参 10g，当归 10g，远志 10g。

加减：酌加黄精、何首乌益血聪耳，加丹参、石菖蒲、磁石之类开窍聪耳；若兼情志忧郁，酌加柴胡、白芍、百合、枸杞之类疏肝滋阴。

(5) 肝肾亏虚证

主证：突发耳聋，多见于中老年患者，或伴耳鸣、耳内闭塞感，鸣声尖细，或伴头晕、目眩、腰膝酸软。舌质偏红，少苔，脉弦细或细数无力。

病机分析：肾开窍于耳，肝肾精血同源。肝虚肾亏，精血不足，耳失所养，可致突发耳聋、耳鸣。全身及舌脉所见，为肝肾亏虚之证。

治法：滋补肝肾，养精聪耳。

方剂：耳聋左慈丸（《重订广温热论》）加减。

药物组成：熟地黄15g，山药15g，山茱萸10g，牡丹皮10g，泽泻10g，茯苓10g，磁石30g，石菖蒲10g，五味子6g。

加减：酌加白芍、桑椹、女贞、旱莲草之类养血益阴；午后潮热或舌根苔黄者，加知母、黄柏坚阴降火。若兼耳鸣如潮，心烦失眠，夜寐多梦等症者，属心肾两亏，酌加清心、养心安神之品，如黄连、柏子仁、酸枣仁、远志等。

若兼面色淡白，畏冷肢凉，小便清长或余沥，夜尿多，舌淡嫩，脉沉迟弱者，多属肾阳亏虚，宜温阳补肾，通窍聪耳，可用补骨脂丸（《中医内科学讲义》：磁石、熟地黄、当归、川芎、肉桂、菟丝子、川椒、白芷、刺蒺藜、胡芦巴、杜仲、石菖蒲、补骨脂）加减；若兼纳差，大便时溏，或时结时溏者，为脾肾两亏，酌加黄芪、白术、山药、茯苓之类健脾益肾。大便溏者，酌去磁石之沉降。

(6) 气滞血瘀证

主证：突发耳聋、耳鸣，症状持续，无明显波动，或伴耳胀闷堵塞感、耳痛，或有眩晕。外无表证，内无里证，舌质或有瘀点、瘀斑，脉弦或涩。

病机分析：瘀血阻滞清窍脉络，故突发耳聋、耳鸣；瘀血阻络而不通畅，清窍失利，故耳胀闷堵塞感、耳痛、眩晕。病变不因外感，亦无明显里证可辨，则可从血瘀证辨识。如《医林改错·通窍活血汤所治之症目》说："查外无表证，内无里症，所见之症皆是血瘀之症。"因瘀血久留不散，故聋鸣程度无明显波动，舌脉所见为气血瘀阻之象。

治法：行气活血，化瘀通窍。

方剂：通窍活血汤（《医宗金鉴》）加减。

药物组成：桃仁 10g，红花 6g，生地黄 15g，当归 10g，赤芍 10g，川芎 10g。

加减：酌加柴胡、石菖蒲、水蛭、丹参、路路通、丝瓜络之类，以助活血化瘀通窍。伴有气虚者，酌加黄芪、党参、白术之类，以助益气活血；伴有血虚者，酌加黄精、何首乌、桑椹子、枸杞、丹参之类以助养血活血。

外治法

（1）体针

取穴：主穴取听会、听宫、耳门、翳风，每次轮流选用 1~2 穴；全身辨证取穴：疏风解表配合谷、外关、风池、曲池，清肝泻火配太溪、太冲，化痰利湿配丰隆、水道；补益气血配足三里、血海，补益肝肾配三阴交、太溪，活血祛瘀配血海、膈海。

治法：实证用泻法，虚证用补法，每天 1 次，每次 20 分钟。

（2）耳针

取穴：外耳、内耳、肾、肝神门、内分泌等穴。

治法：用王不留行贴压。每日按压 3~5 次，每次 3~5min，3 天更换 1 次。

（3）腹针

取穴：中脘、下脘、气海、关元、商曲、阴都、气穴。

治法：每次 30 分钟，每日 1 次。

（4）水针

取穴：听宫、翳风、完骨、瘈脉等穴，每次两侧各选 1 穴（单耳聋只取患侧）。

治法：用 654-2，丹参注射液、维生素 B_1 或 B_{12}，任先一种，每穴 0.2~0.5ml，每天 1 次。

（5）头皮针：取晕听区，每天 1 次，10 次为一疗程，有行气通络作用。

（6）穴位注射：取听宫、翳风、完骨等穴，注入药液，如当归注射液，丹参注射液等，有养血活血，行气通络以调整耳和脏腑功能的作用，每次可注射 1~2 毫升。

（7）塞耳法

①治耳聋铁酒方：饮浸铁之酒，再以磁石塞耳中，每日 1 次，每次 30

分钟。此方既用酒之行气活血通窍,又利用磁铁的磁性感应作用。

②菖蒲丸:药丸捻如枣核大,以针穿中心作一孔,取净叮聍后,将药放于外耳道,每日换2次,有行气活血通窍作用。

③治耳聋铁环方:将小铁环含于口中,枕于磁石上,或以绵裹铁砂塞耳中,口含磁石,每日1次,每次30分钟左右,此方主要利用磁铁相吸的磁性感应作用以通耳窍。

④通耳丸:具活血通窍的作用,塞耳每日2~3次,每次30分钟,2~3天后换药,对耳聋属气滞血瘀者最为适宜。

⑤通神散:具有活血祛瘀,解毒通窍功能,适用于气滞血瘀所致耳聋。塞耳每日2次,每次30分钟,3日后换新药。

⑥蒲黄膏:能疏风宣肺,活血通窍,适用于风邪所致暴聋,用法同上。

⑦龙脑膏:功能清热行气通窍,适用于暴聋兼见热象,如发热、口渴、舌红者。塞耳每日2次,每次30分钟,每次换药。

(8) 熏耳法:雄黄散4份,加1份艾叶,1份黄柏末,点燃后向耳熏之,每日1次。本方具有解毒通窍作用,不论暴聋、渐聋,均可在各种治疗的同时配合应用。

(9) 贴穴法:以吴茱萸、乌头尖、大黄三味为末,用唾液(亦可用温水)调和,敷贴于涌泉穴,有引火下行的作用。此法适用于肝火,痰火所致暴聋,亦可用于渐聋证属虚火上炎者。

经验方

(1) 小柴胡汤加味

药物组成:柴胡15g,生晒参8g,姜半夏15g,生甘草6g,大枣10g,黄芩15g,生姜6g。

加减:肝胆有热者,加龙胆草15g,栀子15g,车前子15g;眩晕、耳鸣、呕吐者,加白术25g,茯苓20g,天麻15g,橘红10g,重用姜半夏至25g;伴气血虚弱者,加黄芪30g,当归15g;脾胃虚弱者,加白术15g,砂仁6g,山药15g;肾虚者,加女贞子15g,巴戟天15g,枸杞15g,淫羊藿15g。

煎服法:水煎服,每日1剂。

(2) 天麻钩藤饮加减

药物组成:天麻15g,钩藤20g,石决明20g(先煎),黑栀子9g,黄芩 6g，怀牛膝 15g，夜交藤 15g，茯苓 15g，桑寄生 12g，葛根 15g。

加减：有外感病史或起居不当有受风史者加柴胡 9g，蔓荆子 9g；肝胆火盛兼见口苦、耳鸣者加龙胆草 9g，生地黄 15g，泽泻 15g，枳壳 9g；肾精亏损，肝阳上亢者去黑栀子、黄芩、茯苓、桑寄生，加山茱萸 20g，生龙牡 30g（先煎），玄参 20g，当归 6g，天冬 20g；脾虚兼见四肢困倦、神疲纳差、便溏者去钩藤、黑栀子、夜交藤，加党参 9g，麦冬 20g，白芍 15g，菊花 9g，黄精 20g，升麻 6g。

服用法：水煎服，每日 1 剂，15 日为 1 个疗程。

（3）固肾化瘀聪耳汤

药物组成：山药、山茱萸各 12g，泽泻、茯苓各 9g，川芎、炒桃仁、香附各 10g，熟地黄 24g，柴胡 6g。

加减：伴有眩晕者加钩藤、夏枯草各 6g，失眠者加酸枣仁、远志各 9g，呕吐者加陈皮 9g，体质虚弱者加党参、炙黄芪各 10g。

煎服法：水煎服，每日 1 剂。

（4）六味地黄汤加味

药物组成：六味地黄丸汤加葛根 30g。

加减：邪壅少阳者加柴胡，连翘，恶心呕吐、肝火上扰者加龙胆草，黄芩，柴胡，痰火郁结者加瓜蒌仁、胆南星，耳鸣重者加蝉蜕、磁石，眩晕者加旋覆花、代赭石、菊花。

煎服法：每日 1 剂，水煎服。

（5）行滞化瘀汤加味

药物组成：桃仁、川芎、赤芍、香附、葛根、柴胡、丹参、石菖蒲、当归、路路通各 15g，麝香 0.5g（冲服），生甘草 3g。

煎服法：水煎服，每日 1 剂。

（6）葛根合剂

药物组成：葛根 30g，川芎 12g，黄芪 6g，丹参 12g，红花 12g，薤白 12g，生甘草 6g。

加减：眩晕者加黄精 6g。

煎服法：每日 1 剂，水煎服。

（7）活血通窍方

药物组成：钩藤（后下）15g，石菖蒲 12g，川牛膝 15g，葛根 15g，丹参 20g，川芎 12g，枳壳 12g，赤芍 15g。

加减：肝火盛，加龙胆草 20g，夏枯草 15g；痰火盛，加陈胆星 12g，姜竹茹 12g；肾虚腰酸者，加核桃肉 20g，杜仲 15g。

煎服法：每日 1 剂，水煎服。

（8）益气活血方

药物组成：党参 9g，丹参 9g，赤芍 4g，川芎 6g，黄精 9g，红花 1g，石菖蒲 6g，炙甘草 5g，葛根 9g。

加减：糖尿病患者减去炙甘草。

煎服法：水煎服，每日 1 剂。10～15 日为 1 疗程，连续 3 疗程。

（9）耳聋复聪汤

药物组成：黄芪 60g，葛根 60g，川芎 9g，石菖蒲 12g，丹参 15g，柴胡 15g，升麻 9g，枸杞 15g，地龙 9g，党参 15g。

加减：伴外感者加蔓荆子 9g，连翘 9g；伴肝火上扰者加夏枯草 15g，黄芩 9g；伴痰火郁结者加胆南星 12g，瓜蒌 15g；伴气滞血瘀者加桃仁 9g，红花 6g；伴肾精亏虚者加熟地黄 15g，制何首乌 20g；伴脾胃虚弱者加山药 15g，白术 15g；耳鸣重者加灵磁石 30g（先煎），夜交藤 15g；眩晕重者加钩藤 15g，天麻 9g。

煎服法：水煎服，每日 1 剂。

临证心法

（1）首辨内外，次辨虚实

从中医病因病机看，突发性聋可以从外感与内伤、实证与虚证进行归类。外感病机多属肺气不宣、少阳经脉痞塞，以发病前有外感病史，或突发性聋初起而见有某些外感证候为重要辨证依据，当治以疏风宣肺，散邪通窍为主，根据风寒、风热、暑湿、少阳经脉痞塞等，酌情选择主方，灵活加减。内证分虚实。实者，肝火、痰火、血瘀；虚者心脾亏虚（气血不足）、肝肾亏虚（肝肾阴虚、脾肾阳虚）。根据证候采用不同治法方药，并根据兼证酌情加减。临床上，内外虚实各证亦可以相兼，宜灵活辨治，不可拘泥。

（2）通闭开窍，不可轻视

突发性聋的病机特点为"暴聋多实"。无论外感、肝火、痰火、血瘀、心脾亏虚或肝肾不足，皆可产生"实"的病机，即耳窍经脉痹阻，从而引起耳聋突发，或伴耳鸣、眩晕、耳内胀闭感等症，故临床上对本病的辨证论治，应重视通闭开窍之品的灵活配伍。可从二个方面考虑用药选择。

其一，根据主证配伍通闭开窍之品。风邪犯耳证，酌情选用细辛、川芎、石菖蒲之类辛温通窍之品，以助驱邪开闭；痰火郁结证，酌情选用青皮、枳壳、枳实、石菖蒲、郁金、路路通之类，以助行气破滞，活血通络。肝火上扰证，酌情选用川牛膝、赤芍、牡丹皮之类，以助凉血清肝，活血通闭；心脾亏虚、肝肾亏虚证，可用丹参、三七、穿山甲之类，以助化瘀通脉而不损血，还可酌情选用远志、磁石之类通窍聪耳。气滞血瘀证，酌情选用水蛭、地龙、穿山甲等虫类药物，以强活血化瘀之效。

其二，根据兼证选择通闭开窍之品。突发性耳聋除听力明显下降外，常常伴有眩晕、耳鸣、耳内堵塞感。其中，眩晕、耳鸣的治疗在通闭开窍之治的用药方面，一般与主证同。此外，对于眩晕，可酌情选用龙骨、牡蛎、赭石、磁石、天麻之类以平肝潜阳定晕；对于耳鸣，可酌情选用全蝎、蝉蜕之类祛风止鸣，以及磁石、龙骨、牡蛎等重镇安神之品；属于热证者，如《内经》云"所谓耳鸣者，阳气万物盛上而跃，故耳鸣也"，宜酌情选用龙胆草、石决明之类清肝降火。对于耳内堵塞感，重在调气，可酌情选用青皮、枳实、枳壳、香附、川芎、丁香皮、木香之、延胡索类行气破滞之品。

（3）中西医结合，值得重视

中西医结合治疗方案是目前临床上很多中、西医专家所共同关心和推荐的一种治疗方法，虽然尚无标准治疗方案，但大都主张中医疗法与西医疗法相结合。中医疗法的主要方法是辨证论治、针刺法，以及水针治疗，其中辨证论治方面，尤其重视活血化瘀治法的应用。中医的活血化瘀法与活血化瘀药物，并不等同于西医的改善微循环疗法及其药物，但能达到改善微循环的效果，其进一步的疗效机理也尚有待深入研究。很多临床经验报道表明，中医药治疗加西医治疗的效果较单纯中医或单纯西医疗法好。

2. 临床应用

葛根气味俱薄，轻而上行。张青认为有宣通耳窍之功，故自拟行气活血汤，用葛根配川芎、石菖蒲、赤芍、当归、三棱、香附、郁金、地龙、路路通治疗突发性耳聋25例，结果治愈9例，显效4例，有效8例，无效4例，有效率84%。董风等用葛根合剂治疗308例突发性耳聋，329只患耳，药用葛根、川芎、丹参、女贞子、泽泻、枸杞子、菊花、黄精、黄芪。治疗 6~20 日，结果痊愈 114 耳，显效 126 耳，有效 45 耳，无效 4 耳。河南省修武县人民医院，修武用葛根汤加减配合针刺治疗突发性聋 9 例 46 耳，并与采用抗凝、改善微循环等西药治疗的 31 例，35 耳同病患者从疗效、病程与疗效的关系、耳聋程度与疗效的关系等对照分析。结果，有效率前者 80.4%，后者 54.3%，两组有显著差异（$P < 0.05$）。结果葛根汤加减配合针刺对突发性聋疗效较好，但对于病程长、听力损失重及伴有耳鸣、眩晕症状的患者疗效仍欠佳。葛根汤加减，葛根 20g，丹参 12g，柴胡 12g，桂枝 9g，赤芍 9g，生姜 9g，大枣 20g，石菖蒲 9g，炙甘草 6g。根据临床辨证，肝胆郁热甚者加当归、黄芩，气虚加党参、黄芪，眩晕加天麻、钩藤，病程较久气血凝滞、经络痹塞加红花、川芎。日 1 剂，针刺。主穴：翳风、听会、侠溪、中渚；配穴：外关、合谷、太冲、丘墟。每次交替取主穴 2 个，配穴 1~2 个，根据病情施行补泻手法，强刺激，不留针，日 1 次，10 天为 1 个疗程。每疗程后间隔 3~5d，治疗期间不用其他药物。突发性聋属中医学"暴聋"范围，其发生与耳窍闭塞有关，常见病因有外感风寒、风热、内生痰火、肝胆郁热、浊气上壅等。尤其外感风寒，寒主阴凝，阳气为遏，清阳不能上奉，导致耳聋。本病初起多与外感风寒之邪或兼素体阳盛热化有关，常兼恶寒、头痛、身痛、苔薄或黄白相兼等表证，故以葛根汤加减宣闭开窍。方中葛根轻清宣散，解肌散邪，升举清阳，并能鼓舞胃气，使清阳之气升腾，对清阳不升之耳聋疗效确切；桂枝解肌发表，温经通阳；柴胡入肝胆经而清解郁热、疏肝解郁，并升举阳气，且柴胡尚为耳部之引经药；生姜发汗解表；丹参、赤芍活血、祛瘀、清热、凉血；石菖蒲芳香开窍、豁痰化湿；甘草、大枣补脾益气，调和诸药。上药合用共奏解肌发表、升举清阳、开郁通窍、活血化瘀之作用。如患者兼有口苦咽干、心烦易怒、舌红苔黄为肝胆火盛之征，加当归、黄芩，柴胡与黄芩合用其疏肝清热作用更强，当归滋阴养肝，可使肝胆之火得以清泄。如患者有神疲、困倦、食少、便溏等气虚之证加党参、黄芪可补益中气。眩晕症状明显者加天麻、钩藤以平肝潜阳、熄风止痉。久病多瘀，故对病程较久者加红花、川芎以增强活血化瘀、通经开窍作用。耳为宗脉所汇，与全身诸多脏腑有着内在的联系。手少阳三焦经、足少阳胆经均从耳后入耳中，走耳前，故取手少阳之中渚、翳风，足少阳之

听会、侠溪以疏导少阳经气。针刺肝经穴太冲、胆经穴丘墟用泻法可以疏泄肝胆之气；针刺合谷、外关可以疏解表邪使经气宣畅。通过针刺以通畅，得到治疗突发性聋的目的。现代研究证明，葛根的主要成分黄酮类物质能够改善冠状血管及脑组织的血液循环。丹参的有效成份可以通过扩张血管增加毛细血管开放数目，有利于侧支循环的开放，加快微血管的血流速度，改善瘀血状态。红花、川芎、生姜的有效成份均能扩张心脑血管，对因缺血、缺氧引起的细胞损害及血管内皮细胞有显著的保护作用。丹参、红花具有抗凝血作用，可使凝集或瘀滞的内耳血循环障碍得以改善，防止微血栓形成，得到治疗突发性聋的目的。

3. 临床病案

洪某，女，42岁，农民，1994年2月10日诊。突然左侧耳中蝉鸣，不闻外音1h，素有耳鸣、眩晕史12年。查：外耳道未见异常，中度耳聋，血常规正常，耳部CT阴性。诊断：暴聋。细察患者，两鼻微塞。追问病史1周前在田间劳动时淋雨。舌淡，苔薄白，脉浮紧。证属风寒外束，清气不升，耳窍失养。治以疏风通窍，温经散寒，方用葛根汤化裁：葛根、钩藤各12g，麻黄5g，桂枝6g，炙甘草8g，柴胡、蔓荆子、白芍、生姜、石菖蒲各10g，葱须15g，丹参20g。水煎服，每日1次。服药3剂耳鸣消失，听力有所恢复，呈轻度耳聋，继服15剂，听力如常。

按：本例为劳作时淋雨，感受风寒，经络痹阻，清气不能上承，耳窍失养所致。证属风寒外束，清气不升。治当疏风通窍，温经散寒，葛根汤恰具此功，加石菖蒲、蔓荆子、钩藤等更助其通窍之力。现代医学认为，暴聋多由内耳供血障碍所致。葛根、石菖蒲、丹参等具有解除血管痉挛，扩张微血管，改善内耳循环，促进细胞代谢等作用。

三十、荨麻疹

1. 祖国医学对荨麻疹的认识

荨麻疹相当于中医学中的"瘾瘤"、"瘾疹"、"赤白游风"等证，民间俗称"风疹块"、"鬼饭疙瘩"等。中医对本病的认识很早，《素问·四时刺逆从论》中已有"瘾轸"之名，《诸病源候论·风瘖痛候》说："夫人阳气外虚则汗多，汗出当风，风气搏于肌肉，与热气并则生瘖痛。"认识到本病的发生与风邪关系密切。历代医著对本病都有一定的记载，如明代《证治准绳》、《外科真诠》对本病的临床表现观察得颇为仔细，《证治要诀》说"食鸡肉及獐、鱼动风等物"会导致本病的发作。清代，《外科大成》根据本病非完全由外感风邪所致，提出治疗"宜凉血润燥"，"慎用风药"；《疡医大全》则提出了"疏风、清热、托疹"的治疗大法，至今对临床仍有指导意义。此外，在古代还创制了一些治疗本病的专方，如消风散、胡麻丸等，也具有较高的临床实用价值。

现代中医治疗荨麻疹，最早报道见于上世纪50年代中期，这是有关针刺方法的经验介绍。之后，随着针灸治疗经验的不断积累，各地又介绍了许多针刺方法，如体针、耳针、梅花针、刺络拔罐或单用拔罐等，不仅方法简单，而且确有良效。中医药治疗方面，从50年代末起，在前人经验的基础上，以祛风解表为主治疗，或取"治风先治血，血行风自灭"之意，选用和血之剂加减治疗，另外还有部分其他治法。至60年代中期，有文章专门就病因病机及治法进行了总结和探讨，提出了"透表和卫"、"清营凉血"、"疏肝解郁"、"清心泻火"、"表里双解"等五个治疗法则。特别是慢性荨麻疹，因其病势缠绵，历久不愈，反复发作，故有时又称为顽固性荨麻疹。80年代以后，临床上对此病颇为重视，其病机多责之于虚、湿、风、瘀；治疗方面，主张益气固表、清理湿热、祛风止痒、养血和营、活血祛瘀等，尤其是久病风邪入络，认为宜选用虫类搜剔之品。目前，有关治疗荨麻疹的临床报道，积累有300多篇，累计病例逾万例，无论是分型治疗，还是运用专方，均有很好的疗效，一般可达90%以上。

中医治疗荨麻疹的机理研究尚不够深入，大量的临床报道多限于治验方药介绍及病例的积累，且各医家对荨麻疹的病因病机的阐述和辨证分型的方法很不一致，今后应重视这方面的规范化研究，并注意从中筛选出有效方药，旨在进一步提高疗效和缩短疗程。

病因病机

"无风不作痒"，根据本病奇痒难忍的特点，中医认为风邪为本病的主要病因。但风有内外之分，证有虚实之别，故根据本病的临床所见，综合各家所述，除风邪之外，其病因病机可概括为以下几个方面。

寒素体阳虚，不耐风寒，或直接感受外来风寒之邪，客于肌表，伤及营卫，以致营卫不和，外发风疹。

热外感风热之邪，留连肌肤，卫气郁闭，风行皮下；若因七情所伤，心经有火血分有热，郁滞营气，气血怫郁，化为内风，外透为疹。

湿禀赋不耐，过食肥甘、荤腥之品，饮食失宜，脾失健运，或本为脾虚之体，脾湿内生，或蕴湿生热，郁于肌肤而发，且湿性黏滞，可成反复不愈的缠绵之证。

虚肺脾气虚，卫外不固，风寒、风热之邪易袭，致营卫不和而发本病；或因血虚之人，或妇女胎产之后，失于调养，虚风内生，而致本病。

瘀由于瘀血阻于经络，营卫之气不宜，风寒或风热与瘀相抟而致。

上述病因病机是互有联系、相互贯穿的，临床常有数种病机并存的现象，故只有主次的不同，不宜机械分割。

辩证分型

（1）风寒型。风团色白或淡红，稍沾冷水则可诱发，瘙痒异常，遇冷当风则加剧，遇热可减轻，口不渴，可伴有发热恶寒，舌淡苔殷白，脉浮缓。

（2）风热型。风团色红，连接成片，暴痒难忍，可有针刺样灼热感，遇热稍减，伴自汗口渴，甚则发热烦躁，舌红苔黄，脉浮数。

（3）气虚型。风团如豆瓣大，成片，疹色与肤色一致，伴倦怠乏力，动则汗出，舌淡胖，脉弱。

（4）血虚型。风团形似豆瓣，边缘红晕色淡，皮肤干燥，伴面色无华，头晕失眠，舌淡苔薄，脉细。

（5）湿热型。风团鲜红或中央色白、边缘鲜红，搔抓之后，皮肤迅即潮红水肿，局部或全身瘙痒及热感，伴恶心呕吐，头晕，舌淡苔白或黄腻，脉滑数。

（6）血瘀型。大片风团遍布全身，色红，时起时消，历久不愈，瘙痒难忍，烦躁，便秘，苔薄黄，脉弦细。

分型治疗

（1）风寒型

治法：散寒祛风，透疹止痒。

处方：葛根12g，麻黄6g，桂枝6g，白芍10g，甘草6g，大枣15g，生姜6g。

加减：有表证加荆芥、防风，表卫不固加黄芪、防风、白术，久病体虚加当归、党参，瘙痒难忍加蝉蜕、白鲜皮，久治不愈，反复发作加乌梢蛇。

用法：每日1剂，水煎，早晚分服。

疗效：上方共治疗99例风寒型荨麻疹，临床痊愈93例，好转3例，无效3例，总有效率为97%。

常用成方：可选麻黄连翘赤小豆汤、九味羌活汤等加减。

（2）风热型

治法：清热疏风

处方：生地12g，连翘10g，桑白皮10g，牛蒡子10g，夏枯草10g，赤芍12g，生姜皮3g，地骨皮6g，地肤子6g，茯苓皮10g，蝉蜕6g，白蒺藜6g。

加减：反复发作者加地龙、蜈蚣、全蝎，合并胃肠道症状者加白芍、白术、蒲公英、厚朴。

用法：每日1剂，水煎服。

疗效：上方共治疗23例风热及风热挟湿型荨麻疹，全部临床痊愈。

常用成方：可选银翘散、消风散、麻杏石甘汤等。

（3）气虚型

治法：益气固表，祛风止痒。

处方：黄芪30g，党参30g，茯苓12g，补骨脂12。

2. 葛根汤治疗荨麻疹的临床应用

周口市中医院，王秀荣自1998的3月至2000年3月，运用《伤寒论》葛根汤治疗荨麻疹51例，疗效显著。药物组成：葛根12g，炙麻黄6g，生姜2片，桂枝6g，大枣4~6枚。水煎服，两汁煎取药液300ml，分早晚2次分服，7天为1个疗程。无汗口渴者加知母9g；有汗口渴者加生石膏15g，西洋参9g，天花粉9g；汗出而口不渴者，此属阳明中风，加重桂枝用量；疹团片大而色淡，舌质不红者，此为气虚无力鼓邪外出，加高丽参或党参；周身瘙痒剧烈难忍，脉浮数者，加重葛根15g，蝉衣9g，白鲜皮15g，生黄芪15g；若瘙痒昼轻夜重，脉沉细而数，舌红无苔者加生地5g，丹皮10g，或阿胶10g（烊化）；若迁延不愈者加炙黄芪30g，当归15g。治疗结果46例急性荨麻疹患者服药1~7天后，治愈39例，好转6例，无效1例，5例慢性患者用药8~15天后，治愈2例，好转3例，治愈率为

80.39%，好转率17.6%，总有效率98.04%。刘发青运用葛根汤治疗荨麻疹51例，效果显著。

3. 临床医案

案1，冯某某，男，70岁，周口川汇区南郊前王营村人，农民。1998年6月20日，初诊。全身遍起风疹块，时出时没，已5年余，经多方医治均不能治愈。近2天复发，症见：胸背及四肢泛发大小不等，色淡不红之风疹块，检查：皮肤增厚粗糙，脉浮大而芤，舌淡胖，边有齿痕，苔白厚。此乃气虚营弱，腠理疏松，风邪留滞而发病，治宜益气养血，调和营卫，兼祛风邪。处方：葛根12g，炙麻黄6g，桂枝6g，生姜2片，大枣5枚，甘草6g。5剂水煎服，两汁煎取药液约300ml，分2次早晚分服。复诊，服药后皮疹消退，瘙痒亦减，面色微赤，舌质红润，白厚苔已去，守原方加蝉蜕9g，山药15g，红参9g，当归9g，陈皮6g。7剂药尽病愈，随访至今未复发。

按：葛根汤乃《伤寒论》之经方，治阳阴经之表证，多由太阳经表邪未解，又传阳明经而致，营卫失和，腠理不固，所致的肌表异常病变。现代医学认为，本病与性腺内分泌机能减退，皮脂腺、汗腺萎缩，皮肤干燥有关。方中葛根入胃经，味辛甘性凉，解肌发表透疹为君药；麻黄性温入肺经，发汗宣肺，桂枝调和营卫通经络，助葛根解表透疹之力为臣药；姜枣温中益营，甘草调和诸药为佐使药。病人多兼脾胃失运，内湿兼有外邪不能散发而发病，故酌加白术、茯苓等淡渗利湿健脾之药，使脾胃健运，湿邪消退。若患者正气太虚，亦不可单纯温补，当斟酌虚实，随证施治。该方发汗作用较强，故当疹块消退后，应立即停服，谨访过汗而伤正。服药及愈后3月内应嘱其患者忌食辛辣腥之品，以防复发。

案2，陈某，女，35岁，2006年5月8日初诊。患者3天前出现周身泛发淡红色风团，瘙痒，遇寒冷更甚，伴发热恶风，头身疼痛，腹泻、每天3~5次，呈黄色水样，舌淡、苔白、脉浮紧。证属太阳阳明合病，为风寒束表，汗不得出，水液下走大肠所致。治宜发汗解表，升津舒经，拟葛根汤加味。处方：葛根30g，麻黄、浮萍、蝉蜕各10g，桂枝、白芍、炙甘草各8g。3剂，每天1剂，水煎服。二诊时风团明显减少，效不更方，续服前方6剂，愈后随访未复发。

按：太阳经统摄营卫，主一身之表。太阳病的病因病机是外感风寒，营卫失调，矛质的主要方面在卫而不在营，脉浮、头项强痛而恶寒是其主证与主脉。急性荨麻疹初起多见发热恶寒等表证，邪在表当汗而发之，可用麻黄汤、桂枝汤、葛根汤等先解其表。但临床过程中，更多的是患者诊治不及时或失治误治，而出现少阳病或三阳合病，而不是单纯太阳病，此时可观其脉症，即为《伤寒论》第31条及32条谓："太阳病，项背强几几，无汗恶风，葛根汤主之。""太阳与阳明合病者，必自下利，葛根汤主之。"故予葛根汤两解太阳阳明之合邪。

三十一、药疹

1. 祖国医学对药疹的认识

祖国医学称之为"药毒"，是指药物通过口服、注射或皮肤黏膜直接用药等途径，进入人体后所引起的皮肤或黏膜的急性炎症反应，相当于西医的药物性皮炎，亦称药疹。其特点是：发病前有用药史，并有一定的潜伏期，常突然发病，皮损形态多样，颜色鲜艳，可泛发或仅限于局部。

病因病机

中医学认为药疹的发生内因是先天赋不耐，脾失健运；外因是复受药毒之邪，毒邪入于营血，外侵肌肤腠理，内传经络脏腑而引发药疹的主要外邪为"风"、"湿"、"热"、"毒"，邪郁化热，血热生风则表现为风热证；脾湿不运，蕴湿化热，湿热蕴蒸肌肤则表现为湿热证；火毒炽盛则易致气血两燔，热盛耗阴则后期易形成气阴两伤。

从内因讲，彭正发认为本病发生是因人体动态平衡受到致病因素的破坏而出现的卫气营血生理功能失常，临床多以卫气营血辨证。余跃平则认为药疹的发生是少数个体赋不足，或久病体虚，血虚肌肤失于濡养，卫外功能不调，才使风邪乘虚犯于肌体，与湿与热相结而发病，证乃血虚风湿热郁滞。单立真则按病程分期辨证，初期为湿热伤营；中期水肿加重，气阴两虚；恢复阶段，气虚血亏。

综上，各家对药疹病因分别从内因、外因两方面认识，而对于病机则从卫气营血的层面，分湿热类与风热类论述。

辨证论治

（1）湿毒蕴肤证

主证：皮肤上出现红斑、水疱，甚则糜烂渗液。表皮剥脱，伴剧痒，烦躁、口干、大便燥结、小便黄赤，或有发热；舌红，苔薄白或黄，脉滑或数。

治法：清热利湿解毒。

代表方：萆薢渗湿汤加减。

常用药：萆薢苡、仁丹皮、黄柏、赤苓、泽泻、通草、滑石。

（2）热毒入营证

主证：皮损鲜红或紫红，甚则紫斑、血疱；伴高热，神志不清，口唇焦燥，口渴不欲饮，大便干，小便短赤；舌绛，苔少，或镜面舌，脉洪数。

治法：清营解毒。

代表方：清营汤加减。

常用药：水牛角、生地黄、元参、竹叶心、麦冬、丹参、黄连、银花、连翘。

（3）气阴两虚证

主证：皮损消退，伴低热，口渴，乏力，气短，大便干，尿黄，舌红，少苔，脉细数。

治法：益气养阴清热。

代表方：增液汤合益胃汤加减。

常用药：玄参、麦冬、细生地。

黄惠萍将药疹分以下3型治疗：①风热证。多属初起阶段，皮疹限于上半身，尤以头而部为主，皮疹红而不艳，有表治法；疏风解表，清热解毒可选用荆芥、防风、桑叶、桔梗、黄芩、连翘、银花。②血热证。病情来势较急剧，皮疹密布于四肢、躯干，鲜热潮红压之褪色。治法：清热解毒，可选用生地、赤芍、丹皮、金银花、黄芩、黄柏、大黄、蒲公英。③湿热证。皮肤肿胀、潮红，压之褪色，搔抓容易出水或糜烂，作痒较甚，精神疲倦，胃纳欠佳，小便黄。治法：清热解毒，健脾祛湿。可选用蒲公英、黄柏、银花、白蔻仁、车前子等。叶之龙对128例变态反应性皮肤病的辨证分型进行统计，结果药物性皮炎占14例，其中风热相搏型2例，湿热内盛型8例，毒热燔营型4例。单立真等对重型药疹按治疗过程及疾病发展态势来分型治疗：①药毒内陷，湿热伤营者，内服清热解毒、除湿消肿中药汤剂。方用：银花、连翘、大青叶、川黄连、栀子、生地、丹皮、当归、赤芍、茯苓、车前子、木通水煎服，日2次服并外用松花粉散敷，及雷夫诺尔氧化锌油、龙胆紫液等以预防感染。②若湿热炽盛，热重伤阴之证，则滋阴清营、凉血解毒以增液退热。方用：生玳瑁、生地、银花、连翘、丹皮、赤芍、茅根、花粉、甘草。水煎配以羚羊粉，日2次冲服。③若出现脉弦细、舌质绛，舌体胖，苔薄白，则根据余毒未清，气阴两虚之辨证，中药改用滋阴清营、健脾利湿汤剂以凉血消肿。方用：银花、花粉、槐花、赤芍、丹皮、当归、生地、白术水煎服，日2次。④如病情好转，即以中药滋阴养血、健脾利湿，以"扶正祛邪代方"用：当归、泽泻、生地、白术、茯苓、山药、扁豆、薏苡仁、甘草水煎，日2次服。朱志强等对痢特灵药疹63例，除辨证分型外还进行了例数统计：阳明风热证30例，风热证16例，气血风热证11例，脾胃寒湿证6例。治疗：阳明风热证30例，方用"加减升麻葛根冲剂"；风热证16例，方用"皮炎1号冲剂"；气血风热证11例，方用"皮炎2号冲剂"；脾胃寒湿证6例，方用"加减胃苓冲剂"。黄榕对104例青霉素药疹，辨证分型统计得到以下结果：气血两燔型54例，湿热毒盛型32例，湿重于热型18例。治疗：气血两燔型，方选凉血消风汤加减；湿热毒盛型，方选土茯苓汤加减；湿重于热型，方选茵陈五苓散加。

归纳起来，药疹各辨证中均以风热、血热、湿热3种类型为主，另外气阴两虚及脾胃寒湿两类也占一定比例，药疹辨证中以温热类与湿热类居多，而伤寒类及内科杂病类则少见。

2. 临床研究

王希初用清瘟败毒饮加减治疗青霉素过敏性重症皮疹20例，治疗中除3例患者有轻度不良反应，20例患者均在4天左右皮疹消退。王宗源报道用清营汤治疗38例药物性皮疹，经治疗38例皮疹均消退，自觉症状亦消失。

张宝祥用安宫牛黄丸和皮质类固醇激素联合应用治愈重症药疹4例，其中大疱性表皮松懈型2例，全身剥脱性皮炎24例病人的治愈时间为8～14天。

王礼启以四物消风散加减（荆芥、防风、牛蒡子、蝉蜕、当归、川芎、赤芍、生地、紫草、丹皮、元参、地骨皮、白鲜皮、白蒺藜、银花）治疗青霉素所致药疹22例，随机分为两组，分别予以以上中药和西药常规治疗，结果中药治疗组总有效率为100%，西药对照组总有效率为81%。应辰芳报道以消风散加减治愈青霉素药疹1例。宋镇星以自拟皮疹汤（土茯苓、生地、紫草、川芎、白鲜皮、地肤子、荆芥、甘草）为基础方加减治疗药物性皮炎10例（化学性药物所致9例，中草药所致1例），服药1个疗程，治愈7例，2个疗程（10天）内治愈3例。毛吴国伟以自拟祛疹汤（全当归、生地、熟地、白芍、赤芍、白鲜皮、生甘草、蝉蜕、牡丹皮、蕲蛇）加减治疗药疹经久不愈者52例，15天后统计，42例治愈，8例好转，2例无效，总有效率达96.1%。左玉芹以自拟祛风止痒汤（桃仁、红花、赤芍、炒山甲、地龙、皂角刺、生麻黄、白蒺藜、防风、蝉蜕、威灵仙）加减治疗低分子右旋糖酐性药疹30例，治愈22例，有效7例，无效1例，总有效率达96%。余跃平采用养血祛风汤，方中四物汤养血调和营卫，生地、赤芍清热凉血，连翘、蝉蜕疏风清热，透疹止痒，防风祛风除湿，地肤子、白鲜皮、薏苡仁清热除湿止痒，甘草解毒，总观上方，有养血祛风，消热除湿之功，临床取得了较好的疗效。

殷振军以《万病回春》中的温清饮治愈药物性皮炎1例。朱晓光等以黄连解毒汤加味治疗药物性皮炎23例，总治愈率为82.0%，总有效率为91.3%。

李琦以化斑解毒汤加减（生地、知母、丹皮、赤芍、黄连、连翘、栀子、甘草）加减配合地塞米松静滴治疗药疹60例，60例全部治愈，平均治愈时间15天。李文全等治疗重症药疹22例，以皮质类固醇激素或相当剂量的甲基强的松龙，分2次静脉缓慢注别，选择不易致敏的广谱抗生素防治感染中医辨证；热毒内陷、气阴两伤，治宜清热、凉血利湿、益气养阴，方用犀角地黄汤合生脉饮化裁，湿盛者加土茯苓，烦渴者加竹叶，便秘者加大黄，气虚者加生黄芪对照组除不给中药外其余治疗同治疗结果；2组病情控制时间；治疗组2~3天，平均2.5天；对照组4~7天，平均5天，有显著性差异。2组激素开始减量时间：治疗组8~10天，平均9天；对照组14~16天，平均14.5天，有显著性差异。2组激素递减至零时间：治疗组21~29天，平均23天；对照组30~42天，平均35.5天，有显著性差异（$P<0.05$）。李辉华以自拟"皮疹凉血清解汤"（丹皮、连翘、土茯苓、白鲜皮、生地、地龙干）加外敷"湿润烧伤膏"，治疗外生殖器药物性皮炎9例，均获痊愈，平均治愈天数5天。邢惠芝等以外洗方（马齿

苋、生百部、苦参、地黄、红花、黄柏、黄芩、白僵蚕、枯矾）为基本方外洗，加用内服药物（马齿苋、生薏苡仁、金银花、板蓝根、苍术、生甘草、牡丹皮、赤芍药、水蛭、土茯苓）治疗染发性皮炎30例，均获痊愈。

舒占钧等采用中药（生地、当归、紫苏、赤白芍、川芎、丹皮、黄芩、连翘、蝉衣、生草、荆芥、防风、金银花、生大黄）外洗配合针灸治疗药疹12例，8例痊愈，2例显效，2例无效。

3. 葛根汤治疗药疹的现代应用

应用条件

（1）发病前有明确的用药史；

（2）发病有一定的潜伏期，初次用药潜伏期一般为4～20天，如既往使用过此药则潜伏期为数分钟至24小时；

（3）有典型的临床表现，包括多形红斑型药疹、大疱型性表皮松解型药疹、剥脱性皮炎型药疹、荨麻疹型药疹、固定型药疹、麻疹型或猩红热型药疹、紫癜型药疹等；

（4）重症药疹患者有典型的重症药疹的皮肤损害（如重症多型红斑型、大疱型表皮松解型药疹、剥脱性皮炎），还有黏膜损害、发热等全身中毒症状及肝肾功能的损害等实验室检查异常；

（5）药物超敏反应综合征，又称为伴嗜酸粒细胞增多和系统症状的药疹，皮损初发多为斑丘疹或多形性红斑，更为严重者表现为伴面部水肿的ED，SJS，BENL发热和内部器官受累（包括肝炎、肾炎、心肌炎和肺炎）；

（6）排除因其他疾病引起的有相同临床表现的病例。

治疗方法：葛根汤加减

葛根12g，麻黄9g（去节），桂枝6g（去皮），生姜9g（切），甘草6g（炙），芍药6g，大枣12枚（擘），紫草12g，丹皮15g，茯苓皮30g，丹参15g，苦参12g，金银花30g，生槐花12g，高热加石膏30～60g。

4. 典型案例

案1，患者，男，43岁，因咽喉疼痛，自己内服消炎药，每次2片，每天2次。第2天下午感下口唇发痒，并出现针尖大小密集疱疹，第三四天增多、增大，伴双侧腋下微痒，可见黄豆大小红斑各一个，伴有疲倦和烦躁，舌苔薄黄，脉弦数，辨证为药毒扰动肝火、湿热交阻、迫血妄行，泛于肌肤。嘱其停服磺胺药，给予葛根 12g，麻黄 9g（去节），桂枝 6g（去皮），生姜 9g（切），甘草 6g（炙），芍药 6g，大枣 12 枚（擘），紫草 12g，丹皮 15g，茯苓皮 30g，丹参 15g，苦参 12g，金银花 30g，生槐花 12g，高热加石膏 30～60g。共 3 剂，先浸泡 1h，然后煎药，烧开后文火 20min，温服。每日 1 剂，分两次服。3 天后复诊，症状基本消除。对不同患者，剂量要适当调整。

按：引起药物性皮炎的常见西药为磺胺类、抗生素类、退热止痛药等，中药地龙、斑蝥、蟾蜍、鱼腥草、板蓝根、葛根、穿心莲等也偶有发生，属热证、实证，与足厥阴肝经，手少阴心经，手太阴肺经密切相关。药毒生热、生火，扰乱气血正常运行，迫血妄行于肌肤。当湿邪内蕴，湿热交阻，出现水疱滋水或浮肿。升津舒筋，清热解毒，凉血散瘀，首先停用怀疑产生过敏的某种药物。在长期临床实践中，笔者葛根汤对药疹患者门诊治疗，效果满意。一般 3～5 天可基本消除药物的过敏症状，对重症患者中西医结合治疗。葛根 12g，麻黄 9g（去节），桂枝 6g（去皮），生姜 9g（切），甘草 6g（炙），芍药 6g，大枣 12 枚（擘），紫草 12g，丹皮 15g，茯苓皮 30g，丹参 15g，苦参 12g，金银花 30g，生槐花 12g，高热加石膏 30～60g。皮肤有水疱滋水、浮肿加土茯苓 30g。葛根升津液，濡筋脉；麻黄、桂枝疏散风寒，发汗解表；芍药、甘草生津养液，缓急止痛；生姜、大枣调和脾胃，鼓舞脾胃生发之气。升津舒筋之功苦参、金银花、甘草清热解毒，丹参、槐花、丹皮凉血散瘀、行血止血配伍得当。茯苓皮行水消肿。从八味中药来看，归经属肝、心、肺。药物性皮炎一般用药后潜伏期 4～20 天，平均 8～9 天，同一天重复用药可当日发病。皮疹一般为突发性，散发全身，有的伴寒热、疲倦、烦躁等前驱症状。皮疹色泽鲜明，一致或对称，常由头面、躯干向下肢扩展，亦有固定口唇、阴茎、冠状沟，形态有丘疹、疱疹、红斑、瘀斑或大面积表皮松解、剥脱，严重者累及内脏心、肝、肾等，可伴有高热神昏。中药中的地龙、斑蝥、蟾蜍、鱼腥草、板蓝根、葛根、穿心莲等也可引起药疹性皮炎。笔者自拟的葛根汤加减升津舒筋，清热解毒，凉血散瘀对药疹患者门诊治疗，效果满意。

5. 讨论

虽然近几年在运用中医药治疗药疹方而做了大量工作，并且也取得不小成绩，但笔者认为上述研究仍存在不少不足之处，主要表现在：①辨证分型缺乏统一规范性，有的证型无舌脉，证候中伴随症不足，辨证依据不充分，分型难以具体把握分型过于简单，报道中病例均以实证居多，缺少病程日久、损及肝肾的虚证病例。另外湿热类比例不小，但以清利湿热为主治疗的报道却有限。②治疗多以专方治疗，轻症重病，体现中医学辨证论治的整体观念不够，治疗手段过于单一，以针灸、外洗等方法治疗的病例太少，没有充分发挥中医学的优势。③临床病例过于零散，个案偏多，统计处理缺乏规范。④对于中药所致药疹研究中，以中成药研究居多，单味药报道较少，这样就不能更好地指导临床用药。

药疹作为一大类疾病越来越被重视，在对其病因病机的分析上，普遍认为药疹为先天禀不耐，脾失健运，复受药毒之邪，毒邪入于营血，外侵肌肤腠理，内传经络脏腑而引辨证温热类以卫气营血为纲，湿热类重在辨湿热之轻重中医药在药疹治疗领域，主要以内服药为主，辨证论治以疏风、凉血、清热、化湿法为主。辨证诸法均源自《温病条辨》，可见温病学的卫气营血辨证及三焦辨证对指导药疹的治疗有着重要意义。如何将中医药辨治更加系统化，如何发挥各种疗法的协同作用，治疗中如何选药用方将是对药疹治疗的主要研究方向。

参考文献

[1] 马荣，杨秀捷，王颖辉，等．加减葛根汤治疗上呼吸道感染发热的疗效观察［J］．北京中医药，2016（11）：1055—1057．

[2] 刘宇聪．葛根汤治疗上呼吸道感染随机平行对照研究［J］．实用中医内科杂志，2013（9）：72—74．

[3] 刘宇聪．葛根汤治疗上呼吸道感染随机平行对照研究［J］．实用中医内科杂志，2013（9）：72—74．

[4] 马思文．《伤寒论》葛根汤治疗肠道外感染性（上呼吸道感染）小儿腹泻的临床观察总结［J］．科技创新与应用，2013（10）：282—282．

[5] 吕婕宁．葛根汤治疗感冒（风寒证）的临床研究［D］．湖北中医学院，湖北中医药大学，2005．

[6] 周扬．葛根汤加减治疗上呼吸道感染外寒内热证的临床效果分析［J］．中国处方药，2016，14（12）：114—115．

[7] 秦增祥．葛根汤药理与应用［J］．中成药，1996（zc）：43—44．

[8] 刘小秋．急性上呼吸道感染的合理用药［J］．中华实用儿科临床杂志，2011，26（4）：232—235．

[9] 罗翌，李际强，郑丹文，等．急性上呼吸道感染病毒病原学调查及临床特征的分析［J］．中国中医药现代远程教育，2010，08（17）：178—181．

[10] 苗榕生，周伟．穿琥宁注射液治疗急性上呼吸道感染30例疗效观察［J］．北京中医药大学学报，2000，23（1）：68—69．

[11] 易洁梅．急性上呼吸道感染患者的用药调查分析［J］．实用药物与临床，2008，11（2）：93—94．

[12] 赵瑞贞，曹丽娟．急性上呼吸道感染的药物治疗进展［J］．河北医药，2009，31（6）：727—728．

[13] 罗翌,郑丹文,李际强.当代名老中医治疗急性上呼吸道感染的辨证治疗经验统计分析[J].中国中医药现代远程教育,2010,08(17):183—184.

[14] 杜文孝.葛根汤治疗高血压危象的体会[J].中国中医急症,2004,13(3):154—154.

[15] 杨洁.自拟葛根汤治疗原发性高血压病42例[J].中医药导报,1999(1):24—25.

[16] 黄煦霞.葛根汤在治疗老年病中的运用进展[J].时珍国医国药,2005,16(10):1045—1046.

[17] 宋荣台.葛根治疗高血压病体会[J].山东中医杂志,2006,25(5):326—326.

[18] 唐敏继,郑友锋,杨宇新.中西医结合治疗高血压合并糖尿病疗效观察[J].现代中西医结合杂志,2015(16):1768—1770.

[19] 刘家祥.加味桂枝葛根汤治疗眩晕32例临床观察[J].云南中医中药杂志,2010,31(8):44—44.

[20] 贾庆华.中西医结合治疗高血压合并糖尿病的疗效分析[J].中西医结合心血管病杂志:电子版,2016,4(18).

[21] 李瑞.中西医结合治疗高血压合并糖尿病疗效观察[J].中国现代药物应用,2016,10(10):181—182.

[22] 周强,逄冰,彭智平,等.仝小林教授从脉辨治高血压经验介绍[C]//世界中医药学会联合会方药量效研究专业委员会成立大会暨国际方药量效关系与合理应用研讨会.2014.

[23] 王豪.中药葛根新验方[J].家庭医学月刊,2007(6):57—57.

[24] 苑光军,姜醒,马丽红.葛根的临床应用概况[J].中医药信息,2001,18(4):12—13.

[25] 薛瑾,王庆国.葛根素对心血管保护作用的细胞实验研究进展[C]//全国第二十一次仲景学说学术年会.2013.

[26] 朱忠才,吕文立.经方临证效验举隅[J].黑龙江中医药,2011,40(4):34—35.

[27] 温红伟,李岳军."加味升麻葛根汤"治疗后循环缺血37例临床观察[J].江苏中医药,2010,42(6):36—37.

［28］杨树平．针灸联合桂枝加葛根汤治疗颈椎骨质增生症体会［J］．心理医生，2015，21（18）：58—59.

［29］史定文，李俊杰，张玺英．葛根汤的临床运用［J］．中华中医药杂志，1991（1）：59—60.

［30］赵文苗．骨质增生方药的研究总结［J］．中国中医骨伤科杂志，1995（3）：52—54.

［31］李昭敏，张仲林．颈椎病中药内治研究进展［J］．中西医结合心脑血管病杂志，1994（zy）：39—41.

［32］林喜先．骨质增生验方［J］．山东中医杂志，1996（sd）．

刘忠厚，杨定焯，朱汉民．中国人骨质疏松症建议诊断标准（第二稿）［C］//全国老年骨质疏松专题学术研讨会．2000：1—3.

［33］朴俊红，庞莲萍，刘忠厚，等．中国人口状况及原发性骨质疏松症诊断标准和发生率［J］．中国骨质疏松杂志，2002，8（1）：1—7.

［34］邱明才．骨质疏松研究的现状与展望［J］．中华医学杂志，2001，81（14）：833—835.

［35］何成奇，熊恩富．骨质疏松症的运动防治［J］．神经损伤与功能重建，2000，8（1）：7—9.

［36］何志军．菖蒲葛根汤治疗冠心病36例［J］．湖南中医杂志，2008，24（2）：63—64.

［37］王继安，于德凯．自拟山参葛根汤治疗冠心病50例［J］．中医学报，1999（6）：56—57.

［38］顾晓明，蒋秀娟．中药丹芪葛根汤治疗冠心病心绞痛的研究［J］．中外健康文摘，2011，08（42）：441—442.

［39］周莉．葛根汤治疗冠心病心绞痛20例［J］．中华临床医药杂志：北京，2000：54—54.

［40］吕名礼．中西医结合治疗冠心病47例临床分析［J］．中外医疗，2012，31（16）：116—116.

［41］李慧成，李玉波．黄芪葛根汤治疗气虚血瘀型冠心病心绞痛51例［J］．中西医结合心脑血管病杂志，2005，3（6）：550—551.

［42］黄煦霞．葛根汤在治疗老年病中的运用进展［J］．时珍国医国药，2005，16（10）：1045—1046.

［43］王先滨．手法配合葛根汤治疗颈心综合征验案1例［J］．针灸临床杂志，2011，27（4）：35—35.

［44］王豪．中药葛根新验方［J］．家庭医学月刊，2007（6）：57—57.

［45］张文举．葛根汤治验1例［J］．内蒙古中医药，1999（S1）：28—29.

辨证标准．冠心病中医辨证标准［J］．中国中西医结合杂志，1991（5）：257—257.

［46］吴锡桂．我国人群冠心病流行现况与趋势［J］．中国慢性病预防与控制，2003，11（4）：190—191.

［47］旷惠桃，潘远根．冠心病心绞痛临床证型分类探讨［J］．中医杂志，1997（12）：742—742.

［48］刘德桓，许真真，郭伟聪．冠心病心绞痛395例中医证型特点探讨［J］．中医杂志，1995（10）：617—618.

［49］徐贵成，高荣林，吴以岭，等．通心络胶囊治疗冠心病心绞痛的临床研究［J］．中国中西医结合杂志，1997（7）：414—416.

［50］宾树清．中西医结合治疗急性肠炎患者117例疗效观察［J］．吉林医学，2010，31（12）：1616—1616.

［51］洪秀珍．葛根汤新用［J］．陕西中医学院学报，1999（2）：18—18.

［52］周延秋．葛根汤治疗春季小儿病毒性肠炎46例［J］．湖南中医杂志，2001（6）：52—52.

［53］周东海．葛根能解药毒［J］．中医杂志，1999（4）．

［54］张玉昌．《伤寒论》治利法举要［J］．四川中医，1990（6）：2—4.

［55］刘雪堂．葛根汤治下利刍议［J］．贵州医药，1983（6）．

［56］孙秀英，张建红．中西医结合治疗婴幼儿病毒性肠炎40例疗效观察［J］．中国临床研究，2003，16（2）：149—150.

［57］邓理有．葛根的医疗保健作用［J］．家庭中医药，1999（9）：52—52.

［58］周庆兵．中医治疗发热之麻黄汤、葛根汤［J］．中国社区医师，2014（2）：27—28.

［59］秦增祥．葛根汤药理与应用［J］．中成药，1996（zc）：43—44.

[60] 陈嘉文. 葛根汤运用规律探究 [D]. 广州中医药大学, 2013.

[61] 尹炳岩. 阿奇霉素在急性肠炎治疗中的应用 [J]. 中国卫生产业, 2012, 09 (18): 57—57.

[62] 薛美英. 急性肠炎的临床护理对策心得 [J]. 中国现代药物应用, 2013, 7 (13): 181—182.

[63] 崔昕. 葛根汤对于肩周炎的效果及热描记器的探讨 [J]. 国际中医中药杂志, 1996 (3).

[64] 王晓红, 张沁园. 超短波配合桂枝加葛根汤治疗肩周炎 78 例临床观察 [C] //中华中医药学会仲景学说学术研讨会. 2004.

[65] 薛京花, 张海生. 加味葛根汤治疗肩周炎 37 例 [J]. 中国社区医师, 1999 (1).

[66] 邵亚辉. 桂枝加葛根汤加味治疗肩周炎 40 例小结 [J]. 中医药导报, 2004, 10 (3): 26—26.

[67] 杨周平, 马建平, 张继芳. 葛根汤加味配合电针疗法治疗肩周炎 60 例 [J]. 实用中医内科杂志, 2013 (1): 55—56.

[68] 李洪林. 葛根汤加减治疗肩周炎 50 例 [J]. 中医药临床杂志, 1992 (4).

[69] 范冠杰. 葛根汤加味治疗肩周炎 52 例 [J]. 国医论坛, 1998 (1): 14—14.

[70] 马冀立, 刘军辉. 葛根汤的临床应用体会 [C] //全国张仲景学术思想及医方应用研讨会论文集. 2001.

[71] 郑贤柱. 桂枝葛根汤加推拿手法治疗肩周炎 100 例 [J]. 长春中医药大学学报, 2009, 25 (4): 564—564.

[72] 王华. 葛根汤新用三则 [J]. 安徽中医药大学学报, 1997: 33—34.

[73] 金佩虹. 加味葛根汤治疗原发性肩周炎 126 例的临床体会 [J]. 中医临床研究, 2014 (3): 121—122.

[74] 余立杉. 肩周炎中医治疗概述 [J]. 广西中医药, 1992 (2): 37—39.

[75] 潘振安. 葛根汤治肩凝 [J]. 开卷有益：求医问药, 2013 (11): 41—41.

[76] 李志辉, 钟郑民. 加味葛根汤为主治疗肩周炎 60 例临床分析

[J]．现代中医，1994（3）：146—146．

［77］梁映寰．肩周炎治验摘介［J］．新中医，1988（12）．

［78］裴宏，陈金波．颈肩同治治疗颈型肩周炎［J］．中国民间疗法，2006，14（8）：54—55．

［79］柯年美．葛根汤配合推拿治疗肩周炎90例［J］．湖北中医杂志，2005，27（12）：41—42．

［80］徐如堂．葛根汤对紧张性头痛的临床效果［J］．国际中医中药杂志，1995（3）．

［81］杜玉．葛根汤加味治疗紧张性头痛临床观察［J］．中医学报，2010，25（5）：952—953．

［82］陈珺．葛根汤联合行为干预治疗紧张性头痛临床观察［J］．中国中医急症，2008，17（2）：160—161．

［83］魏丽．桂枝加葛根汤加减治疗紧张性头痛临床研究［J］．内蒙古中医药，2013，32（25）：49—50．

［84］吕小亮，余尚贞，黄任锋．余尚贞运用桂枝加葛根汤加味治疗紧张性头痛40例［J］．浙江中医杂志，2016，51（2）：115—115．

［85］潘治平．解肌止痛冲剂治疗紧张性头痛50例——附阿米替林治疗50例对照［J］．浙江中医杂志，2001，36（11）：470—470．

［86］黄粤，丁元庆．紧张性头痛病因病机探讨［J］．山东中医药大学学报，2005，29（1）：18—19．

［87］郑军．紧张性头痛分型治验［J］．天津中医药大学学报，2000，19（1）：14—15．

［88］凌方明．紧张性头痛研究现状与治疗新思路［J］．中华中医药学刊，2006，24（12）：2226—2227．

［89］徐天舒．针刺与西药对照治疗颈肌紧张性头痛疗效观察［J］．中国针灸，2000，20（3）：157—158．

［90］彭建民．针刺治疗紧张性头痛的临床研究［C］//针灸治疗痛症国际学术研讨会论文汇编．2009：47—48．

［91］全伟，胡志强．紧张性头痛的中医治疗［J］．吉林中医药，2010，30（11）：932—933．

［92］张盛之．综合针法治疗紧张性头痛50例［J］．针灸临床杂志，

2002,18(8):16—17.

[93] 赵世珂,郭立华,李春红.疏肝柔肝法治疗紧张性头痛42例[J].山东中医杂志,2001,20(6):342—343.

[94] 陈兴奎,陈泽林,郭义.三棱针刺络法对照毫针刺法治疗紧张性头痛的临床研究[J].天津中医药,2010,27(3):205—207.

[95] 程英武,詹红生.上颈椎半脱位的运动学评估[J].中国中医骨伤科杂志,2006(s2):76—78.

[96] 李义凯,阎光新.颈椎半脱位与局部脑血流[J].颈腰痛杂志,1998.

[97] 刘俊杰,刘士钦.葛根汤加减辅助治疗恢复期颈椎半脱位[J].中国民间疗法,2002,10(9):48—48.

[98] 李玉峰.推拿治疗颈椎半脱位25例临床小结:从颈椎间关节解剖学探讨手法治疗的基础[J].上海中医药杂志,1989(2):20—21.

[99] 辛伯臣.颈椎半脱位的手法治疗(附1247例临床观察)[J].中国中医骨伤科杂志,1990(4):18—19.

[100] 周耀提,周洪武,李自建.推拿治疗颈椎半脱位121例[J].中医学报,2000(3):32—33.

[101] 裴帅,姜宏.寰枢关节"骨错缝筋出槽"与中医各型颈椎病发病关系的临床研究[J].世界中医药,2016(b06):1764—1765.

[102] 王程,连伟峰.颈椎牵引加推拿手法治疗环枢关节半脱位[C]//第六次全国运动疗法学术会议论文集.2002.

[103] 张耀巍,刘致晟,廉安琪,等.寰枢椎半脱位的中医治疗进展[J].广西中医药,2015,38(1):1—3.

[104] 周斌,许敬人,奚鸿昌.手法整复结合葛根汤治疗寰枢关节半脱位35例[J].上海中医药杂志,2013(6):63—64.

[105] 黄毅江.颈椎半脱位的手法治疗[J].辽宁体育科技,1985(10):48—49.

[106] 李青,罗本华.桂枝加葛根汤治疗颈椎病72例[J].广西中医药,2013,36(4):50—50.

[107] 高仰来.颈胸夹脊穴配合桂枝加葛根汤治疗颈椎病临床体会[J].针灸临床杂志,2010,26(9).

[108] 周军. 桂枝汤、葛根汤治疗颈椎病临床应用概况 [J]. 山东中医杂志, 2000, 19 (12): 755—757.

[109] 邵桂珍, 王延周. 桂技加葛根汤治疗颈椎病初步观察 [J]. 吉林中医药, 1985 (5).

[110] 任云. 葛根汤治疗颈椎病 [J]. 贵阳中医学院学报, 2002, 24 (1): 39—40.

[111] 赵菲. 自拟芍药葛根汤治疗颈椎病60例 [J]. 陕西中医学院学报, 2000, 23 (1): 17—17.

[112] 韩宗锡, 陈玉华. 葛根汤治疗颈椎病126例 [J]. 中国民间疗法, 1999, 7 (7).

[113] 曹钖鸿, 谢明德. 复方桂枝葛根汤治疗颈椎病70例疗效观察 [J]. 辽宁中医杂志, 1983 (6).

[114] 闵惠芳. 桂枝加葛根汤治疗颈椎病200例疗效观察 [J]. 基层医学论坛, 2009, 13 (32): 1014—1015.

[115] 黄熙杰, 陈明. 葛根汤治疗颈椎病随机对照文献研究的系统综述和Meta分析 [J]. 世界中医药, 2017, 12 (3): 694—699.

[116] 王殿民. 全成分中药配方颗粒葛根汤治疗颈椎病的疗效观察 [J]. 西部医学, 2011, 23 (8): 1531—1531.

[117] 尚国涛, 任利. 桂枝葛根汤治疗颈椎病眩晕的临床疗效观察 [J]. 中西医结合心血管病电子杂志, 2016, 4 (3): 179—180.

[118] 于晖曜. 骶疗配合桂枝葛根汤治疗颈椎病的疗效观察 [J]. 中国医药导刊, 2009, 11 (12): 2135—2135.

[119] 易善迫. 手法配合桂枝加葛根汤治疗颈椎病的经验与体会 [C] //中华中医药学会第十六次推拿学术研讨会. 2015.

[120] 王俩宜. 葛根汤治疗颈椎病的体会 [C] //全国经方论坛. 2010.

[121] 周军. 葛根汤防治颈椎病的作用机制研究 [D]. 上海中医药大学, 2001.

[122] 郭延章, 郭英存, 郭德新. 加味葛根汤治疗颈椎病185例报告 [J]. 中国中西医结合外科杂志, 1996 (6): 446—448.

[123] 王瑞凤. 葛根汤重用葛根治疗颈椎病 [J]. 云南中医中药杂

志，1998（3）：24—25.

［124］王素玲．葛根汤加味治疗颈椎病的临床观察［J］．时珍国医国药，2006，17（8）：1544—1544.

［125］马祝高．葛根汤加减治疗颈椎病69例［J］．陕西中医，2004，25（3）：227—228.

［126］毛国庆．葛根汤加减治疗神经根型颈椎病［J］．中国医药导报，2007，4（11）：93—93.

［127］王勇．葛根汤治疗颈型颈椎病50例［J］．浙江中医杂志，2010，45（3）：209—209.

［128］焦宗乾，苗金波，刘志强．葛根汤治疗颈型颈椎病61例［J］．山西中医，2013，29（2）：17—17.

［129］胡志俊，懂鹤萍，程少丹，等．葛根汤加减治疗颈椎病102例临床观察［J］．辽宁中医杂志，2008，35（1）：74—75.

［130］严宁．葛根用于颈椎病治疗的研究进展［J］．中医正骨，2003，15（11）：55—56.

［131］邓素玲．葛根汤加减治疗颈椎病36例［J］．中医学报，1996（2）：31—33.

［132］吕伟胜．葛根汤为主治疗颈椎病38例［J］．浙江中医药大学学报，2004，28（6）：35—35.

［133］胡建康，戴森华．系统性硬化病［J］．江西医药，2012，47（9）：832—836.

［134］张改连，代红蕾，张成强，等．系统性硬化症42例临床分析［C］//第15次全国风湿病学学术会议．2010.

［135］薛翠萍，李凤有．系统性硬化病84例临床分析［J］．中国煤炭工业医学杂志，2007，10（10）：1170—1171.

［136］马琳，刘维．从脏腑辨治系统性硬化症初探［J］．四川中医，2015（6）．

［137］李晓臻．系统性硬化病的临床研究［J］．健康之路，2015（9）．

［138］刘萍，程莉，刘会．系统性硬化病治疗进展［J］．西南军医，2009，11（5）：942—944.

[139] 刘孟渊．中西医结合治疗系统性硬化病经验［J］．辽宁中医杂志，2008，35（11）：1630—1631.

[140] 来慧丽．"黄芪—葛根"药对对乙醇诱导的胃黏膜损伤的保护［D］．广州中医药大学，2015.

[141] 陈晓敏．杨利教授六经辨治紧张型头痛经验的临床研究［D］．广州中医药大学，2014.

[142] 陈桂芳，田敬英，马宏．系统性硬化病并发吉兰—巴雷综合征一例［J］．中华风湿病学杂志，2002，6（4）：296—296.

[143] 竺红，何兰杰，吴振裘．30例进行性系统性硬化症的临床表现［J］．宁夏医科大学学报，1997（xn）．

[144] 王胜男，杨进献．系统性硬化病眼部病变的临床观察［J］．中国医药科学，2015（22）：196—198.

[145] 狄万军．谈谈系统性硬化病的西药治疗［J］．世界最新医学信息文摘：电子版，2013（21）．

[146] 刘雪堂．葛根汤治下利刍议［J］．贵州医药，1983（6）．

[147] 王占玺，刘士林，李志苍，等．仲景方治肠炎痢疾的临床研究［J］．新中医，1986（7）．

[148] 马占洋，马伟，牟慧琴．从葛根汤探析《伤寒论》治下利机制［J］．中西医结合研究，2010，02（6）：323—324.

[149] 刘以炎．浅谈解表法治疗下利［J］．国医论坛，1986（4）．

[150] 张玉昌．《伤寒论》治利法举要［J］．四川中医，1990（6）：2—4.

[151] 简丁山．《伤寒论》治利十法概述［J］．湖南中医药大学学报，1983（3）．

[152] 王豪．中药葛根新验方［J］．家庭医学月刊，2007（6）：57.

[153] 韩性志，王广超．黄芩汤加减治疗湿热痢疾66例［J］．中医研究，2004，17（3）：45—45.

[154] 方力行．古代中医对痢疾病证的研究［J］．长春中医药大学学报，1999：58—59.

[155] 樊亚巍．按痢疾辨治溃疡性结肠炎的临床观察［J］．中国中医急症，2011，20（1）：38—39.

[156] 杨清高，刘慧敏，刘绍能．陈修园辨治痢疾浅析［J］．北京中医药，2012，31（5）：350—352．

[157] 林思祥，谷杰．痢疾的中医治验［J］．中国社区医师：医学专业半月刊，2008（16）：123—123．

[158] 李建萍，张丽，张洪林．细菌性痢疾中医证治规律探讨［C］//全国中医药创新与发展研讨会专辑．2005．

[159] 文孝勇．调气行血法治疗痢疾80例心得［J］．贵阳中医学院学报，2004，26（2）．

[160] 李文旭．流行性感冒的中医学认识与临床［J］．中医研究，1996：1—4．

[161] 王勇．针灸治疗青少年流行性感冒［J］．山东中医杂志，2004，23（12）：761—761．

[162] 李素云，李亚，李建生，等．流行性感冒中医证候及其临床特征的文献分析［J］．中华中医药杂志，2010（8）：1286—1289．

[163] 郑丹文，刘擎，金晓阳，等．当代名老中医治疗流行性感冒医案72则的中药配伍及方证规律关联分析［J］．时珍国医国药，2013，24（7）：1767—1769．

[164] 周庆兵．中医治疗发热之麻黄汤、葛根汤［J］．中国社区医师，2014（2）：27—28．

[165] 李世宏，梁纪兰，杨锐乐，等．中药抗流感病毒研究进展［J］．中兽医医药杂志，2007，26（5）：26—28．

[166] 杨宗正．新方"膏葛退热饮"介绍［J］．广州医药，1980（5）．

[167] 王光辉．葛根汤合氢溴酸东莨菪碱大肠俞穴注射治疗流行性肌张力障碍综合征18例［J］．中国医刊，1989（2）：57．

[168] 柳向武．论用葛根汤治疗儿童风寒感冒效验之心得［J］．医药前沿，2014（23）：328—329．

[169] 沈红．感冒仍推葛根汤［J］．日本医学介绍，1996（5）．

[170] 罗献伦．葛根汤治疗胃肠型感冒与《伤寒论》太阳阳明合病的临证思路探析［J］．内蒙古中医药，2016，35（14）：68—69．

[171] 钟云，王季平．葛根汤合剂治疗风寒感冒疗效观察［J］．中医

药临床杂志，2014（10）：1036—1038.

［172］陈炯．试论葛根汤合剂在风寒感冒患者治疗中的临床观察［J］．大家健康旬刊，2016，10（7）：31—31.

［173］毛利华．葛根汤颗粒治疗小儿风寒感冒疗效观察［J］．人民军医，2016（8）：832—833.

［174］麻莉，薛京花．葛根汤加味治疗落枕23例［J］．中国民间疗法，2001，9（10）：52—52.

［175］杨建民．桂枝加葛根汤治疗落枕［J］．四川中医，1985（5）．

［176］张海翠．葛根汤加减治疗落枕38例I临床观察［J］．内蒙古中医药，2010，29（2）：125—126.

［177］凌恩，陈小梅，尹光丽，等．温针结合葛根汤加减治疗落枕临床观察［J］．中国中医急症，2017（4）：687—689.

［178］吴栩，韦伟标．加味葛根汤配合火针治疗落枕1例［J］．中国民族民间医药，2013，22（10）：116—116.

［179］李知白．葛根汤新用举例［J］．四川中医，1984（6）．

［180］葛根汤治落枕［J］．健康必读：乡村医生，2011（5）：15—15.

［181］雷陵．葛根汤治疗软组织损伤32例［J］．国医论坛，1990（5）：13—13.

［182］吴剑铧．独取后溪穴治疗落枕48例［J］．河北中医，2006，28（8）：623—623.

［183］于宏君，王富春，张婷．青龙摆尾针法治疗落枕48例临床观察［J］．长春中医药大学学报，2012，28（4）：675—676.

［184］谭辉，查伟．强刺激阳陵泉配合TDP照射治疗落枕［J］．针灸临床杂志，2009，25（2）：28—29.

［185］刘忠云．刮痧治疗落枕50例［J］．中国民间疗法，2001，9（2）．

［186］张学祥，胡秀清．落枕的分型与推拿治疗［J］．河南中医，2004，24（5）：67—68.

［187］刘李斌．落枕的分类诊断与治疗［J］．实用中西医结合临床，2009，9（6）：77—78.

［188］赵威，吴拥军．功能性鼻内窥镜术后慢性鼻窦炎综合治疗研究

述评［J］．中医学报，2013，28（2）：188—190．

［189］魏炯洲，杨蓓蓓．慢性鼻窦炎的证治探讨［J］．浙江中医杂志，2009，44（4）：370—371．

［190］刘密．慢性鼻窦炎发病因素的研究进展［J］．中医药导报，2003，9（6）：74—76．

［191］李凡成．慢性鼻窦炎诊疗浅谈［C］//世界中联耳鼻喉口腔专业委员会换届大会及第三次学术年会暨中华中医药学会耳鼻喉科分会第十七次学术交流会暨广东省中医及中西医结合学会耳鼻喉科学术交流会论文汇编．2011：1703—1704．

［192］魏炯洲．慢性鼻窦炎的证治探讨［C］//全国中医耳鼻喉科学术研讨和继续教育年会，2009：370—371．

［193］刘国庆．针刺治疗慢性鼻炎58例［J］．长春中医药大学学报，2011，27（6）：1031—1031．

［194］张淑哲．艾灸列缺，迎香穴治疗急慢性鼻炎［J］．中国针灸，1997（3）：158—158．

［195］胥志斌，吴娟．综合四法治疗慢性鼻炎500例总结［J］．实用临床医学，2004，5（2）：86—86．

［196］郭维．葛根汤治疗慢性鼻窦炎的疗效观察［J］．中国社区医师：医学专业半月刊，2008（14）：130—130．

［197］张平．麻黄葛根汤治疗慢性鼻窦炎的疗效观察［J］．中国中西医结合耳鼻咽喉科杂志，2004，12（5）：253—254．

［198］牛文剑．葛根汤加减配合麻黄碱滴鼻液治疗慢性鼻窦炎［J］．河南中医，2009，29（2）：125—125．

［199］袁龙，贾全凡．葛根汤加减联合鼻内镜手术治疗难治性鼻窦炎临床观察［J］．四川中医，2016（12）：106—108．

［200］吴文清．葛根汤加川芎辛夷治疗急慢性鼻炎及鼻窦炎［J］．辽宁中医杂志，1974（1）．

［201］孙娟，崔岩．葛根治疗鼻炎及鼻窦炎［J］．中国民间疗法，1999（3）．

［202］杨秀刚．葛根汤加减治疗小儿鼻窦炎110例报告［J］．遵义医学院学报，1994（1）：64—65．

［203］尚万珂．葛根汤治疗过敏性鼻炎［J］．中医临床研究，2016，8（23）：37—38.

［204］怡悦．关于大鼠、人口服葛根汤后尿中的排泄成分［J］．国际中医中药杂志，1996（4）．

［205］宋炜，董征，宋维明．中医治疗尿路感染的体会［J］．河北中医，2004，26（6）：430—431.

［206］张晶晶，舒惠荃．尿路感染的中医治疗进展［J］．陕西中医，1989，20（1）：80—81.

［207］刘玉宁，郭立中，关明智．叶传蕙教授治疗尿路感染经验撷菁［J］．中华中医药学刊，2001，19（3）：205—207.

［208］张丽芬，赵进喜．黄文政教授治疗慢性尿路感染经验［J］．现代中医临床，2005，12（4）：39—41.

［209］龚学忠．郑平东教授治疗尿路感染的经验［J］．上海中医药杂志，2003，37（4）：27—28.

［210］王暴魁，安海燕，张敬锋，等．100例反复尿路感染寒热错杂证证候学初探［J］．辽宁中医杂志，2009（9）：1483—1484.

［211］王怡，李珺，顾向晨．基于多元统计方法研究慢性尿路感染中医证候规律［J］．湖南中医杂志，2010，26（2）：93—95.

［212］范军芬，李学铭．辨证治疗老年慢性尿路感染30例临床体会［J］．浙江中医药大学学报，2009，33（4）：558—559.

［213］童延清，任喜洁，任继学．温阳通淋汤治疗尿路感染伏邪盘踞下焦、寒湿壅滞证临床研究［J］．中医药通报，2007，6（4）：44—47.

［214］金仁志．葛参汤治梅尼埃病［J］．养生保健指南：中老年健康，2015：70—70.

［215］蒋子栋．梅尼埃病研究进展［J］．中国实用内科杂志，2011，31（6）：416—417.

［216］邹黉，王坚超．梅尼埃病的诊断与治疗［J］．重庆医学，2010，39（18）：2524—2525.

［217］邓存国．针刺百会穴治疗梅尼埃病［J］．中国针灸，2007，27（8）：616—616.

［218］张洪亮，张立平，王登正．挑治法治疗梅尼埃病26例［J］.

上海针灸杂志,2006,25(9):8—8.

[219] 唐中生.艾灸百会加耳穴贴压治愈梅尼埃病[J].贵阳中医学院学报,2008,30(4):51—51.

[220] 苑述刚,樊巧玲,阮时宝,等.建立标准梅尼埃病膜迷路积水豚鼠模型方法实验研究[J].中医学报,2010,25(6):1124—1126.

[221] 苑述刚,阮时宝,王敏娟,等.《金匮》泽泻汤对梅尼埃病豚鼠模型膜迷路积水的影响[J].中医临床研究,2011,03(13):5—7.

[222] 苑述刚,樊巧玲,阮时宝.试论《金匮》泽泻汤可作为治疗梅尼埃病的主方[J].贵阳中医学院学报,2009,31(6):25—27.

[223] 阎莉,孙玲.无瘢痕灸治疗梅尼埃病120例[J].河北中医,2000,22(1):62—62.

[224] 周菊华.针灸治疗梅尼埃病35例疗效观察[J].山西中医,2009,25(9):35—36.

[225] 苑述刚,樊巧玲,阮时宝.梅尼埃病的中医研究述评[J].中华中医药学刊,2009(11):2296—2298.

[226] 崔建祥.祛痰化瘀法治疗梅尼埃病26例[J].河北中医,2009,31(4):571—571.

[227] 李旭,贾趁.温胆汤治疗梅尼埃病56例[J].河南中医,2002,22(2):35—36.

[228] 曹莉.分期辨治面神经麻痹的体会[J].上海针灸杂志,2002,21(1):36—36.

[229] 刘鹏,陈少宗.针灸治疗面神经麻痹取穴现状分析[J].辽宁中医药大学学报,2012(1):98—99.

[230] 王晶.浅刺法治疗周围性面神经麻痹疗效观察[J].中国针灸,2004,24(1):47—48.

[231] 刘红石,王启才."合谷刺法"治疗面神经麻痹96例临床体会[J].中医药学报,2003,31(4):32—33.

[232] 许凯声,黄漫为,王琼梅,等.经筋透刺法治疗周围性面神经麻痹疗效观察[J].中国针灸,2006,26(3):169—171.

[233] 王敏.经筋刺法治疗周围性面神经麻痹的疗效及对肌电图的影响[J].中国中医急症,2005,14(7):611—612.

［234］李艳萍，朱文元．面神经麻痹中医分型辨治验案举隅［J］．光明中医，2009，24（9）：1775—1776．

［235］戴珍．面神经麻痹针灸分期治疗体会［J］．河北中医，2004，26（4）：278—278．

［236］张璞璘．面神经麻痹中医证治体会［J］．中医学报，2008，23（3）：51—51．

［237］尹士东，张君，曹英杰．针灸辨证论治面神经麻痹220例临床报告［J］．针灸临床杂志，2000（2）：16—17．

［238］张和平．葛根汤治疗面神经麻痹43例［J］．陕西中医，1990（11）．

［239］马占钧，于希萍，王梅梅，等．葛根汤治疗周围性面神经麻痹浅析［C］//全国中成药学术研讨会论文汇编．1994．

［240］张时礼．葛根汤治疗周围性面神经麻痹39例［J］．国医论坛，1997（2）：11—11．

［241］焦方义．葛根汤治验两则［J］．新中医，1987（8）．

［242］张永全．葛根汤新用［J］．新中医，2003，35（6）：15—15．

［243］曹述文．葛根汤临证新用［J］．湖南中医药大学学报，1988（1）．

［244］彭青杰，张晓莉．"葛根汤"治疗周围性面瘫的体会［J］．陕西中医学院学报，1984（1）：117—118．

［245］曾志海，彭青杰．葛根汤治疗周围性面瘫143例［J］．陕西中医，2002，23（2）：117—118．

［246］秦增祥．葛根汤药理与应用［J］．中成药，1996（zc）：43—44．

沈梅．葛根汤治疗面瘫后遗症的体会［J］．中华现代中西医杂志，2005．

［247］季元．祝谌予临证经验［J］．中华中医药杂志，1993（3）．

［248］李桂明．邱健行临床经验拾零［J］．河南中医，2011，31（2）：124—126．

［249］李德珍，安德明，王抗战，等．升麻葛根汤治疗免疫清除期慢性乙型肝炎临床研究［J］．中西医结合肝病杂志，2015（2）：90—91．

［250］张万岱，陈治水，危北海．慢性胃炎的中西医结合诊治方案

[J]．世界华人消化杂志，2004，12（11）：2697—2700．

[251] 刘启泉，李佃贵，张纨，等．慢性胃炎从浊毒论治［J］．北京中医药大学学报，2010，33（3）：153—155．

[252] 陈福如．862例慢性胃炎中医病因病机分析［J］．江西中医药，1997（jx）：51—51．

[253] 郭丽，李福凤，王忆勤，等．102例慢性胃炎患者舌象定量分析［J］．上海中医药大学学报，2003，17（3）：32—34．

[254] 朱飞叶，王丽，石灯汉，等．慢性胃炎中医证候归类的流行病学研究［J］．世界中西医结合杂志，2008，3（2）：95—98．

[255] 刘启泉，王志坤，张晓利，等．基于浊毒理论的慢性胃炎证治规律探讨［J］．北京中医药大学学报，2012，35（11）：791—792．

[256] 李立，周奇，郑光，等．基于文本挖掘技术分析中成药、西药对慢性胃炎的治疗规律［J］．中国实验方剂学杂志，2011，17（24）：228—231．

[257] 王新建．慢性胃炎癌前病变证治举隅［J］．中医药导报，2003，9（11）：22—23．

[258] 温佰胜．慢性胃炎从"脏腑"论治［J］．中华中医药杂志，2005，20（2）：107—108．

[259] 傅永民，闫炳喜．华佗夹脊穴治疗慢性胃炎52例［J］．陕西中医，2001，22（2）：108—108．

[260] 苏镇培，黄如训．急性脑梗塞临床分型、分期治疗［J］．中国神经精神疾病杂志，1998（1）：63—64．

[261] 王光义，蒋乃昌，贺志光．头针对脑梗塞患者血浆ET-1、MDA、NO的影响［J］．中国针灸，2001，21（4）：241—242．

[262] 朱春明，赵翕平．急性期脑梗塞患者血小板参数的动态变化及临床意义［J］．临床神经病学杂志，1998（lc）：93—94．

[263] 朱天民，孙宏．中西医结合治疗脑梗塞的思路与方法［J］．中医杂志，2004，45（5）：384—385．

[264] 马云枝．中西医结合治疗脑梗塞后抑郁症40例临床观察［J］．北京中医药大学学报，2003，26（2）：63—64．

[265] 赵永顺．中医脑梗塞的病机及诊治分析［J］．中医临床研究，2015（13）：54—55．

[266] 陈海清,王锡滨,苏为谦.中风病(脑梗塞)急性期中医药疗法的运用及效益研究[J].内蒙古中医药,2015,34(11):109—110.

[267] 孙国朝,常俊华.艾灸百会穴治疗脑梗塞后抑郁症60例临床观察[J].中医临床研究,2015(5):99—99.

[268] 徐华光.中医综合康复疗法治疗脑梗塞患者临床效果分析[J].中国保健营养,2016,26(12):348—349.

[269] 黄煦霞.葛根汤在治疗老年病中的运用进展[J].时珍国医国药,2005,16(10):1045—1046.

[270] 秦增祥.葛根汤药理与应用[J].中成药,1996(zc):43—44.

[271] 苏春晖.葛根临床应用[J].时珍国医国药,1999,10:293—293.

[272] 陈晓敏.杨利教授六经辨治紧张型头痛经验的临床研究[D].广州中医药大学,2014.

[273] 曹浩坤.桂枝加葛根汤治疗强直性脊柱炎的疗效观察[D].广州中医药大学,2016.

[274] 孙秀清,李波,董瑞华.葛根汤加味治疗强直性脊柱炎15例临床观察[J].中国社区医师,2005(19):36—36.

[275] 任建民.葛根汤加减结合拔罐疗法治疗强直性脊柱炎的临床疗效观察[J].中国保健营养,2017,27(1):142—143.

[276] 倪祥惠,付秀华."攻其所得"应验三则[J].北京中医药,1997(5):59—59.

[277] 孙志岭,徐骁,王玲,等.强直性脊柱炎湿热痹阻证血清差异蛋白组学研究[J].南京中医药大学学报,2015(5):412—415.

[278] 秦晓光,朱博雯,张星华,等."通督热针法"治疗早期强直性脊柱炎:随机对照研究[J].中国针灸,2016,36(8):793—796.

[279] 徐刚,魏红,庞蕾蕾,等.针灸等传统治疗方法对强直性脊柱炎治疗机理及效果研究[J].辽宁中医药大学学报,2015(6):167—169.

[280] 王新芳,李成立,肖玉翠.探讨中医针灸疗法治疗强直性脊柱炎的疗效观察[J].中医临床研究,2015,7(12):109—110.

[281] 于娟,杨洁,张智斌,等.杨仓良从毒辨治强直性脊柱炎经验[J].新中医,2015(3):8—9.

[282] 张迪,刘维,杨会军,等.针药并用治疗强直性脊柱炎的临床

研究进展［J］．中国针灸，2016，36（8）：893—896．

［283］齐峰，何鹏宇，刘坚．补肾强督方联合隔物温和灸对强直性脊柱炎急性发作的影响［J］．中医学报，2015（5）：764—766．

［284］张锟，朱小磊，郭艳幸．郭艳幸教授平衡理论论治强直性脊柱炎经验［J］．风湿病与关节炎，2016，5（1）：41—43．

［285］李光宇，徐立伟．祛瘀强骨汤联合西药治疗强直性脊柱炎临床研究［J］．山东中医药大学学报，2016（4）：344—346．

［286］李学义，张杰．类风湿关节炎与强直性脊柱炎中医病机异同分析［J］．风湿病与关节炎，2016，5（7）：40—42．

［287］李赛美．糖尿病中医治疗的思路及验案［J］．中医杂志，2015，56（18）：1608—1612．

［288］周方圆，陈璇．糖尿病中医体质研究现状［J］．中医学报，2015，30（3）：343—345．

［289］刘美君，刘志诚，徐斌．2型糖尿病中医证候研究进展［J］．中医学报，2015（8）：1125—1127．

［290］许成群，李中南，周元平．糖尿病"瘀血阻滞"理论及其应用［J］．世界中西医结合杂志，2015（2）．

［291］Yuan, Zhengyong, Tang, Ziwei, He, Changxiao, 等．Diabetic cystopathy：A review 综述：糖尿病性膀胱病［J］．Journal of Diabetes，2015，7（4）：442—447．

［292］方朝晖，赵进东，石国斌，等．脾瘅（糖尿病前期）中医综合防治方案及其临床研究［C］//糖尿病学术年会暨第十六次中医糖尿病大会．2015：583—587．

［293］师林，柯斌，罗晓莉．从脾虚痰湿角度探讨2型糖尿病胰岛素抵抗的中医研究思路［J］．广州中医药大学学报，2015，32（2）：336—338．

［294］白晓寒，黄延芹，徐云生．现代医家对糖尿病中医病机的认识［J］．光明中医，2015，30（1）：206—209．

［295］张先慧，胡照娟，张艳红，等．辛开苦降方对初发2型糖尿病KKay小鼠肝脏胰岛素抵抗及IRS-2/PI3K通路的影响（英文）［J］．中华中医药杂志，2015（5）：1774—1779．

［296］刘桂伶．基于中医体质辨识基础上的健康指导对糖尿病患者血

糖和血脂控制作用［J］．辽宁中医药大学学报，2015（6）：193—194．

［297］王春怡，陈艳芬，李卫民，等．黄芪葛根汤对实验性糖尿病及胰岛素抵抗的影响［J］．中国实验方剂学杂志，2011，17（16）：144—149．

［298］陈艳芬，王春怡，李卫民，等．黄芪葛根汤对糖尿病大鼠心肌 TGF-β_1/Smad3 通路的影响［J］．中药材，2012，35（11）：1809—1813．

孙赟，钟芝芳．葛根汤联合西药治疗糖尿病合并高血压危象的临床观察［J］．中国中医急症，2015（4）：712—714．

［299］刘烨，李艳敏，郝明芬，等．基于析因设计考察黄芪葛根汤配伍对糖尿病大鼠肝组织 IL-12、IL-15 的影响及其交互关系［J］．中国实验方剂学杂志，2014，20（6）：144—148．

［300］于洋．葛根汤联合西药治疗糖尿病合并高血压危象的临床分析［J］．中国继续医学教育，2015（24）：207—208．

［301］艾超．葛根汤联合硝普钠治疗糖尿病合并高血压危象的临床分析［J］．现代诊断与治疗，2016，27（2）：226—227．

［302］刘树政．四黄葛根汤加减治疗Ⅱ型糖尿病50例疗效观察［J］．中国中医药科技，1998（5）：317—318．

［303］苏孟华，王晓红．桂枝加葛根汤治疗颈部肌筋膜炎64例［J］．国医论坛，1999（5）．

［304］郭定聪，何生．复方当归注射液穴位注射联合葛根汤治疗背肌筋膜炎疗效观察［J］．浙江中医杂志，2013，48（11）：846—846．

［305］张丹涛．低头综合征的防治［J］．中国民间疗法，2000，8（6）．

阮宜骏，曾振明．经方治疗疼痛研究概况［J］．实用中医内科杂志，2015，v.29（12）：181—183．

［306］韦英才．腰背肌筋膜炎的中医外治概况［J］．辽宁中医药大学学报，2008，10（10）：179—181．

［307］张英，康明非．针灸治疗肌筋膜炎研究进展［J］．针灸临床杂志，2009，25（8）：47—49．

［308］夏东斌，黄泳．浮针治疗腰背部肌筋膜炎［J］．中国针灸，2001，21（3）．

［309］李兆宏．毫刃针治疗背肌筋膜炎30例疗效观察［J］．中国继

续医学教育,2015(3):238—240.

[310] 孙玉燕.臭氧穴位注射治疗腰背肌筋膜炎疗效观察[J].中国中医急症,2015,24(3):484—484.

[311] 张斌青,张敏,郭会利,等.红外热成像技术在腰背肌筋膜炎诊断中的应用[J].山东医药,2015(34):108—109.

[312] 陈世寅,薛亮,罗勇,等.走罐加中药热奄包治疗腰背肌筋膜炎的疗效观察[J].实用医院临床杂志,2015(1):144—146.

[313] 周嘉仪,黄泳,ZHOUJia-yi,等.常规针刺与经筋疗法治疗腰背肌筋膜炎临床疗效比较[J].针灸临床杂志,2015,31(1):25—28.

[314] 王刚,张文静,董宝强,等.体外冲击波冲击结筋病灶点治疗臀肌筋膜炎42例临床观察[J].世界中西医结合杂志,2015(5):654—655.

[315] 林国平,陈建辉.腰背肌筋膜炎中西医诊疗辨识[J].中国中医药现代远程教育,2015,13(7):133—135.

[316] 张波.刀针拔罐与电针拔罐治疗腰背肌筋膜炎60例临床研究[J].亚太传统医药,2015,11(10):74—75.

[317] 王琳,逯娟娟,宋媛媛,等.天枢穴在小儿腹泻中的应用[J].中国中医药现代远程教育,2015,13(2):73—74.

[318] 冯硕,张勇.健脾止泻汤治疗小儿腹泻[J].吉林中医药,2016,36(5):466—468.

[319] 毛娜,陈艳霞,郭凯,等.肖和印小儿腹泻中医辨证治疗方法总结[J].北京中医药,2015(10):794—796.

[320] 杨维华.五步推拿法辅治小儿腹泻经验[J].湖南中医药大学学报,2016,36(8):69—71.

[321] 温玉成,蔡坚雄,吴大嵘.中医外治法治疗小儿腹泻的研究现状[J].中医药导报,2016(9):96—99.

[322] 杜佳怡,王红平,王艳,等.中医推拿治疗在小儿腹泻中应用的文献研究[J].中国现代医生,2016,54(12):165—168.

[323] 魏洪.半刺法结合推拿手法治疗小儿腹泻疗效观察[J].针灸临床杂志,2016,32(7):33—34.

[324] 朱坤.探讨中医推拿与艾灸联合疗法治疗小儿腹泻的临床疗效[J].中医临床研究,2015(17):27—28.

[325] 柳树英，杨志华，原睿，等．基于"脾胃学说"探讨微生态制剂在小儿腹泻中的应用［J］．西部中医药，2015，28（9）：134—136.

[326] 田娅．健脾止泻汤治疗小儿腹泻的临床研究［J］．医药卫生：全文版，2016（2）：00185—00185.

[327] 雷威．中医推拿疗法治疗小儿腹泻65例临床效果观察［J］．内蒙古中医药，2017，36（3）：115—115.

[328] 崔二旗，马苗林．小儿推拿联合穴位贴敷治疗小儿腹泻267例［J］．中医研究，2016，29（10）：51—53.

[329] 马思文．葛根汤治疗肠道外感染性小儿腹泻探讨［J］．中医药临床杂志，2013（5）．

[330] 马思文．葛根汤治疗消化道外感染性小儿腹泻的临床观察［D］．黑龙江中医药大学，2013.

[331] 李水文．葛根汤治疗小儿秋季腹泻33例［J］．福建中医药，1988（2）．

[332] 石宜明．葛根汤治疗小儿外感腹泻［J］．四川中医，1987（1）．

[333] 马思文．《伤寒论》葛根汤治疗肠道外感染性（上呼吸道感染）小儿腹泻的临床观察总结［J］．科技创新与应用，2013（10）：282—282.

[334] 应静芝，洪波．藿香葛根汤治疗小儿秋季腹泻107例［J］．浙江中医杂志，1997（8）：335—335.

[335] 闫仲超，闫建堂，姜文雁，等．葛根汤治疗小儿轮状病毒性腹泻60例疗效观察［J］．中国医药导报，2009，6（25）：70—71.

[336] 龙军颖，刘晓鹰，肖飞，等．中医辨治小儿遗尿的古往今来［J］．世界中医药，2017（1）：225—228.

[337] 王艳，李萍，琪琦，等．针刺治疗小儿遗尿的取穴规律探讨［J］．针灸临床杂志，2015（4）：67—69.

[338] 丁天娇．宋铁玎小儿遗尿汤从心肾论治小儿遗尿［J］．实用中医内科杂志，2016，v.30（5）：13—14.

[339] 曾培，刘春．纪青山教授从脾肾论治小儿遗尿［J］．吉林中医药，2015，35（5）：524—526.

[340] 王天峰．自拟止遗方辨治心肾不交型小儿遗尿60例［J］．环

球中医药,2016,9(8):1007—1009.

[341] 曹迪,牛野,王富春.基于30部现代针灸教材对小儿遗尿"同功穴"分析[J].吉林中医药,2017,37(4):336—339.

[342] 王豪,王素梅,万梦婷,等.基于现代文献研究中药治疗小儿遗尿的用药规律[J].中国实验方剂学杂志,2016(6):200—203.

[343] 李仲."烧山火"补法针刺太溪、太冲穴治疗小儿遗尿26例[J].中国针灸,2016,36(1):56—56.

[344] 邬思远,季聪华,陈华,等.基于数据挖掘技术的俞景茂教授诊治小儿遗尿的规律研究[J].浙江中医药大学学报,2016,40(11):825—828.

[345] 曹明璐,李建,林燕.小儿遗尿病的中医诊治思路[J].中国临床医生杂志,2016,44(5):11—14.

[346] 杜可,李晨,西峥,等.小儿遗尿的古代文献研究[J].中医文献杂志,2016,34(4):14—17.

[347] 向静宇,罗阳东,曾传,等.近10年来中医外治法在小儿遗尿中的应用规律研究[J].中医儿科杂志,2017(2):31—35.

[348] 李婷.《伤寒论》经方治疗小儿遗尿同病异治法的理论探讨[J].家庭医药,2017(2).

[349] 聂兢克,王健,崔华峰.隔姜铺灸八髎穴治疗小儿遗尿1例[J].广西中医药大学学报,2015,18(1):33—33.

[350] 杜继甫.小儿遗尿,贴敷有招[J].家庭中医药,2016(12):73—73.

[351] 王小飞,宋纯东.小儿遗尿的中医诊疗[J].生物技术世界,2016(1):92—92.

[352] 王军红.自拟通脉养脑方治疗椎基底动脉供血不足60例[J].光明中医,2016,31(13):1905—1906.

[353] 施明.刘永年学术思想与临床经验总结及升清活血汤治疗椎基底动脉供血不足性眩晕的研究[D].南京中医药大学,2015.

[354] 刘智勇,郝阳泉.椎动脉型颈椎病的病因病机研究进展[J].实用中西医结合临床,2015,15(4):88—90.

[355] 黄灵慧,孟智宏.风池穴治疗眩晕验案举隅[J].中华针灸电

子杂志，2015（2）：84—86.

[356] 薛瑞文，陈荣，路亚娥，等．综合疗法治疗风痰上扰证眩晕50例疗效观察［J］．山东中医药大学学报，2015（2）．

[357] 谢紫凌，葛卫林，王俭，等．李胜涛运用络病理论治疗老年性眩晕经验撷萃［J］．中医药临床杂志，2016（4）：505—507.

[358] 郭志忠，车志英．葛根汤治疗椎—基底动脉供血不足性眩晕40例［J］．中医研究，2005，18（10）：41—42.

[359] 唐世球．桂枝加葛根汤加减治疗椎基底动脉供血不足性眩晕临床观察［J］．吉林中医药，2011，31（7）：635—635.

[360] 钟旭敏，杨晓文，林莹莹，等．左归葛根汤治疗肝肾阴虚型椎—基底动脉供血不足性眩晕疗效观察［J］．山西中医，2008，24（7）：16—17.

[361] 李文萍．桂枝加葛根汤治疗椎基底动脉供血不足60例临床观察［J］．云南中医中药杂志，2015，36（7）：42—43.

[362] 黄武松，刘武平．归脾加葛根汤治疗椎—基底动脉供血不足体会［J］．基层医学论坛，2007，11（1）：48—48.

[363] 范海涛．葛根汤治疗椎基底动脉供血不足的临床观察［J］．中华现代中西医杂志，2006.

[364] 陈景亮．葛根汤加减治疗椎—基底动脉供血不足35例［J］．湖南中医杂志，2008，24（5）：54—55.

[365] 常伟．活血化淤益气消肿综合疗法治疗颈椎病椎基底动脉供血不足的临床研究［J］．中外健康文摘，2011，08（26）：127—129.

[366] 应永生．桂枝加葛根汤联合颈椎牵引治疗椎动脉型颈椎病效果观察［J］．中国乡村医药，2014（16）：46—47.

[367] 杜文孝．葛根汤为主治疗急性乳腺炎21例［J］．中国中医急症，2003，12（5）：472—473.

[368] 陶玉芹．加味葛根汤治疗急性乳腺炎［J］．吉林中医药，2003，23（10）：24—24.

[369] 王述溢．加味葛根汤治疗急性乳腺炎84例［J］．中国社区医师，1993（6）．

[370] 熊新年．葛根汤对乳汁淤滞性乳腺炎的疗效［J］．中国药学杂志，1985（8）．

［371］蔡李芬，沃立科，楼丽华．急性乳腺炎患者中医体质类型的临床研究［J］．浙江中医药大学学报，2015（10）：745—746.

［372］端木香凤，王卿军．推拿结合背俞穴刺络拔罐治疗哺乳期妇女早期急性乳腺炎80例临床观察［J］．河北中医，2015，37（2）：246—247.

［373］赵虹，蔡李芬，方芦炜，等．温通法治疗急性乳腺炎348例［J］．江西中医药大学学报，2016，28（4）：49—51.

［374］王达，王雪翎，陈宝贵．陈宝贵立体疗法治疗急性乳腺炎经验总结［J］．中国中医基础医学杂志，2015（9）：1179—1180.

［375］刘勇，王莉．中医外治法综合治疗哺乳期急性乳腺炎初期疗效观察［J］．河北中医，2017，39（2）：208—211.

［376］龚丽萍，曹婧，梁育，等．中医火针联合中药内服治疗急性乳腺炎1例［J］．江西中医药大学学报，2017，29（1）：67—68.

［377］王萌萌，马帅，杨佃会．仰型痉挛性斜颈案［J］．中国针灸，2015，35（8）：844—844.

［378］王伟民，刘福贵，王松龄．王松龄教授用中医药辨治痉挛性斜颈治验举隅［J］．中医临床研究，2016，8（19）：117—118.

［379］海兴华，李华南，张玮，等．王金贵教授运用推拿结合中药治疗痉挛性斜颈验案举隅［J］．四川中医，2016（10）：93—95.

［380］姜学霞．电针加刺络拔罐治愈痉挛性斜颈1例［J］．中国民间疗法，2016，24（1）：41—42.

［381］刘海华．刘赫主任治疗痉挛性斜颈经验［J］．中医临床研究，2017，9（5）：84—86.

［382］王茜茹，武连仲，张春红．武连仲教授"君臣佐使"组穴辨治痉挛性斜颈［J］．黑龙江中医药，2015，44（6）：32—33.

［383］王建伍．武连仲治疗痉挛性斜颈验案1例［J］．山西中医，2015，31（9）：3—3.

［384］杨仁坤．补阳还五汤加味治疗侧挛性斜颈验案2则［J］．光明中医，2015，30（7）：1558—1559.

［385］刘肇恒．肌张力异常疾病的中医学认知和辨位取穴法下的针灸治疗研究［D］．辽宁中医药大学，2016.

［386］韩贵周．葛根汤治疗痉挛性斜颈8例分析［J］．西部中医药，

2005，18（3）：18—18.

［387］曹国元，杨青宇．针刺结合葛根汤加减治疗痉挛性斜颈 1 例［J］．针灸临床杂志，2010，26（4）：31—32.

［388］张华勋．桂枝加葛根汤治疗病毒性痉挛性斜颈［J］．江苏大学学报（医学版），1994（3）：246—246.

［389］刘肇恒，张立德．针药并举辨治痉挛性斜颈［J］．实用中医内科杂志，2016，v.30（5）：114—115.

［390］许梅，陆世新．季德胜蛇药片联合芙黄膏治疗流行性腮性炎 40 例临床观察［J］．齐鲁护理杂志，2006，12（1）：84—85.

［391］何春梅．小儿流行性腮腺炎的中医治疗及护理［J］．中国中医药现代远程教育，2013，11（1）：103—104.

［392］程元桥，王文琦．流行性腮腺炎合并急性胰腺炎 10 例分析［J］．胃肠病学和肝病学杂志，2004，13（3）：243—243.

［393］王军，骆爱群．流行性腮腺炎暴发流行的防治控制体会［J］．大家健康旬刊，2013（24）：39—40.

［394］姜建芳，杨静，汤英芬．荣成市 2009－2012 年流行性腮腺炎流行病学分析［J］．中国保健营养旬刊，2014，24（4）．

［395］刘泽忠，梁斌昌．柴胡葛根汤为主治疗儿童流行性腮腺炎 105 例［J］．西部中医药，2008，21（11）：40—41.

［396］文晖．柴胡葛根汤加味治疗流行性腮腺炎［J］．上海中医药杂志，1988（6）．

［397］张大舜．自拟腮肿消外敷治疗流行性腮腺炎 46 例［J］．云南中医中药杂志，2010，31（2）：94—94.

［398］焦永卓，邓琳，安婧，等．接种麻腮风联合减毒活疫苗对甘肃省流行性腮腺炎流行特征的影响分析［J］．中国疫苗和免疫，2015（5）：529—532.

［399］张海燕．浅析牛气肿疽病的诊断与预防［J］．农民致富之友，2016（2）．

［400］王志文．麻腮风疫苗在流行性腮腺炎暴发控制中的效果观察［J］．大家健康旬刊，2016，10（6）：40—40.

［401］牛文剑．葛根汤加减配合针刺治疗突发性聋［J］．中医学报，

2000（1）：7—9.

［402］孔桂珍. 葛根药理与妙用［J］. 实用医技杂志，1998，5（1）：23—24.

［403］边艳芬，王翠莲. 中西医结合治疗突发性聋120例疗效观察［J］. 中国中西医结合耳鼻咽喉科杂志，1997（4）：172—173.

［404］邓理有. 葛根的医疗保健作用［J］. 家庭中医药，1999（9）：52—52.

［405］周刚，马利荣，邰嫩平. 尉中民教授运用葛根的临床经验［J］. 现代中医临床，2014，21（2）：16—17.

［406］凌燕，吴萍，李艳丽. 中成药对突发性耳聋的治疗作用［J］. 中国全科医学，2003，6（6）：511—512.

［407］颜玺，付维. 通窍汤辨治突发性耳聋60例临床观察［J］. 中国实验方剂学杂志，2014，20（3）：190—193.

［408］李伟，徐朝焰，庄彦，等. 葛根素在治疗突发性耳聋中的作用［J］. 海峡药学，2004，16（6）：111—112.

［409］董韶昱，李志刚，胡少争，等. 葛根素注射液治疗突发性耳聋疗效观察［J］. 中国中医急症，2009，18（8）：1263—1263.

［410］李勉珊，王杰松，李保卫，等. 葛根素注射液治疗突发性耳聋的Meta分析［J］. 中国药房，2006，17（1）：44—46.

［411］周杰，罗仁瀚，黄云声. 龙胆泻肝汤加减治疗突发性耳聋30例临床观察［J］. 长春中医药大学学报，2009，25（1）：120—121.

［412］孔桂珍. 葛根药理与妙用［J］. 实用医技杂志，1998，5（1）：23—24.

［413］邓理有. 葛根的医疗保健作用［J］. 家庭中医药，1999（9）：52—52.

［414］周刚，马利荣，邰嫩平. 尉中民教授运用葛根的临床经验［J］. 现代中医临床，2014，21（2）：16—17.

［415］任琳，蔡玲玲，余青，等. 慢性荨麻疹从络论治探讨［J］. 环球中医药，2015（5）：578—580.

［416］黄超原，陈博南，李东海. 浅谈急性荨麻疹六经辨治思路与方法［J］. 中国民间疗法，2016，24（3）：5—7.

［417］李超，刘明明，华华．抓主证治疗慢性荨麻疹验案 4 则［J］．环球中医药，2015（4）：480—481.

［418］彭美芳，吴华，杨为兵，等．天灸配合自血疗法治疗慢性荨麻疹 31 例［J］．湖南中医杂志，2015，31（3）：98—99.

［419］冯爽，陈宏．陈宏教授从脾胃论治慢性荨麻疹经验总结［J］．中医药信息，2015（2）：86—87.

［420］王俭，张新建．张新建教授论治小儿慢性荨麻疹经验介绍［J］．中医临床研究，2015（2）：103—104.

［421］徐菲鹏，陈泽林．针刺配合放血与灸法治疗荨麻疹疗效的思考［J］．光明中医，2015，30（2）：332—333.

［422］刘法清．葛根汤治疗荨麻疹 51 例临床观察［J］．中医杂志，1984（9）：59.

［423］王秀荣．葛根汤治疗荨麻疹 51 例［J］．中医研究，2002，15（6）：37—38.

［424］任开舟．加味葛根汤治疗家畜荨麻疹［J］．中国兽医科学，1988（6）．

［425］余碧娥．183 一例葛根汤引起的药疹［J］．国际皮肤性病学杂志，1986（4）．

［426］刘承煌校．一例葛根汤引起的药疹［J］．文章摘要信息．

太田氏，李万生．麻黄引起的药疹一例报告［J］．北京中医药，1986（5）．

［427］徐晖，许益汉，单海东，等．药疹 567 例临床分析［J］．中华皮肤科杂志，2001，34（3）：205—205.

［428］白建一．药疹治验 1 例［J］．山西中医，2000（3）．